精神腫瘍学

［編集］

内富庸介 岡山大学大学院教授・精神神経病態学

小川朝生 国立がん研究センター東病院臨床開発センター精神腫瘍学開発部
心理社会科学室長

医学書院

精神腫瘍学

発　行	2011年10月1日　第1版第1刷Ⓒ
編　者	内富庸介・小川朝生 _{うちとみようすけ　おがわあさお}
発行者	株式会社　医学書院 　代表取締役　金原　優 　〒113-8719　東京都文京区本郷1-28-23 　電話　03-3817-5600（社内案内）
印刷・製本	三報社印刷

本書の複製権・翻訳権・上映権・譲渡権・公衆送信権（送信可能化権を含む）は㈱医学書院が保有します．

ISBN978-4-260-01379-6

本書を無断で複製する行為（複写，スキャン，デジタルデータ化など）は，「私的使用のための複製」など著作権法上の限られた例外を除き禁じられています．大学，病院，診療所，企業などにおいて，業務上使用する目的（診療，研究活動を含む）で上記の行為を行うことは，その使用範囲が内部的であっても，私的使用には該当せず，違法です．また私的使用に該当する場合であっても，代行業者等の第三者に依頼して上記の行為を行うことは違法となります．

JCOPY 〈㈳出版者著作権管理機構　委託出版物〉
本書の無断複写は著作権法上での例外を除き禁じられています．複写される場合は，そのつど事前に，㈳出版者著作権管理機構（電話 03-3513-6969，FAX 03-3513-6979，info@jcopy.or.jp）の許諾を得てください．

執筆者一覧（執筆順）

内富庸介	岡山大学大学院教授・精神神経病態学	藤森麻衣子	国立がん研究センター中央病院 精神腫瘍科・心理療法士
友松純一	国立がん研究センター中央病院 乳腺・腫瘍内科	秋月伸哉	千葉県がんセンター精神腫瘍科部長
勝俣範之	日本医科大学武蔵小杉病院教授 腫瘍内科	松田能宣	国立病院機構近畿中央胸部疾患センター 心療内科
中谷直樹	鎌倉女子大学家政学部管理栄養学科 講師	所　昭宏	国立病院機構近畿中央胸部疾患センター・心療内科医長/支持緩和医療チーム室長
中村正和	大阪府立健康科学センター 健康生活推進部長	吉内一浩	東京大学大学院准教授 ストレス防御・心身医学
福井小紀子	日本赤十字看護大学准教授・地域看護学	貫名英之	三菱神戸病院心療内科部長
小川朝生	国立がん研究センター東病院 臨床開発センター精神腫瘍学開発部 心理社会科学室長	四宮敏章	国保中央病院緩和ケア科緩和ケア長
		松岡弘道	近畿大学医学部助教・腫瘍内科学
天野功二	聖隷三方原病院・臨床検査科部長	小山敦子	近畿大学医学部堺病院准教授・心療内科
森田達也	聖隷三方原病院・緩和支持治療科部長	山田　祐	国立がん研究センター中央病院 精神腫瘍科
奥山　徹	名古屋市立大学病院緩和ケア部副部長		
清水　研	国立がん研究センター中央病院 緩和医療科・精神腫瘍科副科長	柴山　修	国立がん研究センター東病院 臨床開発センター精神腫瘍学開発部
明智龍男	名古屋市立大学大学院教授 精神認知行動医学	瀧本禎之	東京大学医学部附属病院特任講師 心療内科
野口　海	慶應義塾大学大学院特任准教授 政策メディア研究科	菊地裕絵	国立精神・神経医療研究センター 精神保健研究所心身医学研究部 心身症研究室長
松島英介	東京医科歯科大学大学院准教授 心療・緩和医療学	嶋本正弥	九州大学病院がんセンター助教
井上真一郎	岡山大学病院助教・精神科神経科	中西幸子	がん・感染症センター都立駒込病院 神経科
藤澤大介	国立がん研究センター東病院 緩和医療科・精神腫瘍科医長	青野奈々	国立病院機構大阪医療センター 臨床腫瘍科
山田了士	川崎医科大学教授・精神科学	稲田修士	東京大学大学院 ストレス防御・心身医学
平　俊浩	福山市民病院・精神科・精神腫瘍科科長		
岡村優子	広島大学大学院・精神神経医科学	八塚麻紀	公立昭和病院心療内科主事
岡村　仁	広島大学大学院保健学研究科教授	大園秀一	久留米大学助教・小児科
木下寛也	国立がん研究センター東病院 緩和医療科・精神腫瘍科科長	浅井真理子	帝京平成大学大学院准教授・臨床心理学
		大西秀樹	埼玉医科大学国際医療センター教授 精神腫瘍科
宮下光令	東北大学大学院教授・緩和ケア看護学		
松下年子	埼玉医科大学教授 保健医療学部看護学科	加藤雅志	国立がん研究センターがん対策情報センターがん医療支援研究室長
小林未果	東京医科歯科大学大学院 心療・緩和医療学		

序

『サイコオンコロジー.がん医療における心の医学』（山脇成人監修，内富庸介編集，診療新社刊）が世に出たのは1997年であった．当時はまだ，日本サイコオンコロジー学会が設立（1986年）されて10年余り経たころであった．日本発の研究成果はあまり多くなく，がん告知も一部の医師が行っているのみで，がん患者の心のケアを専門に扱う施設も数えるほどであった．1995年には，第2回国際サイコオンコロジー学会が故河野博臣会長のもと神戸で開催され，国立がんセンターに精神腫瘍学部門が創設された．まさに啓発期から学術発展期への移行期に上記の出版は企画されたものであったが，結果としてその中では主に海外の知見に基づいてがん患者・家族の心のケアの重要性を紹介する内容になってしまった．

その後，情報化社会の波に洗われ，がんの告知が少しずつがん医療に浸透しはじめた．がんの情報開示が患者医師関係の信頼構築に結び付くことが認識されるようになると，現場の医療者による心のケアの実践や精神腫瘍学の専門家による治療を求める声も大きくなり，がん患者を担当する精神科医，心療内科医をはじめとする医療者も増加してきた．そして，信頼できる心の評価手法や質問紙法が開発され導入されたことにより，日本発の研究報告も21世紀に入り著明に増加してきた．

2007年にがん対策基本法が施行され，「早期からの緩和ケア」が謳われたことにより，厚生労働省の委託事業として，がん患者の心のケアの教育研修事業は爆発的に促進した．一般社団法人化を果たした（2009年）日本サイコオンコロジー学会が協力して，がん医療に携わる医師すべてにうつ病，せん妄，コミュニケーション技術の学習機会を日本全国で提供することになった．国立がん研究センター主催の緩和ケアチーム研修会では，全国の緩和ケアチームを対象に多職種による精神症状緩和に関する実践的な教育が行われている．日本サイコオンコロジー学会は会員数1,000人を超える学術団体となり，医師，看護師，心理職を対象とした研修会を継続的に開催している．さらに患者・家族から信頼される医師を紹介する目的で，登録精神腫瘍医という制度も始めた．

文部科学省は，がんプロフェッショナルプランで専門家養成に精神腫瘍学領域の科目を数多く採用している．また，厚生労働省はがん医療に携わる医師のための学習プログラムeラーニングを構築し，その中に精神腫瘍学に関する基本教育および専門教育のプログラムが整備された．このプログラムを利用することにより，すべての医療者がいつでも，どこでも精神腫瘍学の教育プログラムに触れることができるまでになった．さらに，教育の機会を提供するだけではなく，提供される精神心理的ケアの質を評価するための全国調査も実施された．日本の精神腫瘍学は，学会創設（1986年）から啓発の10年，学術発展の10年を経て，現在，教育の10年の半ばに達している．

最後に，精神腫瘍学の発展のために現在最も活躍中のサイコオンコロジストの方々に寄稿していただいたことに深く感謝申し上げたい．また，丹念に編集に協力してくださった，医学書院医学書籍編集部の安藤　恵，大橋尚彦の両氏に深謝いたします．本書が，広く精神腫瘍学を学ぶ医

療関係者の参考になり，患者，家族のQOL向上に貢献できたらと願う．また，本書が日本のサイコオンコロジーの目覚ましい発展の証左となるだけでなく，次世代が担うべき数多くの未解決の問題を明らかにし，挑戦する際の礎となればと願う．

2011年9月

内富庸介，小川朝生

目次

1 Introduction ─────────────────── 内富庸介　1

- I　精神腫瘍学の歴史　1
  1. 精神腫瘍学の黎明期（〜1970年）　1
  2. 精神腫瘍学の誕生（1970年〜）　2
  3. わが国の精神腫瘍学の歴史　2
  4. 精神保健の専門家が参画するがん医療の長所について　4

A 基本編

1 悪性腫瘍総論 ─────────────── 友松純一・勝俣範之　8

- I　腫瘍生物学 ──────────────────────── 8
  1. Key Point　8
  2. 腫瘍とは　8
  3. がんの定義　8
  4. がん細胞の増殖　9
  5. がんの転移経路　9
  6. 血管新生と腫瘍間質　10

- II　腫瘍病理学 ──────────────────────── 10
  1. Key Point　10
  2. 腫瘍の病理学的分類　11
  3. 腫瘍細胞の異型度・分化度・悪性度　11
  4. 局所浸潤における腫瘍細胞の増殖　12

- III　腫瘍診断学 ──────────────────────── 12
  1. Key Point　12
  2. 問診，身体診察，一般検査　13
  3. 生検・病理組織診断　13
  4. 病期評価　13
  5. 画像検査　14
  6. 内視鏡検査　15
  7. 腫瘍マーカー　15
  8. 特殊な検査　15

Ⅳ 腫瘍外科学総論 — 16

1. Key Point　16
2. 局所療法と全身療法　16
3. 根治手術と姑息的手術　16
4. 標準リンパ節郭清と拡大リンパ節郭清　16
5. 臓器合併切除　16
6. 集学的治療としての外科的治療　16
7. センチネルリンパ節郭清　18

Ⅴ がん薬物療法 — 18

1. Key Point　18
2. がん薬物療法の目的　18
3. 抗がん剤の投与　18
4. がん治療に使用される薬剤　19
5. 多剤併用療法の原理と薬剤耐性　20

Ⅵ 腫瘍放射線治療学総論 — 21

1. Key Point　21
2. 放射線療法の特徴　21
3. 放射線治療の生物学的基礎　21
4. 放射線治療の実際　22

Ⅶ Oncology Emergency — 23

1. Key Point　23
2. 脊髄圧迫　23
3. 上大静脈症候群　23
4. 肺塞栓症　24
5. 心タンポナーデ　24
6. 腫瘍崩壊症候群　24

2 罹患・生存と心理社会的問題 — 25

Ⅰ 心理社会的問題とがん罹患・生存に関する疫学 — 中谷直樹　25

Ⅱ 心理社会的要因とがん発症 — 26

1. パーソナリティとがん罹患リスク　26
2. 抑うつとがん罹患リスク　26
3. 社会経済的不平等(教育歴,収入)とがん罹患リスク　26

Ⅲ 心理社会的要因とがん予後 — 29

1. がん患者のパーソナリティと生命予後　29
2. がん患者の抑うつと生命予後　29
3. 社会経済的不平等(教育歴,収入)とがん予後　31

- IV　がん罹患後の未就労・離婚 ─── 32
  - 1. 乳がん患者の退職・未就労への影響　35
  - 2. がん患者の離婚への影響　35
- V　アルコールとがん発症 ─── 35
- VI　パーソナリティとがん検診受診行動に関する疫学研究 ─── 36
- VII　がん患者における喫煙問題と医療者の役割 ─── 中村正和　38
  - 1. 「ニコチン依存症」という治療が必要な慢性疾患　38
  - 2. 禁煙治療の有効性　39
  - 3. 介入時期と成否の要因　39
  - 4. 医療者の役割　39
- VIII　検診と心理的問題 ─── 福井小紀子　40
  - 1. がん対策基本法に示されている予防と検診の重要性　40
  - 2. がんによる死亡者の減少を目的としたがん検診受診率向上のための対策　40
  - 3. がんの一次予防のための医療従事者による支援の重要性　41
  - 4. がんの二次予防における心理的支援の重要性　42

3　がんに対する通常の心理的反応とその基本的対応 ─── 内富庸介　43

- I　がんの臨床経過に添った患者の心理的反応 ─── 43
  - 1. がんの症状自覚　44
  - 2. がんの精査　44
  - 3. がんの診断　44
  - 4. 初期治療　46
  - 5. リハビリテーション　47
  - 6. 再発　48
  - 7. 進行期　48
  - 8. 終末期　49

B　実践編

1　コンサルテーションとアセスメント ─── 小川朝生　52

- I　コンサルテーションの基本 ─── 52
  - 1. コンサルテーションとは　52
  - 2. がん医療において望まれるコンサルテーション活動とは　53
  - 3. 精神腫瘍学のコンサルテーションを受ける際に注意をしたいこと　53
- II　精神腫瘍学における初期アセスメントの方法；包括的アセスメント ─── 58
  - 1. 精神心理的苦痛に関するコンサルテーションで注意したいこと　59

        2. 包括的アセスメント　60

2　身体症状マネジメントをめぐる問題　　　　　　　　　　天野功二・森田達也　65

I　疼痛　65
1. 疼痛の原因　65
2. 疼痛の評価　66
3. マネジメントの実際　66

II　倦怠感　69
1. 倦怠感の定義　69
2. 倦怠感の原因　69
3. 倦怠感の評価　70
4. マネジメントの実際　70

III　悪心・嘔吐　72
1. 悪心・嘔吐の定義・メカニズム　72
2. 悪心・嘔吐の原因・分類　73
3. マネジメントの実際　74

IV　呼吸困難　76
1. 呼吸困難の定義　76
2. 呼吸困難の原因　77
3. 呼吸困難の評価　77
4. マネジメントの実際　77

V　その他の身体症状　79
1. 便秘　79
2. 末梢神経障害　80
3. 皮膚疾患　80
4. 出血　81

VI　栄養，輸液　81
1. 栄養状態に影響する要因　81
2. 栄養状態の評価　81
3. がん治療中の患者における栄養管理　82
4. 終末期の患者における輸液療法　83

VII　終末期がん患者の予後予測　83
1. 予後予測の重要性　83
2. 予後予測に用いられるツール　83
3. 予後予測を行う際の注意点　84

VIII　終末期の鎮静をめぐる問題　85
1. 鎮静の定義・分類　85

　　　　2. 鎮静が妥当とされる条件　86
　　　　3. 頻度と対象症状　86
　　　　4. 治療とケアの実際　86
　　　　5. 鎮静を施行する際の注意　87

3 精神医学をめぐる問題 ———————————————————— 89
A　がんによって生じた問題 ———————————————————— 89
I　睡眠障害 ———————————————————— 奥山　徹 89
　　　　1. 睡眠障害とは　89
　　　　2. がん患者における不眠の頻度　89
　　　　3. 不眠の原因　90
　　　　4. 不眠の評価　90
　　　　5. 不眠と精神疾患　90
　　　　6. 不眠への対応　91
　　　　7. がん患者に特徴的な不眠の治療　92
II　うつ病，適応障害 ———————————————————— 清水　研 96
　　　　1. 疫学　96
　　　　2. 危険因子　96
　　　　3. 診断　97
　　　　5. 薬物療法　100
　　　　5. 精神療法　102
　　　　6. 抑うつのスクリーニングと包括的介入プログラム　103
　　　　7. チーム医療　105
III　希死念慮，自殺企図，自殺 ———————————————————— 明智龍男 108
　　　　1. がん患者の希死念慮　109
　　　　2. がん患者と自殺　110
IV　不安障害 ———————————————————— 清水　研 116
　　　　1. 不安症状の評価　117
　　　　2. パニック障害　117
　　　　3. 全般性不安障害　119
　　　　4. 外傷後ストレス障害　120
V　せん妄 ———————————————————— 小川朝生 120
　　　　1. せん妄の臨床像　121
　　　　2. せん妄の病態　124
　　　　3. せん妄の原因　124
　　　　4. せん妄のマネジメント　125
　　　　5. 終末期せん妄　130

B がんに並存する問題 ──────────── 133

Ⅰ 認知症 ──────────── 小川朝生 133
1. 認知症とは　　133
2. 診断　　135
3. 症状　　135
4. 症状評価　　136
5. 治療とケア　　136

Ⅱ 統合失調症 ──────────── 野口　海・松島英介 138
1. 統合失調症の基本的知識　　139
2. 患者の意思決定能力をどのように考えるのか　　140
3. 統合失調症患者の痛みの把握に注意する　　141

Ⅲ 発達障害 ──────────── 小川朝生 142
1. 概念　　142
2. 精神腫瘍学における問題点と対応　　144

Ⅳ 物質依存 ──────────── 井上真一郎・内富庸介 146
1. アルコール　　147
2. たばこ　　148

Ⅴ パーソナリティ障害 ──────────── 藤澤大介 150
1. パーソナリティ障害とは　　150
2. 診断上の注意点　　151
3. 医療場面における診断の問題点　　151
4. 問題行動とマネジメント　　152
5. 薬物療法　　154
6. コンサルテーションのありかた　　154
7. 意思決定能力　　155

Ⅵ てんかん ──────────── 山田了士 156
1. はじめに　　156
2. がんに罹患したてんかん患者の精神的ケア　　156
3. がん（脳腫瘍を含む）に随伴するけいれん発作の新たな出現　　157

Ⅶ 薬剤による精神神経症状 ──────────── 平　俊浩・山田了士 161
1. 抗精神病薬による精神神経症状　　161
2. 副腎皮質ステロイドによる精神神経症状　　162
3. オピオイドによる精神神経症状　　163
4. ベンゾジアゼピン系抗不安薬・睡眠薬による精神神経症状　　163
5. 抗うつ薬による精神神経症状　　163
6. cancer brain　　164

4 介入方法 — 165

I 薬物療法，精神科薬物療法（抗精神病薬） — 岡村優子 165
1. 抗精神病薬の作用　165
2. 抗精神病薬の有害事象　166

II 薬物療法（抗うつ薬） — 内富庸介 167
1. がん患者に抗うつ薬を投与する前に考慮すべきポイント　167
2. がん患者への抗うつ薬治療　169
3. 抗がん剤およびその他の身体状況での抗うつ薬の注意すべき相互作用　172
4. がん患者に抗うつ薬を投与した後に考慮すべきポイント　173
5. その他の症状への抗うつ薬治療　173

III 薬物療法（抗てんかん薬，抗不安薬，睡眠薬，認知症治療薬） — 山田了士 176
1. 抗てんかん薬　176
2. 抗不安薬　178
3. ベンゾジアゼピンによる鎮静　181
4. 睡眠薬　182
5. 認知症治療薬　184

IV 薬物間相互作用 — 小川朝生 185
1. 悪性腫瘍の治療中に考慮すべき薬物の体内動態　186
2. 悪性腫瘍治療中の向精神薬の使用　186
3. Cytochrome P-450　187
4. ホルモン療法とSSRI　187
5. 抗てんかん薬　188
6. ベンゾジアゼピン系薬物　190
7. 抗精神病薬との相互作用　190

V リハビリテーション — 岡村 仁 191
1. 心のケアとリハビリテーション　191
2. がん患者・家族のリハビリテーションへの期待　191
3. 各時期におけるリハビリテーションの留意点　192

VI 心理社会的介入 — 明智龍男 194
1. がん患者の精神症状に対する心理社会的介入の有用性のエビデンス　194
2. がん患者に対する心理社会的介入の実際　195
3. 新たな取り組み　197

5 福祉・介護に関する問題 — 木下寛也 202

I 福祉・介護概論 — 202
1. 医療提供体制　202
2. 療養病床　202

3. 在宅医療　203
　　　4. 訪問看護　203
　　　5. 介護支援専門員(ケアマネジャー)　203
　　　6. お金に関する制度(医療費，生活費など)　203
　　　7. 医療費　205
　　　8. 手当など　205
　　　9. 介護保険　206
　Ⅱ　補完代替医療概論　　　　　　　　　　　　　　　　　　　　　　　　　208
　　　1. 補完代替医療とは　208
　　　2. さまざまな補完代替医療　208
　　　3. がん患者における補完代替医療の有効性　208
　　　4. わが国のがん患者における補完代替医療の現状　209
　　　5. 補完代替医療に関する患者と医療者のコミュニケーション　209
　　　6. がんの補完代替医療に関する情報　210
　Ⅲ　緩和医療概論　　　　　　　　　　　　　　　　　　　　　　　　　　　210
　　　1. ホスピス・緩和ケアの歴史　210
　　　2. 緩和ケアの定義　211
　　　3. わが国におけるホスピス・緩和ケアの変遷　211
　　　4. 一次・二次・三次緩和ケア　212
　　　5. これからの緩和ケアの役割　212
　　　6. コミュニティケア　213
　　　7. 地域介入緩和ケアプログラム　213
　　　8. 早期からの緩和ケア　213

6　心理社会的問題　　　　　　　　　　　　　　　　　　　　　　　　　　　215

　Ⅰ　QOL尺度　　　　　　　　　　　　　　　　　　　　　　宮下光令　215
　　　1. がん医療におけるQOL尺度　215
　　　2. QOL尺度の信頼性と妥当性　216
　　　3. EORTC-QLQ-C30　217
　　　4. FACT-G　220
　　　5. 進行期・終末期がん患者のQOL評価(good death inventory)　220
　Ⅱ　患者・家族が望むこと　　　　　　　　　　　　松下年子・松島英介　227
　　　1. 病名告知の際に望むこと　228
　　　2. 積極的な治療中に望むこと　228
　　　3. 治療終了後から回復期に望むこと　229
　　　4. 再発時に望むこと　229
　Ⅲ　ライフサイクルについて　　　　　　　　　　　小林未果・松島英介　230
　　　1. ライフサイクル論　231

  2. サイコオンコロジー領域においてライフサイクルを理解することの重要性 231
  3. 成人期以降の発達段階について―サイコオンコロジーの観点から― 231
 Ⅳ 終末期の精神医学的問題 ―――――――――――――――――――― 松島英介 234
  1. スピリチュアリティおよびスピリチュアルペインとは 235
  2. スピリチュアルケア 236

7 コミュニケーション ―――――――――――――――――――― 藤森麻衣子 238

 1. コミュニケーションとは 238
 2. がん医療において求められるコミュニケーションとは 238
 3. 悪い知らせとは 239
 4. がん医療における効果的なコミュニケーション 239
 5. 患者のコミュニケーションに対する意向に関連する要因 246
 6. 難しい質問や反応に対するコミュニケーション技術 246
 7. コミュニケーション技術の学習方法 248

8 精神腫瘍学と連携 ―――――――――――――――――――――― 秋月伸哉 250

 1. わが国におけるサイコオンコロジーサービスの立ち上げ 250
 2. がん診療連携拠点病院 251
 3. 精神腫瘍医とコンサルテーション・リエゾン活動 252
 4. チーム医療 252
 5. 緩和ケアチーム 258
 6. ホスピス・緩和ケア病棟との連携 259
 7. 外来との連携 260
 8. 在宅医療との連携 260
 9. 相談支援センターとの連携 260
 10. 自助グループ・患者会との連携 262
 11. 地域医療との連携 262

C その他さまざまな課題

1 疾患別 ―――――――――――――――――――――――――――――― 266

 Ⅰ 呼吸器系腫瘍 ――――――――――――――― 松田能宣・所　昭宏・吉内一浩 266
  1. 肺がん 266
  2. 悪性胸膜中皮腫 267
  3. 精神腫瘍学に関する問題点と対応 267

- II 消化器系腫瘍（上部）──────────────貫名英之・所　昭宏・吉内一浩　268
  - 1. 胃がん　268
  - 2. 十二指腸がん，小腸がん　269
  - 3. 精神腫瘍学に関する問題点と対応　269
- III 消化器系腫瘍（下部）──────────────四宮敏章・所　昭宏・吉内一浩　270
  - 1. 大腸がん　270
- IV 肝・胆・膵における腫瘍──────────────松岡弘道・小山敦子・吉内一浩　272
  - 1. 肝がん　272
  - 2. 胆道がん　272
  - 3. 膵がん　273
  - 4. 精神腫瘍学に関する問題点と対応　273
- V 乳がん──────────────山田　祐・吉内一浩　274
  - 1. 疫学　274
  - 2. 精神腫瘍学に関する問題点と対応　274
- VI 泌尿器系腫瘍──────────────松岡弘道・小山敦子・吉内一浩　276
  - 1. 前立腺がん　276
  - 2. 膀胱がん　276
  - 3. 腎がん　277
  - 4. 精神腫瘍学に関する問題点と対応　277
- VII 頭頸部腫瘍（食道がんを含む）──────────────柴山　修・吉内一浩　278
  - 1. 頭頸部がん　278
  - 2. 食道がん　278
  - 3. 精神腫瘍学に関する問題点と対応　278
- VIII 婦人科系腫瘍──────────────瀧本禎之・吉内一浩　280
  - 1. 子宮頸がん　280
  - 2. 子宮体がん　280
  - 3. 卵巣がん　281
  - 4. 精神腫瘍学に関する問題点と対応　281
- IX 造血器系腫瘍──────────────菊地裕絵・吉内一浩　281
  - 1. 概略　281
  - 2. 精神腫瘍学に関する問題点と対応　283
- X 皮膚がん，骨軟部腫瘍──────────────嶋本正弥・吉内一浩　283
  - 1. 皮膚がん　283
  - 2. 骨軟部腫瘍　284
- XI HIV──────────────中西幸子・吉内一浩　285
  - 1. 概略　285
  - 2. 精神腫瘍学に関する問題点と対応　286

XII 内分泌系腫瘍 ──────── 青野奈々・所　昭宏・吉内一浩　287
1. 甲状腺がん　287
2. 副腎皮質がん　288
3. 褐色細胞腫　288
4. 精神腫瘍学に関する問題点と対応　288

XIII 原発不明腫瘍 ──────── 289
1. 定義　289
2. 疫学　289
3. 治療　289
4. 精神腫瘍学に関する問題点と対応　290

XIV 中枢神経 ──────── 稲田修士・吉内一浩　291
1. 原発性脳腫瘍　291
2. 転移性脳腫瘍　292
3. 精神腫瘍学に関する問題点と対応　292

XV 臓器移植をめぐる精神医学的問題 ──────── 八塚麻紀・吉内一浩　293
1. 移植前　293
2. 移植後のレシピエントの精神腫瘍学に関する問題点と対応　294
3. 移植後のドナーの精神腫瘍学に関する問題点と対応　294

2 小児がん ──────── 大園秀一　296
1. 小児がん総論　296
2. 小児がん治療　298
3. 児童精神医学総論　299
4. 小児がん治療に伴う心理社会的問題　301
5. 小児がんの家族ケア　302
6. 小児がん患者・家族への心理療法的介入および薬物療法　303
7. 長期フォローアップ　306

3 高齢者腫瘍学 ──────── 小川朝生　309
1. 加齢と老化とそのメカニズム　310
2. 高齢者とがん治療　310
3. 高齢者におけるコミュニケーション　311
4. 高齢者の治療で重要なポイント　311
5. 高齢者に特徴のある悪性腫瘍　312
6. 高齢者と臨床試験　312
7. 総合機能評価（CGA：Coprehensive Geriatric Assessment）　312
8. CGA の実際　314

9. 合併症　314
10. 機能評価　314
11. 栄養　315
12. 抑うつ状態　315
13. Frailty（脆弱性）　315

4　サバイバーシップ　―――――――――――――――――――　清水　研　318

1. サバイバーとサバイバーシップの概念　318
2. サバイバーの心理社会的問題　319
3. サバイバーのQOLに関する研究の現状　320

5　家族，遺族　―――――――――――――――――――――　323

Ⅰ　はじめに　―――――――――――――――――――――　浅井真理子　323
1. がん患者の家族に生じる多面的な問題　323
2. がんが家族に及ぼす影響　324
3. 死別が遺族に及ぼす影響　324

Ⅱ　家族のメンタルヘルス　――――――――――――――――　325
1. がん患者の家族が抱える問題　325
2. 家族に生じる心理的反応　326
3. 家族への対応　329

Ⅲ　遺族のメンタルヘルス　――――――――――――――――　332
1. がん患者の遺族が抱える問題　332
2. 遺族に生じる心理的反応　333
3. 遺族への対応　336

Ⅳ　家族・遺族のコンサルテーション　――――――――――　大西秀樹　342
1. 家族のコンサルテーション　342
2. 遺族のコンサルテーション　343

6　家族性腫瘍　――――――――――――――――――――　岡村　仁　347

1. 家族性腫瘍とは　347
2. 家族性腫瘍のハイリスク者にみられる心理社会的側面　348
3. 遺伝カウンセリングや遺伝子検査の心理社会的側面　349
4. 家族性腫瘍にかかわる心理社会的側面に対する介入　350
5. 現状での問題点と今後の展望　351

7　医療倫理および関連する法律　――――――――――――　加藤雅志　353

1. 医療倫理の基盤　353

2. 医療倫理に関する法律　　354
　　　3. インフォームド・コンセント　　355
　　　4. 医療事故　　357
　　　5. がんの告知をめぐる問題　　358
　　　6. 終末期における倫理的問題　　358
　　　7. 臓器移植　　360
　　　8. 研究と倫理　　360
　　　9. がん対策基本法　　361
　　　10. 患者を支えるがん医療の実現に向けて　　363

8 意思決定能力　　　　　　　　　　　　　　　　　　　　　　　　　小川朝生　365
　　　1. がん医療においてインフォームド・コンセントが重要視される理由　　365
　　　2. 意思決定能力　　366
　　　3. 意思決定能力の判定　　367
　　　4. 意思決定能力の判定方法　　367
　　　5. 実際の意思決定能力の判定　　369

D 教育，研修，研究

1 教育研修　　　　　　　　　　　　　　　　　　　　　　　　　　　藤澤大介　374
　　　1. レベル 1　　374
　　　2. レベル 2　　377
　　　3. レベル 3　　378
　　　4. レベル 4　　378

2 海外各国の精神腫瘍学の取り組み　　　　　　　　　　　　　　　　　　　381
I 国際サイコオンコロジー学会（IPOS）　　　　　　　　　　　吉内一浩　381
　　　1. IPOS とは　　381
　　　2. IPOS の組織　　381
　　　3. IPOS の学術活動　　381
　　　4. Psychosocial Academy　　382
　　　5. IPOS Federation　　382
II ガイドラインの作成と各地域での取り組み　　　　　　　　　小川朝生　383
　　　1. ガイドライン　　383
　　　2. ケアの標準化　　385

Ⅲ　東アジアにおける精神腫瘍学の取り組み ――――― 内富庸介　386

3 精神腫瘍学の研究 ―――――――――――――――――――― 内富庸介　388
　　1. 研究目標と歴史　388
　　2. 精神腫瘍学研究の研究手法　390
　　3. 精神腫瘍学研究の課題　395

■索引 ――――――――――――――――――――――――――――― 403

1 Introduction

I 精神腫瘍学の歴史

　現在，わが国では毎年60数万人ががんと診断されおよそ半数は治癒する．とはいえ，毎年34万人ががんで命を落としている（およそ3人に1人ががんで死亡）．配偶者として約20万人が喪に服する．社会の変化や医学の進歩により，がんに携わる医療者，患者，家族の態度も変わってきたとはいえ，がんと向き合っている患者は300万を数え，取り巻く家族，友人，同僚を含めると，一生涯がんと無縁でいられる人は少なくなってきた．がんはまさにわが国が迎えた超高齢化社会における国民病と言える．本章では，精神腫瘍学の歴史と取り巻く社会環境の変化について概観する[1]．

1. 精神腫瘍学の黎明期（～1970年）

　20世紀の医学の進歩によって得られた成果の1つは，がんの治癒である．20世紀初頭のがんの治癒的外科切除にはじまり，1940年代からの化学療法剤（nitrogen mustard）の合成に成功し，患者も医療者も共につらい治療の先にある治癒を最優先に目指してきた．その結果，社会に復帰するがん長期生存者は徐々に増加し，機能温存療法に代表されるように生活の質，Quality of Life（QOL）も目指すべき目標となっていった．

　1960年代以降，がん医療を取り巻く社会環境の変化が大きく起こった．がん診断・治療の格段の進歩とその知識の普及，知る権利の台頭，がん告知，Quality of Life，リビングウィル，bio-psycho-social model，ホスピス運動などは，がん医療におけるインフォームド・コンセントの導入とその定着に繋がった．

　一方で，がんの進行や再発により治癒が望めないと診断された2人に1人の医学的治療目標は延命とQOLにある．1967年，Saunders S女史はロンドン郊外に近代型ホスピスを誕生させ，1969年精神科医のKübler-Ross Eは『死ぬ瞬間』を著した．徐々にQOLの概念やインフォームド・コンセントが導入されて，患者の意向を全く無視した形の延命治療は減っていった．しかし当時，医療者の多くは医学的に治癒以外の目標を，つまり患者，家族の本来の目標や多様な価値観，生活信条を踏まえた終末期医療の意向などを聞き出すための基本ともいうべきコミュニケーション技術に関する学習の機会に恵まれていなかった．また，がんの心理社会的側面に関する多面的な学習もなかった．そのような状況下で担当医師と看護師のプライマリーチームのみでがん患者・家族の意向を尊重した医療を実践することは限界に達していたと言える．これら時代の要

請に応える多職種専門家によるチーム医療,そして基盤となるがんの心理社会的側面を扱う学問,すなわち精神腫瘍学の誕生が待ち望まれた.

2. 精神腫瘍学の誕生(1970年〜)

米国ニューヨーク市にある屈指の Memorial Sloan-Kettering がんセンター記念病院に精神科医の Sutherland AM が関与をはじめたのは1950年であるが,現在に直結する精神腫瘍学部門の誕生はがん告知が全米各地に燎原の火の如く拡がった1977年の Holland 精神科サービス部門長就任まで待たなければならなかった.ようやく,精神医学・心理学の専門家が主体的に精神腫瘍学の確立に関わり,免疫学,内分泌学,脳科学,社会学,倫理学など多くの学問領域と連携して精神腫瘍学の礎を築いた.がんが心に及ぼす影響だけでなく,心や行動ががんに及ぼす影響を明らかにすることにより,QOL の向上のみならずがんの罹患や生存率,Quantity of Life の改善を目指すことになった.

米国の国策 National Cancer Plan(1972)にリハビリテーション部門ができたのは1970年代である.初期の精神腫瘍学の特筆すべき研究として,がんの生存期間に与える前向きな態度 fighting spirit 研究[2]や,サポートグループの参加による生存期間の延長[3]が注目を集めた.もう1つの大きな目標である QOL 研究は,欧米でそれぞれ QOL 尺度の開発が行われ,EORTC-QOL 尺度[4],と FACT-QOL[5]は多くのがん治療の臨床介入試験で使用されている.Quality of Life の核心に迫ってきたのは,緩和ケアのみならずサイコオンコロジーの貢献も大きい(精神腫瘍学研究の章を参照).

3. わが国の精神腫瘍学の歴史

1) 日本臨床精神腫瘍学会

1980年代に WHO が Quality of Life(QOL)に関する専門家会議を召集し,会議を重ねる過程で,1984年に国際サイコオンコロジー学会(IPOS)が創設された.IPOS 初代会長である Holland 部長から参加の要請を受け,1986年11月河野博臣,武田文和らが発起人となり IPOS 日本支部として日本臨床精神腫瘍学会(JPOS)が結成され,1987年8月29日,第1回学術大会が開催された.創設メンバーは,日本死の臨床研究会の中心メンバーであり,末期がん患者の痛み治療と心のケアを訴え,まず啓発活動を開始した.

JPOS 創設期に関心が集まった演題は,がん患者の疼痛治療と心の痛みの他に,がん告知の是非,QOL とは何かなどが中心であった.がん患者の末期医療に従事する医師と看護師が中心となり,200名前後の会場は熱気にあふれ,医師,看護師を含む医療従事者,そして市民に心のケアの重要性を大いにアピールした.第5回大会から,現在の学会名に変わり,年1回の学術集会とニューズレターの発行が活動として定着した.

1995年10月,第2回国際サイコオンコロジー学会が阪神・淡路大震災直後の神戸で,世界から多くの研究者や臨床家が集って開催された(会長:河野博臣).それを契機に,1995年,国内ではじめて精神腫瘍学研究部を開設した国立がんセンター(阿部薫総長)と JPOS との間で話し合いが重ねられ,JPOS の学会活動が啓発期から学術発展期に移る時期であること,緩和医学と連携してお互いに勉強を重ねることなどが確認された.そこで,武田文和総長(埼玉県立がんセンター)が代表世話人を継承し,JPOS 事務局を神戸から柏の国立がんセンター精神腫瘍学研究部に移転

した.

1997年3月には,第10回学術大会が日本緩和医療学会との初の合同大会(会長:阿部薫)として開催され,1,000人を超える参加者があり,緩和医療とともにがん医療の重要な領域を占めることが改めて認識された.発表演題は,がん告知後の心理的反応,コミュニケーション,精神症状の有病率,家族の心理的ケア,サポートグループ,遺伝カウンセリング,緩和医療など多岐にわたってきている.その後も,合同大会が山脇成人教授(広島大学),垣添忠生総長(国立がんセンター)のもと1999年,2005年に実現し,2007年,日本総合病院精神医学会(会長:齋藤利和札幌医科大学教授),2010年,日本認知療法学会(会長:古川壽一名古屋市立大学教授)と合同大会を果たしている.

2) 日本の精神腫瘍学研究

日本の精神腫瘍学研究は,1994年に始まる厚生省第二次がん克服戦略事業のQOL分野の中で初めて設定され,2004年からの第三次対がん戦略事業に引き継がれている.研究課題は,がん患者の抑うつ有病率研究,脳画像を用いた病態研究,スクリーニング,心理社会的介入方法の開発,コミュニケーション技術,終末期のQOL評価,遺族ケア,サバイバーシップ,精神腫瘍学の教育など多岐にわたる.

3) 精神腫瘍学の診療と緩和ケアチーム

精神腫瘍学の診療は,1992年,国立がんセンターに常勤精神科医が配置されたあと,緩やかにがん専門施設もしくは総合/大学病院で拡がった.社会の声に呼応して一気に拡がったというよりも,ホスピスに続く,いわゆる先駆的医療としてまず迎えられ,ホスピス/緩和ケアチームを持つ病院で心のケアの関心が高まり,末期医療だけでなくより早期からの心のケアの必要性が認識され,末期医療に従事する医師と多くの看護師の声に後押しされて徐々に拡がっていった.次に,2002年,精神科医を必須とする緩和ケアチームが緩和ケア診療加算として報酬化された.がん医療におけるリエゾン精神医療に参画したことが経済的に評価され,画期的な出来事であった.緩和ケア診療加算受理が15施設(2002年)であったものが,123施設(2010年)まで増加した(図1).がん医療の早期からの緩和ケアを提供していくという理念に添った緩和ケアチームを導入する総合病院が増加している[6].

4) がん対策基本法とがん対策推進基本計画

2007年4月に国民の声に後押しされたがん対策基本法が施行され,がん対策推進基本計画の策定に患者・家族が大いに参画してから,精神腫瘍学を取り巻く状況は質量ともに激変した(2007年6月).がん医療の早期から緩和ケアの推進,特に患者・家族の心のケアのより一層の推進,緩和ケアチームの設置,「精神腫瘍医」の育成が喫緊の課題となった.そして,がん医療における告知などの際には,がん患者に対する特段の配慮が必要であることから,医師のコミュニケーション技術向上に努め,告知を受けた患者の精神心理的サポートを行う人材の育成など,体制の整備に向けた研究を進めていくこととなった.まさに,精神腫瘍学を後押しする環境は整いつつある.日本サイコオンコロジー学会はホームページを使っての教育研修活動にはじまり[7~8],厚生労働省緩和ケア研修会,精神腫瘍学指導者講習会,緩和ケアチーム講習会,さらには,がん医療に携

1. Introduction

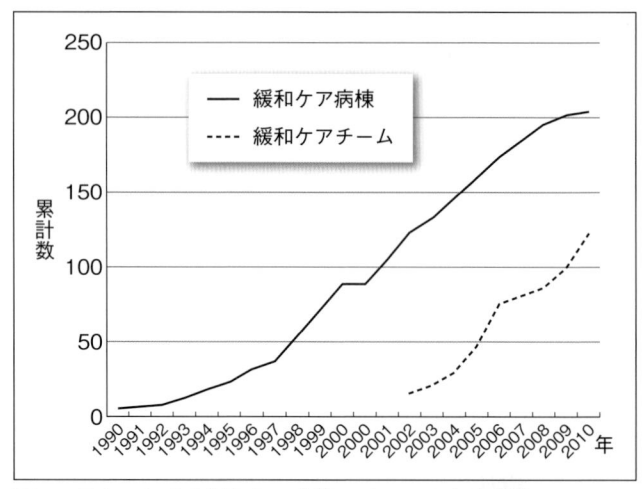

図1 日本における緩和ケア病棟・チームの年次推移

わる医師に対するコミュニケーション技術研修会の企画・運営に参加している．各二次医療圏にがん診療連携拠点病院(388箇所，2011.4.1現在)が整備され，緩和ケアチームの担い手の1人として精神科医が必須なのは日本独自の試みである．欧米における心のケアの不足という教訓を生かした施策である．

5) 今後の人材育成と日本サイコオンコロジー学会の社団法人化

以上のような社会からのがん医療における心の支援を求める声の高まり，がん対策基本法による精神腫瘍学領域の人材育成の課題に呼応すべく，2009年7月日本サイコオンコロジー学会は一般社団法人化を果たした．学会は，精神腫瘍学に関する学術団体であり，がんを取り巻く医療と科学の発展に貢献することで，がん患者，家族およびがんと向き合うすべての人々の健康に寄与し，豊かな人間性を涵養することをその目的とすることとなった．そして，具体的には，①学術集会の開催，②がんの心の側面についての認識を高める啓発・広報，③専門家/非専門家対象の教育研修プログラムの開発および開催，④高度な専門家養成プログラムの開発および開催，⑤精神腫瘍学の診療の標準化，⑥研究活動の促進などの事業を行い，特に専門家の育成事業が期待されている．

4. 精神保健の専門家が参画するがん医療の長所について

①例えば精神科医ががん患者の診療に接するきっかけは，精神疾患患者の身体合併症治療からであろう．がん治療医を迎え入れて適切な医療を提供するためには，相手の懐に飛び込んで多様な患者を抱え悩んでいるがん治療医の置かれた状況を理解した上で，目標を明確化し医療チームをまとめるといった精神科医ならではの技術が不可欠であろう．

②がん治療後には，社会学者Susan Sontag自らが乳がん体験を『隠喩としての病』として著しているように，再発不安など不確実性を伴った闘病生活や社会復帰で痛感する，がんがもたらす社会的文脈での死，疎外感，孤立感が待ち受けている．統合失調症をはじめ精神疾患の多くは思春期から多くの社会的文脈での死を経験し，専門家はその克服を支えてきた．このような

社会的苦痛を理解する専門家のもつ援助技能は，がん医療スタッフだけでなく，患者，家族からも強く望まれている．
③死を望むがん患者が存在する．大半はうつ病であるが，そうでない場合，オランダの安楽死やオレゴン州の自殺幇助に関する調査報告では，死を希求する理由は疼痛ではなく，他者に依存する苦痛や自律性の喪失であることが明らかになっている．こうした苦しみの中にあっても意味を見出す援助ができるのも，やはり多様な価値観を尊重する専門家ならではの技術ではなかろうか．
④がん患者の意向調査の結果を踏まえると，住み慣れた家庭や地域で療養しながら生活を送ることができるよう在宅医療の充実を図ることが求められている．多職種によるチーム医療や地域医療・福祉・介護モデルが今まさにがんで試されている．現在，年間34万人のがん死亡の中で在宅死は数％を占めるに過ぎないが，国民の40％の在宅療養の希望を尊重していくと二次医療圏単位で進められる緩和ケア連携診療体制の構築には多くの精神保健の専門家の参画が期待される．

　精神腫瘍学には，精神医学や心理学の粋，心の医療の技術が広く活用され，これからも活用されていくことは明白である．うつ病，適応障害，せん妄の介入にはじまり，医療心理学，QOL，実存的苦痛，集団療法，医療コミュニケーション，チーム医療，在宅医療，デイケア，遺族ケア，地域医療，福祉・介護連携など．精神保健の専門家が参画するがん医療は，わが国の有する精神風土の豊かさを誇らしく発信していける領域の1つではなかろうか．「がん対策基本法」以降，がん医療が国民の最大の関心事になってきた現在，これからの1年1年がわが国の医療全体に大変重要な影響を与えるはずである．わが国の病を抱えた人々への心のケアの真価が，今，がん医療で問われていると思う．

引用文献

1）Holland JC：Societal views of cancer and the emergence of psycho-oncology. Holland JC(ed)：Psycho-oncology. Oxford University Press, New York, 1998.
2）Greer S, Morris T, Pettingale KW：Psychological response to breast cancer—effect on outcome. Lancet, 1979；2：785-787.
3）Spiegel D, Bloom JR, Kraemer HC, et al：Effect of psychosocial treatment on survival of patients with metastatic breast cancer. Lancet, 1989；2：888-891.
4）Aaronson NK, Ahmedzai S, Bergman B, et al：The European Organization for Research and Treatment of Cancer QLQ-C30—a quality-of-life instrument for use in international clinical trials in oncology. J Natl Cancer Inst, 1993；85：365-376.
5）Cella DF, Tulsky DS, Gray G, et al：The Functional Assessment of Cancer Therapy scale—development and validation of the general measure. J Clin Oncol, 1993；11：570-579.
6）内富庸介：緩和ケア診療加算の導入に当たって．Depression Frontier, 2003；1：81-85.
7）日本サイコオンコロジー学会ホームページ：http://www.jpos-society.org/
8）国立がんセンター精神腫瘍学グループホームページ：http://pod.ncc.go.jp/

〔内富庸介〕

A

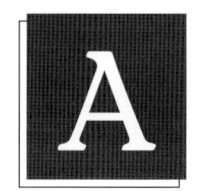

基本編

1 悪性腫瘍総論　8
2 罹患・生存と心理社会的問題　25
3 がんに対する通常の心理的反応と
　その基本的対応　43

1 悪性腫瘍総論

I 腫瘍生物学

1. Key Point

- 腫瘍とは，細胞が生体による制御を逸脱し，自律的な自己増殖を維持することによって生じる疾患である．
- 腫瘍は良性腫瘍と悪性腫瘍に大別され，悪性腫瘍をがんと定義する．
- 悪性腫瘍（がん）は上皮性細胞悪性腫瘍（癌）と非上皮性悪性腫瘍（肉腫）に分類できる．
- がん細胞は，局所増殖の過程で浸潤能を得て，周囲の組織や血管やリンパ管に侵入し，遠隔臓器に転移する．こうした過程の間に，次第にがん細胞はさらに複雑な遺伝子異常などの蓄積によって，細胞の増殖と不死化に有利な環境を築く．

2. 腫瘍とは

　そもそも腫瘍（tumor）は腫れものを意味するラテン語が起源であるが，現在では必ずしも腫れものだけを定義していない．例えば血液腫瘍では白血病など腫れものを形成しない疾患も"腫瘍"に含まれる．

　生物学的な定義では2つの状態を満たしたものを指す．腫瘍とは，①生体による制御から逸脱した要素を持ち，②自律的な自己増殖能を備えている病態を指す．異常増殖する細胞（腫瘍細胞）はほとんどの場合，環境条件さえ満たされていれば半永久的に増加する．

　一方で，生理的制御をもとに損傷を修復・再生するための組織・細胞増殖はこれが過剰に行われた場合には"過形成：hyperplasia"と呼ばれる．また，外的刺激によって組織を構成する細胞自体が大型化する場合には"肥大：hypertrophy"と呼ばれる．いずれにせよ過形成も肥大も生体からの制御を受けており，肥大や過形成では増殖する目的や周囲組織との秩序を失ったまま過剰な細胞増殖を伴わない[1]．

3. がんの定義

　一般的に"がん"とは，悪性腫瘍とほぼ同義に使用される．病理学的な用語の定義では悪性腫瘍とは，上皮性・非上皮性悪性腫瘍の両者を包括した意味を持ち，特に"癌：carcinoma"は上皮性悪性腫瘍の総称で使用され，これに対して非上皮性悪性腫瘍は"肉腫：sarcoma"と総称され

表1 上皮性・非上皮性腫瘍の分類

	良性	悪性
上皮性	乳頭腫 管状腺腫 嚢胞腺腫 肝細胞腺腫	癌腫 扁平上皮癌 管状腺癌 嚢胞腺癌 肝細胞癌
非上皮性	平滑筋腫 軟骨腫 血管腫 脂肪腫	肉腫 平滑筋肉腫 軟骨肉腫 血管肉腫 脂肪肉腫 (白血病・リンパ腫)

表2 癌と肉腫の特徴

	癌(carcinoma)	肉腫(sarcoma)
	上皮性	非上皮性
発育速度	速い	さらに速い
発症年齢	高齢	若年
構造	胞巣状	混合
主な転移経路	リンパ行性, 血行性, 播種性	血行性

る[1](表1, 2).

4. がん細胞の増殖

　がん細胞の増殖は，がん化を促進するがん遺伝子とがん化を抑制するがん抑制遺伝子の変化が蓄積することによって細胞死から逃れ，さらに過剰な増殖能の獲得によりがん細胞の生存に有利な環境を築く．

　腫瘍細胞の多くの場合は，まず局所に限局した増殖を示す．上皮性腫瘍の場合では，上皮内腫瘍と呼ばれる段階であり，上皮内癌へ発展し基底膜を越えがん細胞が上皮下に浸潤すると浸潤がんと呼ばれる．基底膜を越えて浸潤・増殖したがん細胞はさらに血管やリンパ管内に浸潤し，局所から遠隔臓器へと増殖・浸潤を繰り返すようになる[1].

5. がんの転移経路

　転移とは，腫瘍が発生した部位(原発巣)から離れ，血管・リンパ管，体腔内に浸潤し，別の部位(遠隔臓器)で非連続性の腫瘍を形成することを指す．転移の成り立ちはその経路により，①血行性転移，②リンパ行性転移，③播種性転移の3つの経路がある．それぞれの定義については以下に示す．

　①血行性転移(図1)
　腫瘍細胞が血管に侵入し，血流によって運ばれ転移巣をつくる．

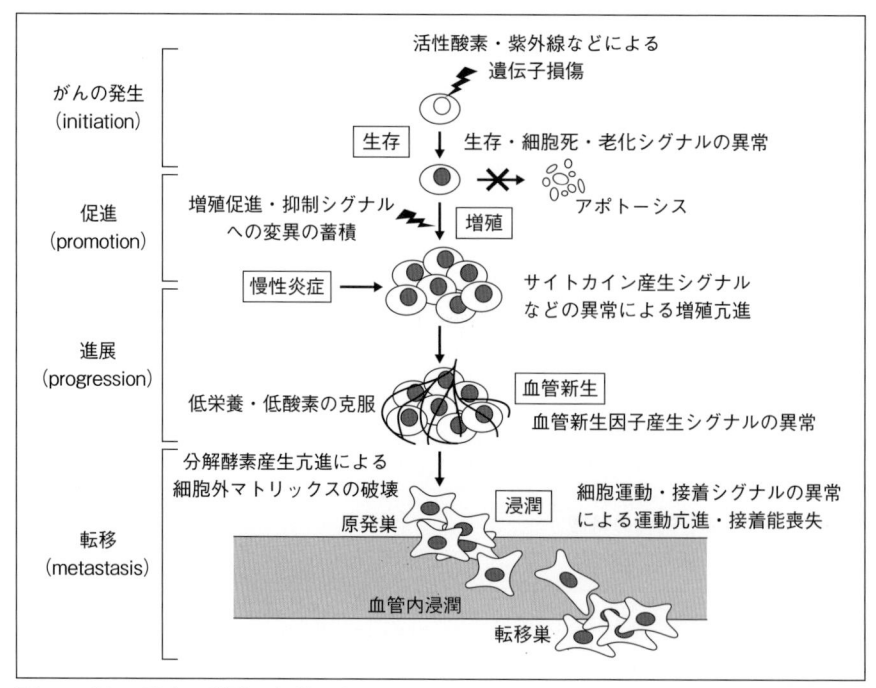

図1 がんの発生・増殖・転移のながれ
〔松沢 厚, 一條秀憲：シグナル伝達系. 日本臨床腫瘍学会(編)：新臨床腫瘍学. 改訂第2版, p17, 2009, 南江堂より許諾を得て転載.〕

②リンパ行性転移
腫瘍細胞がリンパ管内に侵入し，リンパ流によって運ばれ転移巣をつくる．

③播種性転移
狭義的な定義では体腔内転移を指す．例えば，肺や腹腔内臓器のがんでは，漿膜(組織の一番外側に膜)を突き破って体腔内(胸腔，腹腔)に浸潤し，あたかも種をばらまいたかのように境界となる漿膜面に付着しそこを基盤として転移巣をつくる．

6. 血管新生と腫瘍間質

血管新生とは，既存の血管から新たな血管網が形成される現象であり，がん細胞の増殖において腫瘍血管新生は増殖をより有利な環境に導くため，がんの予後とよく相関する．腫瘍血管新生で最も重要な促進因子は，VEGF(vascular endothelial growth factor)と呼ばれる蛋白質である．腫瘍血管新生の促進はがん細胞を支えるような働きをもつ腫瘍間質細胞によって支持されている[1]．

II 腫瘍病理学

1. Key Point

- がんの確定診断では，病理学的な診断が最も重要である．

- 病理学診断の方法には細胞診と組織診があり，一般的には組織診が重要である．
- 病理学診断において適切な検体とともに臨床的な情報も同様に重要である．
- 近年では，個々のがん細胞に特有な蛋白発現を評価する方法の1つとしてしばしば免疫組織染色が行われている．

2. 腫瘍の病理学的分類

腫瘍病理学では組織分類法の基礎として2つに分類される．1つめは，臨床的なふるまいに則した分類で"良性"と"悪性"に分ける方法である．実際には，腫瘍の肉眼像，組織像，細胞像などのいわゆる"顔つき"から良性あるいは悪性的な特徴を判断する．

もう1つは，細胞の基本的な性質・系統に則した分類で"上皮性"と"非上皮性"に分ける方法である．上皮細胞とは皮膚や粘膜，分泌腺などを構成する細胞(外界と接する細胞)である．一方，非上皮細胞は血管，筋肉，脂肪，骨・軟骨，神経，結合組織，造血細胞などを構成する細胞(上皮細胞を支持する間葉系細胞)である．一般的には，上皮性腫細胞への分化が運命づけられた細胞から上皮性腫瘍が，非上皮性細胞に運命づけられた細胞から非上皮性腫瘍が発生するとされている．しかし，これらのなかには上皮性・非上皮性双方の細胞成分からなる腫瘍も存在する．

3. 腫瘍細胞の異型度・分化度・悪性度

腫瘍は本来，発生母体となる組織・細胞の形態や機能を模倣する．病理学的に悪性度を評価する場合には，腫瘍の母体細胞と正常細胞や組織からの逸脱した程度を比較評価する．正常細胞からの逸脱した程度を表現する方法として，異型度，分化度，悪性度がある[1,6]．

1) 異型度

正常細胞や組織構造と腫瘍細胞との隔たりの程度を示す指標．正常からの隔たりが強いものほど"異型度が高い"と表現する．

2) 分化度

腫瘍細胞の形態が，その発生母体細胞にどれだけ似ている細胞であるかを示す指標．発生母体細胞に似ている細胞ほど"分化度が高い"と表現する．一般的には良好な経過をたどる腫瘍は高分化であり，不良な経過をたどる腫瘍は低分化な症例が多い．病理診断では臓器・分野によって分化度の取り決めが異なっているため注意が必要である．

3) 悪性度

腫瘍細胞をもつ宿主の予後に対する影響の程度を示す指標．一般的には，異型度が高く分化度が低いものほど"悪性度が高い"と表現する．実際には多くの臓器がんで免疫染色法を用いて評価する．特にMIB-1 index，p53，CEAなど悪性度を評価するマーカーが用いられることが多い．

MIB-1 indexとは増殖期にある細胞の程度を評価する方法であり，こうした細胞が多いほど予後が悪い．p53はヒトがんの40％以上に点突然変異があるとされており，p53遺伝子蛋白の過剰発現は予後不良である．CEAは胎児抗原の1つであり，胎児性蛋白(CEA)を発現する腫瘍は予後不良である．

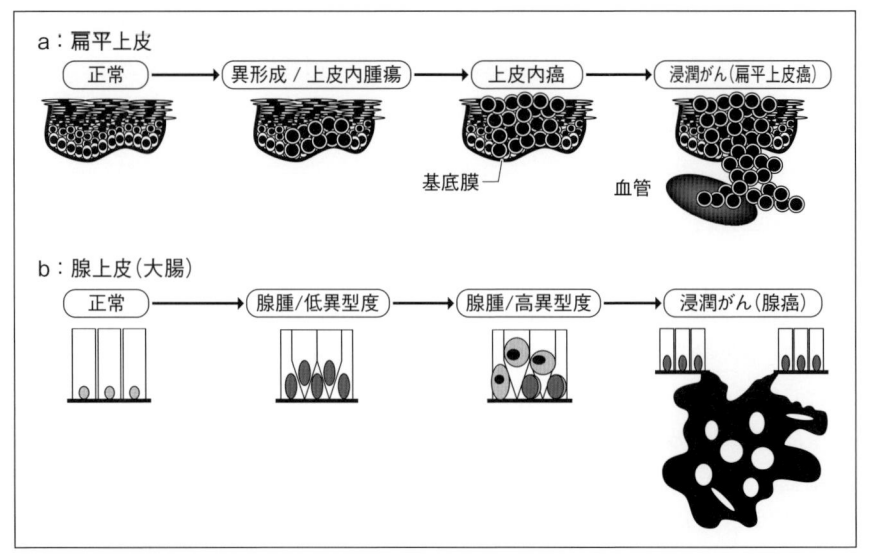

図2 がんの増殖と浸潤
〔「入門腫瘍内科学」編集委員会(編):入門腫瘍内科学,篠原出版新社,2009〕

4. 局所浸潤における腫瘍細胞の増殖

　増殖能を獲得した腫瘍細胞は,多くの場合は複数の遺伝子異常の蓄積に伴って徐々に異型性が増してくる.この異常な細胞(腫瘍細胞)は,最初は局所で限局的な増殖を示す.

　上皮内癌に至るまでの異型細胞に上皮内での局所的な増殖段階を,異形成(dysplasia)あるいは上皮内腫瘍(intraepithelial neoplasia)とよぶ.

　上皮性腫瘍の場合,まず上皮内で専有面積を増やし,やがては上皮全体を置換するようになる.まだ,上皮直下に存在する基底膜を越えていない状態が上皮内癌(carcinoma in situ)である.基底膜を越えて浸潤・増殖したがん細胞は,自らが発生した臓器を越えて正常構築を破壊し,機能不全に陥らせることもある.さらに,発生した臓器外にも浸潤して隣接臓器の機能障害を引き起こす[1,2,6].

　早期がんとは,治療によって高い確率で治癒が期待できる腫瘍のことで,臓器によってその定義が異なっている.早期がんの範囲以上に発展・浸潤したがんを進行がんという(図2).

III 腫瘍診断学

1. Key Point

- がんの診断は内科診断学に則って行う.はじめに確定診断に至るまでの検査計画を立てる.主に適切な問診,身体診察,一般的な血液検査,尿検査から鑑別診断を挙げ,さらに精査を行って病態や病変の部位を推察する.
- がんの確定診断は病理診断である.適切な病変部位から細胞・組織を採取して病理検査を施行

表3 ECOG(Eastern Cooperative Oncology Group)のPS

PS	
0	無症状で社会的活動ができ，制限を受けることなく発病前と同等にふるまえる．
1	軽度の症状があり，肉体労働は制限を受けるが，歩行，軽労働や座業はできる．
2	歩行や身の回りのことはできるが，時に少し介助がいることもある．軽作業はできないが，日中50％以上は起居している．
3	身の回りのことはある程度できるが，しばしば介助がいり，日中の50％以上は就床している．
4	身の回りのこともできず，常に介助がいり，終日就床を必要としている．

し確定診断を得る．
- 確定診断と並行して，確定診断後の治療計画を立てる．集学的治療として外科的治療・放射線治療・薬物治療があり，適切な治療計画に必要な画像検査やその他の特殊な検査を追加して病変の広がりを確認する．

2. 問診，身体診察，一般検査

がんの主要徴候としてある程度認められる症状はあるが，がん特有の症状はほとんどない．したがって初診時には内科診断学に従って丁寧な病歴聴取や身体診察を行い，がんの可能性を疑いながら鑑別診断を挙げる．がんの疑いもなく一般検査でやみくもに腫瘍マーカーをスクリーニング検査として用いることは推奨されない．

がんの告知は本人だけでなく，本人にかかわる人的環境・社会的環境においても衝撃を与える非常につらい行為であるため，主治医は計画的な検査を進め，たとえ偽陰性や偽陽性が出た場合でも丁寧な説明を行い，その結果に対して責任を負う必要がある[1,3]．

がん患者の予後は，患者の全身状態(performance status：PS)によってゆだねられることが多い．一般的に全身状態の評価はECOGの基準に従って分類される(表3)．

3. 生検・病理組織診断

がんの診断には，病変部位から採取した細胞や組織を病理学的に評価し，最終的に病理による確定診断を行う必要がある．したがって，がんの疑いがある場合にはほぼ並行して生検可能な病変部位を検索する必要がある．しばしば診察で認められるような体表に近い部位での生検が望ましいが，必ずしも診察ではわからないこともあるためCTやMRIなどの簡易的な画像検査によってより安全に適切な病変を採取できる検査を追加する．病変によっては，患者への侵襲度が高い手技や部位によって採取困難な可能性があるため，他の専門医とも相談の上可及的速やかに検体を提出できるような計画を進める．

4. 病期評価

病期(stage)とは病変の広がりをみたがんの進行度の指標である．腫瘍の大きさ(tumor)，リン

表4 TMN分類

		cTNM	pTNM
原発腫瘍	TX	原発腫瘍評価困難	原発腫瘍の組織学的評価困難
	T0	原発腫瘍なし	原発腫瘍の組織学的確認不可
	Tis	上皮内癌	上皮内癌
	T1-4	原発腫瘍の大きさと局所浸潤の程度で分類	原発腫瘍の組織学的な大きさと局所浸潤の程度で分類
所属リンパ節転移	NX	所属リンパ節の評価困難	所属リンパ節の組織学的評価困難
	N0	所属リンパ節転移なし	所属リンパ節の組織学的転移所見なし
	N1-3	所属リンパ節転移あり，各臓器別にリンパ節転移の程度で分類	所属リンパ節の組織学的転移所見あり，各臓器別にリンパ節転移の程度で分類
遠隔転移	MX	遠隔転移評価困難	遠隔転移評価困難
	M0	遠隔転移なし	顕微鏡的に遠隔転移なし
	M1	遠隔転移あり	顕微鏡的に遠隔転移あり

パ節転移の有無(node)，遠隔転移の有無(metastasis)の組み合わせによって，進行度に応じて，基本的には0(またはⅠ期)～Ⅳ期の4～5段階に分類される．病期分類には臨床病期，外科病期，病理病期の3つに分類される．一般的には外科病期分類の評価よりも病理分類評価のほうが重視される．国際的には国際対がん連合(International Union Against Cancer：UICC)の提唱するTMN分類・病期分類を用いるが，日本では各臓器別に学会が規定した癌取扱い規約にあるTMN分類が用いられている(表4).

5. 画像検査

画像検査はがんの診断の補助であり，病変の広がりを肉眼的に確認する手段の1つである．画像検査の方法として，①超音波を利用した検査，②X線を利用した検査，③電磁波を利用した検査，④放射性元素を利用した検査の4つに分けられる．

1) CT検査

CT(computed tomography)は，X線吸収値をコンピューターで算出して生体の断面像を得る検査である．検査時間も短く広範囲の撮影が可能であり，造影剤を用いることでさらに組織間コントラストが改善されより画像から得られる情報量が増す．生検部位の採取が困難な場合には，CT検査を施行しながら生検を実施するCT下生検が行われる場合もある．

2) MRI検査

MRI(magnetic resonance imaging：磁気共鳴画像)は核磁気共鳴現象を利用して磁石と電磁波を用いて断層撮影を行う検査である．特に頭頸部・脊髄病変や乳がん・婦人科系腫瘍などに用いられることが多い．

3）PET/CT 検査

　PET（positron emission tomography：陽電子放射断層撮影）は核医学検査の一種である．多くの悪性腫瘍では細胞内にブドウ糖を運ぶ機構が異常をきたし，ブドウ糖代謝が亢進しているためこの働きを利用して，放射線医薬品である FDG（F-fluorodeoxyglucose）を体内に投与し，ブドウ糖の取り込まれた細胞に集積した FDG を集積して画像化した検査である．現在では CT 検査と合成し画像評価を行うことがほぼ主流となっており，PET/CT 検査により解剖学的な評価も可能になっている．今後のがん治療においては不可欠な検査として期待されるが，偽陽性の扱いなど現時点での評価は必ずしも安定していない．

4）その他の核医学検査

　代表的な検査に骨シンチグラフィーがあり，悪性腫瘍による骨転移の全身検索で利用されている．

6. 内視鏡検査

1）上部・下部消化管内視鏡検査

　主に消化器系腫瘍の検査として，診断確定のための生検や肉眼的観察によるがんの広がりを評価する目的で施行される．超音波内視鏡は，がんの深達度の評価にも有効である．

2）気管支鏡検査，胸腔鏡・縦隔鏡・（腹腔鏡）検査

　気管支鏡検査は，一般的には気管および気管支における腫瘍細胞の採取および肉眼的な観察評価のために施行される．病変が胸膜に接するような末梢性病変の場合には胸腔鏡・縦隔鏡検査が行われることもある．

7. 腫瘍マーカー

　腫瘍マーカーとは，がん細胞が産生する腫瘍関連物質のなかで，採血や採尿など簡便な方法でがんの存在や種類などの特定を行う手掛かりとなるものを指す．腫瘍マーカーは健常者でも陽性を示すことがあり，また早期がんでは陰性になることもあるため解釈には注意が必要である．現時点でがんのスクリーニング検査として有効なマーカーはない．がんの確定診断は，細胞診・組織診による病理診断であり，腫瘍マーカーのみで診断を確定することは極めて少ない．

8. 特殊な検査

1）遺伝子検査，染色体検査

　非上皮性腫瘍のうち，特に造血器腫瘍では遺伝子検査がその後の治療法に重要な情報をもたらす．将来的には遺伝子変化に適合した分子標的治療がさらに発展すると期待されており，上皮性腫瘍でもがん細胞固有の性格を詳細に知る手段の 1 つである．現在，乳がんでは臨床的に有用とされているいくつかの遺伝子を解析し，治療の層別化に貢献する試みが行われている．

　染色体検査はとくに造血器腫瘍で特異的な染色体異常が報告されており，造血器腫瘍の診断の際には必要な検査の 1 つである．一部の肉腫でも染色体転座が報告されているが，一般的にがんの診断において必須の検査ではない．

Ⅳ 腫瘍外科学総論

1. Key Point
- 外科的治療はがんの局所療法で最も確実な方法である.
- 局所制御としての根治手術と姑息的手術がある.
- 拡大リンパ節郭清や臓器合併切除は局所制御を向上しても遠隔転移再発には貢献しない.
- 進行がんでは術前薬物療法・術後化学放射線療法が今後の治療法として期待されている.

2. 局所療法と全身療法
　がんに対する3大療法は,外科的治療,薬物治療,放射線治療が中心的に行われている.がん細胞に対して直接的なストレスを加える治療は,局所制御を目的とした治療と全身治療の2つに分けられる.外科的治療(切除)はもっとも確実ながんの局所治療である[1,2].

3. 根治手術と姑息的手術
　局所制御を目的とした外科的治療は,根治的手術と姑息摘出術に2分される.
　根治的手術はがんの遺残がない手術(R0)を指す.姑息的手術は顕微鏡的がん遺残(R1)と肉眼的がん遺残(R2)の2つに分別される.
　一般的にがんの外科的切除を行う際には,肉眼的に確認できるがん組織から一定の距離を離して臓器ごとに切除する.推奨される腫瘍からの断端距離は,臓器やがんの組織型,分化度などにより異なる.

4. 標準リンパ節郭清と拡大リンパ節郭清
　リンパ節郭清は一定の範囲のリンパ節を周囲の組織と一緒に摘出する.明らかなリンパ節転移がなくても,リンパ節転移の頻度の高いがんでは予防的郭清が行われる.臓器ごとにがん原発臓器からどれだけ距離のあるリンパ節群まで切除するか決められており,標準的リンパ節郭清と呼ばれる.これに対して,広い範囲でリンパ節を郭清すればより成績が向上するのでないかという考えをもとに実施されていた方法が拡大リンパ節郭清である.
　2000年代に報告された標準的リンパ節郭清と拡大リンパ節郭清などの臨床試験では,ほとんどすべての拡大リンパ節郭清は有効性を示さなかった[8].

5. 臓器合併切除
　以前はがん原発巣の周辺臓器も含めた臓器合併切除が盛んに行われていたが,局所制御には貢献できても遠隔転移再発は改善しなかったため現在ではあまり行われていない.

6. 集学的治療としての外科的治療
　集学的治療とは,1つの方法だけでは十分な治療成績が見込めない場合に,複数の治療法を組み合わせてより治療効果を上げることを目的とした治療である[1,2].

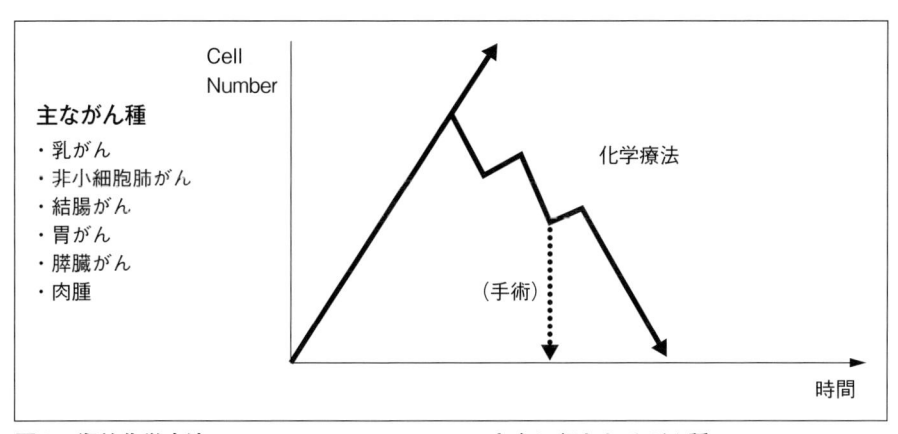

図3 術前化学療法 neoadjuvant chemotherapy と主に行われるがん種

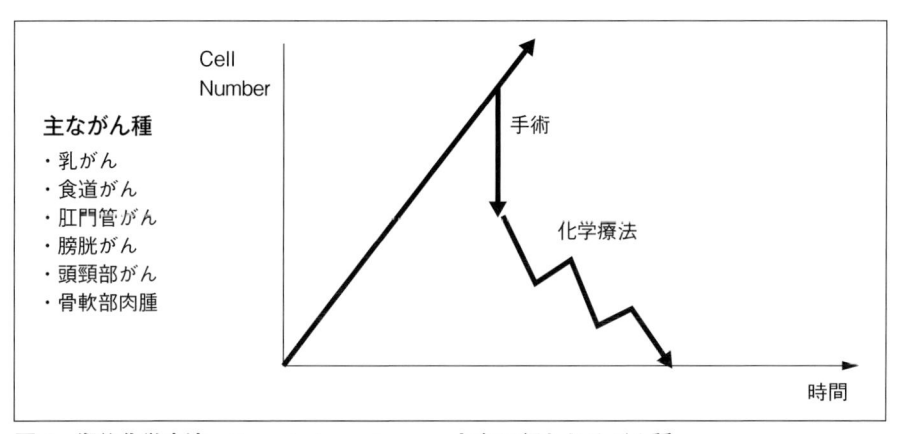

主ながん種
・乳がん
・非小細胞肺がん
・結腸がん
・胃がん
・膵臓がん
・肉腫

図4 術後化学療法 adjuvant chemotherapy と主に行われるがん種

主ながん種
・乳がん
・食道がん
・肛門管がん
・膀胱がん
・頭頸部がん
・骨軟部肉腫

手術と薬物療法を組み合わせた治療や手術と放射線治療を組み合わせた治療が行われている．

1）術後化学療法，術前化学療法

①術後化学療法は，術後の微小転移（micro metastasis）を根絶し，その後の再発を防ぐことを目的とする．したがって対象となるがん種は再発高危険群であり，術後なるべく早期から開始することが望ましい．

②術前化学療法は，切除不能な進行がんに対して，化学療法の奏効によってダウンステージング（病気の広がりが狭めること）を行うことで外科的切除が可能にすることを目的とする．術前化学療法の利点は腫瘍径の大きながんに対して縮小手術を行うことにより，正常組織が機能温存できる．また，手術前の全身状態の保たれているときに化学療法を行うことによって微小転移を制御しやすくなる．一方，欠点としては，①化学療法先行によって，病理学的な病期分類が評価できなくなる，②化学療法に反応しない場合，最適な外科的切除時期を逃してしまうことなどが挙げられる（図3，4）．

7. センチネルリンパ節郭清

センチネルリンパ節とは原発巣から最初に流れ着くリンパ節を意味する．センチネルリンパ節生検とは，センチネルリンパ節に転移がなければ他のリンパ節には転移していないという考え方のもとに，放射性同位元素や色素を原発巣周囲に注入して近傍のリンパ節の中からこれらが集積する1～数個のセンチネルリンパ節を同定する手法のことである．

実際には，乳がんや黒色上皮腫で広く臨床応用されている．しかし，乳がんでのセンチネルリンパ生検は，予防的リンパ節郭清が予後には貢献せず，転移してから切除しても予後には影響しないためその意義には注意が必要である[9]．また，胃がんや大腸がんなど多くの消化器がんではリンパの流れは複雑であり，もともとのセンチネルリンパ節の同定が困難であり，偽陰性などの問題あるため臨床応用には至っていない．

V がん薬物療法

1. Key Point

- 抗がん剤は一般的に殺細胞効果を利用してがん細胞の細胞死を誘導する薬剤であり，生体にとっては毒性が強いため，適応を慎重に検討するべきである．
- 通常の抗がん剤治療では，多剤併用療法によって効果の増強と副作用の軽減を図る．
- 分子標的治療薬の開発により，がん細胞のみを選択的に攻撃する治療効果が期待されている．

2. がん薬物療法の目的（図5）

がん薬物療法の目的は，殺細胞効果を持つ薬剤を生体に投与することで，がん細胞を主にアポトーシス（一部はオートファジー）による細胞死へ誘導することにある．ごく一部の腫瘍では遺伝子の異常により未熟な分化段階で停止しているため，分化を誘導させて成熟後の細胞死を促す分化誘導療法もある[1,2]．

実際にはがん薬物療法の臨床的位置づけを把握した上で，個々の症例に対して薬物療法の適応を検討していく．臨床的位置づけとして最も大切な概念は薬物療法の目的にある．

すなわち，薬物療法によって治す可能性があるがんと治せないがんであるのかをよく認識する必要がある．前者の場合には治癒（完全に治ること）・無再発を目指す．後者の場合はがんとの共存（延命，症状緩和，QOLの向上）を目的とする．

3. 抗がん剤の投与（表5）

抗がん剤は，生体にとっては毒性を示すため投与の適応は慎重に決断する必要がある．その適応については患者の全身的な評価が重要である．重要な評価項目としては，①抗がん剤の有効性が期待できる，②患者に薬物療法を受ける意思（意欲）がある，③患者が薬物療法に耐えうる全身状態が維持されている，④選択的臓器毒性を示す薬剤の場合には当該臓器が投与に十分耐えうる，⑤分子標的治療や内分泌療法を投与する際には，当該臓器の標的分子やホルモン受容体などのが

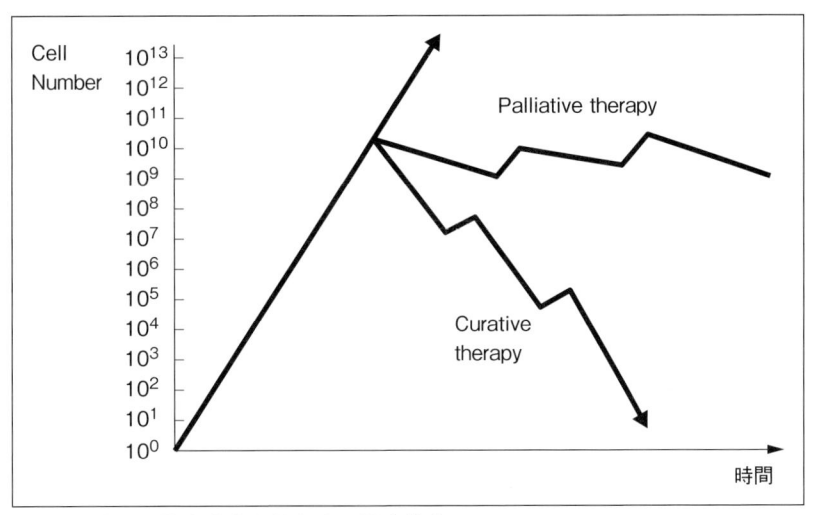

図5　治癒を目指す治療と共存を目指す治療

表5　がん薬物療法の有効性[5,8]

A群：治癒が期待できる[※1]	B群：症状緩和が期待できる[※3]
急性骨髄性白血病，急性リンパ性白血病，ホジキンリンパ腫，非ホジキンリンパ腫（中・高悪性度），胚細胞腫瘍，絨毛がん	軟部組織腫瘍，頭頸部がん，食道がん，子宮体がん，子宮頸がん，非小細胞癌，胃がん，腎がん，膀胱がん，前立腺がん，膵がん，肝がん，脳腫瘍
C群：延命が期待できる[※2]	D群：がん薬物療法の期待が小さい[※4]
乳がん，卵巣がん，小細胞がん，大腸がん，多発性骨髄腫，慢性骨髄性白血病，非ホジキンリンパ腫（低悪性度），骨肉腫	悪性黒色腫，甲状腺がん

[※1]がん薬物療法単独で治癒が期待できるがん種であり，がん薬物療法が絶対適応になる．
[※2]がん薬物療法単独で治癒することは難しいが，大半の症例で延命が十分期待できる．また，再発予防目的の術前療法や集学的治療がとられることも多い．
[※3]がん薬物療法単独で治癒は得られない．延命効果は得られるが，その割合はB群に比べると小さく，症状緩和，QOL改善も重要な治療目標となる．
[※4]がん薬物療法の有効性は低く，延命効果も不十分である．抗がん剤使用は臨床試験における実施が好ましく，実地医療の場ではその適応を慎重に検討する必要がある．

ん細胞に特性のある標的が確認されている，などが挙げられる[1]．

4．がん治療に使用される薬剤（表6）

ほとんどの抗がん剤は細胞の増殖サイクル（細胞周期）に作用して，増殖を停止させ，一般的にがん細胞の増殖が正常細胞よりも速いという特徴を利用して細胞死へと誘導する[1,4]．

いわゆる抗がん剤の他にがん薬物療法として治療または支持療法として使用される薬剤を以下に列挙する．

ホルモン剤，分子標的薬剤（抗体，小分子），ステロイドホルモン，NSAIDs，オピオイド鎮痛薬，制吐剤，抗生剤，抗真菌剤，抗ウイルス剤，ビスホスフォネート製剤など．

表6 抗がん剤の分類

アルキル化剤	マスタード	シクロホスファミド，イホスファミド，メルファラン，ブスルファン
	ニトロウレア	ニムスチン，ラニムスチン，ダカルバジン
代謝拮抗剤	葉酸系	メトトレキセート
	ピリミジン系	5-FU，S-1，カペシタビン，シタラビン，ゲムシタビン
	プリン系	メルカプトプリン，フルダラビン，クラドリビン
抗腫瘍性抗生剤	アンスラサイクリン系他	ドキソルビシン，ダウノマイシン，エピルビシン，イダルビシン，マイトマイシンC，アクチノマイシンD，ブレオマイシン
微小管阻害剤	ビンカアルカロイド系	ビンクリスチン，ビンブラスチン，ビンデシン，ビノルビシン
	タキサン	パクリタキセル，ドセタキセル
白金製剤		シスプラチン，カルボプラチン，ネダプラチン，オキザリプラチン
トポイソメラーゼ阻害剤	トポイソメラーゼⅠ阻害剤	イリノテカン，ノギテカン
	トポイソメラーゼⅡ阻害剤	エトポシド

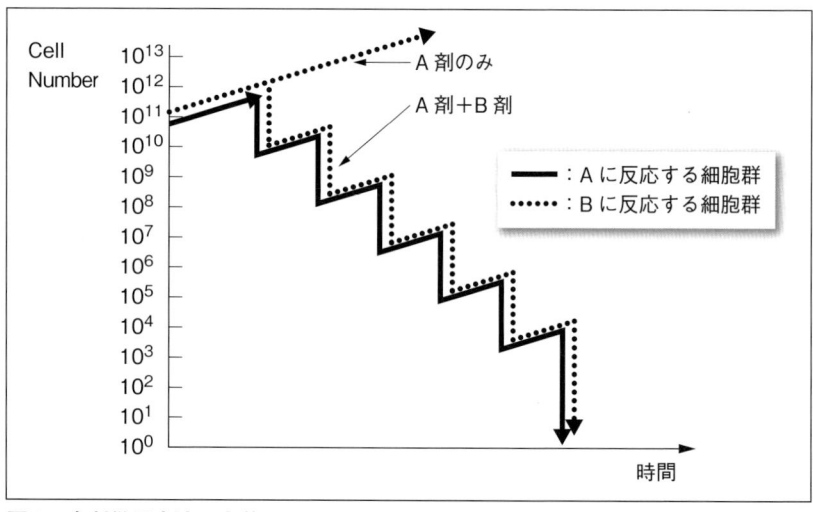

図6 多剤併用療法の意義

5．多剤併用療法の原理と薬剤耐性（図6）

多剤併用療法の意義は，①作用機序の異なる抗がん剤の併用による薬剤耐性の防止，②副作用の軽減と抗腫瘍効果の増強（相加相乗効果），③早期の腫瘍縮小によって抵抗性細胞の新たな出現の抑制の3つの目的で行われる．投与方法の工夫による腫瘍効果の増強を目的として同時に投与する一般的な投与方法の他，2つの治療法を交互に行う交替療法がある[4]．

VI 腫瘍放射線治療学総論

1. Key Point
- がんの治療は，局所病変に対する局所療法と全身の転移した病変に対する治療に分けられる．一般的に放射線治療法はがんに対する局所療法の1つである．
- 放射線治療の目的は，細胞核内のDNAを損傷させて細胞死を誘導することにある．
- 一般的に放射線感受性の高い因子は，分裂能が盛んであり未分化な細胞ほど細胞死の効率が高い．

2. 放射線療法の特徴

　がんの治療戦略には，大きく局所病変に対する局所療法と全身に転移した病変を対象にした治療の2つに分類される．一般的に局所療法としては外科的治療と放射線治療があり，全身治療には薬物療法がある．近年，抗体に放射性元素を組み合わせた薬物療法が行われるようになった．ここでは，局所療法としての放射線療法の特徴を説明する．

　放射線治療は，がんの種類や病期，全身状態を含む臨床状況を加味して適応を検討する．主な特徴は，以下のとおりである．

1）放射線治療の特徴
- 患部を切除せず治療するため機能・形態の温存に優れる．
- 手術困難な部位でも照射できる．
- 手術に比べて体への負担が少なく，合併症を有する患者や高齢者にも適応がある．

2）放射線治療の問題点
- 局所制御の点で劣るがんが少なくない．
- 腫瘍周辺部の正常組織に放射線が照射されるための有害事象の出現．

3. 放射線治療の生物学的基礎

1）放射線治療による殺細胞の仕組み
　放射線による細胞損傷の主たるターゲットは細胞核内のDNAである．線量を与えて（いいかえればエネルギーを加えて）がん細胞の核にあるDNAを損傷させ，増殖期の細胞の細胞分裂を不能にさせて細胞死（分裂死）を促す．線量を上げれば（エネルギーを上げれば）照射後直ちに細胞は死（間期死）へと導かれる．

2）放射線感受性
　細胞レベルで放射線感受性を規定する因子は細胞周期，酸素分圧がある．すなわちM期（細胞分裂期）の細胞は放射線感受性が高く，S期後半の細胞は感受性が低い．
　環境因子として細胞の酸素分圧が重要であり，酸素の少ない低酸素細胞と酸素に富んだ細胞で

は，同じ生物効果を得るのに2.5〜3倍程度の線量が必要になる．腫瘍母地の血流分布によって酸素分圧は異なるため，一般的に血流の乏しいがん細胞や増殖の遅い腫瘍では放射線による治療の根治性は期待しにくい．

4. 放射線治療の実際

1) 分割照射のしくみ

　放射線治療は，正常な組織に重篤な副作用をきたすことなく，腫瘍細胞の制御を達成すること目的にする．このためには正常組織と腫瘍細胞との間に感受性の差があり，後者の感受性が高いこと利用して放射線治療計画を立てる．1回線量を上げれば，殺細胞効果が上がるが，正常細胞へのダメージも大きくなる．反対に1回線量を下げると副作用は小さくなるががん細胞への効果は減弱する．照射後の腫瘍細胞の回復は正常細胞に比して遅く，再増殖能は低い．実際には正常組織と腫瘍組織の放射線感受性や照射後の回復能の差を利用して分割照射を行う．分割照射によって酸素に富んだ細胞は早期に消滅し，腫瘍が縮小することでさらに血流との距離が短くなるため，酸素の乏しい細胞にも酸素化が期待でき，より感受性が高まる．実際には1回の線量を1.8〜2.0 Gyとし1日1回，週5日，合計25〜30回，総線量として50〜70 Gyを照射する[1〜3]．

2) 放射線治療の技術

　放射線治療の手段として外照射と小線源照射がある．前者の代表的な照射法に対向2門で固定した照射法であり，照射容積内はほぼ均等に照射される．照射中に放射線ビームを回転させる運動照射法もある．小線源照射では遠隔操作式後充填装置を使用した照射が行われている．これは病巣部にアプリケーターと呼ばれる線源を挿入するための容器を刺入あるいは挿入して遠隔操作で線源をアプリケーターに挿入して腫瘍組織に適切な線量を照射する方法である．こうした技術では集中的に高線量投与が可能であり，高い局所制御が期待できる利点がある．一部の腫瘍では病巣部に集中的に照射する方法の1つとして抗体に放射性元素を抱合させた放射線薬剤を投与し，結合した抗体から放出されるβ線で照射する方法も行われている．

　さらに近年では，照射後の有害事象を減らし腫瘍組織のみに集中して照射できるような高精度放射線療法が行われるようになった．代表的な照射技術として定位放射線療法（stereotactic irradiation：STI）や強度変調放射線療法（intensity modulated radiation therapy：IMRT）が挙げられる[3]．

3) 放射線治療の種類と性質

放射線治療の目的

　放射線治療の目的は，以下の3つに分類することができる．

①根治照射

　治癒を目的とする治療法．放射線感受性によるが週5回，1回1.8〜2.0 Gyの分割照射で6〜7週間，総線量60〜70 Gyを行う．根治治療の適応条件は，①放射線感受性が高い腫瘍，②放射線感受性は高くないが病変が小さい，③周囲正常組織の耐容線量が高い，④局在に限局している．

②姑息的照射

　根治は期待できないが，患者のQOLの向上を目的として治療する方法．骨転移に対するがん

性疼痛および病的骨折の防止を目的とした緩和的照射，脳転移に対する神経症状の改善，進行食道がんに対する通過障害の改善などが代表的である．

③予防照射

乳がん術後の胸壁・領域リンパ節照射，白血病，小細胞がんにおける寛解後の全脳照射などが含まれる．

VII Oncology Emergency

1. Key Point

- Oncology Emergency とは，がんによって緊急処置を行わなければ致死的なあるいは重篤な後遺症をきたす状況をさす．
- Oncology Emergency の症状は全身におよぶため，各専門医あるいはコメディカルとの連携や迅速な診断・対応は不可欠であり，普段から適切な教育・情報交換・緊急時対応の準備・訓練が必要である．

Oncology Emergency（腫瘍緊急症）とは，悪性腫瘍の経過中に緊急な治療を必要とする病態を呈するものであり，適切かつ迅速な対応を行わない場合には直ちに致死的な，あるいは重篤な後遺症をきたすものである．狭義的には，病態特異的で有効な対応策があり，その実施の有無が重要な転機を決する病態と定義される．Oncology Emergency の病態には，全身にわたるものが含まれているため，これら他科の専門医の協力が必須になる．Oncology Emergency を直ちに認識し，限られた時間内に迅速に判断し適切な加療を行うことが求められる[1,2,6]．

2. 脊髄圧迫

- 早期発見と診断
- 専門医（整形外科または脳神経外科）へのコンサルテーション
- ステロイド投与
- 鎮痛剤
- 手術適応の有無を検討．必要に応じて放射線治療の追加
- 手術適応外の場合には放射線治療の適応を検討
- 化学療法に感受性の高い特性がある場合には化学療法の適応を検討

3. 上大静脈症候群

- 原因によって適切な治療法が異なるため，がん細胞の特徴を生検で病理学的に診断する．
- がん細胞の性質によって化学療法，放射線療法，化学放射線療法を検討
- 緊急性の高い場合や診断不明の場合には上大静脈ステント留置を検討
- 対症療法としてステロイドの投与
- 血栓症に対しては抗凝固療法

4. 肺塞栓症

- 緊急胸部造影CT検査，血液ガス，一般検査，凝固能検査
- 補液，酸素吸入，抗凝固療法

5. 心タンポナーデ

- 緊急胸部造影CT検査，心臓超音波検査
- 心囊ドレナージの適応を検討

6. 腫瘍崩壊症候群

- 時間尿量測定，呼吸循環動態のモニタリング
- 補液，利尿剤の投与，電解質および代謝性アシドーシスの補正

文献

1) 「入門腫瘍内科学」編集委員会(編)：入門腫瘍内科学．篠原出版新社，2009．
2) 新臨床腫瘍学会(編)：新臨床腫瘍学．改訂第2版，南江堂，2009．
3) 佐藤隆美，藤原康弘，古瀬純司，他：がん治療エッセンシャルガイド．南江堂，2009．
4) 川西正祐，中瀬一則，大井一弥(編)：腫瘍薬理学．南山堂，2010．
5) 国立がん研究センター内科レジデント(編)：がん診療レジデントマニュアル．第5版，医学書院，2010．
6) 深山正久(編)：腫瘍病理学．文光堂，2008．
7) DeVita, Hellman, and Rosenberg's Cancer：Principles & Practice of Oncology, Eighth Edition, Lippincott Williams & Wilkins 2008.
8) Sasako M, Sano T, Yamamoto S, et al：D2 lymphoadenectomy alone or with para-aortic nodal dissection for gastric cancer. N Engl J Med, 2008；359：453-462.
9) Fisher B, et al：Ten-year results of a randomized clinical trial comparing radical mastectomiy and total mastectomy with or without radiation. N Engl J Med, 1985；312：674-685.

〔友松純一・勝俣範之〕

2 罹患・生存と心理社会的問題

I 心理社会的問題とがん罹患・生存に関する疫学

　現代社会においてストレスは増加する一方であり,「こころの健康」への関心が高まっている.近年,心理社会的要因の1つである抑うつと死亡リスクに関する研究(25論文)についてメタアナリシスを行った研究において,抑うつ「あり群」の死亡リスクは「なし群」に比し81%上昇したと報告されている[1].また,死亡リスクのみならずがん発症/生存に与える影響への関心が高く,現在まで多くの研究が行われている.

　心理的特徴ががんを発症・進展させる可能性は古くから指摘されている.古代ギリシアのガレヌス(Galenus)は,『腫瘍論(De Tumoribus)』において「黒胆汁質」の女性は「多血質」の女性に比しがんに罹患しやすいと記述している.また,がんの発生や進展に関連すると考えられている心理的特徴は,①情動表現の抑制および強い情動反応の否定,②ストレスにうまく対処できないことおよび絶望感や無力感といったあきらめの反応であり,タイプCパーソナリティと呼ばれている[2].そのメカニズムとして以下のような仮説がある.個人は多様な社会的背景を有し,さまざまな環境刺激(ストレッサー)を受ける.ストレッサーは時に,絶望感や孤独感を生じさせ,これらの感情が持続することで,個人は感情の欠如,無力感,抑うつ状態に陥る.その結果,生理学的反応やライフスタイルの変化を引き起こし,がん発症/進展に何らかの影響を及ぼす可能性が示唆されている.Stress-emotion-health processモデルでは[3],ストレッサーによって引き起こされた否定的な情動が,①免疫機能,②自律神経機能,③内分泌機能:視床下部-下垂体-副腎皮質系(HPA軸),④ライフスタイルに関連する行動変容を介し,各臓器の反応や病理的プロセスを経てがんなどの疾患を発症すると仮説立てている.しかし,現在までタイプCパーソナリティとがん発症や進展に関する一致した結果は得られていない.

　パーソナリティとがん罹患リスクの関連を検討したいくつかの症例対照研究において,がん患者が外向性傾向・非神経症傾向・高い特性不安を有することが示唆された.症例対照研究は,がんに罹患した患者(症例)と健常者・良性のがん患者・がん以外の患者(対照群)を選択し,調査時にパーソナリティを質問票などにより評価し,症例と対照を比較する研究手法である.これらの症例対照研究は,すでにがんに罹患している患者を対象としているため,パーソナリティががんに影響を与えているのか,がんがパーソナリティに影響を与えているのかが不明である.そこで,前向きコホート研究での検討が重要視されてきた.前向きコホート研究は,対象集団においてパーソナリティに関する質問票に回答を求め,追跡調査によりがん罹患の有無を確認し,パーソナリ

ティ指標のスコアとがん罹患率を比較する研究手法であり，因果関係を明確にできる研究デザインである．

本章では，心理社会的要因とがん発症，心理社会的要因とがん予後，がん罹患後の未就労，離婚，アルコールとがん発症，パーソナリティとがん検診受診行動に関する疫学研究を紹介する．

II 心理社会的要因とがん発症

1. パーソナリティとがん罹患リスク（表1）

これまで，パーソナリティとがん罹患リスクを検討した研究は10件報告されている．Grossarth-Maticekらは，3つの集団を対象とした前向き研究を行い，最大12年間の追跡調査を実施した．その結果，タイプ1（過小刺激型）を特徴とするパーソナリティに分類された者ではがんの発症率が高いことが示された．しかし，この研究は対象者の投入基準，除外基準があいまいである点，がんの診断方法と確認に関する情報，パーソナリティ測定の妥当性に関する情報が不十分である点などの問題点があった．

そこで筆者らは[4]，日本人を対象とし，これまでで最大規模（約3万人）の対象集団によりパーソナリティとがん罹患リスクの関連を検討した（Nakaya, 2003）．その結果，Eysenck Personality Questionnaire-Revised（EPQ-R）で評価する4つの下位尺度のスコアとがん発症リスクの関連は示されなかった．また，神経症傾向のスコアが，がん診断後，あるいはがん診断以前の体調不良のため高まった可能性が示された．すなわち，両者の因果関係が逆転していた可能性が示された．

その他の研究においても，絶望感，神経症傾向，外向性傾向といったパーソナリティ指標ががん罹患リスクに影響する可能性は否定された．

以上から現在のところ，「自分のパーソナリティによってがんになるかもしれない」と考える必要はないことが示唆されている．

2. 抑うつとがん罹患リスク

前述したように，抑うつ（うつ病，抑うつ傾向，抑うつ症状）とがん罹患リスクに関する仮説が立てられている．しかし，ほとんどの前向きコホート研究において，その両者の関連は否定されている．最近のOerlemansら（2007）による抑うつ（うつ病，抑うつ傾向，抑うつ症状）とがん罹患リスクに関する研究（13件）のメタアナリシスにおいても統計的に有意な関連を認めなかった[5]．しかし，高い抑うつによりがん罹患リスクが若干高まる傾向が示された．特に乳がん罹患リスクに関して，10年以上の追跡期間を有する研究を分析した結果，高い抑うつにより乳がん罹患リスクが有意に高まった．しかし著者らは，研究によって，①抑うつに関する概念がさまざまである点，②交絡因子の調整が異なる点などの問題点を指摘している．現在のところ両者の関連はあったとしても大きくないと考えられている．

3. 社会経済的不平等（教育歴，収入）とがん罹患リスク（表2）

社会経済的不平等と健康の関連は世界保健機関（WHO：World Health Organization）も注目し，

表1 パーソナリティとがん発症に関する文献（前向きコホート研究）

著者名, 発表年	対象数	パーソナリティ指標	追跡期間（年）	がん部位 イベント数	結果（相対危険度）
Persky, 1987	2,018	MMPI (Minnesota Multiphasic Personality Inventory) & 16-PF (Cattell's 16 Personality Factor Questionnaire)	20	全部位 212（罹患）	＜抑うつ傾向＞ 高スコア群 vs 低スコア群 HR＝1.4（1.0-1.9）（P＝0.055） 他の心理指標では関連なし
Grossarth-Maticek, 1988	1,353 872 1,042	彼らが開発した評価法によりタイプ1からタイプ4に分類	12 11 11	166（罹患） 29（罹患） 199（罹患）	タイプ1（絶望感・無力感を特徴）に分類された者ではがんの発症率が高い
Hahn, 1988	8,932	MMPI	13	乳がん 117（罹患）	＜抑うつ傾向＞ 高スコア群 vs 低スコア群 HR＝1.5（0.9-2.5）（P＞0.05）
Everson, 1996	2,428	Hopelessness Scale	6	全部位 73（罹患）	＜絶望感＞ 中/高スコア群 vs 低スコア群 HR＝1.42（0.83-2.41）（P＞0.05）
Schapiro, 2001	1,031	EPI (Eysenck Personality Inventory)	20	全部位 113（罹患）	＜神経症傾向＞ 低スコア群 vs 高スコア群 HR＝1.28（0.79-2.05）（P＞0.05） ＜外向性傾向＞ 高スコア群 vs 低スコア群 HR＝0.96（0.65-1.42）（P＞0.05）
Lillberg, 2002	12,032	EPI	21	乳がん 238（罹患）	＜神経症傾向＞ 低スコア群 vs 高スコア群 HR＝0.9（0.8-1.0）（P＞0.05）
Nakaya, 2003	29,606	EPQ-R (Eysenck Personality Questionnaire-Revised)	7	全部位 986（罹患）	高スコア群 vs 低スコア群 ＜外向性傾向＞ HR＝0.9（0.7-1.1）（P＞0.05） ＜非協調性＞ HR＝1.1（0.9-1.3）（P＞0.05） ＜社会的望ましさ＞ HR＝0.9（0.7-1.0）（P＞0.05） ＜神経症傾向＞ HR＝1.2（1.0-1.4）（P＞0.05）
Hansen, 2005	29,595	EPI	26	全部位 1,898（罹患）	＜神経症傾向＞ 低スコア群 vs 高スコア群 HR＝1.02（0.90-1.17）（P＞0.05） ＜外向性傾向＞ 高スコア群 vs 低スコア群 HR＝1.03（0.92-1.15）（P＞0.05）
Bleiker, 2008	9,705	SAQ-N (Self-Assessment Questionnaire-Nijmegen)	13	乳がん 217（罹患）	＜非感情性傾向＞ 連続変数 HR＝1.19（1.05-1.35）（P＝0.006） ★ベースライン時から5年以降にがんを発症した者では関連なし
Nakaya, 2010	59,548	EPI	最大30年	全部位 4,631（罹患）	連続変数 ＜神経症傾向＞ HR＝1.00（0.99-1.02）（P＞0.05） ＜外向性傾向＞ HR＝0.99（0.98-1.01）（P＞0.05）

表2 がん部位別に見た低い社会的地位(教育歴；中学・高校卒，収入；低収入)におけるがん罹患率比

がん部位	中学・高校卒（がん罹患率比）		低収入（がん罹患率比）	
	男性	女性	男性	女性
口腔・咽頭	1.43*	1.25	1.74*	1.25*
喉頭	1.67*	3.23*	1.23*	1.18*
食道	1.30*	0.87	1.16*	1.14
胃	1.37*	1.23*	1.20*	1.03
膵臓	1.20*	1.22*	0.98	0.94
結腸	0.93	1.02	0.99	0.95
直腸	1.02	1.12	1.04	1.04
肺	1.53*	1.85*	1.21*	1.06*
乳房	—	0.80*	—	0.95*
子宮頸部	—	1.33*	—	1.13*
子宮体部	—	0.98	—	0.94
卵巣	—	0.97	—	0.98
前立腺	0.81*	—	0.92*	—
精巣	1.00	—	0.91	—
腎臓	1.22*	1.54*	1.13*	1.10
膀胱	1.15*	1.37*	0.97	0.95
悪性リンパ腫	0.65*	0.69*	0.88*	0.96
脳・中枢神経系	1.04	0.92	1.02	1.05
非ホジキンリンパ腫	1.10	1.14	1.01	0.98
ホジキンリンパ腫	1.05	1.16	1.24	0.92
白血病	0.96	1.10	1.04	1.01
全部位	1.10*	1.02	1.07*	1.00

がん罹患率比は，年齢，投入年，教育歴，収入を共変量とした．中学・高校卒のがん罹患率比は大学・大学院卒との比であり，低収入のがん罹患率比は中・高度収入との比である．
*有意差あり．

(Dalton SO, Schüz J, Engholm G, et al：Social inequality in incidence of and survival from cancer in a population-based study in Denmark, 1994-2003：Summary of findings. Eur J Cancer, 2008；44：2074-2085 より一部抜粋)

その解消に努めるべきであると提唱している．先行研究において，社会経済的地位はがん罹患リスクとの強い関連が示された．すなわち，低い社会的地位ががん罹患リスクを上昇させることが明確に示されている．最新のデンマークのコホート研究において[6]，低教育歴・低収入により一致して口腔・咽頭，喉頭，食道，胃，肺，腎臓，子宮頸部，全部位の各がん罹患リスクが上昇する傾向が示された．上記のがんは喫煙と関連するがん部位である．一方，高教育歴・高収入により一致して乳房，前立腺，悪性黒色腫の各がん罹患リスクが上昇する傾向を示した．乳房，前立腺の両がんに共通するリスク要因として肥満，飲酒，食習慣が挙げられ，これらの要因は高教育歴・

高収入者と密接に関連する可能性がある．また，この著者らは悪性黒色腫に関して，高教育歴・高収入者と高頻度の海外旅行での紫外線曝露に起因する可能性を示唆している．

III 心理社会的要因とがん予後

1. がん患者のパーソナリティと生命予後（表3）

がん患者の心理社会的要因が生命予後と関連する可能性が示唆されている．これまで，がん患者のパーソナリティと生命予後の関連を検討した研究は7件報告され，そのうち3件でその両者の関連が報告されている．その詳細として，がん患者において内向性傾向，社会的望ましさ，神経症傾向のスコアが高い群において死亡リスクが顕著に上昇した．しかし，その他の研究において，さまざまながん患者のパーソナリティ尺度（神経症傾向，外向性傾向，非協調性，社会的望ましさ）が生命予後に影響しないことも報告されており，がん患者のパーソナリティと生命予後の関連は，未だ一致した結果は得られていない状況であった．そこで筆者らは(Nakaya, 2010)[7]，フィンランドの双生児のデータを用いて両者の関連を検討した．2,733例のがん患者において最大29年間の追跡調査を実施し，1,548例の死亡を確認した．その結果，Eysenck Personality Inventory(EPI)で評価する2つの下位尺度（外向性傾向，神経症傾向）のスコアとがん予後の関連は示されなかった．

以上から現在のところ，「自分のパーソナリティによってがん診断後の生存期間が短くなるかもしれない」と考える必要はないことが示唆されている．

2. がん患者の抑うつと生命予後（表4）

がん患者が直面する心理的問題として抑うつ，不安がある．抑うつ，不安などの否定的な心理的状態を伴うがん患者は，QOLを著しく損なうだけではなく，生命予後を悪化させる可能性が指摘されている．特に，肺，乳，肝胆，頭頸部，リンパ系・造血器系の各がん患者における抑うつと生命予後の関連が指摘されているが，ここでは肺がん患者の抑うつと生命予後に焦点を当て述べる．

これまで，肺がん患者の抑うつ（抑うつコーピングは除外）と生命予後の関連を検討した研究は7件報告されている．そのうち1件でその両者の関連が報告され，そのメカニズムとして生物学的(HPA軸)あるいはがん治療の遵守性（抑うつが重度な者では治療遵守性が低い）による仮説が立てられている．

しかし，視点を変えると，否定的な心理的状態は単に悪化した臨床的重症度（腫瘍ステージ，PS，痛み，呼吸困難感）を反映しているため死亡リスクが高まって見えている可能性がある．実際に，臨床的重症度の高さは抑うつおよび死亡リスクの上昇と関連することが報告されている．

筆者らは(Nakaya, 2008)[8]，上記の関連を考慮するため，日本の肺がん患者を対象として抑うつ症状と死亡リスクの関連を検討した．

多変量補正Cox比例ハザードモデルの結果，

① 性，年齢，組織型，社会経済的要因，喫煙で補正した時，肺がん患者の抑うつ症状は，死

表3 がん患者のパーソナリティと生命予後に関する文献(前向きコホート研究)

著者名, 発表年	対象数, がん部位	パーソナリティ指標	追跡期間(年)	死亡数	結果(相対危険度)
Greer, 1979	69, 乳がん	EPI(Eysenck Personality Inventory)	5	16	関連なし 結果の詳細は示されず
Hislop, 1987	133, 乳がん	EPI	4	26	<神経症傾向> 低スコア群 vs 高スコア群 HR=0.85(P=0.78) <外向性傾向> 低スコア群 vs 高スコア群 HR=0.33(P=0.04)
Dean, 1989	121, 乳がん	EPI	6-8	22	関連なし 結果の詳細は示されず
Ratcliffe, 1995	63, 悪性リンパ腫(ホジキン病, 非ホジキンリンパ腫)	EPI	5	27	<社会的望ましさ> 連続変数 1.492(1.199-1.857)(P=0.0003)
Nakaya, 2005	890, 全がん	EPQ-R(Eysenck Personality Questionnaire-Revised)	4	356	高スコア群 vs 低スコア群 <外向性傾向> 1.1(0.8-1.4)(P>0.05) <神経症傾向> 1.1(0.8-1.6)(P>0.05) <非協調性> 1.2(0.9-1.6)(P>0.05) <社会的望ましさ> 1.0(0.7-1.5)(P>0.05)
Nakaya, 2006	189, 全がん	EPI	6	82	高スコア群 vs 低スコア群 <外向性傾向> 0.9(0.4-1.7)(P>0.05) <神経症傾向> 2.3(1.1-4.7)(P=0.04)
Nakaya, 2008	1,178, 肺がん	EPQ-R	6	686	高スコア群 vs 低スコア群 <神経症傾向> 1.2(0.9-1.4)(P=0.48)
Nakaya, 2009	884, 全がん	Mental vulnerability scale, 12-item scale	最大23	686	高スコア群 vs 低スコア群 <精神的脆弱性> HR=1.2(0.9-1.5)(P>0.05)
Nakaya, 2010	2,733, 全がん	EPI	最大29	1,548	連続変数 <神経症傾向> HR=1.00(0.98-1.02)(P>0.05) <外向性傾向> HR=1.00(0.98-1.02)(P>0.05)

亡リスクとの間で有意な正の関連が認められた.
② ①の補正項目に臨床的重症度の一部(臨床進行度, PS)を加えた時,抑うつ症状は死亡リスクとの関連は依然として認められた.
③ ①の補正項目に臨床的重症度(臨床進行度, PS, 痛み, 呼吸困難感)を加えた時,抑うつ症

表4 がん患者の抑うつ(抑うつコーピングは除外)と生命予後に関する文献(前向きコホート研究)

著者名,発表年	対象数	抑うつ指標	追跡期間(年)	死亡数	結果(相対危険度)
Cody, 1994	209	The Structured Clinical Interviews for DSM-Ⅲ-R & Hospital Anxiety and Depression Scale(HADS)	5	?	関連なし 結果の詳細は示されず
Buccheri, 1998	133	Self-rating Depression Scale(SDS)	最大100か月	44	連続変数 スコアが高くなるにつれ死亡リスクが上昇($P=0.048$)
Faller, 1999	103	Depression Scale(D-S)	7-8	92	連続変数 ＜抑うつ症状＞ ＝関連なし($P>0.05$)
Faller, 2004	59	Hospital Anxiety and Depression Scale(HADS)	3-5	54	連続変数 ＜抑うつ症状＞ $HR=1.05(0.98-1.13)(P=0.13)$
Nakaya, 2006	229	Structured Clinical Interviews for DSM-Ⅲ-R & Hospital Anxiety and Profile of Mood States(POMS)	最大7.4	55	＜うつ病＞ 有群 vs 無群 $HR=2.2(0.8-6.0)(P=0.14)$ ＜抑うつ症状＞ 高スコア群 vs 低スコア群 $HR=1.4(0.7-2.6)(P=0.0502)$
Nakaya, 2008	1,178	Hospital Anxiety and Depression Scale(HADS)	6	686	高スコア群 vs 低スコア群 ①$1.8(1.5-2.3)(P<0.001)$ ②$1.3(1.0-1.6)(P=0.040)$ ③$1.2(0.9-1.4)(P=0.26)$
Akechi, 2009	122	Structured Clinical Interviews for DSM-Ⅲ-R	2	108	＜うつ病＞ 有群 vs 無群 $HR=0.79(0.32-1.95)(P=0.61)$

状は死亡リスクとの関連は消失した．

また，多変量ロジスティック回帰分析の結果，調査開始時の臨床的重症度(臨床進行度，PS，痛み，呼吸困難感)は，抑うつ症状と強い正の関連を示した．

以上より，臨床的重症度を考慮した場合，肺がん患者における否定的な心理状態と死亡リスクの関連は示されなかった．したがって，両者の関連が示された先行研究の結果は，否定的な心理的状態が単に悪化した臨床的重症度(腫瘍ステージ，PS，痛み，呼吸困難感)を反映していたため，死亡リスクが高まって見えていた可能性がある．がん患者の心理社会的要因と生命予後の関連は，未だ一致した結果は得られていないのが現状であり，今後もがん部位別での解析や臨床的重症度を考慮した解析を行うなどさらなる検討が重要である．

3. 社会経済的不平等(教育歴，収入)とがん予後 (表5)

先行研究において社会経済的地位はがん予後との強い関連が示された．すなわち，低い社会的地位ががん予後を悪化させることが明確に示されている．最新のデンマークのコホート研究において[6]，全がんおよび各がん部位別の5年生存率が低教育歴・低収入者で約10％低下していた．

表5 がん部位別に見た社会的地位(教育歴，収入)における5年生存率

がん部位	5年生存率			
	教育歴 中学・高校卒/大学・大学院卒		収入 低収入/高収入	
	男性	女性	男性	女性
口腔・咽頭	30/39	44/47	25/46*	42/43
喉頭	52/59	54/65	45/63*	50/71
食道	5/7	6/16	4/7	5/8
胃	13/10	16/15	12/13	15/18
膵臓	2/3	2/2	3/3	1/3
結腸	42/46	46/49	40/46*	45/55*
直腸	44/50	51/57	41/51*	49/58
肺	7/10*	9/10	7/8*	9/10
乳房	—	77/84*	—	75/83*
子宮頸部	—	68/78*	—	68/73
子宮体部	—	79/81	—	77/83*
卵巣	—	37/36	—	36/39
前立腺	47/59*	—	47/56*	—
精巣	93/97	—	93/97	—
腎臓	38/41	42/49	37/44	38/50
膀胱	68/75*	62/70	65/74*	60/66
悪性リンパ腫	75/81*	86/92*	73/82*	87/92*
脳・中枢神経系	39/47*	58/66*	42/43	58/65
非ホジキンリンパ腫	48/58	58/65	46/56*	59/68
ホジキンリンパ腫	82/76	78/90	78/78	81/87
白血病	46/54	46/52	45/56*	49/57
全部位	37/48*	50/62*	34/48*	49/62*

*有意差あり

(Dalton SO, Schüz J, Engholm G, et al：Social inequality in incidence of and survival from cancer in a population-based study in Denmark, 1994-2003：Summary of findings. Eur J Cancer, 2008；44：2074-2085 より一部抜粋)

この著者らは，低教育歴・低収入者のがん診断の遅延や治療の長期化により術後の死亡率が高率になっている可能性を指摘している．社会経済的不平等と健康に関しては，世界各国のさまざまな背景を考慮すべきであり，今後，さらなる検討が必要である．

IV がん罹患後の未就労・離婚

全がん罹患数は増加の一途を辿っている．また，がんの早期発見と分子生物学を基盤とする治療によりさまざまながん患者の生命予後が改善し，がん有病者が増加している．全がんの5年有

表6 乳がん患者における退職・未就労リスク（コホート研究デザイン）

発表者/国/発表年	研究デザイン	がん診断時の年齢/がん患者数/ベースライン時の有職割合	追跡期間	対照群の有無・詳細	共変量	主要な結果
Bushunow/USA/1995	後ろ向きコホート研究	18-65歳/145例/100%	術後1, 3, 6, 12か月の各時点	なし	なし	追跡12か月後に7-8%の患者が未就労であった
Satariano/USA/1996	後ろ向きコホート研究	40-84歳/296例/100%	診断後3か月の時点	なし	なし	診断後3か月後の就労割合は，黒人で60%，白人で74%であった
Bradley/USA/2002	前向きコホート研究	51-61歳/156例/？	平均7.2年間の追跡	乳がんと診断されていない5,728人	年齢，人種，婚姻状況，子どもの有無，教育歴，健康状態	乳がん患者の就労割合は非乳がん患者に比し，約10%低かった
Bloom/USA/2004	後ろ向きコホート研究	22-51歳/185例/80.5%	診断後5年の時点	なし	なし	ベースライン時と診断後5年後における就労割合に差異は示されなかった
Maunsell/Canada/2004	後ろ向きコホート研究	<60歳/646例/100%	3年	同一居住区よりランダムサンプリングにより得られた890人（年齢，調査時期をマッチング）	再発の有無，年齢，収入，教育歴，仕事のタイプ，治療法，所属する州	がん患者の3年後の未就労リスクは対照群に比し29%高かった．しかし，転職リスク，退職リスクの有意な関連は示されなかった
Bradley/USA/2005	前向きコホート研究	30-64歳/445例/100%	診断後6, 12, 18か月	性，年齢，人種をマッチングした一般住民372人	婚姻状況，子どもの数，教育歴，収入	6か月後の就労割合は乳がん患者群で69%，対照群で84%であった
Bouknight/USA/2006	前向きコホート研究	30-64歳/416例（12か月間の追跡），407例（18か月間の追跡）/100	診断後12か月，18か月	なし	なし	就職割合は診断後12か月時で82%，18か月時で83%であった

病率（15歳以上）は，2000年には男性81万人，女性69万人で，2020年にはそれぞれ126万人，104万人に増加すると予測される．したがって，今後，がん有病者への支援は益々重要なものとなる．がん有病者は治療によって身体的・精神的影響を受けるだけでなく，その結果として，社会的にも重大な影響を受ける可能性がある．この社会的影響は治療中の副作用によるものに加え，治療後の長期にわたるものも考えられる．

表7 さまざまながん種の患者における離婚リスク

筆頭著者/国/発表年	研究デザイン	がん診断時の年齢/がん患者数	追跡期間	対照群の有無・詳細	共変量	主要な結果
Schover/USA/1985	症例対照研究	精巣/?/121例	1-12年	年齢,社会経済的状況をマッチさせた92人の婚姻男性	年齢,社会経済的状況	がん患者では13%離婚したが,対照群の離婚割合と比し高くはなかった
Rieker/USA/1985	後ろ向きコホート研究	精巣/16-55歳/74例	2-10年	なし	なし	追跡期間中に10%のがん患者が離婚した
Fobair/USA/1986	後ろ向きコホート研究	ホジキン病/15歳以上/403例	5-20年	なし	なし	追跡期間中に32%のがん患者が離婚したが,一般的な離婚割合との差異はなかった
Rieker/USA/1989	後ろ向きコホート研究	精巣/14-57歳/223例	1-17年	社会経済的要因をマッチさせた120人の婚姻男性	治療,社会経済的要因,気分状態(Profile of Mood states)	追跡期間中に7%のがん患者が離婚したが,対照群と比し高くはなかった
Dorval/Canada/1999	前向きコホート研究	乳腺/?/238-295例(追跡期間により症例数が異なる)	コホート1:3か月,18か月,8年 コホート2:2週間,2か月,12か月	一般集団から無作為に抽出	婚姻満足度,配偶者の心理的問題	がん患者の離婚リスクは対照群に比し高くなかった
Joly/France/2002	症例対照研究	精巣/29-67歳/71例	5-20年	無作為に抽出された121人の男性	教育歴,収入,QOL	追跡期間中に13%のがん患者,16%の対照群が離婚した
Syrjala/USA/2005	後ろ向きコホート研究	白血病,リンパ腫/18歳以上/137例	10年	性,年齢,人種をマッチングした4,020人	治療,人口統計学的データ,疾患既往歴,抑うつ,生活習慣	がん患者の離婚リスクは対照群に比し高くなかった
Carlsen/Denmark/2007	後ろ向きコホート研究	全部位/10-60歳/46,303例	20年	性,誕生日をマッチングした者	診断から期間,診断年,婚姻期間,同居する子どもの有無,教育歴,収入,職業,うつ病	子宮頸がんを除き,がん患者の離婚リスクは対照群に比し高くなかった

1. 乳がん患者の退職・未就労への影響 (表6, 33頁)

　乳がん患者の5年生存率は約90％と高率を示し，乳がん患者において，診断後の長期生存のみならず，診断・治療後の社会生活の重要性が増している．なかでも，就労状況は，社会的・経済的観点から重要な要因であると考えられる．

　これまで，乳がん患者を対象として退職・未就労リスクを検討したコホート研究が7件報告されている．最初の報告は，Bushunowら（1995年）によるもので，乳がん診断時に職を有していた145例を12か月間追跡調査した結果，7～8％の患者が未就労となったと報告している．その他においても6件の報告があり，対照群を有する検討は全7件中3件であった．そのすべてにおいて乳がん患者の未就労の割合が高い傾向にあることを示している．

　しかしながら，検討に用いた乳がん患者数は156～646例と少なく，また，アメリカ，カナダといった限られた地域の検討に留まっている．疾病後の就労に関しては，その国の社会保障制度や就労支援体制などの影響を受けることが考えられ，これらの先行研究を，そのままわが国にあてはめられるかは不明である．したがって，わが国において質の高い研究（デザイン，大規模な対象数，重要な交絡因子を考慮）を行う必要がある．

2. がん患者の離婚への影響 (表7)

　これまで，がん患者を対象として離婚リスクを検討した研究は8件報告されている．そのうち4件は精巣がん患者を対象とした研究であり，乳がん，ホジキン病，白血病，全がん患者を対象とした研究が各1件である．Schoverら（1985年）は，精巣がん患者121例および精巣がん患者と年齢，社会経済的状況をマッチさせた92人の婚姻男性を最大12年追跡調査した結果，精巣がん患者のうち13％離婚したが，対照群の離婚割合と比し高くはなかった．

　その他の研究についてもレビューした結果，対照群を有する検討は，8件中6件であり，その6件ではがん患者の離婚割合が高まらなかった．現時点では，がん患者における離婚リスクは大きいものではないと考えられる．

　しかしながら，すべて欧米での検討に留まっている．婚姻に関しては，その国の社会的背景などの影響を受けることが考えられ，これらの先行研究を，そのままわが国にあてはめられるかは不明である．

V　アルコールとがん発症 (表8)

　2003年の世界保健機関の報告では，これまでの先行研究をまとめ，「確実」に飲酒ががん発症リスクを高める部位を口腔，咽頭，喉頭，食道，肝臓，乳房としている．しかし，日本人を対象にした飲酒とがんに関する研究数は未だ少ない現状であった．

　そこで筆者らは（Nakaya, 2005）[9]，日本の一般地域住民を対象とした大規模前向きコホート研究により，飲酒と全がん発症リスクの関連を検討するとともに飲酒習慣が人口集団全体においてどのくらいがんを発症させるのかを算出した．本研究では，飲酒習慣のバリエーションが大きい男性のみについて検討した．

表8 飲酒とがん罹患リスクに関する結果

	過去飲酒者	非飲酒者	現在飲酒者〔1日当たりのアルコール摂取量(g)〕				傾向性のp値
			全現在飲酒者	<22.8	22.8-45.5	≧45.6	
人年	11,234	24,370	117,785	35,712	28,193	53,880	
全部位(がん罹患数)	92	122	668	158	175	335	
相対危険度	1.3	1.0	1.3	1.1	1.3	1.3	0.001
(95%信頼区間)	(1.0-1.8)	(Ref)	(1.0-1.5)	(0.8-1.3)	(1.0-1.7)	(1.1-1.7)	
胃(がん罹患数)	21	42	184	49	135		
相対危険度	0.9	1.0	1.0	1.0	1.0		0.83
(95%信頼区間)	(0.5-1.5)	(Ref)	(0.7-1.4)	(0.6-1.5)	(0.7-1.5)		
肺(がん罹患数)	21	16	82	17	65		
相対危険度	2.3	1.0	1.2	1.0	1.3		0.30
(95%信頼区間)	(1.2-4.4)	(Ref)	(0.7-2.1)	(0.5-2.0)	(0.8-2.3)		
結腸(がん罹患数)	10	11	85	19	66		
相対危険度	1.6	1.0	1.7	1.3	1.9		0.03
(95%信頼区間)	(0.7-3.8)	(Ref)	(0.9-3.3)	(0.5-2.8)	(1.2-3.7)		
直腸(がん罹患数)	3	9	55	13	42		
相対危険度	0.6	1.0	1.4	1.2	1.5		0.23
(95%信頼区間)	(0.2-2.3)	(Ref)	(0.7-2.9)	(0.5-2.8)	(0.7-3.1)		
食道(がん罹患数)	4	4	44	4	40		
相対危険度	1.8	1.0	2.5	0.9	3.2		0.004
(95%信頼区間)	(0.4-7.1)	(Ref)	(0.9-7.1)	(0.2-3.5)	(1.1-8.9)		
肝臓(がん罹患数)	10	3	35	11	24		
相対危険度	6.6	1.0	2.7	2.8	2.7		0.21
(95%信頼区間)	(1.8-24.2)	(Ref)	(0.8-8.9)	(0.8-10.1)	(0.8-8.9)		

非飲酒者に対する他の者の相対危険度を算出した.
相対危険度は以下の変数を共変量とした:年齢(連続変量),喫煙習慣(非喫煙者,過去喫煙者,現在喫煙者〔1-19本/日,20-29本/日,30本以上/日〕),最終教育年齢(15歳以下,16-18歳,19歳以上),ミカン類・ホウレンソウ・ニンジン/カボチャ・トマトに食物摂取頻度(1日未満/週,1-2日/週,3-4日/週,毎日).
(Nakaya N, Tsubono Y, Kuriyama S, et al:Alcohol consumption and the risk of cancer in Japanese men—the Miyagi cohort study. Eur J Cancer Prev, 2005;14:169-174 より一部抜粋)

　その結果,非飲酒者に比べ現在飲酒者では,全がん発症リスクが上昇した.さらに,飲酒量が増すほど全がん発症リスクが上昇した.とくに,アルコール消費量45.6g以上/日では,非飲酒者に比べ約30%全がん発症リスクを上昇させることが示された.また,がん部位別にみると食道・肝臓がんにおいて,アルコール消費量45.6g以上/日の者のがん発症リスクが約3倍の上昇が示された.さらに,人口集団全体のがん発症のうち17.9%が飲酒習慣の影響によるものであることが示された.

VI パーソナリティとがん検診受診行動に関する疫学研究 (表9)

　わが国の胃がん死亡率は依然として高い水準にある.その原因の1つとして胃がん検診受診率の低さが指摘されている.これまで,がん検診受診行動に影響する要因として,性,年齢,社会経済的要因(婚姻状況,教育歴,収入,がん検診の自己負担額),疾患既往歴,家族のがん既往歴,

表9 パーソナリティと胃がん検診受診行動の関連

	カテゴリー				傾向性の p値
	1(最小4分位)	2	3	4(最大4分位)	
外向性傾向	≤3	4-5	6-8	≥9	
対象者数	6,322	4,800	6,077	4,712	
過去5年間のうち胃がん検診5回以上受診者	1,571	1,310	1,726	1,386	
オッズ比(95%信頼区間)	1.0 (Ref)	1.1 (1.0-1.2)	1.2 (1.1-1.3)	1.2 (1.1-1.3)	<0.001
神経症傾向	≤3	4-5	6-7	≥8	
対象者数	6,635	4,788	4,523	5,965	
過去5年間のうち胃がん検診5回以上受診者	1,921	1,303	1,219	1,550	
オッズ比(95%信頼区間)	1.0 (Ref)	0.9 (0.9-1.0)	1.0 (0.9-1.0)	0.9 (0.9-1.0)	0.047
非協調性	≤2	3	4	≥5	
対象者数	7,308	5,368	4,280	4,955	
過去5年間のうち胃がん検診5回以上受診者	2,133	1,478	1,147	1,226	
オッズ比(95%信頼区間)	1.0 (Ref)	0.9 (0.9-1.0)	0.9 (0.8-1.0)	0.8 (0.8-0.9)	<0.001
社会的望ましさ	≤5	6-7	8-9	≥10	
対象者数	5,206	5,543	6,669	4,493	
過去5年間のうち胃がん検診5回以上受診者	1,284	1,432	1,871	1,406	
オッズ比(95%信頼区間)	1.0 (Ref)	1.0 (0.9-1.1)	1.0 (0.9-1.1)	1.0 (1.0-1.1)	0.32

最小4分位群に対する他の群のオッズ比を算出した.
相対危険度は以下の変数を共変量とした：性,年齢(連続変量),喫煙習慣(非喫煙者,過去喫煙者,現在喫煙者),飲酒習慣(非飲酒者,過去飲酒者,現在飲酒者),BMI(kg/m^2)(<18.5, 18.5-24.9, ≥25.0), 歩行時間(1時間以内以上, 1-0.5時間, 0.5時間以下), がんの家族歴, 疾患既往歴(脳卒中, 高血圧, 心筋梗塞, 腎臓病, 肝臓病, 胆石, 糖尿病, 結核), 最終教育年数(15歳以下, 16-18歳, 19歳以上), 婚姻状況(既婚, 離婚・死別・別居, 未婚).

(Arai S, Nakaya N, Kakizaki M, et al：Personality and gastric cancer screening attendance—a cross-sectional analysis from the Miyagi Cohort Study. J Epidemiol, 2009；19：34-40 より一部抜粋)

生活習慣, 抑うつ, 不安が挙げられてきた. また, 上記以外にもパーソナリティが注目され検討されてきたが, 未だ結論が得られていない.

筆者らは(Arai, 2009)[10], 一般地域住民を対象として, パーソナリティと胃がん検診受診行動の関連を横断研究の手法により検討した. 厚生労働省のガイドラインでは胃がん検診は年1回の受診が勧められており, この研究では, 対象者を過去5年間で5回以上継続して胃がん検診を受診した者, 4回以下の者の2群に分けて, パーソナリティとの関連性を比較した. その結果, 胃がん検診を継続して受診した者は, 外向性傾向が有意に高く, 神経症傾向および非協調性が有意に低いという関連が示された.

以上から, 胃がん検診受診率向上のためには, 社会経済的要因, 疾患既往歴, 生活習慣に加え, 心理的要因を考慮した受診勧奨が必要であると考えられ, さらに継続受診の向上のためには, パーソナリティを考慮した個々へのアプローチが必要であると考えられる.

これまで多くの研究により心理社会的要因とがん罹患/生存の関連が検討されてきた．現在のところ，とくに，パーソナリティについてはがん罹患/生存の関連が否定されている．しかし，未だパーソナリティ以外の心理社会的要因とがん罹患/生存の関連について明らかになっていない点が多い．さらに質の高い疫学研究を行い，エビデンスを構築することで，日常及び臨床上の疑問に応えることができ，サイコオンコロジーにおける有用な知見を提供できると考えられる．

文献

1) Cuijpers P, Smit F：Excess mortality in depression—a meta-analysis of community studies. J Affect Disord, 2002；72：227-236.
2) Temoshok L：Personality, coping style, emotion, and cancer—towards an integrative model. Cancer Surv, 1987；6：545-567.
3) Kubzansky LD, Kawachi I：Affective states and health. Berkman LF, Kawachi I, (eds)：Social epidemiology, Oxford University Press, pp213-241, 2000.
4) Nakaya N, Tsubono Y, Hosokawa T, et al：Personality and the risk of cancer. J Natl Cancer Inst, 2003；95：799-805.
5) Oerlemans ME, van den Akker M, Schuurman AG, et al：A meta-analysis on depression and subsequent cancer risk. Clin Pract Epidemiol Ment Health, 2007；3：29.
6) Dalton SO, Schüz J, Engholm G, et al：Social inequality in incidence of and survival from cancer in a population-based study in Denmark, 1994-2003：Summary of findings. Eur J Cancer, 2008；44：2074-2085.
7) Nakaya N, Bidstrup PE, Saito-Nakaya K, t al：Personality traits and cancer risk and survival based on Finnish and Swedish registry data. Am J Epidemiol, 2010；172：377-385.
8) Nakaya N, Saito-Nakaya K, Akechi T, et al：Negative psychological aspects and survival in lung cancer patients. Psychooncology, 2008；17：466-473.
9) Nakaya N, Tsubono Y, Kuriyama S, et al：Alcohol consumption and the risk of cancer in Japanese men—the Miyagi cohort study. Eur J Cancer Prev, 2005；14：169-174.
10) Arai S, Nakaya N, Kakizaki M, et al：Personality and gastric cancer screening attendance—a cross-sectional analysis from the Miyagi Cohort Study. J Epidemiol, 2009；19：34-40.

（中谷直樹）

VII　がん患者における喫煙問題と医療者の役割

喫煙は，がんの最大の単一の原因だけでなく，がん治療における阻害因子でもある[1,2]．がん診断後の喫煙継続は生存率を低下させるほか，手術を受けるがん患者においては，全身麻酔の合併症や術後の呼吸器合併症のリスクを高め，創傷治癒を阻害する．また，喫煙は放射線治療の効果の減弱や副作用の増強（口腔粘膜の炎症，味覚の消失，間質性肺炎，骨や組織の壊死など）を引き起こす．化学療法においても，喫煙は薬剤の効果の減弱や副作用の増強のほか，免疫抑制と感染，体重減少，倦怠などのリスクを高める．さらに，喫煙は二次がんのほか，循環器疾患や呼吸器疾患，糖尿病など，多くの喫煙関連疾患のリスクを高める．

1．「ニコチン依存症」という治療が必要な慢性疾患

喫煙の本質はニコチン依存症という慢性疾患であり，治療が必要な病気である．わが国では2006年から「ニコチン依存症管理料」が新設され，外来での保険による禁煙治療が可能となっ

た[3,4]．入院前に外来で禁煙治療を開始していれば，入院後も禁煙補助薬の継続処方が可能である．中医協によりこれまで2回実施された結果検証において効果が確認されている[4]．

2．禁煙治療の有効性

　一般に禁煙治療の有効性については多くのエビデンスがあり，短時間のアドバイスでも効果がある[5]．禁煙の介入効果は1回あたりの時間，総時間，従事する職種別の人数にそれぞれ比例して禁煙率が2～3倍近くまで増加する．有効なカウンセリング内容は，問題解決カウンセリングとスキルトレーング，治療の一環としてのソーシャルサポート（医療者からの励ましや賞賛）である．薬物治療と禁煙カウンセリングを組み合わせると，それぞれ単独に比べて禁煙率が1.4～1.7倍増加する．一般の入院患者について，退院後少なくとも1か月以上のフォローアップの提供が退院6～12か月後の禁煙率を高める上で必要とされている[6]．がん患者の場合，退院後の病気の回復が他の病気に比べて遅れ，喫煙再開の時期もそれに応じて遅れる場合があるため，より長期のフォローアップが必要と考える．

3．介入時期と成否の要因

　禁煙の介入時期はがんの診断後3か月以内が効果的とされている[7]．がん患者を対象とした研究において，禁煙に成功しやすい要因として，過去の禁煙成功歴，ニコチン依存症の程度が低い，主治医からの診断後早期の禁煙の勧め，本人の動機が高いことがあげられている[7]．一方，禁煙に成功しにくい要因として，うつなどの合併症，多量飲酒またはアルコール依存症，家族からのサポートが得られないことがあげられている[7]．後者の要因を有する喫煙者に対しては，禁煙補助薬の使用を含め，より濃厚な支援が必要となる．

4．医療者の役割

　がん患者の喫煙問題を解決するための医療者の役割としては，まず第1に，自らたばこを吸わないロールモデルとなること，第2に，がん診療の場で出会うすべての喫煙者に禁煙を働きかけ，やめたい喫煙者には治療や支援を提供すること，そのための環境整備として医療機関の敷地内禁煙化を実現すること，第3に，世界的に遅れているわが国のたばこ規制や対策が推進されるよう，所属する学会組織などを通じて社会への情報発信や行政への働きかけを行うことである．米国臨床腫瘍学会では，がん患者のケアとがん予防の推進のための戦略プランを作成し，がん診療における禁煙の推進のための会員や患者向けの教育，たばこ規制・対策の推進にむけたアドボカシー活動などに積極的に取り組んでいる[8]．わが国でもがん関連学会や全国がんセンター協議会加盟医療施設[9]において活動が始まっているが，さらに推進されることを期待する．

参考文献

1）Gritz ER, Fingeret MC, Vidrine DJ, et al：Successes and failures of the teachable moment：smoking cessation in cancer patients. Cancer, 2006；106(1)：17-27.
2）US Department of Health and Human Services：President's Cancer Panel 2006-2007 Annual Report：Promoting Healthy Lifestyles：Policy, Program, and Personal Recommendations for Reducing Cancer Risk. National Cancer Institute, pp70-71, 2007.
3）日本循環器学会，日本肺癌学会，日本癌学会，日本呼吸器学会：禁煙治療のための標準手順書．第4版，

2010.（各学会のホームページで公開）
4）中村正和：禁煙治療の現況．中村正和（編著）：禁煙外来ベストプラクティス．pp14-18，日経メディカル開発，2010．
5）9学会合同研究班 編：禁煙ガイドライン．Circulation Journal, 69 (Suppl. Ⅳ)：1005-1103, 2005．(http://www.j-circ.or.jp/guideline/pdf/JCS2005_fujiwara_h.pdf，2010年12月15日アクセス)
6）Rigotti NA, Munafo MR, Stead LF. Smoking cessation interventions for hospitalized smokers：a systematic review. Arch Intern Med, 2008；168(18)：1950-1960.
7）Demark-Wahnefried W, Pinto BM, Gritz ER：Promoting health and physical function among cancer survivors：potential for prevention and questions that remain. J Clin Oncol, 2006；24(32)：5125-5131.
8）Zon RT, Goss E, Vogel VG, et al：American Society of Clinical Oncology policy statement：the role of the oncologist in cancer prevention and risk assessment. J Clin Oncol, 2009；27(6)：986-993.
9）全国がん（成人病）センター協議会：禁煙推進行動計画．(http://www.zengankyo.ncc.go.jp/action/no_smoking/index.html，2010年12月15日アクセス)

（中村正和）

Ⅷ 検診と心理的問題

1. がん対策基本法に示されている予防と検診の重要性

　わが国では，平成19（2007）年4月にがん対策基本法が施行され，その中で，3つの基本的施策として「がんの予防及び早期発見の推進」，「がん医療の均てん化の促進」，「がんに関する研究の推進」が掲げられ，がん検診を含む予防の重要性が強調されている．

　また，同年6月にはこの法律を具体的に示した「がん対策推進基本計画」が策定され，10年以内に達成すべき"全体目標"として，「がんによる死亡者の減少」と「全てのがん患者及びその家族の苦痛の軽減並びに療養生活の質の向上」の2つが掲げられている．さらに，"分野別施策及びその成果や達成度を測るための個別目標"として，「1. がん医療」，「2. 医療機関の整備等」，「3. がん医療に関する相談支援及び情報提供」，「4. がん登録」，「5. がんの予防」，「6. がんの早期発見」，「7. がん研究」の7項目が掲げられており，このうちの「6. がんの早期発見」の項では，がん検診の受診率を5年以内に50％以上とすることが明記されている．

2. がんによる死亡者の減少を目的としたがん検診受診率向上のための対策

　がん検診の目的は，"がんを早期発見し，適切な治療を行うことでがんによる死亡を減少させること"である[1~3]．この目的を広く国民に普及し，わが国のがん検診率を高めていくことが重要である．

　全国的な受診率は，がん対策基本法が制定された2007（平成19）年時点では，男性の胃がん検診受診率が32.5％，女性の乳がん受診率が20.3％となっている（図1）[4]．

　がん対策推進基本計画に示された5年以内というのは平成23（2011）年度までを指すが，現状と目標値50％との隔たりは依然として存在しており，今後も引き続き，この隔たりを埋めていくことが重点課題となる．ここ数年で，がん予防に関する予算額は大幅に増大され，具体策が講じられている．平成21（2009）年度以降は，女性特有のがん検診推進事業として市区町村から子宮頸が

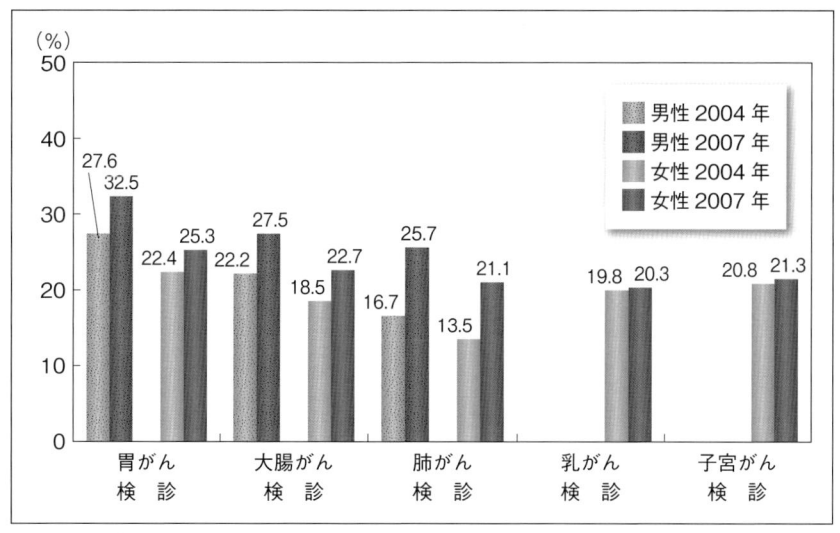

図1　がん検診受診率の推移(2004年, 2007年)
(国民生活基礎調査より国立がん研究センターがん対策情報センターにて作成)

表10　日本人のためのがん予防法
—現状において日本人に推奨できる科学的根拠に基づくがん予防法—

喫煙	たばこは吸わない．他人のたばこの煙をできるだけ避ける．
飲酒	飲むなら，節度のある飲酒をする．
食事	食事は偏らずバランスよくとる． ＊塩蔵食品，食塩の摂取は最小限にする． ＊野菜や果物不足にならない． ＊加工肉，赤肉(牛，豚，羊など)はとり過ぎないようにする． ＊飲食物を熱い状態でとらない．
身体活動	日常生活を活動的に過ごす
体形	成人期での体重を適正な範囲に維持する(太りすぎない，やせすぎない)
感染	肝炎ウイルス感染の有無を知り，感染している場合はその治療の措置をとる．

〔日本人のためのがん予防法(国立がん研究センターがん対策情報センターがん情報サービスHP)：http://ganjoho.ncc.go.jp/public/pre_scr/prevention/evidence_based.html より引用〕

ん及び乳がん検診の無料クーポンの配布が行われ，また，がん検診受診率50％達成に向けた集中キャンペーンなどが国や都道府県単位で実施されるなど，検診受診率の向上のための取り組みが積極的に全国展開されている．

3. がんの一次予防のための医療従事者による支援の重要性

現在，積極的に対策が進められているがん検診を，がんの早期発見(二次予防)の場だけではなく，がん発生の予防(一次予防)の場とすることが重要である[1]．このために，我々医療従事者は，表10に示すように，検診を受診して要精検とならなかった者に対しても，禁煙，過剰飲酒の制限，運動の推進，適正な体重の維持，偏らない食事などの生活指導を行っていくことが重要であり，

そのような指導体制を整えていくこと[2]や，地域住民に対してがん検診受診を勧奨すること[5]が求められている．

4. がんの二次予防における心理的支援の重要性

がんの二次予防（早期発見，早期治療）に関しては，わが国のがん検診の受診率向上のための対策が上述のように強化される中，今後，ますますがん検診受診者は増え，がんの診断・告知を受ける者は増加し，そのサポートの重要性が高まることは必至である．

先行研究では，がん告知後の患者の心理的負担は治療開始前が最も高いことが明らかにされている[7,8]．このことから，がん検診を受診し，がんと診断された者は高い心理的負担を抱えていると言え，医療従事者によるその際の心理的支援を充実・強化していくことが，検診受診率の向上に加えて，重要な課題となる．

また，乳がん患者など，いったんがんの治療を終えてADLが自立している状況で，地域で生活する者にとっては，将来の見通しへの不安や職場や家庭で起こる日々の出来事の変化といったことが心理的負担の増強の要因となる[9]．これらの心理的負担の軽減には，医療従事者による精神的サポートに加えて，情報提供が有効であることが指摘されている[9]．アメリカでは，地域で暮らすがん患者やがんのハイリスク者の健康管理を，ブレストナースといったがん専門看護師や看護の資格を持つケアマネジャーが行う地域支援体制が整っている．わが国でも，がん対策推進基本計画の全体目標の1つに「全てのがん患者及びその家族の療養生活の質の向上」とあることから，今後は，このように，心理支援を含めたがん患者への地域支援体制の整備が課題である．

引用文献

1) 金子昌弘：がん検診の役割と意義．治療，2009；91(10)：2362-2367.
2) 津金昌一郎：がんの疫学と予防．治療，2009；91(10)：2354-2361.
3) がん検診について（国立がん研究センターがん対策情報センターがん情報サービスHP）：http://ganjoho.ncc.go.jp/public/pre_scr/screening/about_scr.html
4) がん検診受診率（国立がん研究センターがん対策情報センターがん情報サービスHP）：http://ganjoho.ncc.go.jp/public/statistics/pub/kenshin.html
5) 山崎浩司ら：青森県民のがん検診に関する認識と経験．保健師ジャーナル，2010；66(4)：353-365.
6) 日本人のためのがん予防法（国立がん研究センターがん対策情報センターがん情報サービスHP）：http://ganjoho.ncc.go.jp/public/pre_scr/prevention/evidence_based.html
7) 福井小紀子，小澤元美：検診機関における消化器がん患者の病名告知後の心理的状況とその関連要因の検討─保健師・家族による心理的サポートとの関連に焦点を当てて．日本公衆衛生雑誌，2003；50(7)：583-593.
8) Montgomery M：Uncertainty during breast diagnostic evaluation—state of the science. Oncol Nurs Forum, 2010 Jan；37(1)：77-83.
9) 蔦田理佳，他：アメリカにおける乳がん患者の看護援助への期待．京府医大看護紀要，2008；17：71-78.

（福井小紀子）

3 がんに対する通常の心理的反応とその基本的対応

　心のケアの基本を実践する上で，がんの臨床経過に添って生じる通常の心理的反応をあらかじめ知っておくことは重要である．大まかに頭の中で心の軌跡を想定しておくと，対応が容易となる．ここではインフォームド・コンセントを前提としたがんの臨床経過に添って見られる通常の心理的反応とそのケアの基本について述べる[1～6]．

I　がんの臨床経過に添った患者の心理的反応（図1）

　がん患者が辿っていく局面，局面において，その都度新しい情報，おおむね悪い知らせが開示され患者は適応していくこととなる．がんやがん治療には不確実な部分が必ず含まれており，診断の開示の有無にかかわらず患者は常に不安と期待を抱えている．がん患者の悪い知らせに対する適応には，やはり個人の心理的要因が大きく関与するが，取り巻く要因を考慮に入れて患者のQOLを最大化するモデルを考えていくと対応は容易となる（図2）．

　楽観的に建設的にがんに取り組んでいく上で，がんをないものとして否認する心理的防衛は全経過を通じて少なからず働いている．日々の生活に前向きに取り組むためには，治癒の見通しのないこともしばしば否認されるが，医療者はあからさまに否定することは慎み，まずは否認せざ

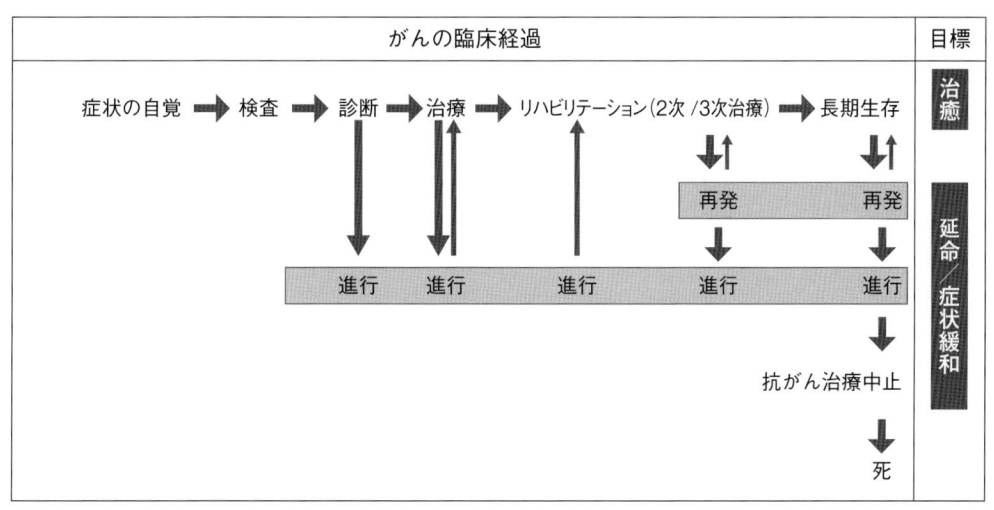

図1　がんの臨床経過と治療目標

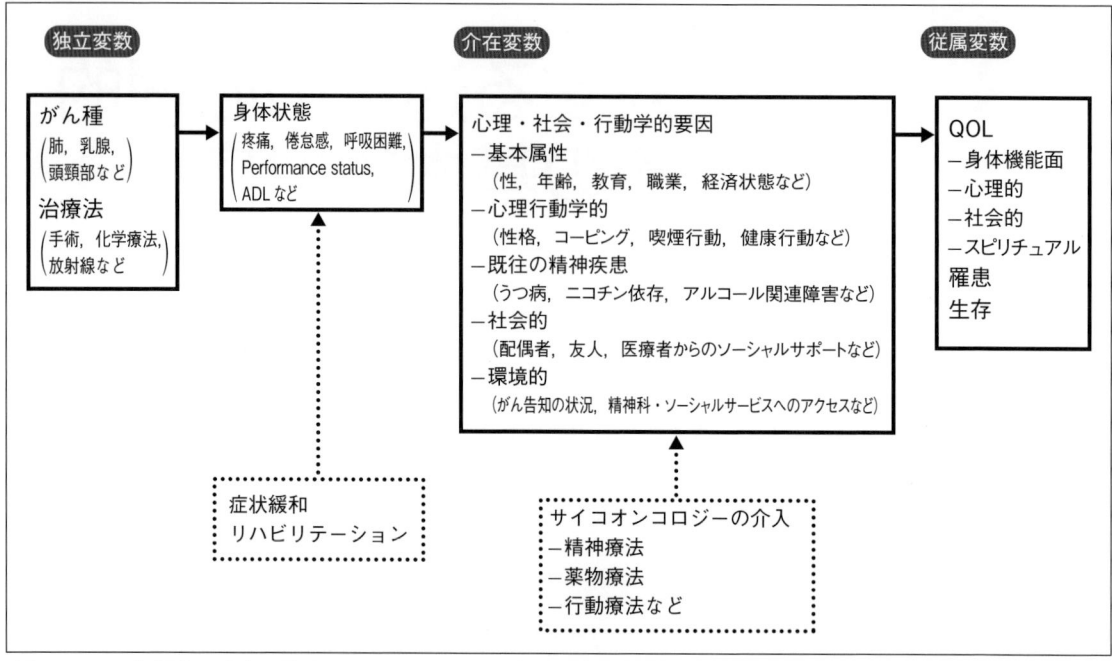

図2 QOLと罹患・生存に関するサイコオンコロジーモデル

るを得ない患者の状況を受け止める必要がある．

1. がんの症状自覚

　まず，がんを疑う症状を自覚した時から患者の心理的反応は始まる．最初にがんの疑いを誰もが否認する．不安がもともと高過ぎる人や，がんは治らないという考えや自分の健康に対して強い信念を持っている人などは，かえって医療機関への受診が遅くなる．この厄介な"受診遅延"を減らすためにはがんに対する恐怖に満ちた先入観を減らし，繰り返し正しい知識を提供することが重要である．

　検診の啓発活動は重要である．例：もはや「がん＝死」ではありませんよ．十分お薬でコントロールできる時代になっています．早目に検査，普段から検診を受けましょう．

2. がんの精査

　がんの検査中，大丈夫だという思いと最悪の場合を恐れる気持ちとの間を大きく揺れ動く．見慣れぬ機械に囲まれて検査を受ける患者にとって，医師や技師の一挙手一投足が大きなストレスとなり，心理的配慮は非常に重要である．検査中の患者は理解力や記憶力が落ちており，ちょっとしたスタッフの会話やもらした声に敏感に大きく反応するので配慮が必要である．得られた検査結果を早めに伝えることも重要である．

3. がんの診断 (図3)

　生命を脅かす危機的状況に直面した患者にがんの衝撃が走る．"頭が真っ白になった"と表現することもある．その後，がんという生命の危機への最初の防衛機制は"信じないこと＝否認"で

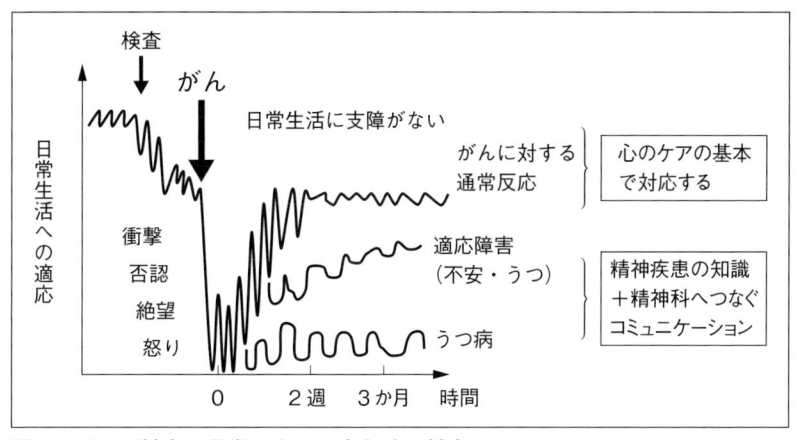

図3 がんに対する通常の心の反応とその対応

ある．「何かの間違いではないか！」．否認は，こうして心理的に距離を置いて，危機から自分を守ろうとする合目的的な防衛機制である．そのほか，"もう駄目だ，治療も無駄だ"と絶望感を感じる．怒り（「どうしてあいつでなく自分なんだ」）や取り引き（「きっといい治療法が健康に気を配ってきた自分には間に合うに違いない」）といった防衛機制を状況に応じて使って心のバランスを保ち，一貫して希望を持つ．がんの臨床経過に添って患者は，Kübler-Ross の心理的過程を段階的に踏んで進んでいくというよりは，さまざまな心理状態が混在していると理解したほうがよい．

最初の2～3日間続く衝撃の時期の患者は，医師の説明が理解されていないこともあるので，治療計画などを伝えるには，間（沈黙）を十分に置きながら動揺した気持ちへの対応が必要である．混乱，不安，恐怖，悲哀，無力感，絶望感などとともに，不眠・食欲不振などの身体症状や集中力の低下が感じられるようになり，一時的に日常生活に支障を来す場合もある．1週間から10日でこの状態は軽減し，新たな状況への適応の努力が始まる．このような動揺は患者の多くが経験することであることを伝えることが患者には大きな安堵となる．「自分ひとりが弱いのではないか」と感じていることがむしろ一般的である．例：自分ひとりだけ弱いのではないかと心配されているのですね．そうお感じになっている方はあなただけではありませんよ．

適応が始まると，患者は情報を整理し，現実の問題に直面することができるようになり，楽観的な見方もできるようになる．たとえ進行がんであっても身体状態（PS）が悪くなければ自分のがんに限っては良くなるかもしれないと希望がもてるのが一般的である．健康な否認である．がんに関する知識がこの時点では少ないことも関係しているのかも知れない．患者の心理状態は，病期（Ⅰ期かⅣ期か）など医学的事実よりも，痛みや身体の自立度など実感を伴うものに左右される[7]．患者固有のがんに対する考え，そして固有のがん物語を一度，きちんと聞くこと．「これまで，身近な方で同じ病気になった方はおられますか？ ご自身の病気はいつわかったのですか？ 診断がつくまでいかがだったですか？」がんの症状自覚から現在までの情報整理を患者と一緒に振り返りを行う過程で信頼関係は築かれ，単なる知識も感情の表出を促しながら尋ねていくと腑に落ちる．より良いコミュニケーションが生まれ適応は早くなる．

一方では，情報化社会の現代においても病名すら知らされていない患者も存在する．このような患者の多くもやがて2～3か月も経つと病状はよく認識されていると考えるのが妥当であろう．病名をきちんと認識していながらも，家族に迷惑をかけてはいけないからと家族とのコミュニ

ケーションを自ら絶ちきる患者も存在する．例：がんを打ち明けることをためらっている患者を見かけた場合は，ごく身近な人に話をすることで楽になる人が多いこともやんわりと伝えるとよい．「身近な方に話を聞いてもらって，随分と楽になる方がおられますよ．話を聞いてもらうだけで解決される方も多くおられます」．心理的援助の乏しい患者は回復が遅くなりやすいので，患者家族相談室や精神科へのアクセスを促すと良い．職場での受け入れ態勢の調整も準備，計画する必要がある．

　各年代には人生の上での役割や課題があり，がんに罹患することでそれらが大きな危機にさらされる．危機介入を行う上で重要な情報である．特に未成年の子どもを抱えた患者，特に乳がん患者は，現実的な職業・経済上・家庭内での問題を多く抱えており，それらが何かを理解した上で援助することが重要である．例：ライフサイクル上のどのような時期にがんを抱えたかを理解しよう．「今一番気がかりにされていることはなんでしょうか？　お子さまのことでしょうか？」

　一般的には，がんという大きな人生の課題に対し有効とされている対処法は，楽観的な見方を持ち続け，がん治療への建設的で能動的なアプローチを探索し，他人からの援助を積極的に受け入れていく姿勢である．しかしながら，現在までのところ生存期間に意味ある関連を有する特別な性格や対処法はないので，例えば，神経質な患者にいきなり明るく外向的に振舞うよう指導するようなことは避けたほうが良い．例：患者にはこれまでの人生で課題を乗り越えるために使い慣れた対処法があり，その方法を尊重することがむしろ重要である．とくに患者ががんに対する信念や民間療法を訪ね回ってきた行動を語った場合，あからさまに叱責したりすることは有害である．それが医療スタッフには無駄な努力に感じられても，それに対する言動は慎重に行いたい．患者の置かれた状況，辿って来た道程を医療者がどれほど想像できるかがむしろ重要である．「随分，いろいろな病院や○○などの検査をされたりして，大変だったでしょう．」

4. 初期治療

　患者の次の局面は初期治療である．インフォームド・コンセントが求められる．いくつかの選択肢の中から治療法を選ばなければならない場合，患者は治療のネガティブな側面はとくに記憶に残りにくいため，情報の伝え方やその後の理解の仕方の確認は重要である．また，がんの治療はつらい，生命を縮めかねない危険なものというイメージも強く，初期治療を待つ間の不安は非常に高い．具体的には治療の手順，予期される副作用やその対策を伝え，リハーサルすることで不安を低下させることができる．その治療の経験者に話をしてもらうことはさらに有効である．例：治療のシミュレーションを一緒に行い，不安を軽減するリハーサルの機会を提供しよう．

　手術は治癒が期待できる反面，機能障害や外見上の変化をもたらし，その程度は適応を大きく左右する．全身麻酔に対し強い恐怖を抱く患者もいる．化学療法には種々の副作用があるが，中でも悪心・嘔吐は行動学的に条件付けされやすく，化学療法を連想させる病院や医療スタッフに接しただけで悪心・嘔吐を示す患者もいる（予期的嘔吐）．強力な制吐剤（セロトニン 5-HT$_3$ブロッカー）を適切に使用することや治療前からリラクゼーションの練習を行って，ある程度自分で症状をコントロールする試みも予期的嘔吐に対し効果的である．脱毛・肥満など外見を変化させる副作用は患者の自尊心を低下させ，社会活動を減少させるため対策が必要である．放射線療法に対しては，被曝や手遅れになった患者への治療といったイメージからくる恐怖が強い．これらの治療に耐える力を患者に与えるために，スタッフは積極的に情報や心理的援助を与えるべきであ

る．例：がんに関する情報提供のあと，適切に理解されたかどうか，確認，補足，修正のプロセスを心がけよう．

5. リハビリテーション

大まかに3つの時期を迎える．①初期治療から1年間，②治療後3年間，③治療後3年以降の時期である．あわただしく進んだ初期の集中的な治療から離れ，まさに急性の危機的状況から徐々に日常へ戻っていくわけだが，退院と同時に入院中の医療者，家族や同病者からの過剰なサポートから放たれる．6か月から1年をめどに治療に関連した身体状態は概ね回復し，身体に関する不安・恐怖は弱まっていく．しかし一部の患者では，進行がんを末期がんと解釈したりして，治療に関連した機能障害や外見上の変化(頭頸部がん，脱毛)を大きな喪失として認識され，自殺のリスクが高まる時期である．身体の喪失は少なくても，健康な人の中に戻っていくことはがん患者ということで家庭や社会での役割が修正され，疎外感を強く感じる時期でもある．この時期には，弱音を吐ける存在，さらにサポートグループやがんに関する教育などの心理的援助が極めて重要である．例：がんに関する情報の誤解，曲解はないか確認，補足，修正を心がけよう．サポートグループや患者会の情報提供は繰り返そう．

症例：会社員のA氏(43歳)，大腸がん

「仕事に戻れるとは思ってもいなかった」と手術を受けた半年前を遠い昔のように振り返る．がん告知は，まさに将来への見通しが足元から崩れ去った瞬間であった．驚天動地のがん告知，ためらう間もなく受けた手術，過剰なほどスタッフや同病者から援助を受けて，まるで躁(そう)状態のような入院生活．そして，退院後，独りになって襲ってきた死の恐怖，再発不安……．社会復帰してから痛感する，がん患者の烙印(らくいん)，疎外感．復職しても3年間は心の中の余震(再発不安)が襲う．家族や友人と共に，集めたがんの知識を整理し，がんを抱えた後の気持ちを打ち明けること．「これこそ，心の支援対策の第一歩だった．心を許せる同僚や家族の存在が何よりの助けだった」と振り返った．

初期治療後から3年間は再発の可能性が高い時期であり，日々の緊張感が高く，びくびくして怯えやすくつらい時期である．身体の症状が沈静化すると再発不安が顕在化する．例えば乳がんの補助化学療法がつらい治療であったにもかかわらず，治療の手を緩めることで再発するのではないかといった恐怖を抱く．退院時だけでなく，治療の終結時にも，治療の手を緩めることになるのではないかと(分離)不安が生じる．さらに，倦怠感，エネルギーの低下，機能喪失(術後リンパ浮腫など)，仕事への復帰，親業の変更，生殖能力，性的問題などが現実の問題となる．とくに，肉体労働，受け入れ態勢の不備，頭頸部領域のがんの復職率は低い．

治療後3年を経ると，多くのがんで再発の可能性が低くなり，「そういえば，テレビをつけるまでがんのことを忘れていた」とか「今週はがんのことを考えない時間帯があった」などとの声が少しずつ聞かれるようになる．がん患者が一般人口の不安・うつの有病率に回復する時期となる[8]．つまり，図4のように心の評価をがんの全経過にわたって常に行う必要がある．

がんになる前の価値観とその後の優先事項の整理が行われ，人生の再設計，再統合を図っていく時期となる．エネルギーの低下などの身体状態や社会とのつながり(仕事，リクリエーション活動)に関する問題などにより，拡大していた将来計画は修正され収束する一方で，心理社会的，実

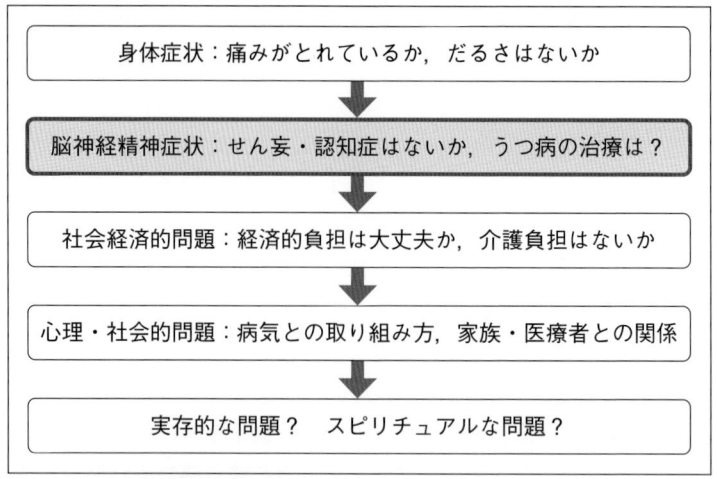

```
┌─────────────────────────────────────────────┐
│ 身体症状：痛みがとれているか，だるさはないか │
└─────────────────────────────────────────────┘
                      ↓
┌─────────────────────────────────────────────┐
│ 脳神経精神症状：せん妄・認知症はないか，うつ病の治療は？ │
└─────────────────────────────────────────────┘
                      ↓
┌─────────────────────────────────────────────┐
│ 社会経済的問題：経済的負担は大丈夫か，介護負担はないか │
└─────────────────────────────────────────────┘
                      ↓
┌─────────────────────────────────────────────┐
│ 心理・社会的問題：病気との取り組み方，家族・医療者との関係 │
└─────────────────────────────────────────────┘
                      ↓
┌─────────────────────────────────────────────┐
│ 実存的な問題？　スピリチュアルな問題？          │
└─────────────────────────────────────────────┘
```

図4　こころの評価の進め方

存的には家族や友人との関係は充実し，自己の内面へ深化していくようである．

6．再発

　がん患者の約50～60％は，がんの再発，進行，死の転帰をたどる．再発を告げられた患者の心理過程はがん診断時のそれとほぼ同様であるが，がんの知識が豊富に整理されている分，事態は極めて深刻で，現実を否認しきれず破局的な心理的打撃を受ける．最もつらい時期であったと述懐する患者は多い．治癒を目標とした治療が長期的には不成功に終わったことを，医師も患者とともに受け入れる必要がある．この再発の時期は，将来にわたる重要な決定が待ち受けている時期なので，安易なコミュニケーションでやり過ごしてすぐに治療を決めるのではなく，十分に時間をかける必要がある．例：治療決定を性急に行う必要がないことを伝えよう．不安を回避するためにあわてて治療を決定することは，後悔の種になる．がんの治癒が望めない以上，患者，家族の本来の人生目標，生活信条をきちんと聞き出し，患者の意向に添ったがん医療の提供の実現を援助しよう．「随分，おつらい気持ちのことと思います．これから治療を進めていく上で，気がかりなことはおありですか？　今，大事にしておられる仕事や計画はなんでしょうか？」目標が治癒から延命に変わったわけであるから，洋の東西を問わず最も深刻な時期である．きちんとコミュニケーションが取れていない場合が多く，ここからのボタンの掛け違いが起こりやすい．

　死によって時間が限られていることに直面する一方で，多くの現実的問題に対応していかなければならない．がん年齢世代は自立をすでに獲得した年代であるので，自立性の喪失に引き続く他者への依存が予期され苦痛となって迫ってくる．そして自立性の喪失からくる苦痛が迫る．

7．進行期

　病状が次第に進行してくると，種々の身体症状のために日常生活が制限される．患者の精神状態はその日その日の体調により大きく左右され動揺するため，症状緩和は極めて重要である．自立できないことが増えるにつれ，他者への依存が現実のものとなってくる．とくに，依存の相手となる身近な人(付き添い，同室者，担当スタッフなど)との人間関係が患者の生活を左右するため，依存することの負担感が増すと同時に，見捨てられることへの不安も強くなり，患者は従順

となる．例：残された数少ない機能が意思決定能力となることもありうるので，積極的な意思決定への参画を常に意識するよう心がけよう．「次回の排尿は，もう少し早い時間にしましょうか．○時に伺うこともできます．」

一方で，より近づいてきた死に対する防衛機制として，否認がしばしば用いられ，がんがまるで念頭にないかのような言動，時計が早回りしているかのように精力的になったり無謀な活動をはじめたりすることがある．患者のこのような態度と時間が残り少ないことに焦る家族やスタッフとの間にギャップが生じるが，ある程度は患者が安定を保つためにやむを得ず行っている反応として受け入れる必要がある．現実許容範囲の否認，幼児返り/退行はある程度尊重しよう．

8. 終末期

終末期は一般的に治癒の可能性がなくなり，予後がおおむね6か月の時期と定義される．しかし，目標が治癒から延命に変わったと医師が判断した時点から終末期への準備を始めても良いだろう．積極的抗がん治療の中止から束の間の平穏な身体状態の3か月があり，それに引き続き，身体機能が急降下する最期の3か月を迎える．束の間の平穏な身体状態の時期に，終末期へ移ることを患者に伝えることは非常に難しいコミュニケーションの1つである．

例：治療法がないことは患者に伝えられていなくても，死に臨んでいる患者は，周囲の状況から自分の状況についてよく感じとっている．終末期には愛する人との関係を失うこと，自立性を失うこと，身体機能を失うために生じる自立性の喪失など多くの喪失が待ち受けている．ここで注意したい点は，患者は「死」そのものというよりも，「役に立たないから周囲の重荷になっているのではないか，自分は価値がないから見捨てられているのではないか」という精神的苦痛を抱きやすくなっていることである．特に，「自分は何のために生きてきたのだろうか，何を成し遂げてきたのか」という「人生，志なかば」との思いの強い患者においては，医療チームによるスピリチュアルなケアは重要となってくる．

孤立感を増す原因は病院にもある．多くの病院・病棟・病室は，急性の病気の治療を効果的に遂行できるように作られている．使用されることはないと思われる最先端の医療機器に囲まれた病室に死にゆく人がいることに，医療者も家族も，そして患者自身も居心地の悪さを感じている．治癒できる急性期の患者が大半を占める病棟では，治癒できないことは敗北に等しいと感じてしまうこともある．また，死にゆく人にケアを意識しながらも，急性期の患者の処置に追われることに負い目を感じている医療者もいる．不快な症状が長引いて患者が一時的に自暴自棄になったりして，周囲に怒りとして感じとられるようになると，スタッフは足が遠のいてしまう．わが国の病院・病棟・病室では，「死にゆく患者」は何かしら特別なものであると感じられてしまう．患者は医療者のこのような感情を敏感に感じ，孤立感を増す．がん患者の95％が死を迎える一般病院に精神科医を含めた，がん治療早期から介入できる緩和ケアチームの導入が期待される．

症例：主婦のBさん，58歳

「もう，治療は終わりにしたい」と訴えるBさんは，悪性リンパ腫の再発を繰り返してきて，主婦として役を果たせず，逆に家族に迷惑をかけていると言う．死にたいと口にするがん患者の存在は，医療者が最も頭を悩ます問題だ．多くはうつ病を患っているが，そうでない場合もあり難しい．

終末期には，単に支持的に関わり傾聴するだけでは有効ではない場合がある[1]．そこで，積極的

に個別性を尊重することが重要となってくる．死にゆく社会的・実存的存在としての「人」が，単なる「終末期・がん・患者」としての生物学的存在として扱われないための，個別の配慮が必要である．具体的には患者の生活歴などをオープンにすることが糸口となる．死にゆく患者に足が遠のくスタッフに，「30歳代で会社を興した人だ」とか「彼女にはお子さんが4人もいてみんな学校に行かせた」といった情報を知らせる．なにも輝かしい過去をということではなく，これまでの仕事や趣味，大事にしてきたことやつらくてもがんばってきた生涯や物語などを聞き出すと，社会的・実存的存在としての個人の歴史を踏まえた上での関わりがはじめられる．患者が望めば，これまでの仕事や趣味，大事にしてきたことやつらくてもがんばってきた生涯や物語などを伺おう．「これまで誇りにされてきたことはおありでしょうか？ 他人に言うほどではないけど，ご自身で大事にされてきたことでもよろしいのですが？」個人の過去・現在を共有することで，「終末期・がん・患者」としての関係を越えて接することができ，たとえほんのわずかな予後，1か月であっても未来への希望について話し合えるようになる．医療チームは患者に対して症状緩和においてすることが少なくなるにつれて，罪悪感や無力感をもつこともあるが，死にゆく「人」のもとを訪れ続け，人とのつながっている感覚を維持することが重要である．痛みや不眠など身体症状がないと足が遠のくが，症状以外の関係を維持して訪れ続けよう．

　緩和ケアの技術が進歩しつつある現在においても，患者の苦痛のすべてが取り除けるわけではない．十分な症状の緩和が達成できていない場合においても，患者と接するのを躊躇してはいけない．病院で医療者と患者・家族として出会ってからの交流となるが，患者も家族も，そしてまた医療者も1人ひとりの人間として対等である．病院の中での立場の違いはあるが，その違いを最大限配慮した上で，患者と家族のケアに医療者として与っているという自覚が重要である．

　以上，がんの臨床経過に添って通常見られる患者の心理的反応とその基本的対応について述べた．さらに患者理解を進めるには，症例検討会やコミュニケーション技術研修会への参加をお勧めする．医療者によって深く理解された患者と家族の意向の尊重こそが，ケアの核心と思われるからである．

参考文献

1) Chochinov HM, Breitbart W：Handbook of Psychiatry in Palliative Medicine. Oxford University Press, New York（2000）〔内富庸介（監訳）：緩和医療における精神医学ハンドブック．星和書店，2001〕
2) Holland JC, Rowland JH：Handbook of Psychooncology. Oxford University Press, New York, 1990〔河野博臣，他（監訳）：サイコオンコロジー．メディサイエンス社，1993〕
3) Holland JC：Psychooncology. Oxford University Press, New York, 1998
4) Regnard C, Hockley J：Flow Diagrams in Advanced Cancer and Other Diseases.〔阿部薫（監訳）：フローチャートで学ぶ緩和ケアの実際．南江堂，1999〕
5) 山脇成人（監修），内富庸介（編）：サイコオンコロジー―がん医療における心の医学．診療新社，1997
6) 内富庸介，藤森麻衣子（編）：がん医療におけるコミュニケーションスキル．医学書院，2007
7) Cella DF, Orofiamma B, Holland JC, et al：The relationship of psychological distress, extent of disease, and performance status in patients with lung cancer. Cancer, 1987；60：1661-1667
8) Burgess C, Cornelius V, Love S, et al：Depression and anxiety in women with early breast cancer—five year observational cohort study. BMJ, 2005；330：702-705

〔内富庸介〕

B

実践編

1 コンサルテーションとアセスメント　52
2 身体症状マネジメントをめぐる問題　65
3 精神医学をめぐる問題　89
　　A．がんによって生じた問題　89
　　B．がんに並存する問題　133
4 介入方法　165
5 福祉・介護に関する問題　202
6 心理社会的問題　215
7 コミュニケーション　238
8 精神腫瘍学と連携　250

1 コンサルテーションと アセスメント

I コンサルテーションの基本

　がん患者には，せん妄や適応障害，うつ病など精神疾患が高頻度に出現する．これらの精神疾患に対して，適切な精神心理的ケアを提供するために担当医やプライマリーチームと共同して対応することが精神腫瘍学の臨床活動である．

　通常のコンサルテーション精神医学でも精神腫瘍学においても身体治療を念頭に置いて，精神症状への対応を行うことには変わりはない．しかし，とくに精神腫瘍学においては，がんに対する治療（抗がん治療）の内容や今後の見通しを踏まえた対応が強く求められている特徴がある．

　本章では通常のコンサルテーション活動と比較しながら，精神腫瘍学のコンサルテーション活動の実践について考えてみたい．

1. コンサルテーションとは

　コンサルテーションという言葉は日常でもしばしば使われる．一般的にはコンサルテーションとは，相談する側（コンサルティ）が抱えている問題への対応・方略に関して，専門性の異なる相談を受ける側（コンサルタント）がその専門性に沿った情報提供を与えることを指す．医療，特にチーム医療が強調される場では，コンサルティとコンサルタントとのお互いの働きかけが強調され（相互コンサルテーション），異なった専門性・役割をもつ者同士が，それぞれの専門性に基づき状況を検討し，今後の方針に関して話し合い意思決定をすることが重要視される．つまり，一方的に情報を伝えるのではなく，お互いの問題意識・情報を共有し，最善の方法を探る過程が重要になる．

　とくに精神腫瘍学や緩和医療の領域において意識しなければならない点は，
　①コンサルティは担当医・病棟スタッフであること
　②最終的な決定権はプライマリ・チームが持つ
点である（図1）．

　すなわち，精神腫瘍学のコンサルテーションは，患者にとって有益であるだけではなく，担当医や病棟スタッフにも有益でなければならない．コンサルテーションを行うにあたり，主治医−患者関係や病棟スタッフ−患者関係に配慮をすること，コンサルテーションで提案できることは担当医やプライマリ・チームが理解できること・実際にできることでなければならない．

I コンサルテーションの基本

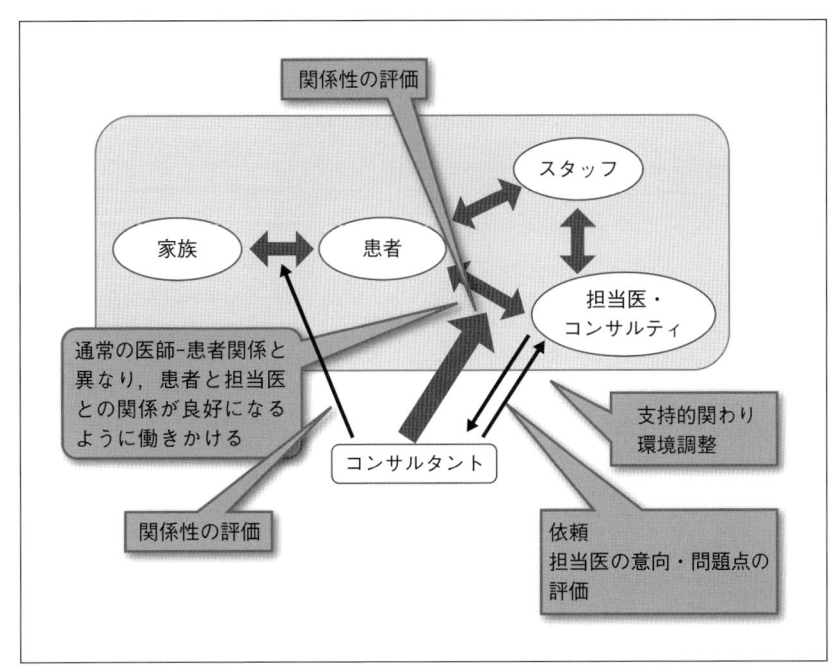

図1 コンサルテーションにおけるコンサルタントの関わり

2. がん医療において望まれるコンサルテーション活動とは

　高齢化社会を迎え，誰もが罹患しうる疾患となった悪性腫瘍ではあるが，その治療体系は非常に高度化している．すなわち，外科手術に加えて，抗悪性腫瘍薬による薬物療法や放射線治療など複数の治療手段を併用する．そのために治療方針を決定するにあたり，複数の専門家が意見を交換しつつ，治療の全体構造を議論し，最善の方法を提案する手続きが必要になる．ここに，がん医療の特徴である①集学的治療（多職種によるチーム医療：interdisciplinary team）と包括的なアセスメント（comprehensive cancer care）が現れる．

　身体症状のアセスメントが重要であることは，通常のコンサルテーションと同様である．しかし，精神腫瘍学においてはがんのチーム医療の一翼を担うことから，他の専門職種と密に連携するために，明快な判断基準を示して今後の見通しを明示するとともに，わかりやすい情報提供が望まれる．

　より具体的には，精神腫瘍学においては通常のコンサルテーション活動に加えて，治療の段階，今後の治療方針，予後を踏まえた見通しをはっきりと示す必要がある（表1）．

3. 精神腫瘍学のコンサルテーションを受ける際に注意をしたいこと

　依頼を受けてから診察までに

1）依頼に至った背景を直接担当医や病棟スタッフから聞き，ニーズを把握する

　コンサルテーションの依頼理由はさまざまである．コンサルテーションを依頼するに至った経緯をプライマリ・チームから直接聞くことで，依頼側がどのような認識を持っているのか，何を

53

表1 通常のコンサルテーションと精神腫瘍学におけるコンサルテーションとの比較

	通常の精神科コンサルテーション	精神腫瘍学におけるコンサルテーション活動
対象	身体疾患全般	がん医療に特化
介入	精神科医単独	多職種協調型チーム
対応	精神症状への対応	精神症状への対応に加えて包括的な症状緩和・相互調整
治療期間	一般にコンサルテーション活動に対する時間的な束縛は少ない．ある程度身体治療と独立した対応が可能．	抗がん治療の段階を踏まえた対応が必要．治療の見通しを立てる必要があり，症状への対応に関しても時間的な制限がかかることがある．
アセスメント	精神症状	包括的
療養場所の選定		ケアの一環として対応
意思決定の支援		ケアの一環として対応
複合的な問題への対応		ケアの一環として対応
家族・遺族ケア		ケアの一環として対応
サバイバー	個別の対応	ケアの一環として対応
在宅連携		在宅支援診療所との連携
教育		チームの機能として実施

問題と認識しているのか，解決を願っているのはどのような問題なのかを明らかにする．

依頼の内容には，原因のはっきりしない身体症状が混じることがある．抗がん治療中に身体症状緩和に難渋することはしばしばあり，担当医，病棟スタッフの感じる重圧，罪悪感，あせりは大きい．逃げを求めての依頼が出されることもある．担当医の労にも配慮をしたい．

2）経過をまとめる

精神腫瘍学のコンサルテーションの特徴は，がん医療における治療経過が一般身体医療と比較して明確な段階を踏まえている点である．

がんの経過は，がんが疑われる症状が出現した時から，検査・受診に至るまでの過程，確定診断，告知，全身評価，治療開始，経過観察とその時の変化，再発告知，積極的治療の中止，終末期との段階を経る．

まとめる時のポイント

基本的な情報
- がん種
- 初診までの経過（意外と患者，家族に葛藤がある）
- 確定診断日
- 告知を受けた日
- 告知を受けた時は患者のみであったか，家族も同伴していたのか
- 告知の内容

- 告知直後の反応(負荷がかかった際にどのような反応,適応を示したのかを知る上で重要)
- staging
- 転移の有無,転移臓器
- 浸潤

手術
- 手術の位置づけ・目的(根治治療か姑息手術か)
- 患者・家族の理解
- 手術(術式),病理診断
- 術後補助化学療法の有無
- 治療効果の判定

化学療法
- 化学療法の位置づけ〔術前化学療法(neoadjuvant)か術後補助化学療法か(adjuvant)〕(first line か second line かあるいは third line 以降の位置づけか)
- 治療場所(外来か入院か)
- レジメン(抗腫瘍薬の種類)は何か,標準的治療か否か,標準的治療でない場合,なぜその治療方法が選択されたのか
- 患者,家族の理解はどうだったか
- 予想された有害事象は何だったのか
- 実際に発現した有害事象は何だったのか,有害事象にはどのように対応されたのか
- 治療はスケジュールどおりに施行されたのか,施行されなかった場合その原因は何だったのか

放射線療法
- 施行部位
- 治療目的(予防目的なのか根治なのか,緩和目的か)
- 予想された有害事象は何か
- 患者,家族の理解
- 実際に出現した有害事象は何だったのか,有害事象にはどのように対応されたのか

second line 治療への移行
- PD(progressive disease:治療効果がない)と判定された理由
- 患者・家族への説明,理解の内容
- 提示された次の治療は何か
- 患者・家族が希望したものは何か

積極的抗がん治療の中止
- 積極的治療の中止が推奨された理由
- 患者・家族への説明,理解の内容
- 患者・家族が希望したものは何か

在宅療養への移行
- 移行が提案された背景
- 患者・家族の理解
- 患者の希望は何か
- 家族の意向
- 介護力はあるのか
- 必要な支援は何か
- 地域でのサポート体制はあるのか(在宅医,訪問看護)
- 必要な支援制度は導入できているのか(介護保険)

3）投薬内容を確認する

がん医療で問題になる精神症状に，薬物に関連した問題が多い．依頼に関連した症状の出現前後での投薬内容の変化は注意して見直す．

特に注意すべき薬剤を以下にまとめる．

①オピオイド

オピオイドはがん性疼痛の症状緩和目的で頻用される．精神症状に関連して問題となるのは，開始・増量時の眠気や注意力障害，せん妄である．

オピオイドが使用されている場合には，症状緩和の目標とされている疼痛の部位と性状，オピオイドのベースの投薬量，レスキューの使用回数とその効果を確認する．もしもオピオイド・ローテーション（オピオイドの切り替え）がなされていた場合には，切り替えの用量や投薬時期が適切かどうか確認する．

②ステロイド

ステロイドが投薬されている場合には，使用目的が何かを確認する．

抗悪性腫瘍薬の有害事象対策で処方されている場合と，倦怠感の緩和目的で処方されている場合がある．とくに有害事象で投薬されている場合には，大量投与の場合が多い．

ステロイドの開始に伴い，不眠や一過性の気分の高揚・不安の増悪が出現することがある．服薬の開始時期，投薬内容，投薬時間（とくに夕方から夜間に投薬されていることはないか）を確認する．

③制吐剤

制吐剤に関しては，がん医療ではオピオイド開始にあわせて，吐き気対策でプロクロルペラジン（ノバミン®）が頻用されている．通常開始後1週間で漸減中止が推奨されているが，しばしば継続して処方され続けている場合がある．また，複数の抗精神病薬が処方されている場合も稀にある．過鎮静がないか，倦怠感の出現がないか確認する．

4）家族歴・地域の状況を確認する

通常の家族歴に加えて，
①家族のがんの罹患の有無
②もしもがんに罹患した家族がいるならば，その時の印象を強くもち，状況を重ねて考えている場合がある．丹念に家族の懸念を尋ねる．
③今後の方向性に在宅への移行も含まれている場合は，在宅資源についても尋ねる．

5）病床を訪れるにあたり

基本的なマナーではあるが，以下の項目にはとくに注意を払いたい．
①ベッドサイドに座り時間をかけて対応する姿勢を示す．
②視線の高さを患者に揃えて，決して見下ろすような体制は避ける．
③患者が話しやすいように環境を整える（ベッドの高さを調整する，布団を直す，口をしめらすために吸い呑みをわたすなど）．

6）挨拶をする，インタビュー・診察を進める

面接を開始するに際しては，今回診察にうかがうに至った経過を説明する．改めて指摘するまでもないことではあるが，コンサルテーションという特殊な体制であることを明確にすることが重要である．

インタビューへの導入
- 簡単に自己紹介をする
- 主治医より依頼を受けたことを伝える．
- 主治医が依頼をした背景や担当医が懸念していること，依頼を通して担当医が目指していることを伝える．
- 依頼を受けて，精神腫瘍医自身として，患者にも担当医にも役立ちたいとの意思をもって，うかがった旨を説明する．

患者はとくにがんの治療を目的に入院しており，精神症状に関して意識をしていない場合が多い．また，身体治療中に不安や懸念，感情を言葉に出すことを躊躇し抵抗を感じる患者もいる．不安や感情を医療の場で出してもよいことを説明し，安心できる環境を設定する．

①病気や予後についてのとらえ方に注意する．
　患者の疾患や予後の理解や，疼痛・機能喪失などについての関心・不安について尋ねる．

②患者が直面している人生・生活の苦しみについて理解をあらわす．
　がんが家族関係や社会的な役割に与えている影響の大きさについて尋ねる．
　患者の誇りに思っていることを尋ねる．

③精神症状を評価することの意義と重要性について話し，患者自身にも観察者の役割を担っていただく．

④診察の最後には患者に具体的な情報や対応，今後の予定を伝える．

患者が家族に関連して懸念に思っていること，仕事や生活の上で不安に感じていることも積極的に扱う．がんを患ったことで家族や仕事に対して思っていること，がんという疾患が，家族関係や社会的役割に与える影響について話し合う．患者が感じる自立の喪失は大きいことが多い．患者の生活に関心を寄せていること，患者の自立性を回復させることを願っていることを伝えることで，がんという疾患だけではなく，人として尊重していることを伝え，支持することになる．

7）身体症状に注意をする

がん医療は概して緊急対応を要する事態は急性期疾患に比較して少ないが，それでも生命に直結する症状が精神症状と誤解されて依頼されることがある．少なくとも即時対応が求められる下記の症状の有無は確認する．

- 横断麻痺
　膀胱直腸障害，四肢脱力，感覚障害が出現する．24時間以内の対応が必要であり，疑われる場合は担当医に直ちに連絡する．
- 呼吸抑制
　オピオイドによるせん妄が放置され，過量投薬が続けられた場合にみられることがある．
- 上大静脈症候群
---

8) カルテへの記載

　診察の終了後，診療記録は簡潔にわかりやすく記載する．診断名とともに診断の根拠，疾患の原因（特にせん妄については，背景因子を含めて記載する），治療方針を示す．

　推量や感想は誤解を招くことがあり記載はさける．また，プライマリーチームを責めたり，批評することはさけたい．

記載にあたってのポイント

- 診断名
- 原因や診断の根拠をはっきり，わかりやすく．
- 難しい専門用語は使わない．
- 明確な治療方針を示す．
- 今後の見通しを明らかにする．
- 実行できる方針を示す．
- 不明点の問い合わせ先も記載

9) 直接依頼元の担当医に返事をする

　上記の内容を返信に残すだけではなく直接担当医と話す．

- 選択肢をいくつか用意する．

　プライマリーチームが実行しやすい方法をいくつか用意する．その上で，選択肢が実行できるかどうか，できないとすれば代わりの方法はあるか，話し合う．

- 自分の主張に固執しない．

　対応が幾通りもあるならば，推奨する方法に固執することを避ける．受け入れにくい理由を尋ね，現実的な方法を探る．

10) 定期的なフォローアップを行う

　がん患者の場合，全身状態が日々変化するため，毎日症状の変化を追うことが望ましい．

II　精神腫瘍学における初期アセスメントの方法；包括的アセスメント

　ほとんどのがん患者とその家族は，がんに罹患したことでさまざまな情動体験を経験する．この体験を総称して，精神心理的苦痛や心理社会的苦痛と呼ぶ．

　がんに対する適応とは，この精神心理的苦痛を何とか乗り越え，がんに関連した人生の出来事をコントロールしようとする試みにほかならない．

　このがんという体験への適応は，単純に1つの出来事ではない．がんの診断から治療，観察期間，再発，積極的治療の中止など一連の出来事への対処の総体である．この体験は大きくがんや身体に由来する因子（身体症状，精神症状），社会生活に由来する因子，対人関係に由来する因子，

表2 精神心理的苦痛

- 精神医学的問題
  ―うつ病の診断とマネジメント
  ―不安
  ―せん妄・認知症
  ―自殺企図
- 心理・社会的な諸問題
  ―死にゆく人が望むことは
  ―患者と家族のコミュニケーション
  ―悲嘆の理解とマネジメント
  ―家族の問題
  ―スタッフの燃えつき
- 実存の問題
  ―倫理的問題
  ―生命の危機的状況に直面した際の人格の成長,発達
  ―がんに伴う苦しみへの対応

患者の生き方や人生観など価値観に由来する因子に分けることができる(**表2**).

このようなさまざまなストレス因子に対処しなければならない患者は,ほぼ全員が何らかの情緒的・心理的な負担を感じ,一部の患者は精神医学的問題を経験する.しかし,適切な支援を受けている患者はわずか数パーセントに過ぎない.

患者が適切な支援を受けていない原因の1つに,医療者が精神医学的問題や心理学的問題をどのように評価してよいかわからないために,「患者はつらそう」だけれども「どう対応してよいのかわからない」ために支援ができない問題が指摘されている.

1. 精神心理的苦痛に関するコンサルテーションで注意したいこと

精神心理的苦痛の中には,
①疾病や治療に対する反応である心理社会的苦痛
②身体疾患(がんや治療)の症状として出てくる精神症状,苦痛への適応の努力が破綻したために出てくる精神症状〔医学的な対応(薬物治療)を考えなければならない状態〕があることである.
この2つでは対応すべき方法が異なるので注意をしたい.
通常の心理社会的苦痛に対しては,
- 担当医の丁寧な面談や心理的サポート
- 病棟スタッフの共感に満ちた傾聴,情緒的サポート
- 経済的支援(高額医療)や介護保険などの社会保障制度の紹介と利用
- 退院支援サービスの利用
- 患者教室を通した情報提供,ストレスマネジメント,リラクセーション

の有効性が報告されているし,看護ケアの工夫が熱心に取り組まれている領域でもある.

また,より深く関わる心理社会的介入には,専門看護師や認定看護師によるケースマネジメントも効果的であるし,心理技術職によるエビデンスの確立した心理療法(認知行動療法)も全身状態が安定している患者であれば考えられる.

一方，身体疾患(がん)や薬剤によって生じる精神症状，あるいは心理的苦痛に対して努力をしたものの残念ながら適応が破綻したために出てくる精神症状がある．これは注意をしないと一見，普通の「不安」や「落ち込み」と思われがちであるが，身体治療や薬物治療が必要であり，傾聴など一般的な心理社会的支援だけでは改善しない．薬物療法を含めた専門的な対応が必要になる．

がん医療で問題になっているのは，この精神症状が見落とされることが多く，患者が適切な治療を受けていない点である．一般的にがん患者のうち，20～40％に何らかの精神医学的な問題があり，このうちの75％の患者が精神医学的な問題を見落とされ治療を受ける機会を失っていると言われる[1]．

精神腫瘍学のコンサルテーションを行うにあたり，
① せん妄や認知障害，抑うつや不安などさまざまな精神科合併症をもった患者に対して専門的な技能をもった医療者として，多職種の関わりを通して支援を提供すること
② 精神心理的苦痛の評価は，信頼性の定まった精神医学的評価および心理評価を行うこと
③ 精神医学的評価と支援はがんの治療を通じていつでも提供されなければならないこと
④ 支援は患者のみならず家族に対しても提供されるべきであること

に注意を払いつつすすめることが重要である．

2．包括的アセスメント[2]

精神腫瘍学においては，全身状態や今後の治療の展開，療養場所の選定を想定した対応を考える．下記の項目を中心に，総合的な評価を行う[3]．

- 全身状態(PS：Performance Status，ADL)，治療の段階，予後
- 必要とされる治療
- 精神科診断，精神症状の重症度
- 心理社会的問題
- 介護の問題
- 患者の意向，家族の意向，医療者の意向
- QOL

1) アセスメントの順序

精神心理的苦痛のアセスメントをする時に，解決できる問題を見落とさないことをまず第一に考えて，下のような順番で評価していくことを勧めている(図2，3)．

①身体症状評価

まず最初に考えなければならないのは，その苦痛が身体症状から来ている苦痛ではないかを考える点である．身体症状から来る苦痛(疼痛，倦怠感，呼吸困難感など)が緩和できているかどうかを考えて，それが否定できるか，あるいはほとんど症状緩和がなされていると判断できる場合に，はじめて2番目の可能性の精神症状を考える．そして精神症状の緩和(せん妄に対する対応，うつ病に対する対応など)がなされている，あるいは否定できると判断して，はじめて社会環境・経済的問題，心因的な問題を検討する．

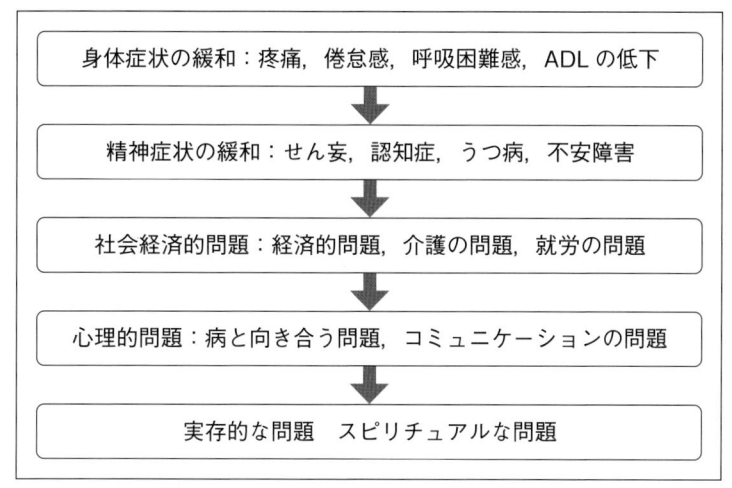

図2 「つらいです」と言われたときに

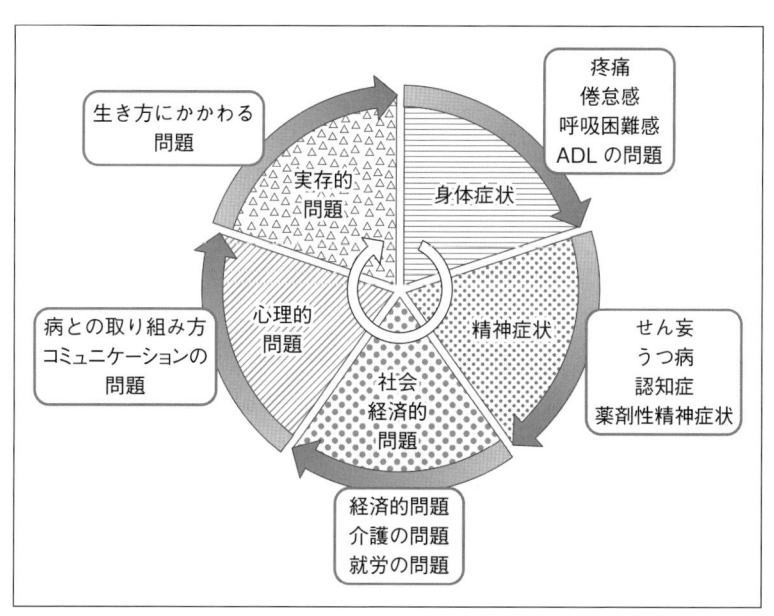

身体症状の緩和：疼痛，倦怠感，呼吸困難感，ADLの低下
↓
精神症状の緩和：せん妄，認知症，うつ病，不安障害
↓
社会経済的問題：経済的問題，介護の問題，就労の問題
↓
心理的問題：病と向き合う問題，コミュニケーションの問題
↓
実存的な問題　スピリチュアルな問題

図3 包括的アセスメント

②精神症状評価（図4）

i）精神症状評価の注意点1（意識障害の評価）

精神症状の評価は，まず意識障害の有無の判断から考える．

これは意識があらゆる精神活動の基盤になっているからである．意識障害があると，意識が曇り，注意が続かなくなる（傾眠）だけではなく，精神活動の内容も乱れ，あらゆる症状が出現するためである．

軽いせん妄の場合には，不安だけが前面に出ることがしばしばある．高齢者で夕方あたりより，何となくそわそわとして困った様子でいることがある．その落ち着かない様子だけを見て，「不安」

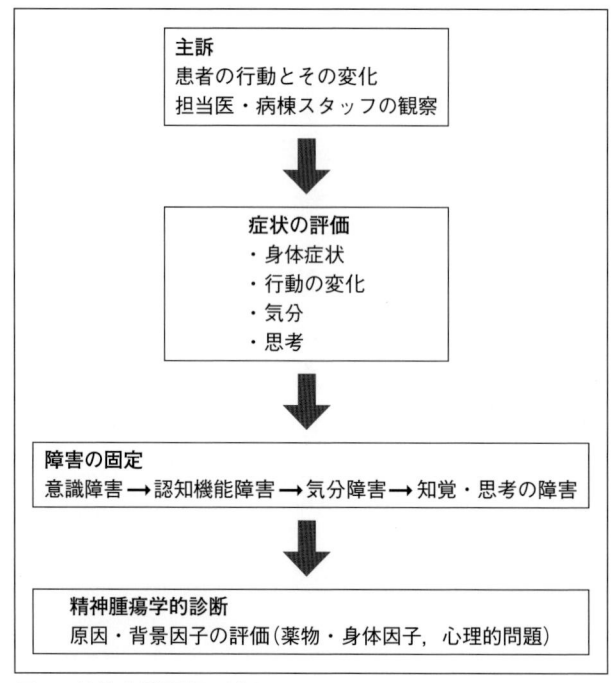

```
┌─────────────────────────────┐
│  主訴                        │
│  患者の行動とその変化          │
│  担当医・病棟スタッフの観察    │
└─────────────────────────────┘
              ↓
┌─────────────────────────────┐
│  症状の評価                  │
│   ・身体症状                 │
│   ・行動の変化               │
│   ・気分                     │
│   ・思考                     │
└─────────────────────────────┘
              ↓
┌─────────────────────────────────────┐
│  障害の固定                          │
│  意識障害→認知機能障害→気分障害→知覚・思考の障害 │
└─────────────────────────────────────┘
              ↓
┌─────────────────────────────────────┐
│  精神腫瘍学的診断                    │
│  原因・背景因子の評価(薬物・身体因子, 心理的問題) │
└─────────────────────────────────────┘
```

図4 精神症状評価の流れ

と判断してはならない,会話はまとまらなければせん妄の一症状として対応をする.一般臨床において,そわそわしているから不安として抗不安薬を内服させ,せん妄を増悪させる事例が多いのでぜひ注意をしたい.

ⅱ)精神症状評価の注意点2(気分障害の評価)

意識障害の次に,気分の評価である.

うつ状態はがん患者の約30%に認められるが,高率で見落とされている.見落とされる理由として,「がんになったのだから落ち込むのは当たり前」と心理的に解釈してしまい,うつ状態・うつ病のアセスメントを受けられない点にある.がん患者であっても大半の患者はうつ病にならずに過ごしており,安易に決めつけがちなことは注意を払いたい.

患者も,身体の治療中であることから,精神症状(抑うつ気分や意欲の低下)に気がつかないことも多いし,気持ちの問題を医療者に話をしても仕方がないと思っていることも多い.

ⅲ)精神症状のアセスメント3(不安)

「不安」という言葉も,当たり前のように使われる反面,さまざまな意味が混じるため混乱を生じている.

「うつ」にもいろいろなレベルがあるように,不安についてもレベルがある.

不安→　病的な要素のない不安(正常な不安)
　　　　病的な不安
　　　　ほかの症状を伴った症候としての不安:不安症状

また,不安は身体症状でもある.臨床でしばしば経験するのは,患者が「不安ではない」と否定

しても，身体症状として自律神経反応を呈している場合がある．

代表的な症状にパニック発作がある．パニック発作は上記の自律神経反応に加えて，
- コントロールの効かない恐怖
- このまま死ぬのではないかと感じるほどの恐怖

が急激に出現する症状である．パニック発作はうつ病や不安障害などの患者にも認められる．

病的な不安や不安症状を評価するためには，まず自律神経反応に伴う身体症状を評価することから始める．

もしも不安症状がありそうな場合には，もう一度うつ病がないかを疑う．というのも，うつ病には抑うつ気分に加えて，不安症状が重なることが非常に多いからである．

③社会経済的問題の評価

心理的問題や対人関係の問題と切り離せないものに，治療にかかる費用の問題や患者をとりまく家族や仕事の問題がある．患者が家族に気遣い，遠慮をしてしまうということを問題にしていても，介護保険を導入して家族の負担を軽減することで解決可能な問題もある．介護保険など利用できる社会資源を導入して解決できる問題であればまず優先する．

④心理的問題の評価

身体症状と精神症状，社会経済的問題などある程度解決の道筋の立ちやすい問題を解決した上で考えなければならないものに，心理的な問題がある．

心理的な問題とは，疾患や治療と患者をとりまく人間関係などの問題である．

その中には，

- がんという病とどのように取り組むのか．
- 家族とのコミュニケーションの問題
- 担当医や病棟とのコミュニケーションの問題
- 仕事や学校との両立をどのようにするのか．

などがあげられる．

とくに注意をしたいのは，医療者と患者とのコミュニケーションがうまくいっているかどうかで，その確認をする．

⑤実存的問題の評価

身体・精神症状，社会的問題，対人関係など個別に対応を積み重ねてもなお残る問題の中には，

- 実存的な問題
- 危機的な問題を抱える中での人間の成長

などが考えられる．

日本人における実存的問題には，関係性に由来する苦悩やコントロール感の喪失，他者への負担感，同一性の喪失，重要なことが未完成であることなどが報告されている[4,5]．

実存的な問題に関して，医療者が注意をしたいのは，疼痛やせん妄など確実に解決が可能な苦痛を見落として，あたかも「実存的な問題」と誤解することである．実存的な問題を考えるにしても，その前に解決できる問題を見落としていないか，もう一度振り返ってほしい．

参考文献

1) National Consensus Project for Quality Palliative Care, Clinical Practice Guidelines for Quality Palliative Care, Second Edition, 2009 (http://www.nationalconsensusproject.org/guideline.pdf)
2) 小川朝生, 内富庸介(編):精神腫瘍学クイックリファレンス. 創造出版, 2009.
3) Chochinov HM, Breitbart W (eds):Handbook of Psychiatry in Palliative Medicine. Oxford University Press, New York, 2009.
4) Noguchi W, et al:Spiritual needs in cancer patients and spiritual care based on logotherapy. Support Care Cancer, 2006;14(1):65-70.
5) Noguchi W, et al:Reliability and validity of the Functional Assessment of Chronic Illness Therapy-Spiritual(FACIT-Sp)for Japanese patients with cancer. Support Care Cancer, 2004;12(4):240-245.

〔小川朝生〕

2 身体症状マネジメントをめぐる問題

I 疼痛

　疼痛はほとんどのがん患者が経験する症状であり，患者のみならず家族にとってもしばしば耐え難い苦痛となる．疼痛は身体的な原因に心理的，社会的，霊的(スピリチュアル)な因子が複雑に関連する症状であり，マネジメントにあたっては多職種の連携が不可欠である．

1．疼痛の原因

　身体的な原因は，がん自体による疼痛，がん治療による疼痛，がん・がん治療と直接関連のない疼痛に大別できる(表1)．神経学的には，侵害受容性疼痛(これは体性痛と内臓痛がある)と神経障害性疼痛に分類され，その区別は効果的なマネジメントのために重要である(表2)．

表1　がん患者の疼痛の原因

がん自体による疼痛	内臓痛 体性痛(骨転移痛，筋膜の圧迫，浸潤，炎症による疼痛) 神経障害性疼痛 　脊髄圧迫症候群 　腕神経叢浸潤症候群 　腰仙部神経叢浸潤症候群・悪性腸腰筋症候群
がん治療による疼痛	術後痛症候群 　開胸術後疼痛症候群 　乳房切除後疼痛症候群 化学療法後神経障害性疼痛 放射線照射後疼痛症候群
がん・がん治療と直接関連のない疼痛	もともと患者が有していた疾患による疼痛 新しく合併した疾患による疼痛 がんにより二次的に生じた疼痛

(NCCN：Adult cancer pain. NCCN Clinical Practice Guidelines in Oncology, 2010より一部改変)

表2 疼痛の神経学的分類

分類		障害部位	疼痛を起こす刺激	疼痛の特徴	治療における特徴
侵害受容性疼痛	内臓痛	食道，胃，小腸，大腸などの管腔臓器 肝臓，腎臓などの被膜をもつ固形臓器	管腔臓器の内圧上昇 臓器被膜の急激な伸展 臓器局所および周囲組織の炎症	深く絞られるような，押されるような疼痛 局在が不明瞭	オピオイドが効きやすい
	体性痛	皮膚，骨，関節，筋肉，結合組織などの体性組織	切る，刺す，叩くなどの機械的刺激	局在が明瞭な持続痛が体動に伴って増悪する	突出痛に対するレスキューの使用が重要
神経障害性疼痛		末梢神経，脊髄神経，視床，大脳などの疼痛の伝達路	神経の圧迫，断裂	障害神経支配領域のしびれ感を伴う疼痛 電気が走るような疼痛	難治性で鎮痛補助薬を必要とすることが多い

(特定非営利活動法人日本緩和医療学会，緩和医療ガイドライン作成委員会：がん疼痛の薬物療法に関するガイドライン2010年版．p14，金原出版，2010)

2. 疼痛の評価

　疼痛は主観的なものであるため，評価は患者による表現をもとにすることが原則となる．しかし種々の原因で患者に認知機能の低下があることも，さらには薬剤の影響で眠気やせん妄がみられることもあるため評価の際には注意を必要とする．

　評価する項目としては，疼痛の部位や強さ（Numerical Rating Scale や Visual Analogue Scale を用いる）だけではなく，日常生活への影響，疼痛のパターン，経過，性状，増悪因子・軽減因子，現在行っている治療の反応，レスキュー・ドーズ（疼痛時の臨時の追加投与）の効果と副作用も忘れないようにする．系統的な評価はマネジメントに不可欠であるとともに，患者や家族と信頼関係を構築する上でも大切である．

3. マネジメントの実際

　図1に日本緩和医療学会の「がん疼痛の薬物療法に関するガイドライン」[1]に示されている疼痛マネジメントの概要を示す．

　評価を行った後に，まず原因に応じた対応を検討する．がん自体が原因の場合，外科治療や化学療法，放射線治療によってがんを除去または縮小できる可能性を探る．特定の病態（神経障害性疼痛，骨転移，消化管閉塞など）による疼痛の場合，それぞれに適したマネジメント（神経ブロック，ビスホスホネート，ステロイドなど）を検討する．

　共通する疼痛マネジメントとしては薬剤投与が主役になるが，詳細はガイドラインを参照されたい．

1) WHO（世界保健機関）方式がん疼痛治療法

　薬剤による疼痛マネジメントは，WHO方式がん疼痛治療法に準ずることが推奨される．本法

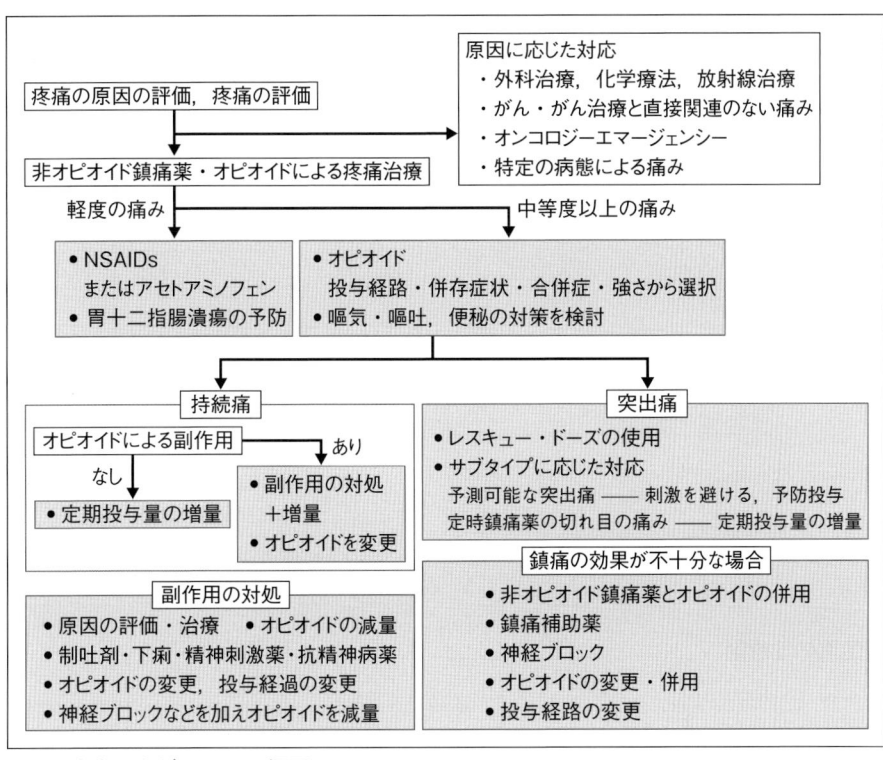

図1 疼痛マネジメントの概要

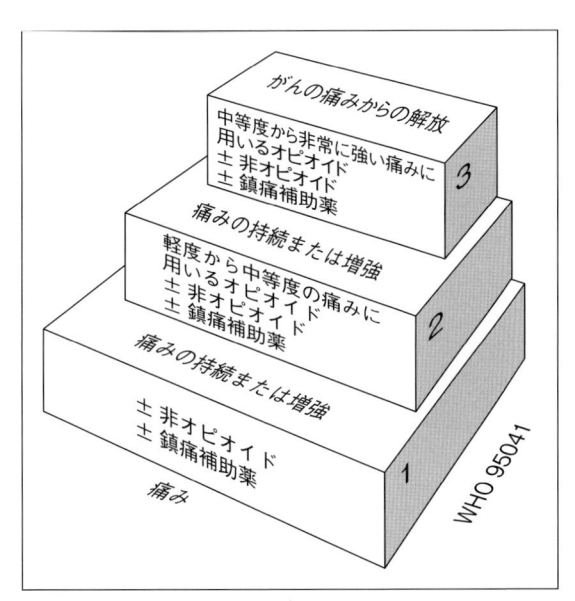

図2 WHO 3段階除痛ラダー

は下記の「鎮痛薬使用の5原則」と，鎮痛薬の段階的な使用法を示した「3段階除痛ラダー」(**図2**)から成る[2]．

表3 わが国で使用可能なオピオイド製剤

		モルヒネ	オキシコドン	フェンタニル
経口製剤	徐放製剤	MSコンチン®, カディアン®, ピーガード®, モルペス®, MSツワイスロン®, パシーフ®	オキシコンチン®	―
	速放製剤	オプソ®, モルヒネ塩酸塩	オキノーム®	―
注射剤		モルヒネ塩酸塩, アンペック®, プレペノン®	パビナール®	フェンタニル®（フェンタネスト®）
坐剤		アンペック®	―	―
貼付剤		―	―	デュロテップ®MT フェントステープ® ワンデュロパッチ®

鎮痛薬使用の5原則
- 経口的に（by mouth）
- 時刻を決めて規則正しく（by the clock）
- 除痛ラダーに沿って効力の順に（by the ladder）
- 患者ごとの個別的な量で（for the individual）
- その上で細かい配慮を（with attention to detail）

2）鎮痛薬の選択

鎮痛薬は3段階除痛ラダーに従い，疼痛の程度によって選択する．すなわち軽度の疼痛には非オピオイド鎮痛薬（NSAIDsまたはアセトアミノフェン）を使用し，効果が不十分な時には第2段階のオピオイドを追加する．それでも疼痛の緩和が十分でない場合には第3段階のオピオイドに変更する．表3にわが国で使用可能なオピオイドを示す．

オピオイドを処方する際に，患者や家族が抵抗感を示すことがある．「中毒になる」，「寿命を縮める」などの誤解は，家族としてがん患者を看取ったときの個人的な経験に基づくことも多く，体験を確認した上で時間をかけて説明するように心がける．

3）鎮痛薬の副作用への対処

鎮痛薬を開始する場合，それぞれの副作用を理解し必要な対処を行う．NSAIDsでは胃腸障害，腎機能障害，血小板機能障害に注意する．オピオイドでよくみられる副作用は悪心・嘔吐，便秘，眠気，せん妄，幻覚である．悪心・嘔吐や便秘は高頻度にみられるため，予防的な投薬がされることが一般的である．眠気は投与開始直後や増量時にみられるが，多くの場合は数日以内に軽減ないし消失する．オピオイドはせん妄や幻覚の原因になりうるが，がん患者ではさまざまな病態が混在しているため，高カルシウム血症などの治療可能な他の原因がないかを常に念頭に置いて対応することが大切である．

表4 鎮痛補助薬

分類	薬剤名
抗うつ薬	アミトリプチリン，アモキサピン，ノルトリプチリン，ミルタザピン，デュロキセチン
抗けいれん薬	カルバマゼピン，バルプロ酸，フェニトイン，ガバペンチン，クロナゼパム
抗不整脈薬	メキシレチン，リドカイン
NMDA受容体拮抗薬	ケタミン
中枢性筋弛緩薬	バクロフェン
コルチコステロイド	ベタメタゾン，デキサメタゾン
ベンゾジアゼピン系抗不安薬	ジアゼパム
ビスホスホネート	パミドロン酸，ゾレドロン酸

4）鎮痛効果が不十分な場合

鎮痛効果が不十分な場合，緩和されていないのが持続痛か，それとも突出痛かで対処が異なる．その時の状態によってオピオイドの増量，他のオピオイドへの変更や追加，投与経路の変更を慎重に検討する．

神経障害性疼痛の緩和には鎮痛補助薬（**表4**）の併用が有効なことがある．骨転移痛には放射線治療やビスホスホネートの使用を検討する．膵臓がんによる上腹部痛や骨盤内臓器による内臓痛は神経ブロックが適応となる場合もあるため専門家にコンサルトする．

II 倦怠感

倦怠感はがん患者にみられる頻度の高い症状の1つであるが，患者がその辛さを周囲に伝えることが少なく過小評価されやすい．現状では確実に効果が期待できる薬剤がなく，多職種によるサポートが重要になる．

1．倦怠感の定義

倦怠感という用語がわが国の臨床現場でよく使われているが，海外の文献ではfatigue（疲労感），asthenia（力が入らない状態），weakness（衰弱）などがほぼ同じ意味で用いられている．NCCN（National Comprehensive Cancer Network）のガイドライン[3]には，がんに関連した疲労感（Cancer-Related Fatigue）は「持続する主観的な疲労・消耗の感覚のことで，がん自体またはがんの治療に関連して生じ，労作に比例せず，日常生活の妨げとなる症状」と定義されている．

2．倦怠感の原因

倦怠感の身体的な原因は，がん自体によるもの，がん治療によるもの，併存している病態によるもの，その他に大別される（**表5**）．

表5 がん患者の倦怠感の原因

```
身体的要因
    ・がん自体に関連した倦怠感
    ・がんの治療に関連した倦怠感
        抗がん剤,放射線治療,手術
    ・併存している病態に関連した倦怠感
        貧血,感染症,臓器障害,栄養不良,電解質異常,脱水
    ・睡眠障害に関連した倦怠感
    ・活動の低下に関連した倦怠感
    ・慢性疼痛に関連した倦怠感
    ・薬剤(オピオイドなど)に関連した倦怠感
心理社会的要因
    ・不安障害に関連した倦怠感
    ・抑うつに関連した倦怠感
    ・ストレスに関連した倦怠感
    ・環境要因に関連した倦怠感
```

(Berger AM, Shuster Jr JL, Von Roenn JH:Principles and practice of palliative care and supportive oncology. p100, Lippincott Williams & Wilkins, Philadelphia, 2007 より改変)

がん自体が原因となる倦怠感の多くに悪液質が関係しているが,その病態生理は十分には明らかになっていない.併存している病態による倦怠感では治療可能なものがあるため,適切な評価が不可欠である.

また倦怠感の原因として身体要因に目が向きがちであるが,不安や抑うつ,ストレスなどの心理社会的な原因も多く,これらを見逃さないようにしなくてはならない.

3. 倦怠感の評価

すべてのがん患者は倦怠感の有無を評価されるべきである.評価の際には,複数の原因が存在することがあること,また病期とともに原因が変化していく可能性があることを念頭に置いておく.

評価する項目は,倦怠感の強さ,時期,性質,増悪因子・軽減因子,日常生活への支障などである.わが国で利用できる評価ツールには,Cancer Fatigue Scale(CFS)[5]と Brief Fatigue Inventory(BFI)[6]の2種類があるが,これらは日常診療において使用するほどには簡便ではない.臨床現場では倦怠感NRS(Fatigue Numerical Rating Scale)が用いやすい.

4. マネジメントの実際

1) 治療目標の設定

可能であれば倦怠感を取ることを治療目標とする.しかしがん治療による倦怠感の場合,治療が継続されている間は難しいことが多い.また病状の進行に伴い,マネジメントが徐々に困難になることもしばしば経験する.そのような時には視点を症状から生活の質へと少しずつ移し,倦怠感があることを前提にして生活を送ることを目標に据え,そのための工夫を患者と一緒に考える.

表6 症状マネジメントにおけるステロイドの投与方法

漸減法	ベタメタゾン 4〜6 mg/日(食欲低下の場合),4〜8 mg/日(それ以外の場合)を3〜7日間投与 ・効果なし→中止 ・効果あり ①生命予後が不明確,または3か月以上 　長期投与による合併症を避けるため1〜5日間の短期投与を反復 ②生命予後が3か月未満 　長期投与による合併症を観察しながら,効果の維持できる最小量に漸減 (0.5〜4 mg/日)
漸増法	0.5 mg/日から開始し,0.5 mg ずつ 4 mg/日まで増量

(日本医師会:がん緩和ケアハンドブック—2008年版.p82,青海社,2008より引用)

表7 エネルギー温存療法

- ・1日の生活の中で患者のエネルギーを配分する.
- ・生活動作,仕事,作業などに優先順位をつける.
- ・1日の中で少しずつ何回かに分けて,安静時間,休息をとる.
- ・手が届きやすいところに,生活に必要なものがあるように配置する.
- ・身の回りのことをすべて自分で行おうとするのではなく,体力を温存するために,他者からの支援を受ける.
- ・生活の工夫:生活における運動と休息のバランスをとる.適度な運動は気分転換になったり,良質な睡眠につながったりする.

2) 原因となる病態を治療

原因治療が可能な病態を以下に列挙する.ただし患者の病状によっては病態の改善が不利益となることがあるため,治療の適否については総合的に判断する必要がある.

- 貧血に対する輸血
- 脱水に対する輸液
- 電解質異常に対する電解質の補正
- 感染症に対する抗生物質投与
- 抑うつ症状に対する抗うつ薬の投与
- 不眠に対する睡眠導入薬の投与

3) 薬剤によるマネジメント

精神賦活薬であるメチルフェニデート塩酸塩が倦怠感に対する有効性が確認されているが,わが国では保険適用の問題があり事実上使用できない.

国内で倦怠感に対して経験的に使用されている薬剤としてはステロイドがある.ステロイドは効果と副作用,予後のバランスを考えて投与する.具体的には3か月以上の予後が見込まれる場合には,長期投与の副作用を避けるために1〜5日間の短期投与を繰り返す方法を検討する.ステロイドとしてはわが国ではベタメタゾンがよく処方される.具体的な投与方法を表6に示す.

ステロイドの副作用として,よく知られている満月様顔貌,胃潰瘍,高血糖の他に精神症状があることに留意する.抗がん剤による治療を受けている患者では,感染症のリスクがより高くな

4) 薬剤を用いないマネジメント

倦怠感に対して使用できる薬剤は限られているため、運動療法、患者への説明やカウンセリング、表7のエネルギー温存療法などの生活指導が大切である．

III 悪心・嘔吐

抗がん剤の副作用として、さらにはがんの進行に伴ってがん患者が悪心・嘔吐を経験する頻度は高い．患者は身体的苦痛に加え、食事の楽しみを失うことや経口摂取の減少が衰弱を想起させるなどの精神的苦痛も経験する．

1. 悪心・嘔吐の定義・メカニズム

悪心とは「吐きたくなるような切迫した不快な自覚症状」であり、嘔吐とは「胃内容物を反射的に口から出すこと」と定義される．

嘔吐は延髄にある嘔吐中枢への刺激によって起こるが、その経路は、①化学受容体トリガーゾーン（CTZ）、②消化管、③大脳皮質、④前庭器官に分類される．神経伝達物質としてドパミン（D_2）、ヒスタミン（H_1）、アセチルコリン（Ach）、セロトニン（5-HT_3）、ニューロキニン（NK-1）があり、それぞれの受容体を介して刺激が伝達される（図3）．

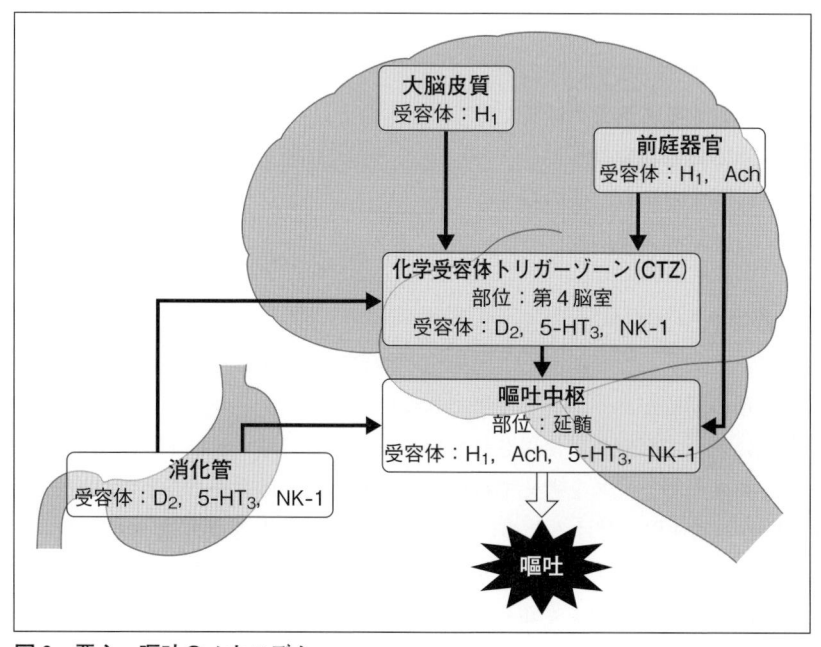

図3 悪心・嘔吐のメカニズム

表 8 抗がん剤の催吐性リスク

日本癌治療学会分類	海外のガイドラインにおける分類	主な薬剤・レジメン
高度(催吐性)リスク	High emetic risk (催吐頻度>90%)	シスプラチン, シクロフォスファミド($>1,500\ mg/m^2$), ダカルバジン, ドキソルビシン+シクロフォスファミド(AC療法), エピルビシン+シクロフォスファミド(EC療法)
中等度(催吐性)リスク	Moderate emetic risk (催吐頻度30〜90%)	ブスルファン($>4\ mg/day$), カルボプラチン, シクロフォスファミド($\leq 1,500\ mg/m^2$), シタラビン($>200\ mg/m^2$), アクチノマイシンD, ダウノルビシン, ドキソルビシン, エピルビシン, イダルビシン, イホスファミド, イリノテカン, メルファラン($\geq 50\ mg/m^2$), メトトレキサート($250〜1,000\ mg/m^2$), オキサリプラチン($\geq 75\ mg/m^2$), テモゾロミド
軽度(催吐性)リスク	Low emetic risk (催吐頻度10〜30%)	シタラビン($100〜200\ mg/m^2$), ドセタキセル, リポソーマルドキソルビシン, エトポシド, 5-フルオロウラシル, ゲムシタビン, メトトレキサート($50〜250\ mg/m^2$), ミトキサントロン, パクリタキセル, ペメトレキセド, トポテカン
最小度(催吐性)リスク	Minimal emetic risk (催吐頻度<10%)	L-アスパラギナーゼ, ベバシズマブ, ブレオマイシン, ボルテゾミブ, セツキシマブ, クラドリビン, シタラビン($<100\ mg/m^2$), フルダラビン, メトトレキサート($\leq 50\ mg/m^2$), リツキシマブ, トラスツマブ, ネララビン, ビンクリスチン, ビノレルビン

(一般社団法人 日本癌治療学会:制吐薬適正使用ガイドライン. p19, 20, 金原出版, 2010 より改変)

2. 悪心・嘔吐の原因・分類

悪心・嘔吐はさまざまな原因によって惹起されるが,がん患者でまず問題となるのは,がん治療による悪心・嘔吐である.

1) がん治療による悪心・嘔吐
①抗がん剤

抗がん剤による悪心・嘔吐は,CTZを介する経路と,主に上部消化管に存在する5-HT_3受容体を介する経路によって生じるとされる.抗がん剤の催吐性リスクは,投与後24時間以内に発症する悪心・嘔吐の割合に従って4段階(高度,中等度,軽度,最小度)に分類されている(表8).また抗がん剤による悪心・嘔吐は発現時期によって下記のように分類される.

- 急性期嘔吐:抗がん剤投与後,数時間以内に起こり24時間以内に消失する症状
- 遅発性嘔吐:抗がん剤投与後24時間以降に発現する症状
- 予期性嘔吐:抗がん剤や放射線治療を受けた時に悪心・嘔吐を経験した患者で,実際の抗がん剤や放射線治療の前に発現する症状

②放射線治療

放射線治療による悪心・嘔吐の頻度,重症度は,照射部位,1回線量,総線量,照射野用量などの放射線治療因子だけではなく,治療中の併用治療や患者の全身状態に影響される.

2) その他の原因による悪心・嘔吐

がんの進行期〜終末期には,表9のようなさまざまな病態による悪心・嘔吐が発現する.

表9 がん患者の悪心・嘔吐の原因

がん自体による悪心・嘔吐	消化管閉塞，肝腫大，脳転移，がん性腹膜炎，腹水，高カルシウム血症
がんの進行に関連した悪心・嘔吐	悪液質，便秘，胃粘膜障害，感染症，腎機能障害
薬剤による悪心・嘔吐	オピオイド，抗うつ薬，鉄剤，NSAIDs，ステロイド
精神的要因による悪心・嘔吐	不安，ストレス，環境

3. マネジメントの実際

1）原因となる病態を治療

マネジメントの手順は，他の身体症状のマネジメントの場合と同様である．まず丁寧な評価を行い，下記のような治療可能な病態があれば治療の適否を検討する．

- 胃粘膜障害に対する H_2 ブロッカー，プロトンポンプ阻害剤の投与
- 高カルシウム血症の治療
- 頭蓋内圧亢進に対するステロイド投与
- 便秘に対する処置，緩下剤投与
- 感染症に対する抗生剤投与
- 原因となる薬剤の変更・中止

2）薬剤によるマネジメント

がん治療による悪心・嘔吐と，その他の原因による悪心・嘔吐に対し，それぞれ薬剤によるマネジメントを述べる．

①がん治療による悪心・嘔吐

抗がん剤による悪心・嘔吐は，日本癌治療学会による「制吐剤適正使用ガイドライン」[8]を参考に管理していく．ガイドラインにはリスク分類による悪心・嘔吐対策が示されている（表10）．すなわち高度催吐性リスクの抗がん剤投与時の急性嘔吐予防には，アプレピタント，5-HT_3拮抗薬，デキサメタゾンの併用が，中等度催吐性リスクの抗がん剤投与時の急性嘔吐予防には，5-HT_3拮抗薬，デキサメタゾンの併用が推奨されている．予期性嘔吐には，投与前夜からのロラゼパムまたはアルプラゾラムが推奨されている．

放射線治療を行う際，悪心・嘔吐のために継続が困難になると患者は明らかな不利益を被る．したがって放射線治療の際には適切な制吐剤の投与が望ましいが，わが国では放射線治療における悪心・嘔吐に対して保険承認されている制吐剤は限られている．ASCOガイドライン2006では放射線部位による催吐性リスクを分類しており（表11），それらを参考に治療することが望ましい．

②その他の原因による悪心・嘔吐

がん治療による悪心・嘔吐以外の原因による悪心・嘔吐のマネジメントは図4に示す治療ステップを参考に行う．制吐剤は最も関与していると思われる病態を同定し，作用機序を考慮して選択

表10 催吐性リスク別の制吐療法

催吐性リスク	急性嘔吐	遅発性嘔吐
高度(催吐性)リスク	アプレピタント ＋5-HT$_3$受容体拮抗薬 ＋デキサメタゾン ※状況に応じてロラゼパムやH$_2$ブロッカーまたはプロトンポンプ阻害薬を追加併用してもよい．	アプレピタント ＋デキサメタゾン
中等度(催吐性)リスク	5-HT$_3$受容体拮抗薬 ＋デキサメタゾン ※一部の特定の抗がん剤(カルボプラチン，イホスファミド，イリノテカン，メトトレキサート)ではアプレピタントの追加併用が推奨される．	デキサメタゾン ※状況に応じてアプレピタントとデキサメタゾンの併用，もしくは5-HT$_3$受容体拮抗薬，アプレピタントを単独で使用
軽度(催吐性)リスク	デキサメタゾン ※状況に応じてプロクロルペラジンもしくはメトクロプラミドを使用する．ロラゼパムやH$_2$ブロッカーまたはプロトンポンプ阻害薬の併用も検討される．	推奨されない
最小度(催吐性)リスク	推奨されない．	推奨されない

(一般社団法人 日本癌治療学会：制吐薬適正使用ガイドライン．p12, 13, 金原出版，2010より改変)

表11 放射線治療による催吐性リスク分類

催吐性リスク分類	放射線照射部位
高度(催吐性)リスク	全身照射
中等度(催吐性)リスク	上腹部
軽度(催吐性)リスク	胸部下部，骨盤，頭蓋(radiosurgery)，頭蓋脊髄
最小度(催吐性)リスク	頭頸部，四肢，頭蓋，乳房

(一般社団法人 日本癌治療学会：制吐薬適正使用ガイドライン．p47, 金原出版，2010より一部改変)

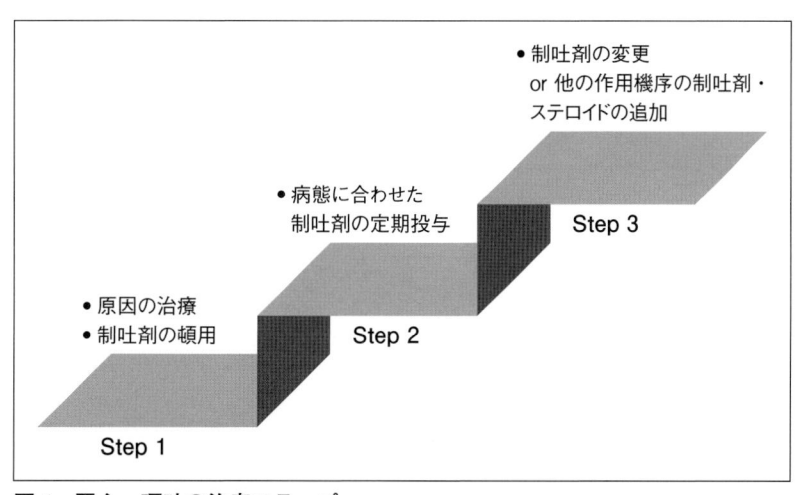

図4 悪心・嘔吐の治療ステップ

Step 1
・原因の治療
・制吐剤の頓用

Step 2
・病態に合わせた制吐剤の定期投与

Step 3
・制吐剤の変更
or 他の作用機序の制吐剤・ステロイドの追加

表12 悪心・嘔吐のメカニズムと制吐剤一覧

病態	薬剤の種類	薬剤名
抗がん剤	5-HT$_3$受容体拮抗薬	グラニセトロン，オンダンセトロン，パロノセトロン
	NK$_1$受容体拮抗薬	アプレピタント
化学受容体(CTZ)の刺激	ドパミン受容体拮抗薬	ハロペリドール，プロクロルペラジン，クロルプロマジン
前庭神経の刺激	抗ヒスタミン薬	ヒドロキシジン，ジフェンヒドラミン，マレイン酸クロルフェニラミン
消化管蠕動の低下	消化管蠕動亢進薬	メトクロプラミド，ドンペリドン
消化管蠕動の亢進	抗コリン薬	ブチルスコポラミン
原因が複数，あるいは同定できない	複数の受容体拮抗薬	オランザピン，リスペリドン
精神的要因，その他	抗不安薬	ロラゼパム，アルプラゾラム
	ステロイド	デキサメタゾン，ベタメタゾン

する(表12).

3) 制吐剤の副作用への対策

制吐剤を使用する際は以下の副作用を注意深く観察し，出現時には速やかに対処する．

①**眠気**：多くの制吐剤の副作用として眠気がみられる．患者が不快と感じる場合には，減量，中止や他の制吐剤への変更を検討する．

②**錐体外路症状**：ドパミン受容体に拮抗する薬剤で，パーキンソン症候群，アカシジア(静座不能症)が生じることがある．その場合は当該薬剤の中止，他の制吐剤への変更が必要である．

4) 薬剤を用いないマネジメント

悪心・嘔吐に対しては，薬剤によるマネジメントと並行して，常に患者への説明や環境調整，口腔ケア，食事の工夫などの薬剤を用いないマネジメントを行うことが大切である．

IV 呼吸困難

がん患者が呼吸困難を経験する頻度は高く，特に最期の数週間では70%の患者にみられると報告されている[10]．呼吸困難は患者の不安を増強させるため，適切な説明と対処が行われないと悪循環を来し，マネジメントが一層困難になることがある．

1. 呼吸困難の定義

呼吸困難は「呼吸時の不快な感覚」と定義される症状である．呼吸不全(酸素分圧≦60 Torrと定義される低酸素血症の病態)によることが多いが，呼吸困難は疼痛と同じく主観的な症状であり，

表 13 がん患者の呼吸困難の原因

がん自体による呼吸困難	胸水，気道の閉塞，肺実質内浸潤，がん性リンパ管炎
がん治療による呼吸困難	肺切除，放射線肺臓炎，肺線維症
全身状態の悪化による呼吸困難	貧血，無気肺，肺炎，呼吸筋の筋力低下
併存疾患による呼吸困難	COPD，喘息，心不全，不安

必ずしも常に呼吸不全を伴う訳ではない．

2. 呼吸困難の原因

がん患者における呼吸困難の原因は，がん自体によるもの，がん治療によるもの，全身状態の悪化によるものに大別される(**表13**)．ただし多くの場合で原因は単一ではなく，複数の病態が関与している．

3. 呼吸困難の評価

呼吸困難は主観的な症状であるため，その強さを評価する場合にはNRSを用いて行うことが勧められる．呼吸困難の質を評価するためには，わが国で開発されたCancer Dyspnea Scale (CDS)が有用である[11]．CDSは呼吸努力感，呼吸不快感，呼吸不安感の3つのサブスコアに分かれているため，その結果をマネジメントに役立てられる可能性がある．

4. マネジメントの実際

1) 治療目標の設定

呼吸困難を取り去ることが最善ではあるが，進行がんの患者では難しいことが多い．特に治療困難な呼吸不全を伴っている場合は薬物によって眠気が増しやすいため，その間のバランスを患者および家族と一緒に考えることが求められる．

2) 原因となる病態を治療

他の身体症状のマネジメントと同様，下記のような治療可能な病態があれば，その治療をまず検討する．
- 気道狭窄・上大静脈症候群に対する放射線治療・ステント挿入
- 胸水・心囊水に対するドレナージ
- 肺炎に対する抗菌薬投与
- 貧血に対する輸血
- 心不全に対する強心剤，利尿剤

3) 薬物によるマネジメント

薬物によるマネジメントは図5に示す治療ステップを参考にして行う．

①オピオイド

モルヒネの全身投与によって呼吸困難が改善されることが，無作為化比較試験で示唆されてい

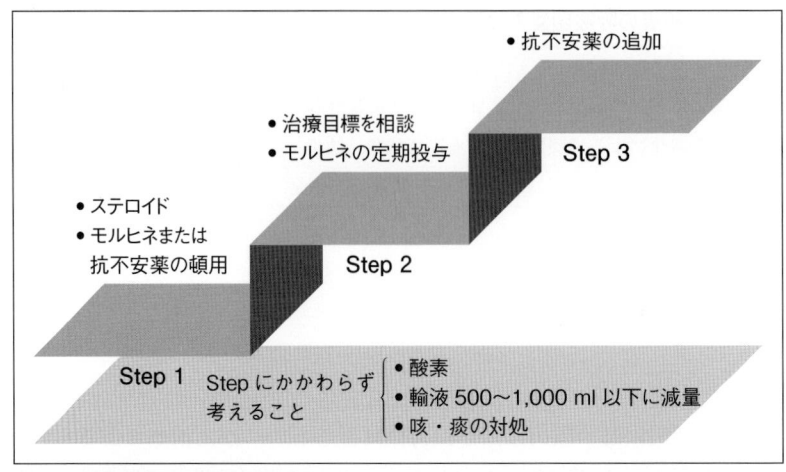

```
                                    • 抗不安薬の追加
                         • 治療目標を相談
                         • モルヒネの定期投与    Step 3
   • ステロイド
   • モルヒネまたは
     抗不安薬の頓用      Step 2

                                  • 酸素
     Step 1    Step にかかわらず   • 輸液 500〜1,000 ml 以下に減量
               考えること          • 咳・痰の対処
```

図5 呼吸困難の治療ステップ

る[12]．投与量は疼痛に用いる場合よりも少量で効果をもたらす．有害事象として呼吸抑制が懸念され使用が躊躇されることがあるが，治療用量では酸素飽和度の低下，呼吸抑制は来さないことが報告されている[13]．

使用するオピオイドとしてはモルヒネが第一選択薬であるが，もし使用しづらい場合にはコデインリン酸塩を用いる．コデインリン酸塩は肝臓でモルヒネに代謝され効果を発現する．

②**抗不安薬**

アルプラゾラムやロラゼパムなどのベンゾジアゼピン系抗不安薬が経験的に使用されているが，それは呼吸困難が不安を助長し，その不安が呼吸困難を悪化させるという悪循環を断ち切ることが期待されるからである．しかし抗不安薬単独の呼吸困難に対する効果についてのエビデンスはない．

③**ステロイド**

ステロイドはがん性リンパ管症や上大静脈症候群による呼吸困難を和らげる．それ以外の原因による呼吸困難に対しても，ステロイドのもつ浮腫や炎症を抑える作用に期待して経験的に使用されているが，その適応や投与方法は確立されていない．

ステロイドを使用する場合には，効果と副作用，予後のバランスを考えることが必要である．具体的な投与方法，副作用への留意点は倦怠感で使用する場合と同様である．

4）その他

①**輸液の減量**

予後が数週間と考えられる患者では，胸水や気道分泌物の増加による呼吸困難の悪化を防ぐために，輸液量の減量を検討する．

②**酸素**

低酸素血症合併している時に実際に試してみて，患者の自覚症状が緩和される時には用いることが勧められる．

③**呼吸リハビリテーション**

がん患者に対する呼吸リハビリテーションは十分に検討されていないが，呼吸法の指導やポジ

ショニングの工夫，排痰の援助などが有効な時がある．
④不安への対処
呼吸困難を訴えている患者の不安軽減のために，心理的サポートは重要である．呼吸法とリラクセーションの指導，カウンセリングを組み合わせた介入プログラムが有効であったという報告がある[14]．

V その他の身体症状

ここまでに述べた疼痛，倦怠感，悪心・嘔吐，呼吸困難以外にも，がん患者は経過中にさまざまな身体症状を経験する．その中で，苦痛の程度が強くない場合が多いものの，頻度が高い症状のマネジメントを概説する．

1．便秘

便秘はがん患者においてよくみられ，QOL低下の一因になる症状であるが，丁寧に評価し対応すれば十分にコントロール可能である場合が多い．

1）便秘の原因

がん治療中の患者で多くみられるのは，ビンクリスチンやオキサリプラチンなどの抗がん剤による末梢神経障害が原因の便秘である．進行がん患者の便秘には，消化管の狭窄，がん性腹膜炎などのがん自体によるものだけではなく，食事摂取量の減少や筋力低下，運動量の減少が影響している（表14）．薬剤が原因となることも多いが，中でもオピオイド投与中の患者では便秘が高頻度に起きる．

2）便秘のマネジメント

便秘のマネジメントでは緩下剤を適切に使うことが鍵になる．緩下剤には大きく分類すると，便を軟らかくする浸透圧性緩下剤（酸化マグネシウム，ラクツロース）と腸蠕動を亢進させる大腸刺激性緩下剤（センノシド，ピコスルファートナトリウム）がある．これらの薬剤を，便の硬さや腸蠕動の程度によって調節する．

薬物を用いないマネジメントも大切であり，体を動かすなどの生活指導，水分摂取や野菜，果汁を多く摂るなどの食事指導，排便しやすいような環境調整，マッサージなどのケアを行う．

表14 がん患者の便秘の原因

がん自体による便秘	消化管の閉塞，がん性腹膜炎，高カルシウム血症，腫瘍随伴症候群
がんの進行に関連した便秘	食事摂取量の減少，筋力低下，運動量の減少，脱水
薬剤による便秘	オピオイド，抗がん薬，抗コリン薬，利尿薬
その他の原因による便秘	高年齢，環境の問題，抑うつ，せん妄などの精神的要因

2. 末梢神経障害

1）末梢神経障害の原因

　がん患者ではがんによる神経圧迫や腫瘍随伴症候群による末梢神経障害がしばしば生じるが，がん治療中の患者で最も頻度が高いのは抗がん剤による末梢神経障害である．末梢神経障害を来す代表的な抗がん剤は，プラチナ系薬剤のオキサリプラチン，シスプラチンとタキサン系薬剤のパクリタキセルである．末梢神経障害の発現に影響する因子として，総投与量，他の神経毒性を有する抗がん剤との併用，糖尿病や腎疾患などの基礎疾患の合併がある．

2）症状とマネジメント

　症状としては，手指，足趾のしびれや知覚鈍麻が多い．そのために細かい日常動作に不便を生じ生活の質が低下する．

　マネジメントはオキサリプラチン投与中の患者への寒冷刺激を避けることの説明や転倒予防などの生活指導が中心となる．薬剤としてビタミン剤や抗うつ薬，抗けいれん薬，漢方薬が処方されることがあるが，有効性が証明されているものはない．原因である薬剤の投与中止により回復可能ではあるが，抗がん剤が奏効している場合，中止は患者にとってしばしば難しい選択である．

3. 皮膚疾患

　がん患者はさまざまな原因による皮膚疾患を合併する．自覚症状としての瘙痒感だけではなく，外見上の変化を苦痛に感じる患者も多い．

1）がん治療中の皮膚疾患

　がん治療中の患者では，セツキシマブ，エルロチニブなどの分子標的薬剤で皮疹がみられる頻度が高い．したがってほとんどの施設で治療開始時からスキンケアの指導が行われているが，完全に予防することは困難である．セツキシマブでは皮疹の重症度と治療効果の間に正の相関を認めるデータがあり[15]，患者の希望を支える意味でも治療継続が重要である．

　また放射線治療による皮膚炎，造血細胞移植時の移植片対宿主反応（GVHD）による皮疹も，重症度はさまざまであるが頻度は高い．

2）進行がん患者でみられる皮膚疾患

　進行がん患者では，がんの皮膚への露出があると悪臭の原因にもなり，患者はもとよりケアにあたる介護者にも大きな苦痛になる．がん患者では免疫機能が低下しているため真菌やウイルスによる感染症による症状で苦労することも多い．

　皮膚症状としての瘙痒感は，さまざまな全身疾患によっても生じる．がん患者では腎不全や胆汁うっ滞，薬剤性（オピオイド）が瘙痒感の原因となる．

3）皮膚疾患のマネジメント

　皮膚疾患のマネジメントとしては，日々のスキンケアと同時に薬剤の局所使用が行われる．瘙痒感に対しては薬剤（抗ヒスタミン薬，ステロイド）の全身投与が行われる．原因によっては難治

4. 出血

1) 出血の頻度
出血はがん患者においてよくみられるが,特に進行がん患者では約20%に発生するとされる.致命的となる出血は約5%である[16].

2) 出血のマネジメント
出血量が少なくても患者の目に見える出血は不安を増大させるため,補正できる病態に対する適切な対策と迅速な処置が重要である.抗がん剤による血液障害としての血小板減少,ビタミン不足や肝機能障害,DICによる凝固障害は補正できる場合が多い.

肺がん患者の喀血,消化器がん患者の吐血・下血,泌尿器系がん患者の血尿に対しては,出血量にもよるが専門医の判断と処置が必要になる.

リスクの高い患者に対する適切な説明は,不安の軽減のために重要な役割を果たす.

死が差し迫った患者に起きた重篤な出血は,それを治療することが患者にとって有益かどうかを慎重に判断する.

VI 栄養,輸液

がん患者や家族にとって,栄養状態が関心事の大きな部分を占めていることが少なくない.栄養状態の不良はがん治療に対する反応性の低下や生存期間の短縮に繋がるだけではなく,生活の質の低下を来し,さらには精神的苦痛を生じることも多い.

1. 栄養状態に影響する要因

がん患者の栄養状態に影響する要因は,がん自体,手術や抗がん剤,放射線治療などのがん治療,その他に大別することができる.

- **がん自体の影響**:悪液質,消化器症状による食事摂取量の低下,がんによる消化吸収能の低下,下痢や瘻孔からの消化液,体液の喪失
- **がん治療の影響**:手術,抗がん剤などの生体侵襲による異化の亢進,がん治療に伴う消化器症状による食事摂取量の低下
- **その他**:糖尿病や肝疾患,感染症などの合併症,精神的要因による食欲低下

2. 栄養状態の評価

栄養状態の評価は,がん患者の治療中には定期的に行うべきである.特に治療による消化器症状が出現した際には注意を要する.評価は医師のみではなく,栄養サポートチーム(NST)の協力があると行いやすい.

栄養状態の評価は問診や診察による主観的な方法と検査データによる客観的な方法を総合して行う.

主観的な方法とは主観的包括的評価(subjective global assessment)と呼ばれ，問診で得られた体重や食事摂取量の変化の情報や，患者を診察して得られた体型や浮腫などの情報によって評価する方法である．

客観的な方法とは，栄養指標を測定して得られたデータに基づいて客観的に評価する方法である．栄養指標には身体計測指標(身長・体重，肥厚，筋囲，体脂肪率)，血液・生化学指標(総蛋白，アルブミン，コレステロール，末梢血総リンパ球数)，安静時エネルギー消費量などがある．

3. がん治療中の患者における栄養管理

がん治療中の患者における栄養管理は重要であり，早期からNSTが介入できる体制を整えておく．ただしがん治療中の患者にルーチンで経腸栄養や高カロリー輸液を行うことは推奨されない．個々の患者に適した栄養管理の目標を設定し，それに合わせた介入を行うことが重要で

表15 終末期がん患者における輸液療法

患者・家族の価値観，意向，個別性の尊重	・輸液治療は，患者・家族の価値観に基づいた治療の全般的な目標と一致しなければならない．単に検査所見や栄養状態の改善は治療効果を決める主たる指標にはならない． ・輸液治療を行う際には，患者・家族の意向が十分に反映されるべきである． ・輸液治療は，個々の患者の状況に応じたものでなくてはならない．すなわち，「輸液をする」，「輸液をしない」といった一律的な治療は支持されない．
評　価	・輸液治療の選択肢を検討するときには，総合的なQOL指標や満足度，身体的苦痛，生命予後，精神面・生活への影響，および倫理的・法的妥当性などについて包括的に評価しなければならない． ・終末期の脱水は，必ずしも不快ではなく，単に検査所見や尿量・中心静脈圧などの改善は治療効果を決める主たる指標にはならない． ・輸液治療によって生じる効果は定期的に反復して評価し，修正されるべきである．
利益と不利益のバランスの最大化	・輸液治療は，その利益と不利益のバランスを考慮して行われなければならない．
人工的な水分・栄養補給以外のケア・治療の重要性	・経口摂取の低下した終末期がん患者に対しては，輸液治療などの人工的な水分・栄養補給のほかに，食欲低下を改善する薬物療法，看護ケア，心理的ケア，意思決定支援，生活支援などの患者・家族へのケアを行うことが必須である．
医学的推奨の要約	・performance statusの低下した，または，消化管閉塞以外の原因のために経口摂取ができない終末期がん患者において，輸液治療単独でQOLを改善させることは少ない． ・performance statusがよく，消化管閉塞のために経口摂取ができない終末期がん患者において，適切な輸液治療はQOLを改善させる場合がある． ・終末期がん患者において，輸液治療は腹水，胸水，浮腫，気道分泌による苦痛を悪化させる可能性がある． ・終末期がん患者において，輸液治療は口渇を改善させないことが多い．口渇に対して看護ケアがもっとも重要である． ・終末期がん患者において，輸液治療はオピオイドによるせん妄や急性の脱水症状を改善させることによってQOLの改善に寄与する場合がある． ・静脈経路が確保できない/不快になる終末期がん患者において，皮下輸液は望ましい輸液経路になる場合がある．

(厚生労働科学研究「第3次がん総合戦略研究事業QOL向上のための各種患者支援プログラムの開発研究」班：終末期癌患者に対する輸液治療のガイドライン．2007より引用)

ある[17]。

栄養管理は，栄養状態の評価，栄養管理のプランニング，栄養管理の実施，モニタリング，再プランニングの手順で進められる．

プランニングでは下記の項目について検討し選択する．

- **投与経路**：経口投与，経腸栄養，経静脈栄養を使い分ける．通常は経口摂取を優先し，次に経腸栄養を考慮する．
- **栄養必要量**：総エネルギー投与量，栄養素別の投与量（炭水化物，脂肪，蛋白質，水分，電解質，微量元素）を個々の患者ごとに決定し，適した食事内容，経腸栄養剤，輸液剤を選択する．

栄養管理の実施中は定期的にモニタリングを行い，必要な場合にはプランを見直す．栄養管理中にはさまざまな合併症が起こりうるが，特に経静脈栄養を施行する際は，カテーテル感染症や血栓症，肝障害などに注意する．

4. 終末期の患者における輸液療法

がんの終末期には異化亢進状態になるため，栄養障害を改善することは困難になる．したがって栄養管理は患者や家族と目標を話し合いながら進めていく必要がある．

死亡が1〜2か月以内に生じると考えられる時期になると，患者は経口的に十分な水分・栄養を摂取できない状況になることがある．そのような患者の輸液治療は日本緩和医療学会のガイドライン[18]を参考に進める．**表15**にガイドライン全体の立場を示す全般的な推奨を示す．

Ⅶ 終末期がん患者の予後予測

一般的にがん患者の予後は，がんの種類や病期，患者の全身状態，治療内容に規定される．近年は分子標的薬剤に代表される新規の抗がん剤や定位放射線照射などさまざまな治療法の進歩が著しく，予後に影響する因子として治療要因が一層大きくなってきている．

種々の治療でも治癒が望めなくなったがん患者と家族にとって，死の影を色濃く感じざるを得なくなる終末期は，予後予測がさまざまな意味を含むようになる．

1. 予後予測の重要性

進行がん患者やその家族にとって，予測される予後は目標や優先順位の設定のために不可欠な情報になる．また医療者の立場からは，治療の選択肢の判断に必要である．とくに終末期になると，前述したような輸液治療の適否，さらに切迫した時期になれば，苦痛緩和のための鎮静を行う判断の際に必須である．

2. 予後予測に用いられるツール

終末期がん患者の予後を予測することは難しい．医師は患者の予後を楽観的に考え，長めに評価する傾向がある．そのような主観的な予測を客観的な要素で補完し，より有用な方法にするためのツールが開発されてきた．

ここでは妥当性が検証されている2つのツールを紹介する．

表16 Palliative Performance Scale(PPS)

	起居	活動と症状	ADL	経口摂取	意識レベル
100	100%起居している	正常の活動・仕事が可能 症状なし	自立	正常	清明
90		正常の活動が可能 いくらかの症状がある			
80		何らかの症状はあるが 正常の活動が可能		正常 もしくは 減少	
70	ほとんど起居している	明らかな症状があり 通常の仕事や業務が困難			
60		明らかな症状があり 趣味や家事を行うことが困難	ときに介助		清明 もしくは 混乱
50	ほとんど座位もしくは臥床	著明な症状があり どんな仕事もすることが困難	しばしば 介助		
40	ほとんど臥床	著明な症状があり ほとんどの行動が制限される	ほとんど 介助		
30	常に臥床	著明な症状があり いかなる活動も行うことができない	全介助	数口以下	清明 もしくは 傾眠±混乱
20					
10				マウスケアのみ	

〔Anderson F, Drowning GM, Lesperance M, et al:Palliative Performance Scale(PPS)―a new tool. J Palliat Care, 1996;12:5-11 より改変〕

1) Palliative Prognostic Index(PPI)[20]

本邦で開発された，短期の生命予後を予測するためのツールである．表16にあげた全身状態(Palliative Performance Scaleで評価)，経口摂取，浮腫，安静時呼吸困難，せん妄の5項目をスコア化し，その合計スコアであるPPIで生存期間を予測する(表17)．このツールを用いると，PPIが6点以上では予後3週間以内であることが感度80％，特異度85％で予測され，4点以上では6週間以内であることが感度80％，特異度77％で予測される．

2) Palliative Prognostic Score(PaP Score)[21]

イタリアの緩和ケア研究グループによって開発されたツールである．表18にあげた6項目(臨床医が予測した生存期間，全身状態(Karnofsky Performance Status)，食欲不振，呼吸困難，白血球数，リンパ球割合)の合計スコアで生存期間を予測する方法である．短期から中期の予後の予測を行う．合計得点が0〜5.5，5.6〜11，11.1〜17.5の場合，30日生存確率(生存期間の95％信頼区間)が，それぞれ＞70％(67〜87日)，30〜70％(28〜39日)，＜30％(11〜18日)である．

3. 予後予測を行う際の注意点

本項で紹介したようなツールを適用することで，個々の医師の主観的な評価に大きく左右されない予後予測が可能である．しかし導きだされた生存期間はあくまでもその時点における予測であり，医療者自身が数字に振り回され過ぎないようにする．また患者や家族への伝え方には細心

表17 Palliative Prognostic Index (PPI)

palliative performance scale	10〜20	4.0
	30〜50	2.5
	≧60	0
経口摂取*	著明に減少（数口以下）	2.5
	中程度減少（減少しているが数口よりは多い）	1.0
	正常	0
浮腫	あり	1.0
	なし	0
安静時の呼吸困難	あり	3.5
	なし	0
せん妄	あり（原因が薬物単独，臓器障害に伴わないものは含めない）	4.0
	なし	0

＊高カロリー輸液施行中は0とする．
(Morita T, Tsunoda J, Inoue S, et al：The Palliative Prognostic Index：a scoring system for survival prediction of terminally ill cancer patients. Support Care Cancer, 1999；7：128-133 より改変)

表18 Palliative Prognostic Score

臨床的な予後の予測	1〜2 週	8.5
	3〜4 週	6.0
	5〜6 週	4.5
	7〜10 週	2.5
	11〜12 週	2.0
	>12 週	0
Karnofsky performance scale	10〜20	2.5
	≧30	0
食欲不振	あり	1.5
	なし	0
呼吸困難	あり	1.0
	なし	0
白血球数(/mm^3)	>11,000	1.5
	8,501〜11,000	0.5
	≦8,500	0
リンパ球%	0〜11.9%	2.5
	12〜19.9%	1.0
	≧20%	0

(Maltoni M, Nanni O, Pirovano M, et al：Successful validation of the palliative prognostic score in terminally ill cancer patients. Italian Multicenter Study Group on Palliative Care. J Pain Symptom Manage, 1999；17：240-247 より改変)

の配慮が必要となる．

VIII 終末期の鎮静をめぐる問題

　一部のがん患者は，意識を保ったままでは症状を緩和する手段がない程の苦痛を経験する．そのような苦痛に対する症状緩和の手段の1つが鎮静である．

　わが国では，日本緩和医療学会が「苦痛緩和のための鎮静に関するガイドライン」[22]を作成しており，鎮静はそれに沿って施行されることが望ましい．

1. 鎮静の定義・分類

　鎮静とは，患者の苦痛緩和を目的として患者の意識を低下させる薬剤を投与すること，あるいは患者の苦痛緩和のために投与した薬剤によって生じた意識の低下を意図的に維持することである．

　鎮静はその様式(持続的鎮静，間欠的鎮静)と水準(深い鎮静，浅い鎮静)の組み合わせによって表現される(表19)．

表19 鎮静の分類

鎮静様式	持続的鎮静	中止する時期をあらかじめ定めずに，意識の低下を継続して維持する鎮静
	間欠的鎮静	一定期間意識の低下をもたらしたあとに薬剤を中止・減量して，意識の低下しない時間を確保する鎮静
鎮静水準	深い鎮静	言語的・非言語的コミュニケーションができないような，深い意識の低下をもたらす鎮静
	浅い鎮静	言語的・非言語的コミュニケーションができる程度の，軽度の意識の低下をもたらす鎮静

(特定非営利活動法人　日本緩和医療学会　緩和医療ガイドライン作成委員会：苦痛緩和のための鎮静に関するガイドライン―2010年版．p16，金原出版，2010)

2．鎮静が妥当とされる条件

持続的な深い鎮静は以下の条件を満たす場合に妥当とされる．すなわち，①意図(苦痛緩和を目的としていること)，②自律性(患者の意思と家族の同意があること)，③相応性(相対的に最善と評価されること)の3つである．

3．頻度と対象症状

深い持続的鎮静の施行頻度は，わが国の調査では施設によって11〜68％と大きな差がみられるが，種々の報告から判断すると，全患者のおよそ20〜35％に施行されていると見積もられる．

深い持続的鎮静の主要な対象症状は，せん妄，呼吸困難，疼痛であり，時に倦怠感，悪心・嘔吐，ミオクローヌス，ごく稀に精神的苦痛が対象になると考えられる．

4．治療とケアの実際

鎮静における評価・意思確認・治療・ケアについてのフローチャートを図6に示す．実施にあたっては必ずガイドラインの内容を十分に理解し，単にフローチャートを形式的に確認するようなことは避けるべきである．

1) 医学的適応の検討

医学的適応としては，耐え難い苦痛の評価，治療抵抗性の評価，全身状態・生命予後の評価を慎重に行う．

2) 患者・家族の希望の確認

患者が明らかに鎮静を希望しているか，患者に意思決定能力がない場合は家族の同意があるかを確認する．

3) 鎮静の開始

深い持続的鎮静を行う際はミダゾラムが第1選択薬である．ミダゾラムが有効でない場合に，他の薬剤(フルニトラゼパム，バルビツール系薬剤，プロポフォールなど)も用いられている．

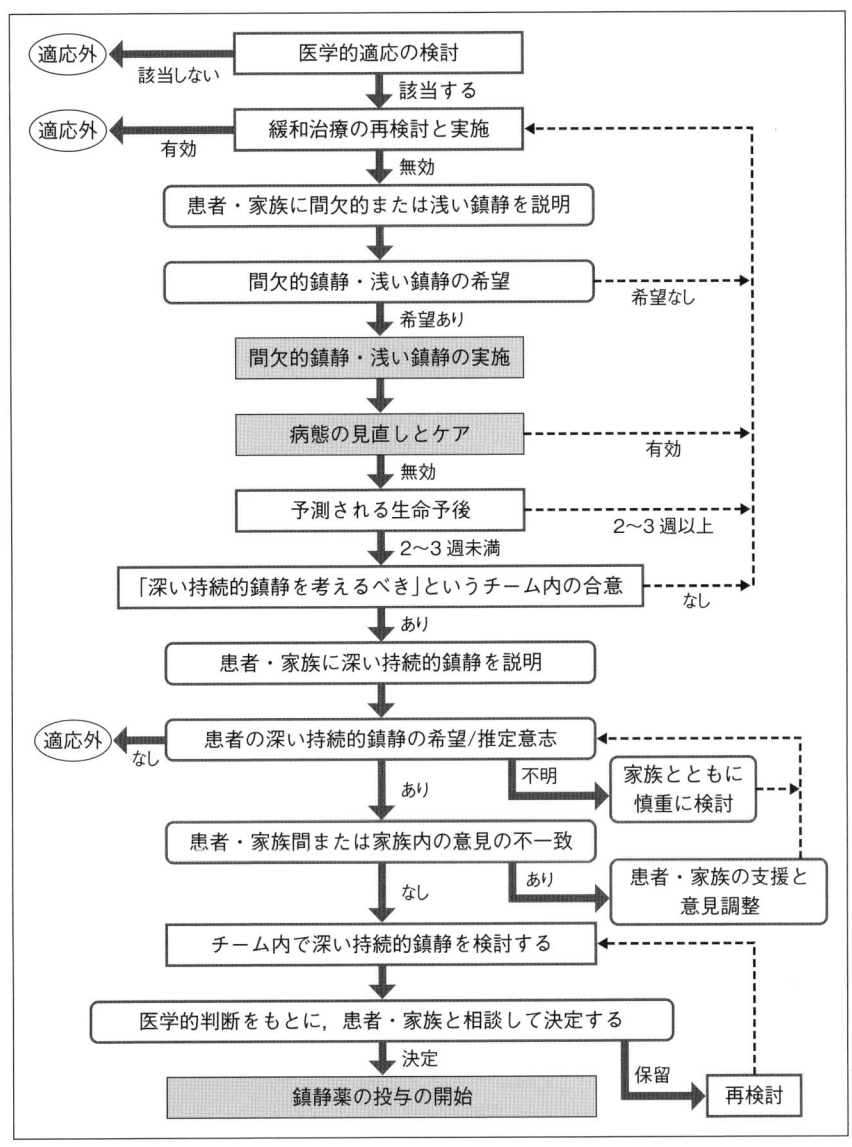

図6 鎮静実施のフローチャート

4) 鎮静の開始後のケア

鎮静を開始した後も,苦痛の程度や意識レベル,有害事象,家族の希望の変化を定期的に評価する.また鎮静開始前と同様に,患者には誠実にケアを行う.家族へは経過に従って必要な情報を適切に提供し,不安や悲嘆を傾聴し,家族が患者のためにできることを一緒に考える.

5. 鎮静を施行する際の注意

鎮静は耐え難い苦痛を緩和するための手段の1つに過ぎず,鎮静が開始されても苦痛自体の原因が除かれた訳ではない.したがってそれまで行っていた治療・ケアの適否はそれぞれ慎重に判断する必要がある.

鎮静を行う医療スタッフにも大きな精神的負担がかかる．そのことに常に配慮し，必要に応じて情報共有やカンファレンスを行う．

引用文献

1）特定非営利活動法人日本緩和医療学会，緩和医療ガイドライン作成委員会：がん疼痛の薬物療法に関するガイドライン 2010 年版．p98，金原出版，2010．
2）世界保健機関（編），武田文和（訳）：がんの痛みからの解放―WHO 方式がん疼痛治療法．第 2 版，p16，金原出版，1996．
3）National Comprehensive Cancer Network：NCCN Clinical Practice Guidelines in Oncology. Cancer-Related Fatigue. http://www.nccn.org/professionals/physician_gls/PDF/fatigue.pdf, 2008.
4）Berger AM, Shuster Jr JL, von Roenn JH：Principles and practice of palliative care and supportive oncology. p100, Lippincott Williams & Wilkins, Philadelphia, 2007.
5）Okuyama T, Akechi T, Kugaya A, et al：Development and validation of the cancer fatigue scale―a brief, three-dimensional, self-rating scale for assessment of fatigue in cancer patients. J Pain Symptom Manage, 2000；19：5-14.
6）Mendoza TR, Wang XS, Cleeland CS, et al：The rapid assessment of fatigue severity in cancer patients―use of the Brief Fatigue Inventory. Cancer, 1999；85：1186-1196.
7）日本医師会：がん緩和ケアハンドブック―2008 年版．p82，青海社，2008．
8）一般社団法人　日本癌治療学会：制吐剤適正使用ガイドライン．金原出版，2010．
9）Kris MG, Hesketh PJ, Somerfield MR, et al：American Society of Clinical Oncology Guideline for Antiemetics in Oncology―Update 2006. J Clin Oncol, 2006；24：2932-2947.
10）Reuben DB, Mor V：Dyspnea in terminally ill cancer patients. Chest, 1986；89：234-236.
11）Tanaka K, Akechi T, Okuyama T, et al：Development and validation of the Cancer Dyspnoea Scale―a multidimensional, brief, self-rating scale. Brit J Cancer, 2000；82：800-805.
12）Bruera E, MacEachern T, Ripamonti C, et al：Subcutaneous morphine for dyspnea in cancer patients. Ann Intern Med, 1993；119：906-907.
13）Breura E, Macmillan K, Pither J, et al：The effects of morphine on the dyspnea of terminal cancer patients. J Pain Symptom Manage, 1990；5：341-344.
14）Bredin M, Krishnasamy M, Jessica C, et al：Multicentre randomized controlled trial of nursing intervention for breathlessness in patients with lung cancer. Br Med J, 1999；318：901-904.
15）Stoehlmacher J：Prediction of efficacy and side effects of chemotherapy in colorectal cancer. Recent Results Cancer Res, 2007；176：81-88.
16）Robert Twycross, Andrew Wilcock（著），武田文和（監訳）：トワイクロス先生のがん患者の症状マネジメント．p256，医学書院，2003．
17）大村健二：がん患者の栄養管理．p79．南山堂，2009．
18）厚生労働科学研究「第 3 次がん総合戦略研究事業 QOL 向上のための各種患者支援プログラムの開発研究」班：終末期癌患者に対する輸液治療のガイドライン．2007．
19）Anderson F, Drowning GM, Lesperance M, et al：Palliative Performance Scale（PPS）―a new tool. J Palliat Care, 1996；12：5-11.
20）Morita T, Tsunoda J, Inoue S, et al：The Palliative Prognostic Index：a scoring system for survival prediction of terminally ill cancer patients. Support Care Cancer, 1999；7：128-133.
21）Maltoni M, Nanni O, Pirovano M, et al：Successful validation of the palliative prognostic score in terminally ill cancer patients. Italian Multicenter Study Group on Palliative Care. J Pain Symptom Manage, 1999；17：240-247.
22）特定非営利活動法人　日本緩和医療学会　緩和医療ガイドライン作成委員会：苦痛緩和のための鎮静に関するガイドライン―2010 年版．金原出版，2010．

（天野功二・森田達也）

3 精神医学をめぐる問題
A がんによって生じた問題

I 睡眠障害

　不眠はがん患者において頻度が高い症状の1つである．不眠はそれ自体が大きな苦痛をもたらすほか，患者の Quality of Life(QOL)の低下をもたらす．

　がん患者の不眠の特徴として，その原因ががんやがん治療にも関連して多要因に及ぶことが挙げられる．また，がん患者においてはうつ病やせん妄の頻度が高いが，不眠はそれらの前駆症状あるいは随伴症状の1つであることもある[1]．よって，その治療に当たっては，原因を十分に評価するとともに，より重篤な精神的問題へのサインを見逃さないようにすることが重要である．また薬物療法については，担がんという身体状態への配慮が必要となる．本項では，そのようながん患者における特徴を踏まえた睡眠障害の評価と対応について概説する．

1. 睡眠障害とは

　睡眠障害は，不眠，過眠，睡眠時異常行動，睡眠・覚醒スケジュールの4つに大きく分類される．このうちがん患者において頻度が高いのは不眠である．不眠症とは，睡眠の開始や維持に関する障害があり，それが本人にとっての苦痛や，社会生活における障害を引き起こしている状態をいう．

　臨床では入眠までに要する時間，睡眠時間といった客観基準を重視するよりも，患者本人の主観的な満足感や苦痛を重視する必要があり，またそれに応じてケアを提供する．

2. がん患者における不眠の頻度

　がん患者の不眠の頻度については，対象となる患者のがんの部位，抗がん治療の状況，不眠の定義，評価方法などによってさまざまな報告がある．

　982名のがん患者や長期生存者を対象とした調査では，31％の患者に不眠を認め，そのうち76％の患者が中途覚醒を，44％の患者が入眠困難を経験していた．転移のない初発がんの手術を受ける991名の患者を対象とした研究では，29％の患者が不眠障害の診断に相当し，31％の患者が診断には至らない不眠症状を有していた．2か月間の追跡を行ったところ，それぞれの頻度は26％，22％であった[2]．化学療法中の患者823名を対象とした研究では，43％が不眠障害の診断に相当する状態であり，37％は診断には至らない不眠症状を有していた[3]．300名の乳がん長期生存者を対象とした研究においては，19％が不眠障害の診断基準に相当する状態であり，51％がなんらか

表1　がん患者における不眠の原因—5P's

カテゴリー	例
身体的(Physical)	疼痛，悪心・嘔吐，下痢，消化管閉塞，痰・咳，呼吸困難，低酸素血症，頻尿，尿閉，発熱，発汗，掻痒，倦怠感など
生理的(Physiological)	環境変化(入院)，物音，医療処置など
心理的(Psychological)	ストレス，ライフイベント，同室者との関係など
精神医学的(Psychiatric)	うつ病，適応障害，せん妄，アルコール依存症など
薬理学的(Pharmacological)	ステロイド，中枢神経刺激薬，利尿薬，降圧薬などの使用　抗不安薬，睡眠導入薬，オピオイドなどの退薬

の不眠症状を有していた．また，わが国における進行がん患者を対象とした縦断的観察研究では，緩和ケア外来を受診した209名のうち15％が，そして緩和ケア病棟入院時には26％が明らかな不眠を有していた[4]．

さまざまな研究結果をまとめると，がん患者の不眠の頻度は，評価の方法や調査対象者によってばらつきがあるものの，30〜50％程度と考えられる[5]．

3. 不眠の原因

がん患者における不眠の原因は，その身体的状態や抗がん治療のために，多要因に及ぶ．原因の評価に当たっては，5P'sと呼ばれる五領域を念頭に，系統的に行うことが重要である[6]（表1）．

4. 不眠の評価

一般的に，不眠の評価においては，以下の点に留意する必要がある[7]．
- どのような不眠のタイプか：入眠困難，維持困難，早朝覚醒
- 不眠の経過：いつから始まったのか，どの程度の頻度で生じるか．
- 不眠に先行する原因はあるか．
- 不眠の軽快・増悪因子はなにか．
- 過去に不眠や精神疾患の既往，特にうつ病，せん妄，物質依存などがないか．
- 過去に不眠の治療を受けたことがあるならどのような治療を受けたか．
- 睡眠時無呼吸，restless leg syndrome（むずむず脚症候群）のような随伴症状はないか．

5. 不眠と精神疾患

不眠とうつ病の関連については，がん患者を対象とした研究ではないが，不眠がうつ病の前駆症状であること，遷延する不眠がうつ病の改善を妨げること，寛解後の不眠がうつ病再発の予測因子であること，などが知られている[8]．またがん患者における縦断的観察研究において，抑うつや不安の悪化が不眠の悪化と関連していたことも示されている[4]．

不眠とせん妄の関連については，これもがん患者を対象とした研究ではないが，せん妄を呈した患者の約半数に前日に睡眠覚醒リズムの問題があったことから，不眠はせん妄の前駆症状として重要であると考えられる[9]．また進行がん患者におけるせん妄の症候を調査した結果，97％に睡眠覚醒リズム障害が認められたとの報告もある[10]．

これらの結果から，不眠があった場合はこれらを鑑別することが必要であり，それらが存在する場合はその治療を行い，またそれらが存在しない場合は，不眠への対応がそれらの予防となりうることを念頭におく必要がある．

6. 不眠への対応

不眠への対応は，以下のような手順に沿って行う．

1）原因の除去

もし対処可能な原因があれば，それへの対処を行う．なお終末期などにおいて，痛みなどの身体症状のために不眠が生じている場合，一次的にはその身体症状への対応が必要となる．しかしコントロール不能な身体症状で不眠が生じている場合は，患者の全体的な苦痛の程度も考慮し，痛みのための不眠であっても睡眠導入薬などでの対応が必要となることもある．

2）非薬物療法

近年，がん患者の不眠に対するさまざまな非薬物療法の有用性を検討する研究が行われている．現在までの知見を俯瞰した場合，乳がんの長期生存者などを対象とした場合の認知行動療法の有用性が示されている[11]一方で，リラクセーションやマッサージといった代替療法，教育的介入，運動などについては十分なエビデンスがないと考えられている[12]．

認知行動療法などに含まれている非薬物的介入方法の実際について，表2に示す．

3）薬物療法

がん患者における不眠に対して，睡眠導入薬を使用することは一般的によく行われている．しかし，がん患者における睡眠導入薬の有用性を示す無作為化比較試験がないことには留意するべきである[12]．なお，身体疾患を有しない患者における，慢性不眠に対する睡眠導入薬の効果について検討した150の研究を包含したメタアナリシスによると，睡眠導入薬は，入眠までの時間を10分短縮し，睡眠時間を30分延長，その睡眠の質の改善に関する効果量は0.79，副作用の効果量は0.15であった[13]．これらの結果は統計学的には有意であり，睡眠導入薬の有用性を示すものではあるが，その効果は臨床的にはさほど大きくはないとも解釈できる．一方で，薬物療法には，日中の過鎮静，認知機能障害，依存や離脱，反跳性不眠などの懸念があることから，漫然とした長期投与は避けたほうがよいとされおり，米国NIH（National Institute of Health）のガイドラインでは4～6週を超える投与は行わないことを推奨している[14]．よって，たとえ睡眠導入薬を用いる場合でも，上述のような非薬物療法を組み合わせ，その使用を必要最小限にとどめることが望ましい[5]．

一般的には，身体的にせん妄のリスクが見当たらなければ，不眠のタイプに応じてベンゾジアゼピン系睡眠導入薬を使用する．基本的な考え方として，入眠困難型の場合は短時間型を，中途覚醒型や早朝覚醒型の場合は長時間型を使用する．ただし中途覚醒型や早朝覚醒型の場合であっても患者が持ち越し効果を気にしていたり，あるいはそれが問題となる状況にあったりする場合には短時間型から開始し，効果を評価しながら調節を行う．

睡眠導入薬の使用量と頻度は患者の症状の程度にもよるが，特に外来などにおいては，まずは

表2 不眠に対する非薬物療法[5]

介入	目標	手法
刺激制限	・時間(就床時間)や環境(ベッドと寝室)といった刺激を,入眠開始と関連付け直す. ・規則的な睡眠覚醒リズムを確立する.	・就寝前に,最低1時間リラックスするための時間を確保する. ・就寝前に何か決めごとを行うようにする. ・眠気が出てから床につく. ・15～20分たっても寝付けないときはベッドから出て寝室を離れる.眠くなったら再びベッドにつく. ・起床時間を一定にする. ・ベッドと寝室を睡眠とセックス以外に使用しない. ・昼寝をしない.
睡眠制限	・実際の睡眠時間のみがベッドで過ごす時間をなるようにする,つまり軽度の睡眠剥奪を行うことで,より集中的で効率のよう睡眠が可能となるようにする.	・ベッドで過ごす時間を実際の睡眠時間の合計に制限する. ・睡眠効率が改善するに伴い,ベッドで過ごす時間は徐々に増えてくる.
リラックス訓練	・睡眠を障害する身体的および認知的な覚醒度を低下させる.	・漸進的筋弛緩法,自律訓練,バイオフィードバック,イメージ療法,催眠など
認知療法	睡眠に関する偏った考えを修正する.	偏った認知を同定し,その認知が正しいかどうか検討を加える.その上でより適応的な認知へと再構成していく.
睡眠健康教育	睡眠を障害しうる生活習慣および環境要因を変化させる.	・就床前には刺激物(コーヒー,喫煙など)と飲酒を避ける. ・就床前には重いあるいは辛い食事をしない. ・定期的に,夕方に軽い運動をする. ・暗く,静かで快適な睡眠環境を作る.

1錠不眠時頓用として処方し,患者が必要と思う時に使用した場合の有用性を評価する.割線が入っている錠剤を処方する場合は,適切に判断できる患者であれば0.5錠への調節を許可することもある.

必要時に頓用として使用することについては,反跳性不眠や使用量増加などの問題を生じることなく睡眠改善を得ることができると考えられているが,定時使用と比較した有用性については十分な検討がなされていない[15].

なお2010年,メラトニン受容体作動薬であるラメルテオン(ロゼレム®)がわが国でも発売となった.本薬剤はベンゾジアゼピン系睡眠導入薬と異なり,依存性や筋弛緩作用がないとされることから,がん患者,とくに高齢の患者において安全に使用できることが期待されるが,現時点ではがん患者における有用性を検討した研究はない.

7. がん患者に特徴的な不眠の治療

がん患者の不眠の治療においては,その身体状態や抗がん治療の状態などに特別な配慮が必要なこともある.そのような配慮の有用性は十分に実証されたものではないものが多いが,以下のような実践的な対応を行うことがある.

1) 特殊な薬物選択

肝機能障害や肝転移がある場合,薬物選択抗不安薬の多くは肝臓で代謝されるために効果が増

強, 遷延することがある. このようなことが予測される場合, ロルメタゼパムを優先して使用することが多い. また不眠とともに他の症状が併存している場合, 双方への効果を期待してベンゾジアゼピン系睡眠導入薬以外の鎮静をもたらす薬物を処方することもある. 例えば, しびれが併存している場合にクロナゼパム〔ランドセン®(0.5 mg)1錠, 就寝前内服など〕を, 悪心が併発している場合に抗精神病薬〔ジプレキサ®(2.5 mg)1錠, 就寝前内服など〕やミルタザピン〔レメロン®(15 mg)1錠, 就寝前内服など〕を選択することがある.

2) 内服ができない場合

内服ができない患者における不眠に対して用いる薬物の選択肢としては, フルニトラゼパムやミダゾラム点滴, 抗ヒスタミン薬であるヒドロキシジンパモ酸塩点滴, ハロペリドール点滴, ブロマゼパム坐薬などがある.

緩和ケア病棟に入院している患者の不眠に対するフルニトラゼパムとミダゾラムの有用性について後方視的データを用いて比較を行った結果[16], 効果については差がないこと, フルニトラゼパムのほうが呼吸抑制の頻度が有意に高かった(17% vs 3.8%)が, せん妄の出現など他の副作用の頻度には差がなかったこと, ミダゾラムにおいてはとくに2週間以上使用する場合に耐性が問題となることが報告されている. 後方視的な研究であるため予備的な知見ではあるが, 基本的な考え方として, 週単位での使用が見込まれるような患者に対してはフルニトラゼパムを呼吸抑制に注意して使用し, そうでない場合にはミダゾラムを選択するのがよいかもしれない.

フルニトラゼパムは, 0.5〜1Aを100 ml生理食塩水に加え, 1〜2時間で滴下する. 初回は安全を考えて2時間で滴下し, 有用性を判定する. 入眠したら中止するようにすると最小限の量で必要な効果が得られる. ミダゾラムは半減期が2時間と非常に作用時間が短い薬物であるため, 1Aを100 ml生理食塩水に加え, 入眠時から起床2時間前をめどに, 5時間以上かけて持続的に滴下する. フルニトラゼパムやミダゾラムが使いにくい状況では, ヒドロキシジンパモ酸塩点滴を使用することもある.

その他せん妄のリスクが高い場合はハロペリドール点滴を使用したり, 内服ができずかつ点滴がない場合はブロマゼパム坐薬が有用(3 mg 1個, 挿肛)であることがある.

3) 薬物療法中の転倒・転落のリスク管理

がんは高齢者に多いことから, がん患者の不眠治療の対象者もおのずから高齢者が多くなる. 高齢者における睡眠導入薬の有用性に関するメタアナリシスによると, その睡眠改善の効果は統計学的には有意であるものの小さいこと, その一方で転倒などの精神運動性障害, 健忘などの認知機能障害の出現が統計学的に有意に高いことから, 60歳以上の患者でかつ睡眠導入薬使用以外にも認知機能障害, 精神運動性障害のリスクを有する患者においては, その使用が推奨されないとの報告がなされている[17]. よって転倒・転落のリスクを減ずるには, まず睡眠導入薬の使用を常に最小限にとどめること, 薬物療法を用いる場合も非薬物療法を組み合わせることなどの配慮が必要である.

とはいえ, 終末期における不眠が強い苦痛をもたらすことも多く, そのような場合は, リスク管理を優先して睡眠導入薬を処方しないことは必ずしも患者にとって最善ではない. 睡眠導入薬を用いて十分な苦痛軽減を行いながらも, 夜間にトイレに起きないですむよう点滴のスケジュー

ルを調整する，移動時にナースコールで介助を呼ぶよう患者に依頼する，それが困難な場合はナースコールマットを使用する，などの工夫を重ねることが現実的な対応であることが多い．なおゾルピデムはふらつきが少ないという点が長所として指摘されているが，最近の研究ではそのような特徴は否定されるようになっている[18]．

4）不眠からせん妄へ移行した場合

　せん妄の前駆症状として不眠が生じていると考えられる場合，高齢で身体的に重篤である場合などは，当初からせん妄への対応に準じて抗精神病薬を使用することもある．副作用などの観点から抗精神病薬の使用が不適切と考えられる場合は，トラゾドン〔レスリン®（25 mg）1錠　就寝前内服〕やミアンセリン〔テトラミド®（10 mg）1錠　就寝前内服，半減期が18時間と長いという特徴がある〕といった抗うつ薬を使用することもある．ただし，抑うつを伴わない不眠に対して，特別な理由なく抗うつ薬を睡眠導入薬代わりに使用することは推奨されていない[19]．

　不眠からせん妄に移行した時には，以下のいずれかによって対応が異なる．

　以前から不眠のために睡眠導入薬を連用していた患者がせん妄となった場合：睡眠導入薬以外の原因が新たに生じてせん妄となっている可能性が高く，睡眠導入薬が主要因でないことが多い．しかしせん妄は複数の要因が重なるほど生じやすいとされていることから，無関係であっても一旦は睡眠導入薬を中止し，必要に応じて抗精神病薬を使用することが望ましい．睡眠や眠剤へのこだわりが強い患者の場合は，結果的に睡眠導入薬を再開することも多いが，その場合には抗精神病薬と併用する．

　最近出現した不眠のために使用した睡眠導入薬が主原因となってせん妄となる場合：せん妄そのものは眠剤を中止することで改善が期待できるが，中止しても不眠が残ることが多いため，結果的には抗精神病薬やトラゾドンやミアンセリンといった抗うつ薬で対応することとなる．

　最近出現した不眠のために睡眠導入薬を使用していたところ，他の要因が加わることによってせん妄へ移行する場合：痛みのために眠れず，そのために睡眠導入剤が始まり，同時にオピオイドが増量になっていく過程でせん妄に移行するパターンがこれに相当する．この場合は眠剤を中止するとともに，まず一般的なせん妄への対応を行う．

5）ステロイドによる不眠が疑われる場合

　不眠は頻度が高いステロイド副作用の1つである．化学療法後の嘔気に対してステロイドを予防投与した場合，不眠が45％の患者に出現し，最も頻度の高い副作用であったなどの報告もある[20]．また緩和ケア領域においては，痛み，呼吸困難，倦怠感，食欲不振など，さまざまな症状緩和の目的でステロイドが使用されることがある．そのような使用に伴う不眠の頻度に関する報告は乏しいが，その頻度は高いと考えたほうがよい．

　ステロイドによる不眠が明らかである場合，まずはステロイドの使用方法を見直し，午後にも使用しているようであれば，朝1回の使用に変更することを検討する．その上で不眠が残存する場合は睡眠導入薬の使用を検討する．

　ステロイドは気分変動やせん妄を惹起しうる可能性の高い薬物の1つであり，不眠はその前駆として生じている可能性もある．軽度の認知機能障害や，注意集中力低下などのその他のせん妄前駆症状も並存していて，今後せん妄に移行する可能性が高いと考えられる場合は抗精神病薬を

用いる.

6）不眠と倦怠感が併存する場合[21]

　倦怠感もがん患者において頻度の高い症状であり，その頻度については評価の方法や調査対象者によってばらつきがあるものの，化学療法や放射線療法に伴って生じるほか，長期生存者においても30％以上，進行がん患者では50％以上が有しているとされる．倦怠感もそれ自体が患者に苦痛をもたらす他，日常生活の遂行を妨げるなど，患者のQOLを大きく阻害する．しかし倦怠感の緩和方法は確立されておらず，対処困難な症状の1つとなっている．

　不眠に関する認知行動療法が倦怠感を軽減するという報告もあり，倦怠感緩和のガイドラインなどにおいても，もし患者が不眠を有する場合，その治療を行うことが提唱されている．よって不眠と倦怠感が併存する場合は，積極的に不眠のコントロールを図ることが重要である[22]．また不眠と倦怠感の共通の原因として，抑うつがないかどうかを評価することが必要である．

引用文献

1) Lis CG, Gupta D, Grutsch JF：The relationship between insomnia and patient satisfaction with quality of life in cancer. Support Care Cancer, 2008；16(3)：261-266.
2) Savard J, Villa J, Ivers H, Simard S, Morin CM：Prevalence, natural course, and risk factors of insomnia comorbid with cancer over a 2-month period. J Clin Oncol, 2009；27(31)：5233-5239.
3) Palesh OG, Roscoe JA, Mustian KM, Roth T, Savard J, Ancoli-Israel S, et al：Prevalence, Demographics, and Psychological Associations of Sleep Disruption in Patients With Cancer：University of Rochester Cancer Center-Community Clinical Oncology Program. J Clin Oncol, 2009.
4) Akechi T, Okuyama T, Akizuki N, Shimizu K, Inagaki M, Fujimori M, et al：Associated and predictive factors of sleep disturbance in advanced cancer patients. Psychooncology, 2007；16(10)：888-894.
5) Savard J, Morin CM：Insomnia in the context of cancer：a review of a neglected problem. J Clin Oncol, 2001；19(3)：895-908.
6) Beaumont G：The use of benzodiazepines in general practice. Chichester：John Wiley & Sons, 1990.
7) Sateia MJ, Nowell PD：Insomnia. Lancet, 2004；364(9449)：1959-1973.
8) Tsuno N, Besset A, Ritchie K：Sleep and depression. J Clin Psychiatry, 2005；66(10)：1254-1269.
9) de Jonghe JF, Kalisvaart KJ, Dijkstra M, van Dis H, Vreeswijk R, Kat MG, et al：Early symptoms in the prodromal phase of delirium：a prospective cohort study in elderly patients undergoing hip surgery. Am J Geriatr Psychiatry, 2007；15(2)：112-121.
10) Meagher DJ, Moran M, Raju B, Gibbons D, Donnelly S, Saunders J, et al：Phenomenology of delirium. Assessment of 100 adult cases using standardised measures. Br J Psychiatry, 2007；190：135-141.
11) Savard J, Simard S, Ivers H, Morin CM：Randomized study on the efficacy of cognitive-behavioral therapy for insomnia secondary to breast cancer, part Ⅰ：Sleep and psychological effects. J Clin Oncol, 2005；23(25)：6083-6096.
12) Berger AM：Update on the state of the science：sleep-wake disturbances in adult patients with cancer. Oncol Nurs Forum, 2009；36(4)：E165-177.
13) Buscemi N, Vandermeer B, Friesen C, Bialy L, Tubman M, Ospina M, et al：The efficacy and safety of drug treatments for chronic insomnia in adults—a meta-analysis of RCTs. Journal of General Internal Medicine, 2007；22(9)：1335-1350.
14) National Institutes of Health State of the Science Conference statement on Manifestations and Management of Chronic Insomnia in Adults, June 13-15, 2005. Sleep, 2005；28(9)：1049-1057.
15) Perlis M, Gehrman P, Riemann D：Intermittent and long-term use of sedative hypnotics. Curr Pharm Des, 2008；14(32)：3456-3465.
16) Matsuo N, Morita T：Intravenous infusion of midazolam and flunitrazepam for insomnia on Japanese

palliative care units. J Pain Symptom Manage, 2005 ; 30(4) : 301-302.
17) Glass J, Lanctot KL, Herrmann N, Sproule BA, Busto UE : Sedative hypnotics in older people with insomnia : meta-analysis of risks and benefits. BMJ, 2005 ; 331(7526) : 1169.
18) Dundar Y, Boland A, Strobl J, Dodd S, Haycox A, Bagust A, et al : Newer hypnotic drugs for the short-term management of insomnia : a systematic review and economic evaluation. Health Technol Assess, 2004 ; 8(24) : iii-x, 1-125.
19) Wiegand MH. Antidepressants for the treatment of insomnia : a suitable approach? Drugs, 2008 ; 68(17) : 2411-2417.
20) Vardy J, Chiew KS, Galica J, Pond GR, Tannock IF : Side effects associated with the use of dexamethasone for prophylaxis of delayed emesis after moderately emetogenic chemotherapy. Br J Cancer, 2006 ; 94(7) : 1011-1015.
21) Ahlberg K, Ekman T, Gaston-Johansson F, Mock V : Assessment and management of cancer-related fatigue in adults. Lancet, 2003 ; 362(9384) : 640-650.
22) Roscoe JA, Kaufman ME, Matteson-Rusby SE, Palesh OG, Ryan JL, Kohli S, et al : Cancer-related fatigue and sleep disorders. Oncologist, 2007 ; 12 Suppl 1 : 35-42.

（奥山　徹）

II うつ病，適応障害

　抑うつを主徴とするうつ病および適応障害は，がん患者に最も高頻度で合併する精神症状である．がん患者は，検診でのがんの疑いにはじまり，検査，診断，再発，積極的抗がん治療中止など，さまざまな悪い知らせにさらされることとなる．その都度患者は大きな心理的衝撃を受け，うつ病や適応障害などの臨床的介入を要する精神症状を呈することも稀ではない．本項では，うつ病と適応障害について，疫学，危険因子，診断，スクリーニング，治療などについて詳述する．

1. 疫学

　Derogatisらは，アメリカの3つのがんセンターにおいて無作為に抽出した215名のがん患者を対象にDSM-Ⅲに基づいた精神医学的診断面接を行っている．その結果，うつ病が全体の6％，適応障害が32％に認められ，かなりの割合のがん患者が臨床的介入を要する病的な抑うつ状態を呈していることが示されている[1]．わが国のがん患者についても，国立がん研究センターの患者を対象に有病率調査が行われており，がん種や病期によっても異なるが，うつ病は3〜12％，適応障害は4〜35％に認められている（図1）[2〜7]．うつ病や適応障害は，それ自体が強い苦痛伴うが，がん患者の自殺[8]，全般的QOLの低下[9]，抗がん治療のコンプライアンス低下[10]，入院期間の長期化[11]，家族の心理的苦痛[12]などとも関連することが明らかにされており（表3），さまざまな負の影響を来す．

2. 危険因子

　うつ病，適応障害の危険因子として抽出されているものを表4にまとめる．医学的要因としては，早期がんよりは進行・再発がんにおいて有病率が高い[3]．また，痛みなどの身体症状[5]や身体活動度の低下[7]，化学療法や放射線療法などの治療に伴うストレス[13]も危険因子となりうる．個人・社会的要因としては，がん年齢における相対的若年者[5]，神経質な性格[14]，うつ病などの精神

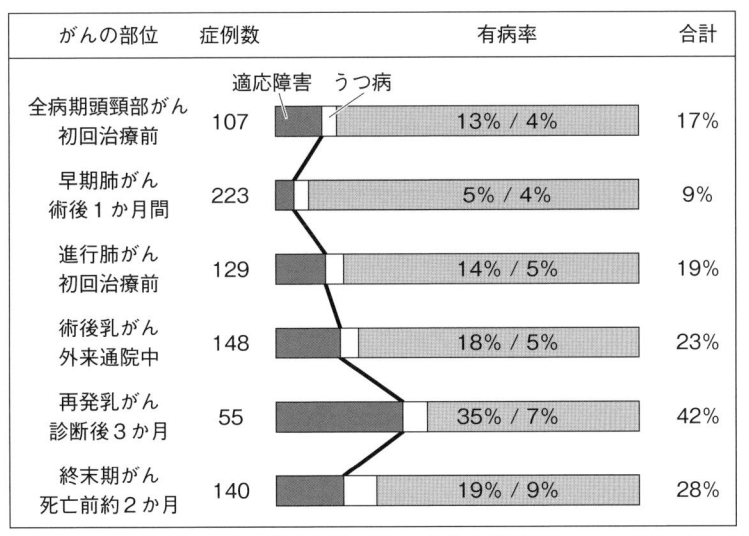

がんの部位	症例数	有病率（適応障害 / うつ病）	合計
全病期頭頸部がん 初回治療前	107	13% / 4%	17%
早期肺がん 術後1か月間	223	5% / 4%	9%
進行肺がん 初回治療前	129	14% / 5%	19%
術後乳がん 外来通院中	148	18% / 5%	23%
再発乳がん 診断後3か月	55	35% / 7%	42%
終末期がん 死亡前約2か月	140	19% / 9%	28%

図1 わが国における適応障害，うつ病の有病率調査

表3 うつ病・適応障害による負の影響

- 自殺の最大の原因
- QOLの全般的低下
- 家族の精神的負担増大
- 治療コンプライアンスの低下
- 入院期間の延長

表4 うつ病・適応障害の危険因子

医学的要因
・進行・再発がん
・痛みなどの身体症状の不十分なコントロール
・低いPS（パフォーマンスステータス）
・化学療法・放射線療法など治療に伴うストレス
個人・社会的要因
・（相対的）若年者
・神経質な性格
・うつ病などの精神疾患の既往
・社会的サポートが乏しい（独居など）
・教育歴が短い

疾患の既往[6]，社会的サポートの欠如[5]，教育歴が短い[6]ことなどが危険因子として挙げられている．ただし，疫学調査において，これらの要因の寄与する程度としてはそれほど大きくないため，ある特徴のある集団にうつ病・適応障害が集中するわけではない．

3. 診断

がん告知などの悪い知らせに伴い，誰でもその直後は強い抑うつ状態が生じ，日常生活で機能できない状況に陥るが，通常はおおよそ2週間程度で回復し，活動を再開する．しかしながら，2週間を経過しても回復が認められないケースもあり，強い抑うつ状態が継続する場合がうつ病に該当する．また，うつ病の基準は満たさないが，日常生活に支障を生じているような状態像は適応障害に該当する（図2）．通常反応，適応障害，うつ病は診断基準によって区別されるが，現象としては明確な境界があるわけではなく，ストレスに対する反応として連続的なものと考えられている．

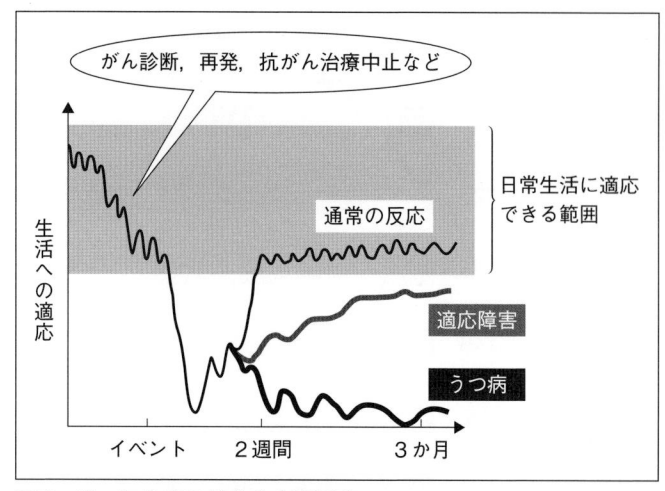

図2　悪い知らせに対する心理反応

1）うつ病の診断

　がん患者に合併するうつ病を診断する場合も，アメリカ精神医学会の診断基準（DSM-Ⅳ-TR）など，精神医学一般で用いられる診断基準を通常は使用する．表5にDSM-Ⅳ-TRにおけるうつ病エピソードの基準を記載する[13]．

　がん患者のうつ病を診断する際に留意すべきこととして，患者が呈する症状がうつ病に伴って出現しているのか，がんそのものの症状やがん治療の副作用として出現しているかの判断が容易でない点がある．前述のDSM-Ⅳ-TR診断項目でいえば，A（3）食思不振，（4）睡眠障害，（6）易疲労性，（8）思考力・集中力の減退，などが判断困難な症状に該当する．

　これまで，がん患者に合併するうつ病を診断する際のこれらの症状の扱いに関して，さまざまな診断手法が用いられてきた．DSM-Ⅳ-TRは，これらの症状が身体疾患に起因するものかうつ病によるものかを鑑別し，前者を除外するという病因的診断 etiologic criteria を採用しているが，病因を考慮せずに身体症状を診断項目に含める包含的診断 inclusive criteria[14]，診断基準から身体症状を除外する除外的診断 exclusive criteria（Cavanaugh基準）[15]，身体症状項目を非身体症状項目に置き換える代替的診断 substitutive criteria（Endicott基準）[16]などがある（表6）．どの診断を用いるかに関して，まだ議論が分かれているが，実際的にはうつ病を見落としてしまうことのデメリットのほうが，過剰に診断してしまうことのデメリットよりも勝るため，偽陽性症例が含まれやすくなるものの，包含的診断に基づいて診断することが推奨されている．

2）適応障害の診断

　がん患者の場合は，うつ病エピソードを満たさないまでも，情緒面，行動面の症状が出現し，臨床的に日常生活における支障が生じていることが多く，この場合は診断基準に沿って適応障害と判定される（表5）[13]．

　適応障害は，呈する精神症状について症候学的に明確な定義をなされておらず，その信頼性や妥当性に関して疑問が残る一方で，通常反応と，明らかに病的であると考えられるうつ病などの精神疾患の間に位置する病態を定義することができるためには有用と考えられている[17]．

表5 うつ病エピソード(アメリカ精神医学会診断基準：DSM-IV-TR)

A. 以下の症状のうち5つ(またはそれ以上)が同じ2週間の間に存在し，病前の機能からの変化を起こしている：これらの症状のうち少なくとも1つは，(1)抑うつ気分または(2)興味または喜びの喪失である．

(1) その人自身の言明(例えば，悲しみまたは，空虚感を感じる)か，他者の観察(例えば，涙を流しているように見える)によって示される，ほとんど1日中，ほとんど毎日の抑うつ気分．
(2) ほとんど1日中，ほとんど毎日の，すべて，またはほとんどすべての活動における興味，喜びの著しい減退(その人の言明，または他者の観察によって示される)．
(3) 食事療法をしていないのに，著しい体重減少，あるいは体重増加(例えば，1か月で体重の5%以上の変化)，またはほとんど毎日の，食欲の減退または増加．
注：小児の場合，期待される体重増加が見られないことも考慮せよ．
(4) ほとんど毎日の不眠または睡眠過多．
(5) ほとんど毎日の精神運動性の焦燥または制止(他者によって観察可能で，ただ単に落ち着きがないとか，のろくなったという主観的感覚ではないもの)．
(6) ほとんど毎日の易疲労性，または気力の減退．
(7) ほとんど毎日の無価値観，または過剰であるか不適切な罪責感(妄想的であることもある)，(単に自分をとがめたり，病気になったことに対する罪の意識ではない)．
(8) 思考力や集中力の減退，または決断困難がほとんど毎日認められる(その人自身の言明による，または，他者によって観察される)．
(9) 死についての反復思考(死の恐怖だけではない)，特別な計画はないが反復的な自殺念慮，自殺企図，または自殺するためのはっきりとした計画．

B. 症状は，混合性エピソードの基準を満たさない．

C. 症状は臨床的に著しい苦痛または，社会的，職業的，または他の重要な領域における機能の障害を引き起こしている．

D. 症状は，物質(例：乱用薬物，投薬)の直接的な生理学的作用，または一般身体疾患(例：甲状腺機能低下症)によるものではない．

E. 症状は死別反応ではうまく説明されない．すなわち，愛する者を失った後，症状が2か月を超えて続くか，または，著明な機能不全，無価値観への病的なとらわれ，自殺念慮，精神病性の症状，精神運動制止があることで特徴づけられる．

表6 うつ病の症状と診断手法

症状	診断手法			
	inclusive	etiologic	substitutive	exclusive
抑うつ気分	○	○	○	○
興味低下	○	○	○	○
焦燥感・制止	○	○	○	○
自責感	○	○	○	○
希死念慮	○	○	○	○
食思不振	○	△		
睡眠障害	○	△		
思考・集中力低下	○	△		○
易疲労性	○	△		
抑うつ的な表情			○	
引きこもり			○	
悲観的思考			○	
快適な刺激に無反応			○	
機能低下				○

4. 薬物療法

　がん患者に合併する抑うつの特徴としては，次のようなものがあげられる．第一に，反応性，軽症の抑うつ症状が多く，いわゆる内因性うつ病が少ない[18]．また，純粋な抑うつ症状を呈する症例は稀であり，不安症状を合併していることが多い[19]．次に，経口摂取不可能な症例もあり，薬物投与経路の評価が必要である点も考慮しなければならない[20]．さらに，疾患，がん治療による身体症状をすでに有しており，抗うつ薬による副作用の出現にはとくに注意をはらう必要がある[21]．また，抗うつ薬の効果が出現するには，一般的に4週間程度の期間が必要であるため，予後が限られている終末期症例については，治療効果を得るための十分な投与期間が得られないという点である[22]．

1）がん患者を対象とした抗うつ薬の比較試験

　2007年までに発表されたがん患者の精神症状緩和を目的とした抗うつ薬のプラセボ対照の二重盲検化比較試験（RCT）は8報存在する（**表7**）．その内訳は，①対象がうつ病のみの研究（2報）[23,24]，②対象にうつ病より軽度の抑うつ症状の含む研究（3報）[25〜27]，③主な標的症状が倦怠感であり，うつは二次的に評価した研究（2報）[28,29]，④インターフェロンを投与されるがん患者に対するうつ病の予防研究（1報）[30]，である．抽出された8報のうち，6報が抗うつ薬の有用性を実証しているが，残りの2報においてはプラセボに対して有意な差は認めていない．がん患者に合併する抑うつに対する抗うつ薬はおおむね有効と考えられるが，適応を考える必要がある．また，検証されているのは多数ある抗うつ薬のごく一部であることも認識しておく必要がある．

　個別にみていくと，うつ病レベルの精神症状に関しては，治療，予防ともに有効であるという結果が無作為化比較試験にて得られており，がん患者に合併するうつ病に関しても，一般のうつ病患者に準じて抗うつ薬による治療を行うことが，現時点の一般臨床における選択肢としては妥当なのではないかと考えられる．

　うつ病より軽度の適応障害レベルの精神症状を含む比較試験の場合は，有効であるという報告が1報，有意な差を認めないという報告が2報存在する．これらの結果から，適応障害の場合は，うつ病ほどは抗うつ薬の効果が期待できないことが考えられるため，臨床医は抗うつ薬の適応に関して慎重になる必要がある．また，適応障害と一口に言ってもさまざまな状態像があるため，どのような患者に抗うつ薬有効であり，どのような患者には無効であるのかを，今後明らかにしていく必要があると思われる．

2）抗不安薬による薬物療法

　Hollandらは，ハミルトンうつ病スケール（HDRS）が25点以上であるような重症例を除いた，うつ病，適応障害を合併したがん患者に対して，アルプラゾラムを投与する前後比較試験を実施している．投与前に比べて，投与後において，抑うつ症状，不安症状がともに改善したという結果が得られており，アルプラゾラムの有用性が示唆されている[31]．

3）予後が限られている患者の対応

　国立がん研究センター東病院精神科に紹介され，うつ病と診断された症例のうち，精神科紹介

表7 抗うつ薬のプラセボ対照無作為化比較試験

著者名(発表年)	取り込み基準	薬剤	結果
Costa(1985)	うつ病	ミアンセリン	有効
Heeringen(1996)	うつ病	ミアンセリン	有効
Razavi(1996)	うつ病＋適応障害	Fluoxetine	N.S.
Fish(2003)	軽度抑うつ	Fluoxetine	有効
Stockler(2007)	軽度抑うつ(うつ病は除外)	セルトラリン	N.S.
Morrow(2003)	倦怠感を合併する患者	パロキセチン	有効
Roscoe(2005)	倦怠感を合併する患者	パロキセチン	有効
Musselman(2001)	高用量 INF-α 投与	パロキセチン	有効

後3か月以内に死亡が確認された20症例のカルテを対象として，治療によりうつ病の改善が認められたかを後方視的に調査した．全20例のうち，7例が複合的介入後に著明な改善を認めたが，死亡までの期間が16日以内の8例では著明な改善が皆無であった．この結果から，予後が数週間程度など，限られていると想定される患者に対しては，抗うつ薬を投与しても，副作用出現のリスクはあるが，効果を得られる可能性は乏しいことが推測され，あえて薬物治療を控えるという選択が示唆される[22]．

4）薬物療法の実際

イギリス National Institute of Health and Clinical Excellence(NICE)の，がんを含む慢性身体疾患を有する成人のうつ病診療ガイドラインにおいては，次のような対応が推奨されている[32]．軽症から中等症のうつ病では，自然回復を多く認めるため，患者が積極的な治療を希望しない場合，まずは経過観察することが推奨されている．改善しない場合でも，認知行動療法に基づいたセルフヘルプなどの心理社会療法が推奨される．それでも改善しない場合に，薬物療法あるいは認知行動療法などの強度の高い精神療法のいずれかを考慮する．中等症うつ病では，認知行動療法などの精神療法が推奨され，改善しない場合に薬物療法，あるいは精神療法と薬物療法の併用を考慮する．重症うつ病では，個人認知行動療法と薬物療法の併用が推奨される．本ガイドラインは，軽症例が多いがん患者に合併するうつ病に関して，安易に薬物療法を選択しない方向性を示している．

また，国立がん研究センターでは進行がん患者の大うつ病に対する抗うつ薬のアルゴリズムを作成している(図3)[33]．がん患者においては経口投与ができない場合が時々ある．その際は唯一の注射剤であるクロミプラミンが適応となる．予後の限られている進行がん患者の場合，軽症例に対しては即効性であることも考慮してアルプラゾラムを第一選択としている．中等症以上のうつ病に関しては，副作用プロフィールを考慮しながら抗うつ薬の投与を行う．例えば，選択的セロトニン再取り込み阻害薬(SSRI)は比較的使用しやすい薬剤であるが，肝臓の代謝酵素を阻害するため，化学療法，ホルモン療法施行中の患者には使用しにくい．また，強い悪心に伴って投与を中断せざるを得ないことがしばしばある．セロトニン・ノルアドレナリン再取り込み阻害薬(SNRI)も悪心・嘔吐や，排尿障害に注意する必要がある．三環系抗うつ薬を使用する際は抗コリン作用などに注意し，10～20 mg 程度の少量から開始する．

以上をまとめると，がん患者の抑うつに対する薬物療法の指針は次のようになる．①軽症のう

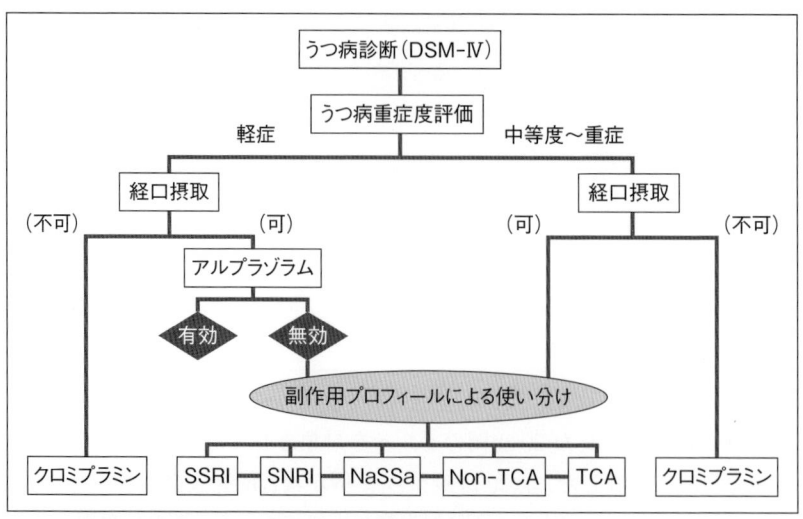

図3 進行がん患者のうつ病に対する薬物治療アルゴリズム
（国立がん研究センター）

つ病や，適応障害に関しては，薬物療法を積極的には考慮しない．本人の意向や，症状による苦痛の強さ，精神療法など他の治療への反応性を踏まえて考えるが，もし使用する必要がある場合は，まずはアルプラゾラムなどのベンゾジアゼピンを使用する．②中等症以上のうつ病に関しては，副作用プロフィールや薬物相互作用を考慮して，投与する抗うつ薬を選択する．③予後が短いと推定される患者の場合，薬物療法による改善が得られにくいことに留意する．

5. 精神療法

進行がん患者の抑うつ（うつ病に限らない）に対する精神療法の有効性を検討したRCTのメタアナリシスでは，精神療法により抑うつのスコアの有意な減少を認めることが示されており，Effect Sizeは0.44（95％信頼区間：0.08 to 0.80）であった．6つのRCTのうち，4つは支持的精神療法，1つが問題解決療法，1つが認知行動療法であった[34]．

がん臨床の場面では精神療法的関わりは必須であり，最も一般的に行われるのは支持的精神療法である．患者は診断直後や，初期治療の時期は今後病状がどうなっていくかという不安を抱えているかもしれない．無事治療が一段落しても，再発に対する不安が容易に生じてしまう．進行，終末期になれば，隔絶された孤独感や疎外感を抱いているかもしれないし，残される家族への思いを抱えているかもしれない．支持的精神療法とは，このような患者の思いを批判，解釈することなく受容し，できる限り理解しようと努力しながら，一貫して患者の苦しみを支え続ける関わりである．その為には医療者の価値観をひとまず置いておいて，患者の個別性を尊重し，患者が歩んだ生活史や，築いてきたもの，乗り越えてきたことなどを十分に傾聴する．また，患者の持てる困難への対処法を現在の苦難に対する対処法として指示することも大切である．自身の思いが医療者に伝わったという感覚を持てた時に，患者の苦悩は少し解放され，癒される[35]．

また，患者は誤った信念をもっていたり，十分に状況を理解していないことによる不安や絶望感をもっていたりすることもある（モルヒネは終末期のみに使用するもの，激しい痛みに耐えながら死を迎えなければならないという誤解など）．このような場合は患者がどう状況を理解して

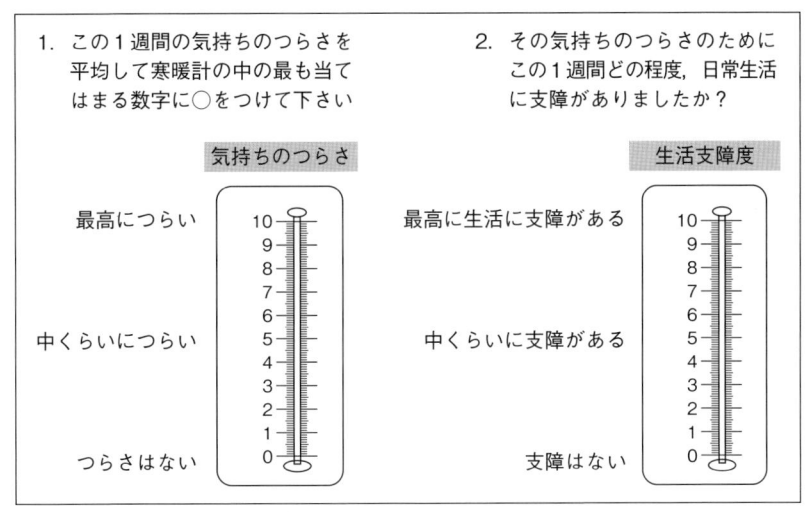

A　がんによって生じた問題―Ⅱ　うつ病，適応障害

図4　つらさと支障の寒暖計

いるかを明確にすることが不可欠であり，その上で正しい知識を伝え，安心感が得られるように可能な限りで心身の保証を与える心理教育的介入が有効である．

6. 抑うつのスクリーニングと包括的介入プログラム

がん患者における適応障害，うつ病に関する臨床的な問題として，いくつかの研究から主治医，看護師がこれらの精神症状を見逃しやすいことが示されている[36,37]．前述のうつ病，適応障害の診断基準を適切に用いることは精神医学的なトレーニングを受けないと難しい．

1) がん患者に使用する精神症状スクリーニング法

日本語版の妥当性が示されているがん患者におけるうつ病，適応障害に対するスクリーニング法としては，Hospital Anxiety And Depression Scale (HADS)[38]，つらさと支障の寒暖計 (図4)[39]，ワンクエスチョンインタビュー[40]などがある（つらさと支障の寒暖計，ワンクエスチョンインタビューは国立がん研究センター精神腫瘍学研究部ホームページよりダウンロード可能 http//pod.ncc.go.jp）．つらさと支障の寒暖計は，2問からなるために短時間で施行可能であり，従来から広く使用されている HADS とも同等の性能を有していることが示されており，臨床現場での使用が期待される．

2) 包括的介入プログラム

プライマリーケア領域においては，受診する患者の中に，一定の割合で大うつ病をはじめとした気分障害の患者が存在するにも関わらず，十分な治療が行われていないという問題点が指摘されていた．これに対して，最近10年以上にわたって，包括的介入プログラムの実践が行われ，その有用性が実証されている．代表的なものでは，その後の他の介入のモデルとなった，Unützer と Katon らが行った IMPACT study があり，Late-life Depression（大うつ病と気分変調症）をターゲットとした介入プログラムである[41]．包括的介入の内容はそれぞれの研究によって異なる

表8 がん領域における包括的介入プログラム―無作為化比較試験

著者名(発表年)	評価ツール	Case Managerの職種	精神科医の役割	結果
Maunsell(1995)	GHQ	ソーシャルワーカー	なし	有意差なし
Maclachlan(2001)	CNQ	看護師	なし	有意差なし*
Strong(2008)	HADS	看護師	スーパーバイズ	有効
Ell(2008)	PHQ	ソーシャルワーカー	スーパーバイズ	有効
Kroenke(2010)	PHQ	看護師	記載なし	有効

GHQ：General Health Questionnaire, CNQ：Cancer Needs Questionnaire,
HADS：Hospital Anxiety and Depression Scale, PHQ：Patient Health Questionnaire
*中等症以上の抑うつ群には有効であった

が，主なコンポーネントとして，

①スクリーニングツールなど，うつ病を特定し，評価するためのツールを用いる．

②Case Manager(看護師やMSWが担当することが多い)という新しい役割が導入され，気分障害の患者に対する介入を行う．

③精神科医などの専門家や，Case Managerが緊密な連携のもとに，プライマリーケア医のサポートを行う．

の3点が含まれることが特徴である[42]．

がん患者を対象とした包括的介入プログラムはいくつか存在するが，無作為化臨床試験によりその有用性が検証されているものは5報存在する(表8)．

Maunsellらは，乳がん患者に対して毎月General Health Questionnaire(GHQ)を電話にて実施し，GHQの点数が高い場合は危機介入技法を中心とした直接的なケアを行うプログラムを実施したが，対照群に比べて抑うつ症状の有意な改善は認めていない．薬物療法など有効性が実証されている介入方法が含まれていないなど，プログラムの内容が十分でないことが問題点として指摘されている[43]．

Maclachlanらは，Cancer Needs Questionnaire(CNQ)を実施した上で，患者のニーズに応じて，適切なケアの提供を看護師がコーディネートする介入を行った．CNQは，精神的ケアに対するニーズのみならず，身体症状緩和や，情報提供などにかかわる項目が網羅されており，身体・精神・社会面に関する多面的なケアの提供が行われている．本介入も，主要評価項目であるQOLに関しては介入群と対照群に有意な差が認められなかった．うつ症状に関しては，中等度以上のうつ症状をもつ群においては有意な改善を認めている[44]．

いずれも2008年に発表されたStrongらの介入と[45]，Ellらの介入[46]は，IMPACT StudyのCollaborative Care Modelを意識したものである[12〜13]．評価法として，前者はHospital Anxiety and Depression Scale(HADS)，後者はPatient Health Questionnaire-9(PHQ-9)を使用しているという点や，Care Managerの役割を担うのが前者は看護師，後者はソーシャルワーカーといった差はあるが，Care Managerが薬物療法の推奨と，問題解決療法に基づいた介入を行い，精神科医のスーパーバイズを行うという枠組みは共通している．これら2つの研究は，介入群において，対照群に比べて有意なうつ症状の改善を認めており，その有効性が実証されている．

2010年に発表されたKroenkeらのプログラムは[47]，うつに加えて痛みをターゲットにスクリーニングを行い，症状を有する場合はコンピューターを利用した電話相談を補助的に用いて看護師

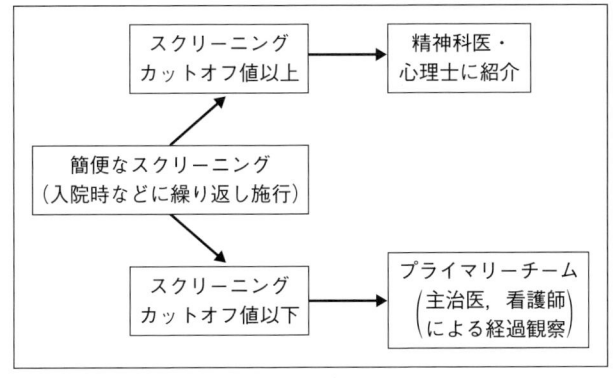

図5 推奨される抑うつのマネジメント

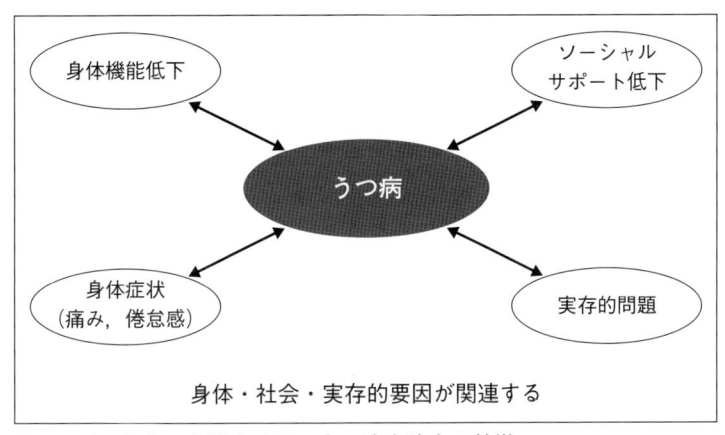

図6 がん患者に合併するうつ病・適応障害の特徴

である Case Manager が介入を行うものである．結果としてうつと痛みの双方が改善するとの結果が得られている．

　がん患者を対象とした包括的介入プログラムの無作為化比較試験は上記の5報であるが，プライマリーケア領域で示されたエビデンスとあわせて，スクリーニングツールなどで系統的に気分障害の患者を同定し，精神科医のスーパービジョンのもとに精神保健を専門とする職種が Case Manager として密接な介入を行うプログラムの有用性ががん患者にも当てはまることが示唆されている．これらのエビデンスをもとに，National Comprehensive Cancer Network のガイドラインではすべてのがん患者に精神症状のスクリーニングを実施して評価を行い，うつ症状を認める場合は専門家の介入を推奨することを実地臨床に導入するように推奨している（**図5**）[48]．わが国のがん患者に対しても，日本の医療事情に応じた包括的介入が開発され，有用性が予備的ではあるが示唆されている[49,50]．

7．チーム医療

　がん患者の精神症状は身体的苦痛・社会的苦痛・実存的苦痛と関連していることが先行研究より示されている（**図6**）[51]．うつ病，適応障害の関連要因として，身体症状である疼痛や倦怠感，社会的問題として経済的困窮や孤独，実存的苦痛としてとらえられる生きる意味，目的，希望の喪

失が挙げられている．精神症状のみに焦点を絞ってもうまくいかないことが多く，患者の苦痛を包括的，全人的にとらえて，身体症状の緩和や，社会的な問題の対処を並行して行う姿勢が必要となる．多面的な苦痛をもった患者については，さまざまな専門技術をもった多職種が介入することが望ましい場合もある．

　多職種が介入する場合，関わる医療者の数が増えれば増えるほど，情報共有や共通のゴール設定を意識して行うことが重要となる．情報共有がなされないと，患者は異なる医療者に繰り返し同じような質問を受け，辟易とするだろう．また，医療者が別々の目的意識をもって介入を行うことも有害である．医療者間で，情報共有を行い，共通したゴール設定を行うことが必要となる．時に複雑なケースの場合，関係者が集まって行うカンファレンスを開くことも必要となる．

参考文献

1) Derogatis LR：The prevalence of psychiatric disorders among cancer patients. JAMA, 1983；249：751-757.
2) Minagawa H, Uchitomi Y, Yamawaki S, et al：Psychiatric morbidity in terminally ill cancer patients. A prospective study. Cancer, 1996；78：1131-1137.
3) Kugaya A, Akechi T, Okuyama T, et al：Prevalence, predictive factors, and screening for psychologic distress in patients with newly diagnosed head and neck cancer. Cancer, 2000；88：817-823.
4) Okamura H, Watanabe T, Narabayashi M, et al：Psychological distress following first recurrence of disease in patients with breast cancer—prevalence and risk factors. Breast Cancer Res Treat, 2000；61：131-137.
5) Akechi T, Okamura H, Nishiwaki Y, et al：Psychiatric disorders and associated and predictive factors in patients with unresectable nonsmall cell lung carcinoma—a longitudinal study. Cancer, 2001；15：2609-2622.
6) Uchitomi Y, Mikami I, Nagai K, et al：Depression and psychological distress in patients during the year after curative resection of non-small-cell lung cancer. J Clin Oncol, 2003；21：69-77.
7) Akechi T, Okuyama T, Sugawara Y, et al：Major Depression, Adjustment Disorders, and Post-Traumatic Stress Disorder in Terminally Ill Cancer Patients—Associated and Predictive Factors. J Clin Oncol, 2004；22：1957-1965.
8) Henriksson MM, Isometsa ET, Hietanen PS, Aro HM, Lonnqvist JK：Mental disorders in cancer suicides. J Affect Disord, 1995；36：11-20.
9) Grassi L, Indelli M, Marzola M, et al：Depressive symptoms and quality of life in home-care assisted cancer patients. J Pain Symptom Manage, 1996；12：300-307.
10) Colleoni M, Mandala M, Peruzzotti G, et al：Depression and degree of acceptance of adjuvant cytotoxic drugs. Lancet, 2000；356：1326-1327.
11) Prieto JM, Blanch J, Atala J, et al：Psychiatric morbidity and impact on hospital length of stay among hematologic cancer patients receiving stem-cell transplantation. J Clin Oncol, 2002；20：1907-1917.
12) Cassileth BR, Lusk EJ, Strouse TB, et al：A psychological analysis of cancer, patients and their next-of-kin. Cancer, 1985；55：72-76.
13) American Psychiatric Association：Diagnostic and Statistical Manual of Mental Disorder, Fourth Edition, Text Revision. Washington, DC, American Psychiatric Association, 2000.
14) McDaniel JS, Brown FW, Cole S：Assessment of depression and grief reactions in the medically ill. Stoudemire A, Fogel BS, Greenberg DB（eds）：Psychiatric care of the medical patient. Oxford University Press New York, pp149-164, 2000.
15) Cavanaugh SA：Depression in the medically ill. Critical issues in diagnostic assessment. Psychosomatics, 1995；36：48-59.
16) Endicott J：Measurement of depression in patients with cancer. Cancer, 1984；53：2243-2249.
17) Strain JJ, Diefenbacher A：The adjustment disorders—the conundrums of the diagnoses. Compr Psychiatry, 2008；49：121-130.

18) Massie M, Holland JC：Depression and the cancer patients. J Clin Psychiatry, 1990；51(suppl)：12-17.
19) Stark D：Anxiety in cancer patients. Br J Cancer, 2000；83：1561-1567.
20) Koelle JS, Dimsdale JE：Antidepressant for the virtually eviscerated patient, options instead oral dosing. Psychosom Med, 1998；60：723-725.
21) Wilson KG, Chochinov HM, Faye BJ, et al：Diagnosis and management of depression in palliative care. Handbook of psychiatry in palliative medicine. Oxford University Press, New York, pp25-49, 2000.
22) Shimizu K, Akechi T, Shimamoto M, et al：Can psychiatric intervention improve major depression in very near end-of-life cancer patients? Palliat Support Care, 2007；5：3-9.
23) Costa D, Mogos I, Toma T：Efficacy and safety of mianserin in the treatment of depression of women with cancer. Acta Psychiatr Scand, 1985；72：85-92.
24) Heeringen KV, Zivkov M：Pharmacological treatment of depression in patients. Br J Psychiatry, 1996；169：440-443.
25) Razavi D, Allilaire JF, Smith M, et al：The effect of fluoxetine on anxiety and depression symptoms in cancer patients. Acta Psychiatr Scand, 1996；94：205-210.
26) Stockler MR, O'Connell R, Nowak AK, et al：Effect of sertraline on symptoms and survival in patients with advanced cancer, but without major depression—a placebo-controlled double-blind randomised trial. Lancet Oncology, 2007；8：603-612.
27) Fisch MJ, Loehrer PJ, Kristeller J, et al：Fluoxetine versus placebo in advanced cancer outpatients—a double-blinded trial of the Hoosier Oncology Group. J Clin Oncol, 2003；21：1937-1943.
28) Morrow GR, Hickok JT, Roscoe JA, et al：Differential effects of paroxetine on fatigue and depression—a randomized, double-blind trial from the University of Rochester Cancer Center Community Clinical Oncology Program. J Clin Oncol, 2003；21：4635-4641.
29) Roscoe JA, Morrow GR, Hickok JT, et al：Effect of paroxetine hydrochloride (Paxil) on fatigue and depression in breast cancer patients receiving chemotherapy. Breast Cancer Res Treat, 2005；89：243-249.
30) Musselman DL, Lawson DH, Gumnick JF, et al：Paroxetine for the prevention of depression induced by high-dose interferon alfa. N Engl J Med, 2001；29：961-966.
31) Holland JC, Morrow GR, Schmale A, et al：Randomized clinical trial of alprazolam versus progressive muscle relaxation in cancer patients with anxiety and depressive symptoms. J Clin Oncol, 1991；9：1004-1011.
32) National Institute for Health and Clinical Excellence：Depression in adults with a chronic physical health problem. NICE clinical guideline 91. National Institute for Health and Clinical Excellence, 2009.
33) Okamura M, Akizuki N, Nakano T, et al：Clinical experience of the use of a pharmacological treatment algorithm for major depressive disorder in patients with advanced cancer. Psycho-Oncology, 2008；17：154-160.
34) Akechi T, Okuyama T, Onishi J, et al：Psychotherapy for depression among incurable cancer patients (Review). Cochrane Database of Systematic Review, Issue 2, 2009.
35) 内富庸介：がんへの通常の心理的反応．山脇成人(編)：新世紀の精神科治療．第4巻，リエゾン精神医学とその治療学．中山書店，pp51-58，2003.
36) Gill D, Hatcher S：A systematic review of the treatment of depression with antidepressant drugs in patients who also have a physical illness. J Psychosom Res, 1999；47：131-143.
37) Passik SD, Dugan W, McDonald MV, Rosenfeld B, Theobald DE, Edgerton S：Oncologists' recognition of depression in their patients with cancer. J Clin Oncol, 1998；16：1594-1600.
38) Kugaya A, Akechi T, Okuyama T, et al：Screening for psychological distress in Japanese cancer patients. Jpn J Clin Oncol, 1998；28：333-338.
39) Akizuki N, Akizuki N, Shigeto Y, et al：Development of the Impact Thermometer added to the Distress Thermometer as a brief screening tool for adjustment disorders and/or major depression in patients with cancer. J Pain Symptom Manage, 2005；29：91-99.
40) Akizuki N, Akechi T, Nakanishi T, et al：Development of a brief screening interview for adjustment disorders and major depression in patients with cancer. Cancer, 2003；97：2605-2613.

41) Unützer J, Katon W, Callahan CM, et al：Collaborative care management of late-life depression in the primary care setting：a randomized controlled trial. JAMA, 2002；288：2836-2845.
42) Bower P, Gilbody S, Richards D, et al. Collaborative care for depression in primary care. Making sense of a complex intervention：systematic review and meta-regression. Br J Psychiatry, 2006；189：484-493.
43) Maunsell E, Brisson J, Deschênes L, et al：Randomized trial of a psychologic distress screening program after breast cancer：effects on quality of life. J Clin Oncol, 1996；14：2747-2755.
44) McLachlan SA, Allenby A, Matthews J, et al：Randomized trial of coordinated psychosocial interventions based on patient self-assessments versus standard care to improve the psychosocial functioning of patients with cancer. J Clin Oncol, 2001；19：4117-4125.
45) Ell K, Xie B, Quon B, et al：Randomized controlled trial of collaborative care management of depression among low-income patients with cancer. J Clin Oncol, 2008；26：4488-4496.
46) Strong V, Waters R, Hibberd C, et al：Management of depression for people with cancer (SMaRT oncology 1)—a randomised trial. Lancet, 2008；372：40-48.
47) Kroenke K, Theobald D, Wu J, Norton K, et al：Effect of telecare management on pain and depression in patients with cancer：a randomized trial. JAMA, 2010；304：163-171.
48) No authors listed. National Institute for Clinical Excellence Guidance on Cancer Services. Improving Supportive and Palliative Care for Adults with Cancer. Available from URL：http://www.nice.org.uk/nicemedia/pdf/csgspmanual.pdf
49) Shimizu K, Akechi T, Okamura M, et al：Usefulness of the nurse-assisted screening and psychiatric referral program. Cancer, 2005；103：949-956.
50) Shimizu K, Ishibashi Y, Umezawa S, et al：Feasibility and usefulness of the' Distress Screening Program in Ambulatory Care' in clinical oncology practice. Psychooncology, 2010；19：718-725.
51) National Institutes of Health State-of-the-Science Panel. National Institutes of Health State-of-the-Science Conference Statement：Symptom Management in Cancer：Pain, Depression, and Fatigue, July pp15-17, 2002

〔清水　研〕

III 希死念慮，自殺企図，自殺

　周知のように，わが国では，1998年以降連続して自殺者が3万人を超える事態が続いている．また，わが国の一般病院入院患者の自殺事例が罹患していた身体疾患は，がんが35％と最多であったことが報告されている[1]．治療により治癒に至るがんも増え，「がん＝死」というイメージは払拭されつつある一方で，約半数の患者にとっては依然として致死的疾患であることに変わりはなく，多くの進行がん患者は多彩な身体的，精神的苦痛を経験しながら死を迎えることも事実である．さらには長期生存患者にも身体的な機能障害，社会的な再適応の必要性，再就職の難しさなどさまざまな問題がみられることが明らかにされている．このように，がん患者の経験する苦悩は時として深く，実際に自殺企図，中には自殺という悲痛な結末を迎える事例も経験される．また，がん医療の現場では，患者から，「もう死んでしまいたい」，「こんな状態であれば早く逝かせて欲しい」などの言葉が聞かれることは決して稀ではなく，自殺や希死念慮などは以前より，臨床上の重要な問題として関心が寄せられてきた．

　サイコオンコロジーの臨床が少しずつわが国のがん医療の現場に根を下ろしつつある現在においても，これらの問題は依然として医療者を深く悩ませ続けている．翻ってみて，実際にがん患者は一般人口に比してどの程度自殺が多いのであろうか？　がん患者の自殺の背景にある要因

は，痛みなどの身体的苦痛なのであろうか？　がん患者の自殺予防としてはどのようなストラテジーをとり得るのであろうか？　実際に自殺という悲痛な結末を迎えた場合に，家族に，その他の患者に，そして医療スタッフにどのような対応を行うべきであろうか？

希死念慮を有するがん患者のマネジメントの難しさに加え，実際に自殺企図や自殺事例が発生すると，その衝撃は家族，関係する医療スタッフにとって極めて大きなものになるため，これらは，がん医療に携わる多くの医療スタッフが抱いている切実な疑問である．本項では，がん患者の希死念慮や自殺について概説する．

1. がん患者の希死念慮

1）希死念慮の頻度と関連要因

がん専門病院における精神科コンサルテーションのデータからは，がん患者が希死念慮などを訴えて紹介になる割合は依頼全体の3～4％程度であり，その内訳は希死念慮が70％以上で最も多く，自殺企図，安楽死の要請，持続的鎮静の要請（患者が'ずっと眠らせて欲しい'と述べることを契機とした依頼）が続いていたことが示されている[2,3]．そして，こういった理由で紹介された患者においては，何らかの精神医学的診断は全体の90％以上にみられ，最も頻度が高いものがうつ病であり，これにせん妄，適応障害が続くが，一方で痛みなどの身体的な問題が中心であり，診断がつかないものも8％みられたことが報告されている．

内外の先行研究のデータからは，進行・終末期のがん患者においては希死念慮が10～20％程度にみられることが示されている[3〜5]．そして，その背景には，痛みをはじめとした身体症状，うつ病や絶望感などの精神症状，自立性/自律性の喪失や依存の増大などの実存的な苦痛，乏しいソーシャルサポートなど多彩な苦痛が存在していることが示されている[3〜5]．最近の報告では，外来通院中のがん患者であっても，8％程度に希死念慮が認められ，高齢，痛み，うつ状態が重要な関連要因であったことが示されている[6]．このように，がん患者の希死念慮の背景には身体症状，精神症状，社会的要因など多次元の問題が存在していることが明らかにされているが，一般人口同様，希死念慮に最も関連する要因の1つはうつ病，うつ状態であることが示されている．一方で，がん患者の経験するうつ病やうつ状態のどういった要因が希死念慮発現の促進因子になっているかについての知見は極めて乏しい．わが国の研究では，うつ病を合併しているがん患者において，うつ病の重症度と身体的機能の低下が希死念慮発現を促進する要因として報告されている[7]．

早い死を望んだ進行がん患者を対象として，その意味することを質的に検討した報告からは，患者の希死念慮の表出の背景には多くの意味が含まれており，"生きたい"ことに対する逆説的表現，今後，起こり得る耐え難い苦痛から解放される対処法の1つ，絶望感，死の直前に観察される死の受容に近い表現である可能性が指摘されている[8,9]．したがって，「死にたい」と言葉を投げかけてくる患者の背景には，このようなさまざまな「意味」が存在する．言い換えると，死の直前にみられる受容を表現するものを除けば，多くの場合には，「死にたい」という表現の背後には，すくい取られていない何らかの患者ニーズや緩和されていない苦痛があることを示している．

以上より，希死念慮ががん医療の現場でみられることは決して稀ではなく，またその背景には複数の次元の要因が関連していることが想定されるため，医療者は，患者が希死念慮という形で表現している背後に存在する深い意味を理解するとともに，緩和可能な症状を看過することなく実際のケアに結びつけていく必要がある．

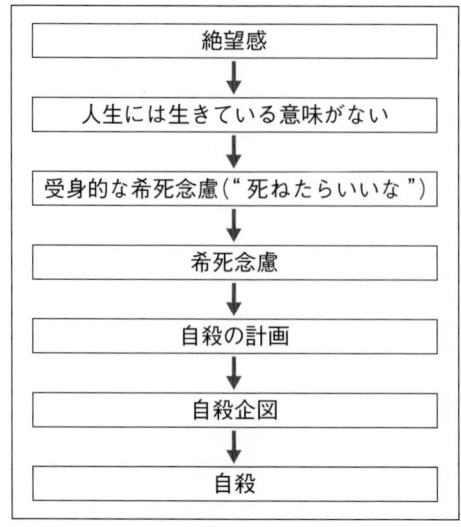

```
┌─────────────────┐
│    絶望感       │
└────────┬────────┘
         ↓
┌─────────────────────────┐
│ 人生には生きている意味がない │
└────────┬────────────────┘
         ↓
┌──────────────────────────────┐
│ 受身的な希死念慮("死ねたらいいな") │
└────────┬─────────────────────┘
         ↓
┌─────────────────┐
│    希死念慮     │
└────────┬────────┘
         ↓
┌─────────────────┐
│   自殺の計画    │
└────────┬────────┘
         ↓
┌─────────────────┐
│    自殺企図     │
└────────┬────────┘
         ↓
┌─────────────────┐
│     自殺        │
└─────────────────┘
```

図7　希死念慮の階層

2）希死念慮を有するがん患者とのコミュニケーション

　希死念慮から実際に自殺企図や自殺に至るプロセスは階層的であると考えられ，患者はその段階を動揺性に行き来している（**図7**）[10]．したがって，患者がこの階層のどこに位置しているかを知ることで自殺の危機がどの程度差し迫っているかはある程度推測可能であり，自殺を未然に防ぐ意味でも，適切なコミュニケーションによって希死念慮の強さを把握することは重要である．がん患者，中でも治癒が望めない進行がん患者の場合，つらい身体状態に対する反応として，あるいは，置かれた状況に対しての対処法という意味合いで，人生に対する無意味感（'こんな状態で生きていても仕方ない'）や受身的で軽度の希死念慮（'ふとこのまま死んでしまったほうが楽だと感じる'）を述べるものは稀ではない[11]．こういった場合，患者の言葉を受け止め共感的に対応するなど，適切な支持的コミュニケーションを続けるだけで患者の苦痛が和らぎ，希死念慮が消失することもある．

　一方，明確で強い希死念慮や自殺の具体的な計画がある場合は，安全の確保とともに，背景に存在する苦痛を，身体，精神，社会的側面から包括的かつ早急に評価することが重要である．この際，医療者が理解した苦痛に関して患者に伝えるとともに，その症状緩和に努めることを明確に伝えることも必要である．苦痛が難治性であり，症状緩和がすぐに達成できない場合は，患者からの申し出があれば，間欠的な鎮静（ここでいう鎮静とは，"症状緩和を目的として薬物を用いて患者の意識を低下させること"を指している）を行うことも可能であることを伝えることで患者の自己コントロール感を維持し，今後の経過への不安，恐怖を和らげることができる場合もある．

2．がん患者と自殺

1）がん患者における自殺率に関する疫学的研究

　がん患者の自殺率に関して検討を行った最近の疫学的研究を**表9**にまとめた．先行研究の多くは，がん患者の自殺率は一般人口に比べて有意に高いことを示している[12〜20]．わが国では大阪府

表9 がん患者の自殺率

国	追跡症例数（人）	がん患者自殺数（人）	自殺の割合（%）	一般人口に対する危険率*（95%信頼区間）
日本[1]	23,979	48	0.20	1.4(1.99-1.8)
デンマーク, フィンランド, ノルウェー, スウェーデン, アメリカ[2]	723,810（乳がんのみ）	836	0.12	1.37(1.28-1.47)
デンマーク[3]	91,310（メラノーマ以外の皮膚がんのみ）	284（男 178, 女 106）	0.31	男 1.0(0.9-1.2, NS) 女 1.3(1.1-1.6)
アメリカ[4]	1,316,762	1,572（男 1,307, 女 265）	0.12	男性の危険率は女性の6.2倍(5.4-7.1)
アメリカ[5]	3,594,750	5,838（男 4,636, 女 1,202）	0.16	全体 1.88 男 2.1(2.0-2.2) 女 1.5(1.4-1.6)
オーストラリア[6]	121,533	129	0.11	男 1.7(1.4-2.1) 女 1.2(0.8-1.9)
イギリス[7]	166	417,572	0.04	男 1.5(1.2-1.7) 女 1.2(0.9-1.3)
スウェーデン[8]	136（前立腺がん）	168,584	0.08	男 2.6(2.1-3.0)
アメリカ[9]	148（前立腺がん）	168,584	0.04	男 1.4(1.2-1.6)

*危険率：Standardized mortality ratio（標準化死亡比）

1) Tanaka H, Tsukuma H, Masaoka T, et al：Suicide risk among cancer patients—experience at one medical center in Japan, 1978-1994. Jpn J Cancer Res, 1999；90：812-817.
2) Schairer C, Brown LM, Chen BE, et al：Suicide after breast cancer—an international population-based study of 723,810 women. J Natl Cancer Inst, 2006；98：1416-1419.
3) Yousaf U, Christensen ML, Engholm G, et al：Suicides among Danish cancer patients 1971-1999. Br J Cancer, 2005；92：995-1000.
4) Kendal WS：Suicide and cancer—a gender-comparative study. Ann Oncol, 2007；18：381-387.
5) Misono S, Weiss NS, Fann JR, et al：Incidence of suicide in persons with cancer. J Clin Oncol, 2008；26：4731-4738.
6) Dormer NR, McCaul KA, Kristjanson LJ：Risk of suicide in cancer patients in Western Australia, 1981-2002. Med J Aust, 2008；188：140-143.
7) Robinson D, Renshaw C, Okello C, et al：Suicide in cancer patients in South East England from 1996 to 2005—a population-based study. Br J Cancer, 2009；101：198-201.
8) Fall K, Fang F, Mucci LA, et al：Immediate risk for cardiovascular events and suicide following a prostate cancer diagnosis—prospective cohort study. PLoS Med 6：e1000197, 2009
9) Fang F, Keating NL, Mucci LA, et al：Immediate risk of suicide and cardiovascular death after a prostate cancer diagnosis—cohort study in the United States. J Natl Cancer Inst, 2010；102：307-314.

立成人病センターの1999年の報告があるが、その結果ではがん患者の自殺率は一般人口の1.4倍であったことが示されている[12]。1994年に報告されたメタアナリシスの結果からは、がん患者の自殺率は、一般人口に比べて1.8倍有意に高いことが示されている[21]。また、これらの研究のいくつかでは、診断時にすでに進行がんであること、および診断から間がない時期においてとくに危険率が高いことが共通して示されており、がん患者の自殺予防を具体的に考える上で、貴重

な知見を与えている.

2) 自殺したがん患者の心理学的剖検

　自殺したがん患者の背景に存在する精神状態を検討した報告(心理学的剖検研究:家族や患者を知る関係医療スタッフなどから,自殺者の生前の情報を可能な限り詳細に収集し,自殺に至った患者の精神状態を推測,判断する手法)は極めて限られているが,代表的なものを紹介する.Henriksson らは,自殺したがん患者 60 例を非がんの自殺症例 60 例と比較した.その結果,両群ともに自殺の最大の原因となっていた精神疾患はうつ病であったが,がん患者の自殺群では,非がんの自殺群に比べて,アルコール依存が少なかったという結果を報告している(表 10)[22].本結果は,自殺の背景に存在する精神医学的診断は,がん患者においても,一般人口同様,うつ病が最も重要である一方で,アルコール依存など一般人口の自殺の原因としてよく知られた疾患に関しては,がん患者ではそれほど顕著ではないことを示唆している.また,Filiberti らは,在宅緩和ケア受療中に自殺した終末期がん患者 5 例に関して検討を行い,ほとんどの症例に,身体的苦痛のみならず,抑うつをはじめとした精神的苦痛が並存しており,全例に共通してみられた要因として,自律および自立を失うことに対しての懸念および他者への依存の拒絶がみられたことを示した[23].

　これらの結果を概観すると,自殺したがん患者の多くが耐え難い身体症状や精神症状を有している一方で,一般人口における自殺同様,精神症状として最も重要なものはうつ病であることが示唆される.また,終末期には,特有の問題として,身体状態の悪化に伴う自立性の喪失,依存の増大など実存的苦痛ともいえる症状が自殺に寄与する要因として推測される.

3) がん患者の自殺の予防

　がん患者の自殺を予防する上で最も重要なことは,がん患者における自殺を促進するさまざまな要因を理解し,これらを看過することなく治療,ケアすることである.

　前項で,自殺したがん患者の心理学的剖検研究に触れたが,うつ病の他,がん患者の自殺の危険因子としては,進行したがんの病期,頭頸部がん,がんに罹患することにより二次的に生じる痛みなどの身体症状,がん罹患に先行する精神医学的問題など異なるいくつかの要因が重要であることが示唆されている(表 11)[24].本結果から推測されることは,一般人口で知られている自殺の危険因子(自殺企図の既往,親しい者との離別・死別,失職,絶望感など)の十分な評価に加え,特にがんの診断時にすでに進行がんであった症例に対しては,痛みをはじめとした十分な身体症状の緩和に加え,うつ病をはじめとした精神症状の積極的緩和を継続して提供することの重要性である.しかし,これら要因の重要性が明らかになる一方で,がん医療の現場では,痛みが適切にコントロールされていないことも多く,また,医療スタッフはがん患者の精神症状,中でも抑うつ状態を適切に認識することができていないことが繰り返し報告されており[25],現時点では,疼痛コントロールをはじめとした良好な緩和ケアの普及,がん医療に携わる医療スタッフに対しての精神症状に関しての適切な情報提供,精神科医や心療内科医などとの連携システムの確立などが急務であろう.また,前述したわが国の一般病院入院患者の自殺事例における検討では,病状の説明や告知の直後に自殺した症例が紹介されていることから[1],とくに進行がん患者に,治癒が望めないがんなどのいわゆる bad news を伝えるコミュニケーションに際して,事実を伝え

表10 がん患者の自殺の背景に存在する精神疾患：心理学的剖検研究

精神疾患（DSM-III-R に基づく）	割合（%）
うつ病	32
その他のうつ病性障害	30
アルコール依存	13
不安障害	13
適応障害	12
診断なし	5

表11 がん患者の自殺の危険因子

がんに関連	進行がん，頭頸部がん
身体症状	痛み，衰弱・全身倦怠感
精神症状	うつ病，絶望感
その他	がん診断から数か月以内 自殺企図の既往および家族歴 がん罹患以前から存在する 　精神医学的問題

るのみならず，同時にその後の患者の心理的苦痛に配慮し，適切なサポートを提供することの重要性が示唆される．

がん患者の自殺予防に関して，国際的にコンセンサスの得られた方法があるわけではないが，前述した結果をもとに，現時点において可能なストラテジーを考えてみると，身体，精神，社会，実存的側面など患者の苦悩の源となっている諸種の苦痛に対して，さまざまな職種の専門家が協力して，医療チームとして患者に良好な包括的ケアを提供することが最も有用な方法である[26]．したがって，わが国でも増加している緩和ケアチームが良好に機能することが自殺予防として現実的な方策の一つであろう．実際に，イタリアにおける経験として，多職種からなる包括的な在宅緩和ケアを受けていた終末期がん患者は，一般人口に比べても，自殺率が低かったことが報告されている[27]．

4）自殺企図後の対応

医療スタッフがどれほど努力を続けていても，実際には，自殺企図や自殺に遭遇することは避けられないのが現実である．それでは，自殺企図が実際に起こった場合，どのような対応を行うべきであろうか？

まず自殺企図後の状態における希死念慮の有無と自殺企図に対しての後悔の気持ちや内省の有無を評価する．自殺企図の後に，命が助かった経験を通して内省がすすみ後悔の念が醸成され，希死念慮が消失していることが言語的に明確に語られれば，差し迫った再企図の危険は少ないと考えられる．しかし，この際にも再度の自殺企図は行わないこと，および希死念慮が高まる場合には直ちに医療スタッフに伝えてもらうことを約束してもらう．

自殺企図後も希死念慮が継続して存在し，しかも行った自殺企図そのものが失敗に終わってしまったと考えている症例（つまり自殺企図を肯定的に考えている場合）に対しては再企図の可能性が高いため，安全で保護的な環境を提供するとともに早急に精神科医と連携する．

上記の評価と並行しながら，希死念慮がみられた際と同様に，背景に存在する苦痛緩和を積極的にすすめるが，自殺企図の存在は，その後の自殺既遂の最大の危険因子であるので，苦痛が緩和された後も，定期的に患者の状態のモニタリングを行うことが望まれる．

5）自殺後の対応

自殺が周囲の者に与える影響は広くそして深い．それゆえ，自殺が起きた後にはポストベンションと呼ばれる適切な介入が必須である．ここでは，自殺という悲痛な結末を現実に迎えた場合の

家族，その他の患者，そして担当していた医療スタッフに対する対応について概説する[28~34]．

①家族

家族の突然の予期せぬ死に直面することは，家族に極めて大きな衝撃をもたらすことは言うまでもない．先行研究によると，これら家族はその後に，うつ病や外傷後ストレス障害などに罹患する危険性が高くなることが知られている[35]．

自殺後の家族への対応としては，医療スタッフが可能な限り早期に面談を行い，家族の抱くつらい感情の表出を促し，それに共感することが重要である．また，その際，医療スタッフが感じている気持ちもオープンに伝えることが，家族の感情表出を容易にさせることが示唆されている．また，家族には医療スタッフが治療に最善を尽くしたことを伝えることも重要である．家族の心理的な反応はさまざまであろうが，悲嘆が非常に強い場合は，精神科医や臨床心理士など精神保健の専門家への受診の手助けをすることも必要である．その他，状況が許せば家族の了承を得たうえで葬儀に出席することも家族，医療スタッフ双方にとって喪の作業をすすめる上で有用である可能性も示唆されている．

②周囲の患者

とくに入院中に自殺が生じた際には，自殺した患者と親しい関係にあった患者や同室の患者など他の患者への影響を考慮する必要がある．一人の患者の自殺を契機として短期間の間に同じ病院や病棟で複数の自殺が生じる事例（いわゆる群発自殺）が知られており，このような事態を防ぐためにも，親しい関係にあった患者や前述した自殺の危険因子を有する患者を把握し，注意深くモニタリングする必要があろう．なお，欧米の比較的古い文献には，自殺が起こったことを，親しい患者には率直に伝えることを推奨するものもみられるが，昨今の個人情報保護の観点からはこの方法は現実にはとり難いと思われる．

③医療スタッフ（担当医および看護師）

担当していた医師や看護師の心理的な衝撃も極めて大きく，患者の自殺後の心理的反応として，驚愕，否認，孤立感，離人感，自責感，自信の喪失，不安感，怒りなどさまざまなものが経験されることが示されている．一般的には，とくに同様の経験を有する信頼できる同僚や上司に相談し，孤立感や自責感を軽減するなど自分自身に対する援助を積極的に求めることが推奨されている．がん医療に携わる医療スタッフが，自殺の発生を知らされた場合は，その事例に直接関与していなくても，他の医療スタッフの衝撃を和らげるために，心理的な援助を提供するなど積極的に働きかける必要があろう．個々の患者の自殺の危険性を事前に的確に予測することは極めて難しいことが示されていることからも，同僚や上司にあたる医療スタッフは，自殺に遭遇した担当医療スタッフを責めることなく，適切にサポートするべきである．

このように自殺が起きた後には医療者に対しても適切な介入が必須であり，その最も重要なものの1つがデスカンファレンスの開催である．デスカンファレンスは，担当医，担当看護師，当該病棟の看護師長をはじめ関係医療スタッフの出席を可能な限り促し，できるだけ早期に（自殺後1週間以内）開催するように心がける．この際，司会は可能な限り直接の担当ではない医療スタッフが行い，関わった医療スタッフの抱く複雑な感情の表出を助け，特定の医療者がスケープゴートにされないように十分な配慮を行いながら，率直に治療経過を振り返る．その際に，自殺に関する一般事項にも触れながら，あくまで今後の患者ケアに生かせるような結論に収束できるような進行を心がけることが重要である．

概説したように希死念慮から自殺は階層的なプロセスであり，その背景は極めて複雑であることに留意する必要がある．昨今，自殺対策の重要性が繰り返し叫ばれる中，わが国において自殺という悲痛な事象を減らすうえでサイコオンコロジーの担う役割は想像以上に大きいのではないであろうか．

　自殺の完全な予防は不可能であることに加え，ある種の要件を満たせば，その合理性を支持するものもいる．しかし，がん医療に携わる医療スタッフとして心にとめておきたいことは，良好な患者−医療者関係が築かれた上で，身体症状が最大限に緩和され，心理社会的側面に対しても適切なケアが十分提供されていれば，患者が自ら死を望むことは極めて稀であるという事実である．

文献

1) Kawanishi C, Iwashita S, Sugiyama N, et al：Proposals for suicide prevention in general hospitals in Japan. Psychiatry Clin Neurosci, 2007；61：704.
2) Akechi T, Nakano T, Okamura H, et al：Psychiatric disorders in cancer patients—descriptive analysis of 1721 psychiatric referrals at two Japanese cancer center hospitals. Jpn J Clin Oncol, 2001；31：188-194.
3) Akechi T, Okamura H, Nishiwaki Y, Uchitomi Y：Predictive factors for suicidal ideation in patients with unresectable lung carcinoma. Cancer, 2002；95：1085-1093.
4) Akechi T, Okuyama T, Sugawara Y, et al：Suicidality in terminally ill Japanese patients with cancer. Cancer, 2004；100：183-191.
5) Chochinov HM, Wilson KG, Enns M, et al：Desire for death in the terminally ill. Am J Psychiatry, 1995；152：1185-1191.
6) Walker J, Waters RA, Murray G, et al：Better off dead：suicidal thoughts in cancer patients. J Clin Oncol, 2008；26：4725-4730.
7) Akechi T, Okamura H, Yamawaki S, Uchitomi Y：Why do some cancer patients with depression desire an early death and others do not? Psychosomatics, 2001；42：141-145.
8) Coyle N, Sculco L：Expressed desire for hastened death in seven patients living with advanced cancer—a phenomenologic inquiry. Oncol Nurs Forum, 2004；31：699-709.
9) Nissim R, Gagliese L, Rodin G：The desire for hastened death in individuals with advanced cancer—a longitudinal qualitative study. Soc Sci Med, 2009；69：165-171.
10) O'Connell H, Chin AV, Cunningham C, Lawlor BA：Recent developments：suicide in older people. BMJ, 2004；329：895-899.
11) Akechi T, Ietsugu T, Sukigara M, et al：Symptom indicator of severity of depression in cancer patients—a comparison of the DSM-IV criteria with alternative diagnostic criteria. Gen Hosp Psychiatry, 2009；31：225-232.
12) Tanaka H, Tsukuma H, Masaoka T, et al：Suicide risk among cancer patients：experience at one medical center in Japan, 1978-1994. Jpn J Cancer Res, 1999；90：812-817.
13) Schairer C, Brown LM, Chen BE, et al：Suicide after breast cancer：an international population-based study of 723,810 women. J Natl Cancer Inst, 2006；98：1416-1419.
14) Yousaf U, Christensen ML, Engholm G, Storm HH：Suicides among Danish cancer patients 1971-1999. Br J Cancer, 2005；92：995-1000.
15) Misono S, Weiss NS, Fann JR, et al：Incidence of suicide in persons with cancer. J Clin Oncol, 2008；26：4731-4738.
16) Kendal WS：Suicide and cancer—a gender-comparative study. Ann Oncol, 2007；18：381-387.
17) Dormer NR, McCaul KA, Kristjanson LJ：Risk of suicide in cancer patients in Western Australia, 1981-2002. Med J Aust, 2008；188：140-143.
18) Robinson D, Renshaw C, Okello C, et al：Suicide in cancer patients in South East England from 1996 to 2005—a population-based study. Br J Cancer, 2009；101：198-201.
19) Fall K, Fang F, Mucci LA, et al：Immediate risk for cardiovascular events and suicide following a prostate

cancer diagnosis—prospective cohort study. PLoS Med, 2009；6：e1000197.
20) Fang F, Keating NL, Mucci LA, et al：Immediate risk of suicide and cardiovascular death after a prostate cancer diagnosis—cohort study in the United States. J Natl Cancer Inst, 2010；102：307-314.
21) Harris EC, Barraclough BM：Suicide as an outcome for medical disorders. Medicine(Baltimore), 1994；73：281-296.
22) Henriksson MM, Isometsa ET, Hietanen PS, et al：Mental disorders in cancer suicides. J Affect Disord, 1995；36：11-20.
23) Filiberti A, Ripamonti C, Totis A, et al：Characteristics of terminal cancer patients who committed suicide during a home palliative care program. J Pain Symptom Manage, 2001；22：544-553.
24) Breitbart W：Cancer pain and suicide. *In*：Foley K(ed)：Advance in Pain Research and Therapy. pp399-412, New York, Raven Press, 1990.
25) Passik SD, Dugan W, McDonald MV, et al：Oncologists' recognition of depression in their patients with cancer. J Clin Oncol, 1998；16：1594-1600.
26) Akechi T：Desire or early death in cancer patients and clinical oncology. Jpn J Clin Oncol, 1999；29：646.
27) Ripamonti C, Filiberti A, Totis A, et al：Suicide among patients with cancer cared for at home by palliative-care teams. Lancet, 1999；354：1877-1878.
28) Akechi T, Sakuma K, Okamura M, et al：Trauma in a nurse after patient suicide. Psychosomatics, 2003；44：522-523.
29) Chemtob CM, Hamada RS, Bauer G, et al：Patients' suicides：frequency and impact on psychiatrists. Am J Psychiatry, 1988；145：224-228.
30) Eagles JM, Klein S, Gray NM, et al：Role of psychiatrists in the prediction and prevention of suicide—a perspective from north-east Scotland. Br J Psychiatry, 2001；178：494-496.
31) Gitlin MJ：A psychiatrist's reaction to a patient's suicide. Am J Psychiatry, 1999；156：1630-1634.
32) Kaye NS, Soreff SM：The psychiatrist's role, responses, and responsibilities when a patient commits suicide. Am J Psychiatry, 1991；148：739-743.
33) 斉藤陽子，中尾智博，竹田康彦，他：患者の自殺が主治医に与える影響．精神医学，2001；43：647-654.
34) 高橋祥友：患者の自殺に精神科医はどう対処すべきか．精神科治療学，2001；16：563-568.
35) Yehuda R：Post-traumatic stress disorder. N Engl J Med, 2002；346：108-114.

（明智龍男）

IV 不安障害

　不安は，不確実な脅威に対する心理反応であり，特徴的な症状を惹起する．自律神経の過活動に伴う動悸や発汗が出現し，行動面では落ち着かずに保証を求めることが多くなる．思考面では，心配事が多くなり，集中できなくなる．身体面では，筋肉の緊張と，倦怠感が生じることもある．

　がん患者が不安を抱えていることは一般的であるし，多くの場合は脅威に対する適応的な行動である．しかし，ある条件において不安は非適応的に作用し，時に不安障害に該当する状態を呈することもある．

　がん患者に合併する不安障害に関する研究は，気分障害に比較すると少なく，精神医学的診断面接を用いた報告はごくわずかしか存在しない．1983年にDerogatisらが報告した研究では，アメリカ合衆国の3つのがん専門病院のがん患者215名を無作為に抽出してDSM-Ⅲに基づいた診断面接を実施し，そのうち不安障害はわずか2％(4名)に合併し，全般性不安障害が0.5％，恐怖症が0.5％，強迫性障害が1％という結果であった．不安障害の基準は満たさないが，適応障害（不安）が6％，適応障害（不安と抑うつの混合）が13％に認められている[1]．また，近年発表された

米国の Coping with Cancer Study の調査の一環として示された DSM-Ⅳに基づいた不安障害の有病率としては，PTSD が 3.2％，パニック障害が 3％，全般性不安障害に該当するものが 3％であった[2]．一方で，Hospital Anxiety and Depression Scale（HADS）などの質問紙を用いた調査はいくつか存在し，報告された有病率は 6～34％とばらつきを認める[3~9]．がん患者の不安障害の有病率に関して，結論付けるような調査は存在しないが，不安障害の診断基準に該当する患者は一般人口に比して明らかに多いとは言えない一方で，状況に反応して一時的に強い不安を自覚することにより，適応障害の診断基準に該当する患者は多いように思われる．

1．不安症状の評価

1）原因の評価

がん患者に不安を惹起する原因として，次のようなものが挙げられる．

①がん罹患

がんは生命を脅かす疾患であるため，がんに罹患することそのものが患者にとって大きな脅威となる．がんが疑われた段階から，精密検査，診断までの過程で，患者は大きな不安を抱く．しかし，診断後の時間経過の中で不安は落ち着いていくことが多い．

②痛み

がん患者において，疼痛と不安は強く関連することが示されており，精神的な安定を得るためにも疼痛コントロールは重要である．

③治療

手術前は，患者は不安が一時的に高まる．また，化学療法の副作用に対する不安も一般的であり，とくに初回治療前は不安が強い．放射線治療による不安も知られており，特に婦人科がんに対する腔内照射は強い不安を惹起することが知られている[10~11]．

2）通常の不安と，病的な不安を区別するには，次のようなポイントがある．

①脅威の程度に対して，通常予測されるよりも著しく強い不安症状が出現している場合
②時間がたっても不安が軽減しない．
③パニック発作など，特有な表現型の症状が出現する場合
④誤った信念を持っている場合（すぐに死んでしまうなど）
⑤日常機能に支障を来す場合

病的な不安は，全般的な QOL の低下と関連し，身体症状に対する懸念が増すことが示されており，不安障害，または適応障害に該当する状態に至る．以下に，がん患者に合併するパニック障害，全般性不安障害，外傷後ストレス障害について述べる．

2．パニック障害

適応障害に比べると有病率は低いが，一般的に，呼吸困難感などの身体症状に伴って出現することも多く，時々精神科医に紹介となるケースがある．肺がんや，転移性肺腫瘍，肺に対する放射線照射などにより呼吸困難感が生じているケースや，頭頸部がんに合併する頸部絞扼感に続いて，パニック発作を生じるケースに時々遭遇する[12]．

1) 評価

①身体疾患の鑑別

パニック発作と診断するには，身体疾患を鑑別する必要がある．全血球算定，電解質，空腹時血糖，肝機能，腎機能，甲状腺機能，尿中カテコラミン，心電図，頭部MRIなどの検査を適宜行う．

②精神症状の評価

DSM-Ⅳの基準に基づいた評価を行う．また，広場恐怖が存在するか否かをあわせて評価する．パニック障害は比較的若年で発症することが多いとされているが，がん患者の場合は，強いストレスにより，高齢で発症するケースに時々遭遇する．また，持続せずにパニック障害の基準を満たさず，パニック発作が数回生じた後に改善するケースも存在する．

2) 対応

①薬物療法

がん患者に合併するパニック障害に対する薬物療法は，一般精神科領域で行われる薬物療法に準じて行い，第一選択はセロトニン選択的再取り込み阻害薬(SSRI)である．三環系抗うつ薬(TCA)もSSRIと同様に有効であるが，さまざまな副作用が出現するため，SSRIを優先して使用することが多い．ただし，がんの病状によっては経口摂取ができないケースもあり，その場合は副作用の出現に留意しながら，クロミプラミンの経静脈的投与を行うことが必要な場面にも遭遇する．

また，SSRIやTCAは，効果が出現するまでに数週間を要することが多いため，苦痛が強い場合や，身体的治療を遂行するために，速やかな症状緩和が必要となる場合は，速効性がある，ベンゾジアゼピンを併用する．もっとも効果が期待される抗不安薬はアルプラゾラムであるが，経口摂取ができない場合は，ジアゼパムの点滴静注が必要となる場合もある．

処方例

①〜④のいずれかを使用
① パロキセチン(10 mg)1T/分1　夕(1週間おきに10 mgずつ増量し，40 mgまで)
② フルボキサミン(25 mg)2T/分2　朝・夕(1週間おきに50 mgずつ増量し，150 mgまで)
③ セルトラリン(25 mg)1T/分1　夕(1週間おきに25 mgずつ増量し，100 mgまで)
④ クロミプラミン(25 mg)0.5 A＋生理食塩水50 ml
　夕方1時間で持続点滴静注．副作用を見ながら漸増し，50 mg程度まで．
　速やかな症状緩和が必要な場合は下記のいずれかを併用
⑤ アルプラゾラム(0.4 mg)1.5T/分3(眠気，ふらつきに注意しながら，1.2 mg程度まで増量)
⑥ ジアゼパム 5 mg　朝・夕2回静注

②精神療法

最初に，パニック発作を死に至る身体症状ではないかという誤った認識をもっている患者に対して，純粋な精神症状であり，身体的に重篤な結果に陥ることはないこと，薬物療法などで緩和可能であることを十分説明し，安心を与えることが肝要である．認知行動療法の有効性が実証されており，全身的筋弛緩法を併用することも有効である．

3. 全般性不安障害

　前述のようにがん患者に数％の割合で合併することが過去の研究で示されており，一般人口の有病率に比べて必ずしも高いものとはいえない．ストレスにより，全般性不安障害様の臨床像を一時的に呈する患者は存在するが，確定診断に必要な6か月の期間にわたって持続することは少ない．

1）診断

①身体疾患の鑑別

　全般性不安障害と診断するには，身体疾患を鑑別する必要がある．標準の血液生化学検査，心電図，甲状腺機能検査を行う．また，刺激薬，アルコール，鎮静薬，抗不安薬などの離脱を除外する必要がある．

②精神症状の評価

　DSM-Ⅳの基準に基づいた評価を行う．基準となる6か月の症状の持続を満たす症例は比較的稀である．症状の持続期間を慎重に特定する必要がある．

2）対応

①薬物療法

　全般性不安障害に対する薬物療法の第一選択は，セロトニン選択的再取り込み阻害薬（SSRI）である．経口摂取ができない場合，わが国では経静脈的に投与できるSSRIが存在しないため，副作用の出現に留意しながら，クロミプラミンの経静脈的投与を行うことが必要なこともある．

　速やかな症状緩和が必要となる場合は，速効性がある，ベンゾジアゼピンを併用する．ただし，全般性不安障害は長期的に症状が継続する可能性が高い疾患であり，依存性，耐性の観点からは，ベンゾジアゼピンの使用には慎重になる必要がある．

処方例

①～④のいずれかを使用

①パロキセチン（10 mg）1T/分1　夕（1週間おきに10 mgずつ増量し，40 mgまで）

②フルボキサミン（25 mg）2T/分2　朝・夕（1週間おきに50 mgずつ増量し，150 mgまで）

③セルトラリン（25 mg）1T/分1　夕（1週間おきに25 mgずつ増量し，100 mgまで）

④クロミプラミン（25 mg）0.5 A＋生理食塩水50 ml

　夕方1時間で持続点滴静注．副作用を見ながら漸増し，50 mg程度まで．

　速やかな症状緩和が必要な場合は下記のいずれかを併用

⑤アルプラゾラム（0.4 mg）1.5T/分3（眠気，ふらつきに注意しながら，1.2 mg程度まで増量）

⑥ジアゼパム5 mg　朝・夕2回静注

②精神療法

　支持的精神療法が基本となる．認知行動療法の施行も考慮される．

4. 外傷後ストレス障害

がん患者に外傷後ストレス障害が合併することは稀である．しかし，その部分症状である再体験症状はがん患者にしばしば出現することが示されている[13]．外傷後ストレス障害の診断に至らない再体験症状の対応に関しては，定まったものは存在しないが，支持的精神療法が基本となり，適宜SSRI，抗不安薬の使用が考慮される．

参考文献

1) Derogatis LR：The prevalence of psychiatric disorders among cancer patients. JAMA, 1983；249：751-757.
2) Spencer R, Nilsson M, Wright A, et al：Anxiety disorders in advanced cancer patients. Cancer, 2010；116：1810-1809
3) Smith EM, Gomm SA, Dickens CM：Assessing the independent contribution to quality of life from anxiety and depression in patients with advanced cancer. Palliat Med, 2003；17：509-513.
4) Teunissen SC, de Graeff A, Voest EE, de Haes JC：Are anxiety and depressed mood related to physical symptom burden? A study in hospitalized advanced cancer patients. Palliat Med, 2007；21：341-346.
5) Ewing G, Todd C, Rogers M, et al：Validation of a symptom measure suitable for use among palliative care patients in the community：CAMPAS-R. J Pain Symptom Manage, 2004；27：287-299.
6) Miovic M, Block S：Psychiatric disorders in advanced cancer. Cancer, 2007；110：1665-1676.
7) Sheard T, Maguire P：The effect of psychological interventions on anxiety and depression in cancer patients—results of 2 meta-analysis. Br J Cancer, 1999；80：1770-1780.
8) Kissane DW, Grabsch B, Love A, et al：Psychiatric disorder in women with early stage and advanced breast cancer—a comparative analysis. Aust N Z J Psychiatry, 2004；38：320-326.
9) Kangas M, Henry JL, Bryant RA：The course of psychological disorders in the last year after cancer diagnosis. J Consult Clin Psychol, 2005；73：763-768.
10) Payne DK and Massie MJ：Anxiety in Palliative Care. In：Chochinov HM, Breitbart W（eds）：Handbook of Psychiatry in Palliative Medicine. pp63-74, New York, Oxford, 2000.
11) Stark DPH, House A：Anxiety in cancer patients. Br J Cancer, 2000；83：1261-1267.
12) Shimizu K, Kinoshita H, Akechi T, et al：First panic attack episodes in head and neck cancer patients who have undergone radical neck surgery. J Pain Symptom Manage, 2007；34：575-578.
13) Matsuoka Y, Inagaki M, Sugawara Y, et al：Biomedical and psychosocial determinants of intrusive recollections in breast cancer survivors. Psychosomatics, 2005；46：203-211.

（清水　研）

V　せん妄

せん妄は悪性腫瘍の治療の初期から終末期まで治療のあらゆる段階で認められる非常に一般的な疾患である[1〜2]．せん妄は，精神症状に加え，周囲とのコミュニケーションを阻害する要因となり，患者のみならず家族，医療スタッフに強い負担と苦痛を強いる[1]．せん妄の出現は，抗がん治療中においては重篤な身体合併症の前駆症状として現れるし，症状緩和に難渋する疼痛の背景因子となる[3〜4]．終末期においてはプレ・ターミナルの時期から出現・消退を繰り返しつつ意思疎通を阻害する．せん妄に適切に対応することは，患者の意向に沿った治療を提供するためにも重要である．

しかし一方，せん妄は高頻度に見落とされている現状がある．また，「がん」という身体疾患が

あるからせん妄を治療する意味はないとの誤解もある．せん妄は早期に発見し適切に対応することで，症状コントロールが可能である．患者・家族のQOLを向上させるためにも，適切な治療を提供することが重要である．

1. せん妄の臨床像

1) せん妄の疫学

急性期病院においては有病率18〜32％，発症率32〜45％に認められる[5〜9]．とくに術後やICU(30％)，とくに人工呼吸管理下(80％)で高い．がんの治療経過でまとめると，終末期にかけて発症率は上がり80％以上が最終的にせん妄を呈する[6]．

背景因子では，高齢者で発症率は高い．手術に関しては，心臓や大腿骨(43〜61％)に関する手術など侵襲が強いほど発症率も高くなる[10]．

2) 臨床像

典型的には，数時間から数日の前駆状態を経て発症する．背景となる身体因子にもよるが，適切な対応がなされないと，数週間から数か月症状が持続する．前駆状態には睡眠障害に加え，注意集中困難，覚醒水準の動揺，不安・焦燥感などがある．典型的には，睡眠覚醒リズムの障害，注意力障害を中心に，不安・焦燥感，精神運動興奮，さまざまな情動変化(怒り，多幸感，無欲，無関心)，幻覚・妄想(通常は幻視，注意力障害からの錯覚と混在)を伴う．症状には日内変動があり，一般的には夕方から夜間にかけて増悪する．

3) 診断

かつては逸脱行為を特徴とする急性の不穏状態を指して用いられてきた．20世紀に入りせん妄や錯乱，昏睡をまとめて意識障害として1つの概念にまとめられてきた．現在のせん妄の概念の原型はLipowskiが提唱し，器質性脳症候群(びまん性の脳障害の結果生じるさまざまな精神症状を，原因のいかんにかかわらず総称する)の一群としておいた．Lipowskiは失見当識を中心症状と据え，幻覚や妄想は必須としなかった[5]．現在のDSMはこの概念を継承し，見当識障害を中心とする意識障害全般を覆う概念として定義されている．

現在用いられている診断基準には，DSM-ⅣとICD-10がある．細部の項目が異なり，ICD-10のほうがより厳しい基準となっている(**表12, 13**)．

4) 下位分類

せん妄は精神運動興奮と覚醒レベルによって，過活動型と低活動型の2群に大きく分けられる[5]．両者が混在した混合型を加える場合もある．過活動型はベンゾジアゼピン系離脱症候群や抗コリン薬が誘発するせん妄を典型例とし，脳内GABA抑制系の活動低下を想定する一方，低活動型は代謝性障害(肝性脳症)のように脳内GABA系の過活動を想定する意見もあるが，実証は乏しい．過活動型と低活動型で臨床経過や予後が異なるかどうかを検討されているが，意見は一致していない[10]．

臨床上注意しなければならない点は，せん妄は過活動型だけと思われて，低活動型せん妄が見逃されている点である．高齢者ほど低活動性せん妄の頻度が高まる一方[11]，8割以上の低活動性

表12　現在用いられている診断基準

DSM-IV診断基準	ICD-10診断基準
以下の項目のうち4項目を満たす場合にせん妄と診断	以下の5項目を満たす場合にせん妄と診断
A 注意を集中し，維持し，他に転じる能力の低下を伴う意識の障害	(a) 意識と注意の障害
B 認知の変化，または，すでに先行し，確定され，または進行中の認知症ではうまく説明されない知覚障害の発現	(b) 認知の全体的な障害
C その障害は短期間のうちに出現し，1日のうちで変動する傾向がある．	
D 病歴，身体診察，臨床検査所見から，その障害が一般身体疾患の直接的な生理学的結果により引き起こされたという証拠がある．	
	(c) 精神運動性障害
	(d) 睡眠覚醒周期の障害
	(e) 感情障害

表13　せん妄の診断基準：DSM-IV診断基準と臨床場面で現れる症状

DSM-IV診断基準	臨床場面で現れる症状
注意集中，維持，転導する能力の低下を伴う意識の障害(すなわち環境認識における清明度の低下)	会話のつじつまが合わない． 場当たり的な返事を繰り返す． ベッドの周囲が乱雑で整理できない． 周囲の状況が理解できない様子で困惑している． 声をかけないとすぐに寝てしまう．
認知の変化(記憶欠損，失見当識，言語の障害など)，またはすでに先行し，確定され，または進行中の認知症ではうまく説明されない知覚障害の出現	直前のことを思い出せない． 同じ質問を繰り返す． 指示を理解できずにとまどっている． 病院と家を間違えている． 朝と夕方を間違える． 人がいないのに「人がいる」と言ったり，話しかけるようなそぶりをみせる． 虫もいないのに，虫をつまむようなしぐさをする．
その障害は短期間のうちに出現し(通常数時間から数日)，1日のうちで変動する傾向がある．	午前中はしっかりと会話もできていたのに，夕方あたりからそわそわと落ち着かなくなる． 面会者が帰ると，落ち着かずに自室の中をうろうろする． 夜になると「家に帰る」と繰り返す，トイレに頻回にいく． 点滴を絡ませてしまう，抜いてしまう．
病歴，身体診察，臨床検査所見から，その障害が一般身体疾患の直接的な生理学的結果により引き起こされたという証拠がある．	症状の出現に前後して，感染や脱水など身体の変化がある． 症状の出現前に，薬剤を変更している．

せん妄が見落とされているとの報告もある．低活動性せん妄はうつ病と誤診されることも多い．誤診の結果，抗うつ薬が処方され，さらなるせん妄の悪化が生じた例も臨床でしばしば経験する

ため,注意を喚起したい.

5)アセスメント

診断にはDSM-ⅣやICD-10の客観的な診断基準を用いることが望ましい.

せん妄の症状評価や重症度評価のための方法が作成され検証されてきている.しかし日本語で使用できる評価手段は限られている現状がある.評価手段は,①認知機能全般を測定する方法,②DSMやICDに基づき診断基準適合の有無を評価する方法,③せん妄に特徴的な症状を評価する方法,④せん妄の重症度を評価する方法などに分けられる.

臨床で用いられる主な評価方法には下記のものがある.

Clinical Assessment of Confusion(CAC)
25項目の精神運動活動を評価する方法である.

Confusion Assessment Method(CAM)[12,13]
DSMの診断項目に基づき,重症度の評価およびスクリーニングに用いる.重症度評価に用いる9項目のlong versionと,スクリーニング用のshort versionがある.ICUや救急場面にあわせたCAM-ICUなど派生版がある[14,15].

Delirium Observation Screening Scale(DOSS)
看護師の観察に基づきせん妄の初期症状をとらえることを目的にした方法.

Delirium Rating Scale(DRS)
せん妄の診断補助手段として開発された.症状評価10項目からなる.

Delirium Rating Scale-Revised-98(DRS-R-98)[16,17]
DRSを重症度評価,過活動型と低活動型の分類ができるように改訂した版.

NEECHAM Confusion Scale[18]
看護アセスメントに基づいて,せん妄の症状および重症度を評価するスケール.

ICDSC[19]
ICUにおけるせん妄のスクリーニングを目的に開発された.DSMの診断基準に基づき8項目の症状チェックリストからなる.

Digit Span Test
約1秒間隔でランダムに数字を示し,その数列を覚えて復唱させる方法.診断ツールにはならないが,注意力障害をベッドサイドで評価するうえでしばしば用いられる.

Memorial Delirium Assessment Scale(MDAS)[20]
DSM診断基準に基づき,せん妄の重症度評価を目的とした評価方法.

Mini-Mental State Examination(MMSE)
高齢者の認知機能障害全般を簡易的に評価する方法.見当識,記憶,注意・集中力の評価項目がある.とくに注意力障害に対する感度は高い.認知機能評価を目的とした方法のため,せん妄の診断に特異的

ではない.

Nursing Delirium Screening Scale(Nu-DESC)[21]
看護師の臨床業務の中での観察項目に基づき,せん妄をスクリーニングする目的で開発された評価方法である.

Agitation Distress Scale(ADS)[22]
Moritaが開発した終末期がん患者の過活動型せん妄の評価方法.

Communication Capacity Scale(CCS)
Moritaが開発した終末期の低活動型せん妄の評価方法.低活動型せん妄ではコミュニケーション能力の障害が問題となる.

2. せん妄の病態

　せん妄はさまざまな原因により生じる.臨床像からは脳の広範囲にわたる機能不全が想定されてはいるが,その病態は十分には明らかにされていない.現在のところ,身体負荷や薬剤などが脳内神経伝達を障害する結果,せん妄の発症に至ると考えられている[23].

1) 脳画像研究

　せん妄を対象とした研究は少ないが,CT画像を用いた報告では,前頭葉や側頭頭頂葉,深部構造の萎縮が報告されている.検出能力の問題はあるが,SPECT(single-photon emission CT)による検討では,前頭葉から頭頂葉にかけての低灌流がせん妄患者の半数に認められたり,脳深部を含め広範囲にわたるさまざまな低灌流パターンがあったとの報告がある[24~27].

2) 神経伝達物質に関する研究[28]

　せん妄の主な病態としてコリン系の神経伝達障害が想定されている.想定される背景には,抗コリン作用を持つ薬剤により高頻度にせん妄が誘発される臨床経験があり,せん妄患者の血中抗コリン活性の上昇が報告されたり,physostigmineなどのコリンエステラーゼ阻害薬を用いることでせん妄からのリバースに成功したとの報告がある.コリン系以外にも,ドーパミン系とコリン系との不均衡やγ-aminobutyric acid(GABA)系の伝達障害(とくに肝性脳症などの代謝性障害やアルコール離脱せん妄において),セロトニン系の伝達障害も治療薬の作用機序から病態に絡むことが想定されている.また,脳転移や髄膜炎によってもせん妄が生じる.脳内の炎症にあわせてサイトカインの関与も提唱されている.

3. せん妄の原因

　せん妄の治療や見通しを評価するためにも,せん妄の原因を詳細に検討することは重要である.一般に術後せん妄など治療による侵襲が明らかな場合には単一要因が多いが,通常認められる進行がん患者のせん妄は多要因が絡むことが一般的である[29].とくに疼痛治療にオピオイドが頻用される時期では,薬剤性のせん妄の比率が上がる(表14).
　臨床では,治療を検討する上で原因を3種

表14 せん妄の原因

せん妄の直接原因	
中枢神経系への直接浸潤	原発性脳腫瘍，転移性脳腫瘍，がん性髄膜炎
臓器不全に伴う代謝性障害	肝不全，腎不全
低酸素	呼吸不全
循環不全	心不全，低血圧
電解質異常	高カルシウム血症，高ナトリウム血症
感染症	敗血症
血液学的異常	貧血，DIC
栄養障害	低栄養，ビタミン欠乏(チアミン，葉酸，ビタミン B_{12})
腫瘍随伴症候群	ホルモン産生腫瘍(肺小細胞癌)，胸腺腫，甲状腺腫瘍
薬剤	オピオイド，ベンゾジアゼピン系薬剤，ステロイド，インターフェロン，抗コリン作用のある薬剤
離脱症候群	アルコール
その他	脱水

①準備因子(脳自身に機能低下を生じやすい状態が用意されている)
②誘発因子(直接せん妄を生じはしないものの，脳に負荷をかけ，機能的な破綻を誘導する)
③直接原因(直接脳の機能的な破綻を引き起こした)

に分けて検討することがしばしば行われる(図8，表15).

4. せん妄のマネジメント

　急性期病院に加え，療養型病院，施設など療養環境を問わずせん妄は高頻度に発症する．せん妄が発症することで，せん妄に続いて重篤なリスク(合併症の増加，死亡率の上昇，認知症の発症など)が増すことから，治療やケアの過程では常に発症リスクの評価と発症の早期発見，早期対応が必要である(図9，127頁).

1) リスクの評価

　療養環境を問わず，以下の因子をもった患者が入院・入所した場合には，せん妄を発症するリスクが高いものとして対応する.

- 高齢(65歳以上をリスクととらえることが一般的)
- (過去・現在を問わず)認知機能障害がある，認知症の診断を受けている．
- もしもアセスメントにおいて認知機能障害が疑われた場合には，MMSE-Jなどの簡便で標準的な認知機能検査を用いてその障害の程度を評価する．
- 股関節周囲の骨折(とくに大腿骨頸部骨折)
- 全身状態が重篤である(全身状態の悪化，衰弱が進行する危険が高い)

2) せん妄の発症を疑う症状

　リスク因子をもつ症例に対しては，継続的に前駆症状の有無を繰り返し評価する．数時間から数日の間に，前駆症状の発現を疑うような行動の変化が認められればせん妄の発症を疑う．

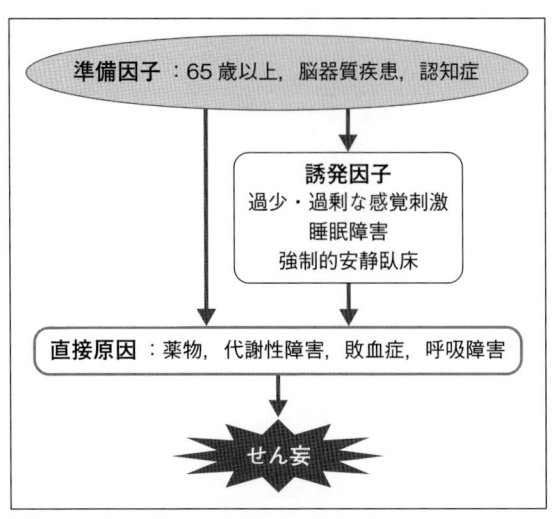

B 実践編—3. 精神医学をめぐる問題

```
┌─────────────────────────────────────────┐
│   準備因子：65歳以上，脳器質疾患，認知症      │
│              │                            │
│              ▼                            │
│         誘発因子                           │
│       過少・過剰な感覚刺激                  │
│         睡眠障害                           │
│        強制的安静臥床                       │
│              │                            │
│              ▼                            │
│   直接原因：薬物，代謝性障害，敗血症，呼吸障害 │
│              │                            │
│              ▼                            │
│            せん妄                          │
└─────────────────────────────────────────┘
```

図8 せん妄の発症

表15 せん妄の発症要因分類

	因子	
準備因子 (脳自身に機能低下を生じやすい状態が用意されている)	年齢	高齢なほど生じやすい(とくに70歳以上はリスクが高い)
	脳の器質的な障害	認知症の既往
		脳血管障害の既往
誘発因子 (直接せん妄を生じはしないものの，脳に負荷をかけ，機能的な破綻を誘導する)	感覚障害	聴力障害，視力障害(白内障)
	睡眠覚醒リズムの障害	夜間に覚醒を促す処置(24時間の点滴)
	コントロールされていない身体症状	疼痛，呼吸困難感，便秘，排尿障害
直接原因	腫瘍による脳機能の直接障害	脳転移，がん性髄膜炎
	電解質異常	脱水，高 Ca 血症，低 Na 血症
	代謝性障害	低血糖，肝性脳症，ビタミン B_{12} 欠乏
	感染症	
	循環障害	貧血，低酸素血症
	薬剤	オピオイド，ベンゾジアゼピン系薬剤(抗不安薬，睡眠導入薬)，抗うつ薬，ステロイド，抗ヒスタミン薬 コルチコステロイド 15 mg/日以上 モルヒネ換算 90 mg/日以上

1．認知機能の変化：集中できない，応答が混乱している，応答が遅い．
2．知覚障害：幻視(存在しないものが見える)，幻聴
3．行動の変化：動作が遅い，行動量が減る(低活動型せん妄の場合)，落ち着かない・そわそわしている(過活動型せん妄の場合)，食欲の変化，睡眠リズムが乱れる(夜間不眠，昼夜逆転)
4．社会的な行動(コミュニケーション)の変化：指示に従って行動ができない，引きこもり，感情・態度の変化

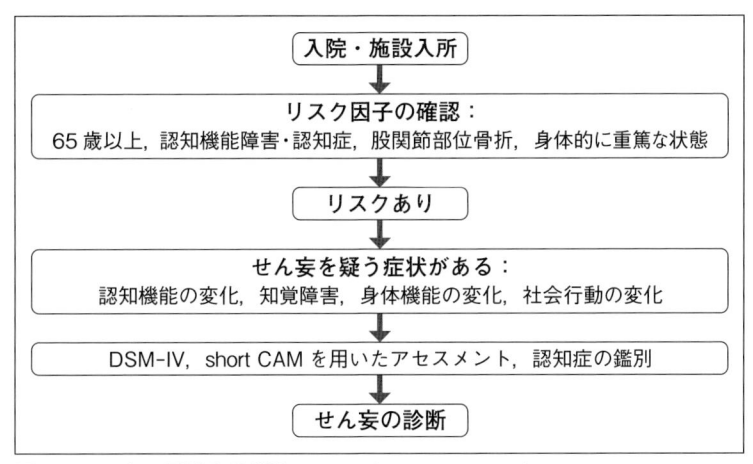

```
┌─────────────────────────────────┐
│        入院・施設入所            │
└────────────┬────────────────────┘
             ↓
┌─────────────────────────────────┐
│      リスク因子の確認：          │
│ 65歳以上，認知機能障害・認知症，  │
│ 股関節部位骨折，身体的に重篤な状態│
└────────────┬────────────────────┘
             ↓
┌─────────────────────────────────┐
│           リスクあり              │
└────────────┬────────────────────┘
             ↓
┌─────────────────────────────────┐
│      せん妄を疑う症状がある：     │
│ 認知機能の変化，知覚障害，身体機能│
│ の変化，社会行動の変化           │
└────────────┬────────────────────┘
             ↓
┌─────────────────────────────────┐
│ DSM-IV, short CAMを用いたアセス  │
│ メント，認知症の鑑別             │
└────────────┬────────────────────┘
             ↓
┌─────────────────────────────────┐
│          せん妄の診断            │
└─────────────────────────────────┘
```

図9 せん妄の予防と診断(NICEのガイドラインより)

3) 発症予防

一般病院におけるせん妄に関しては，症例の30～40%程度では予防が可能であると見積もられ，発症の予防策を講じることが，せん妄の発生を最低限度に抑え有害事象の発生を防ぐうえでもっとも重要である．

せん妄の原因が多要因に渡ることから，予防的介入も複合的なパッケージになる．代表的な介入研究にHELP(the Hospital elder Life Program)がある．HELP studyは，見当識のサポートや栄養アセスメント，感覚障害のアセスメントと支援，睡眠の評価，脱水の予防，入所中の行動を促す介入からなる複合的な介入を行った研究で，usual-care群でせん妄の発症が15%であったものを，9.9%まで減らすことができた[30]．

一般的に以下のような複合的な介入が，せん妄の発症の予防になると考えられている[30～33]．

- **全般**
  - アセスメント
    - ◇ 入院後早期に(24時間以内)せん妄のリスクを評価する．
    - ◇ ケアは複数の内容を，個人個人のリスクに応じて組み合わせる．
  - ケアは多職種で提供する．
  - せん妄のリスクが高いと判断した場合
    - ◇ ケアを担当する者は頻回に変えずにできるだけ固定する．
    - ◇ 患者の不必要な部屋替え，移動は避ける．
- **認知機能への予防的介入**
  - 適度な照明とわかりやすい表示を用意する(時計やカレンダー)
  - 見当識をつけるための声かけ，働きかけをする．
  - 認知を促す働きかけをする(少し前のことを思い出させる)
  - 家族の付き添い・見舞いを促す．
- **脱水の予防**
  - 水分の摂取を勧める．必要であれば補液(輸液，皮下輸液)を行う．
  - 心疾患や腎疾患などの合併症がある場合には，水分管理に関して専門家の助言を求める．

- 感染の予防
  ➤ 施設の感染防止のルールを徹底する．
  ➤ 不必要なルートは外す．
  ➤ 感染を疑う徴候があれば，感染源を探索し治療を行う．
- 疼痛への予防的介入
  ➤ 疼痛のアセスメントを必ず行う．
  ➤ 疼痛がある，あるいは疑われる場合には，疼痛マネジメントを適切に実施する．
  ➤ 認知症・認知機能障害がある場合には，言語的に疼痛を訴えることができない場合があるため，言語以外の疼痛の客観的な症状(顔をしかめる，血圧が上がる・頻脈・冷汗などの自律神経症状がある，特定の体位を避けるなど)がないか評価する．
- 睡眠リズムの維持
  ➤ 夜間の不快な音を減らす．
  ➤ 睡眠中の処置は避ける．
  ➤ 睡眠を妨げるような投薬パターン(就寝中の内服，夜間の頻尿を促すような連続輸液など)を避ける．
- 薬剤の把握
  ➤ 投与されている薬剤の種類・投薬量をすべて把握する．
  ➤ 相互作用に注意する．
  ➤ せん妄のリスクとなる薬剤については，増悪因子になっていないかどうかアセスメントをする．
- 行動への予防的介入
  ➤ 術後の早期離床を促す．
  ➤ 入院中の歩行を促す．
  ➤ 歩行困難な患者を含め，患者にROM(Range of Motion)運動を勧める．

予防的な薬剤の使用の効果に関しては，非定型抗精神病薬の無作為化試験がいくつか報告されるようになった．ハロペリドールやオランザピン，クエチアピンを中心に手術前後に予防的に投与を検討した報告があり，発症率を低下させた報告が多いが，重症化や遷延化の予防に関しては一致した見解がない[34〜38]．鎮痛補助薬(gabapentin)やコリンエステラーゼ阻害薬の予防的使用に関しても検討がなされているが，まとまった見解は未だない．

4) 治療的介入

①薬物療法以外の介入

重症度に関わらず，せん妄に対する治療的介入で検討されなければならないのは，非薬物療法的介入である．非薬物療法的介入の効果に関して検討した研究は数が少なく知見は限られているが，臨床経験から，また介入に関して明らかな有害事象が認められていないことからすべての患者に対して提供することがガイドラインでも推奨されている．

ⅰ) 支持的介入：見当識障害や注意力障害に対して，見当識を強化しわかりやすい提示を行う．介護者ははっきりとしてわかりやすく提示を行い，患者の理解を確認しつつ説明し行動を促す．知覚障害がある場合には，補助具(めがねや補聴器)を用いて，その障害が最小限になるように調整する．

ⅱ) 環境調整：促進因子への介入を中心に，患者の環境(身体内外を含む環境)を調整し，症状の増悪を予防する．照明を生理的リズムに合わせて夜間落としたり不快な音を消す，バルーンなどによる身体拘束を避けたり夜間頻尿を促すような24時間点滴を避ける，疼痛コントロールを

的確に実施する．

　②薬物療法

　通常，非薬物療法的な介入（環境調整と支持的対応）単独で，せん妄の症状がコントロールされることは少なく，大半の症例では，薬物療法を同時に行う．薬物療法の有効性に関しては，症例報告や臨床経験，小規模な比較試験に基づくところが大きい．せん妄は多要因が交錯し身体治療の内容とも絡むため，背景因子を整えることが難しく臨床試験が組みにくい実情がある．近年では，非定型抗精神病薬を用いた予防的介入を試みた無作為化比較試験により，非定型抗精神病薬のせん妄予防効果が報告されつつある．

　薬物療法は高力価の抗精神病薬が用いられ，定型抗精神病薬（ハロペリドール）と新規抗精神病薬（リスペリドン，オランザピン，クエチアピン）で有効性には差はないと考えられている．ハロペリドールは抗幻覚・妄想作用が強いこと，循環器への影響が少ないこと，錠剤のほかに注射製剤があり投与経路の自由度が高いといった特徴をもつ．しかし，有害事象である錐体外路症状の発現頻度が定型抗精神病薬で約10％と高いことから，最近では内服可能であれば新規抗精神病薬を用いることが多い．がん終末期においては経口投薬が難しい場面もあり，その場合でも使用できる数少ない薬剤としてハロペリドールの注射薬は頻用されている．

　抗精神病薬はせん妄に対する有効性はどの薬剤でもほぼ同等である．薬剤を選択するにあたっては，その薬剤の持つ鎮静作用の強弱，有害事象のプロフィール，作用時間を考慮して決定する．

　用量に関してはどの薬剤も過量に使えば過鎮静を生じる可能性があるため，最小量から滴定法を用いて漸増する．とくにハロペリドールの注射製剤の場合，1Aが5mgと大きい規格であること，血中濃度の半減期が短いことから，投薬を繰り返すうちに過量投与に陥りがちであるので注意をする．

　抗精神病薬は，その認知改善作用が発現するまでには数日の時間を要する．せん妄症状が改善しても数日から1週間程度はその用量を維持し，症状が再燃しないことを確認した後に約3分の1ずつ漸減をすすめていく（**表16**）．

　抗精神病薬以外にも，コリンエステラーゼ阻害薬（ドネペジル塩酸塩）やセロトニン受容体阻害薬（トラゾドン）も臨床では軽度のせん妄に対して用いられることがある．コリンエステラーゼ阻害薬の有効性に関しては，症例報告やオープンラベルでの有効性は報告されているが，質の高い比較試験はまだ行われていない．

　せん妄は興奮が強いためにしばしば鎮静を目的にベンゾジアゼピン系薬剤が使用されるが，単独でせん妄症状の改善は期待できない．抗ヒスタミン薬に関しても同様であり，せん妄時の使用は推奨されない．

　低活動性せん妄においても，患者はせん妄により苦痛を軽減していると考えられ，同様に薬物療法を試みる必要性が指摘されている．低活動性せん妄に対して抗精神病薬を使用する場合は，薬剤性の過鎮静に注意をする．コリンエステラーゼ阻害薬や精神刺激薬の併用が行われているが，定まった知見は未だ得られていない．

　高齢者に対する抗精神病薬の使用に際しては注意が必要である．認知症に伴う行動障害と精神症状（BPSD：Behavioral and Psychological Symptoms of Dementia）に対して抗精神病薬を使用した際に，死亡率が高まることが報告されている．一方，当然のことではあるがせん妄を治療せずに経過を追うことは，患者の意向を治療に反映することができないだけではなく，患者・家族の

表16 抗精神病薬のプロフィール

一般名	定型抗精神病薬		非定型抗精神病薬			
	haloperidol	chlorpromazine	risperidone	quetiapine	olanzapine	aripiprazole
商品名	セレネース	コントミン	リスパダール	セロクエル	ジプレキサ	エビリファイ
投与経路	経口，静脈，筋肉，皮下	経口，静脈，筋肉，皮下	経口	経口	経口	経口
初回投与量	0.75-5 mg	10-25 mg	0.5-1 mg	25-50 mg	2.5-5 mg	3-6 mg
常用量	0.75-10 mg	10-50 mg	0.5-4 mg	25-100 mg	2.5-10 mg	12-24 mg
半減期	10-24 hr	10-59 hr	4-15 hr	3-6 hr	21-54 hr	40-80 hr
代謝	肝	肝	肝	肝	肝	肝
代謝酵素	CYP2D6, CYP3A4	CYP2D6	CYP2D6	CYP3A4	CYP1A2, CYP2D6	CYP3A4, CYP2D6
活性代謝産物	−	＋	＋	−	−	＋
作用特性						
鎮静作用	低	高	低	高	高	ほとんどない
抗コリン作用	低	高	低	低	低	低
降圧作用	低	高	低	低	低	低
錐体外路症状	高	低	低	低	低	低
その他	標準的薬物投与経路が広い	治療効果に対するエビデンスは同等	活性代謝産物の排泄が腎のため腎機能障害時には減量して使用	パーキンソン病のせん妄に対する第一選択薬	口腔内崩壊錠がある	鎮静作用がほとんどない

苦痛を増し，予後にも悪影響を及ぼす．臨床においては，抗精神病薬の使用に際して，有害事象の発現に注意を払い，治療のベネフィット，治療のゴールを確認しながら進めることが必要である．

5. 終末期せん妄

せん妄の主要な要因が器質因子(脳転移やがん性髄膜炎)など治療が困難であったり，対処が困難な身体因子(肝不全による代謝性障害など)が関係しているために，せん妄の完全な回復を期待することが困難な場合がある．多くは死の過程に重なり，臨床上終末期せん妄と総称することがある．

終末期せん妄であっても，患者にとり苦痛を伴う体験であり，適切な対応が求められる．しかし，抗精神病薬を使用すると薬効よりも鎮静作用が前面に出てしまう場合がある．そのような場合には，包括的なアセスメントをチームで行い，治療の目標を再設定し，患者・家族の苦痛の最大限の除去と実現可能な症状緩和とのすりあわせを行う．

参考文献

1) Breitbart W, Gibson C, Tremblay A: The delirium experience—delirium recall and delirium-related distress in hospitalized patients with cancer, their spouses/caregivers, and their nurses. Psychosomatics,

2002；43(3)：183-194.
2) Lichter I, Hunt E：The last 48 hours of life. J Palliat Care, 1990；6(4)：7-15.
3) Bruera E, et al：The assessment of pain intensity in patients with cognitive failure—a preliminary report. J Pain Symptom Manage, 1992；7(5)：267-270.
4) Gagnon B, et al：The impact of delirium on the circadian distribution of breakthrough analgesia in advanced cancer patients. J Pain Symptom Manage, 2001；22(4)：826-833.
5) Lipowski Z J：Transient cognitive disorders (delirium, acute confusional states) in the elderly. Am J Psychiatry, 1983；140(11)：1426-1436.
6) Massie M J, Holland J, Glass E：Delirium in terminally ill cancer patients. Am J Psychiatry, 1983；140(8)：1048-1050.
7) Pereira J, Hanson J, Bruera E：The frequency and clinical course of cognitive impairment in patients with terminal cancer. Cancer, 1997；79(4)：835-842.
8) Ross C A, et al：Delirium—phenomenologic and etiologic subtypes. Int Psychogeriatr, 1991；3(2)：135-147.
9) Tune L E：Postoperative delirium. Int Psychogeriatr, 1991；3(2)：325-332.
10) de Rooij S E, et al：Clinical subtypes of delirium and their relevance for daily clinical practice—a systematic review. Int J Geriatr Psychiatry, 2005；20(7)：609-615.
11) Peterson J F, et al：Delirium and its motoric subtypes—a study of 614 critically ill patients. J Am Geriatr Soc, 2006；54(3)：479-484.
12) Inouye S K, et al：Clarifying confusion—the confusion assessment method. A new method for detection of delirium. Ann Intern Med, 1990；113(12)：941-948.
13) Wei L A, et al：The Confusion Assessment Method—a systematic review of current usage. J Am Geriatr Soc, 2008；56(5)：823-830.
14) Ely E W, et al：Delirium in mechanically ventilated patients—validity and reliability of the confusion assessment method for the intensive care unit (CAM-ICU). JAMA, 2001；286(21)：2703-2710.
15) Ely E W, et al：Evaluation of delirium in critically ill patients—validation of the Confusion Assessment Method for the Intensive Care Unit (CAM-ICU). Crit Care Med, 2001；29(7)：1370-1379.
16) Trzepacz P T：Is there a final common neural pathway in delirium? Focus on acetylcholine and dopamine. Semin Clin Neuropsychiatry, 2000；5(2)：132-148.
17) Kato M, et al：Japanese version of the Delirium Rating Scale, Revised-98 (DRS-R98-J)—reliability and validity. Psychosomatics, 2010；51(5)：425-431.
18) Neelon V J, et al：The NEECHAM Confusion Scale—construction, validation, and clinical testing. Nurs Res, 1996；45(6)：324-330.
19) Bergeron N, et al：Intensive Care Delirium Screening Checklist—evaluation of a new screening tool. Intensive Care Med, 2001；27(5)：859-864.
20) Matsuoka Y, et al：Clinical utility and validation of the Japanese version of Memorial Delirium Assessment Scale in a psychogeriatric inpatient setting. Gen Hosp Psychiatry, 2001；23(1)：36-40.
21) Gaudreau J D, et al：Fast, systematic, and continuous delirium assessment in hospitalized patients：the nursing delirium screening scale. J Pain Symptom Manage, 2005；29(4)：368-375.
22) Morita T, et al：Communication Capacity Scale and Agitation Distress Scale to measure the severity of delirium in terminally ill cancer patients—a validation study. Palliat Med, 2001；15(3)：197-206.
23) Ross C A：CNS arousal systems：possible role in delirium. Int Psychogeriatr, 1991；3(2)：353-371.
24) Fong T G, et al：Cerebral perfusion changes in older delirious patients using 99mTc HMPAO SPECT. J Gerontol A Biol Sci Med Sci, 2006；61(12)：1294-1299.
25) Jalan R, et al：Oral amino acid load mimicking hemoglobin results in reduced regional cerebral perfusion and deterioration in memory tests in patients with cirrhosis of the liver. Metab Brain Dis, 2003；18(1)：37-49.
26) Strauss G I, et al：Regional cerebral blood flow during mechanical hyperventilation in patients with fulminant hepatic failure. Hepatology, 1999；30(6)：1368-1373.
27) Yazgan Y, et al：Value of regional cerebral blood flow in the evaluation of chronic liver disease and

subclinical hepatic encephalopathy. J Gastroenterol Hepatol, 2003 ; 18(10) : 1162-1167.
28) Fong T G, Tulebaev S R, Inouye S K : Delirium in elderly adults—diagnosis, prevention and treatment. Nat Rev Neurol, 2009 ; 5(4) : 210-220.
29) Lawlor P G, et al : Clinical utility, factor analysis, and further validation of the memorial delirium assessment scale in patients with advanced cancer—Assessing delirium in advanced cancer. Cancer, 2000 ; 88(12) : 2859-2867.
30) Inouye S K, et al : A multicomponent intervention to prevent delirium in hospitalized older patients. N Engl J Med, 1999 ; 340(9) : 669-676.
31) Gustafson Y, et al : Underdiagnosis and poor documentation of acute confusional states in elderly hip fracture patients. J Am Geriatr Soc, 1991 ; 39(8) : 760-765.
32) Harari P M, et al : The 2007 Inaugural ASTRO/ASCO/AHNS Multidisciplinary Head and Neck Cancer Symposium. Int J Radiat Oncol Biol Phys, 2007 ; 69(2 Suppl) : S1-3.
33) Landefeld C S, Aucott J : Improving primary care in academic medical centers. The role of firm systems. Med Care, 1995 ; 33(3) : 311-314.
34) Kim S W, et al : Risperidone versus olanzapine for the treatment of delirium. Hum Psychopharmacol, 2010 ; 25(4) : 298-302.
35) Larsen K A, et al : Administration of olanzapine to prevent postoperative delirium in elderly joint-replacement patients—a randomized, controlled trial. Psychosomatics, 2010 ; 51(5) : 409-418.
36) Devlin J W, et al : Efficacy and safety of quetiapine in critically ill patients with delirium—a prospective, multicenter, randomized, double-blind, placebo-controlled pilot study. Crit Care Med, 2010 ; 38(2) : 419-427.
37) Tahir T A, et al : A randomized controlled trial of quetiapine versus placebo in the treatment of delirium. J Psychosom Res, 2010 ; 69(5) : 485-490.
38) Schrader S L, et al : Adjunctive haloperidol prophylaxis reduces postoperative delirium severity and duration in at-risk elderly patients. Neurologist, 2008 ; 14(2) : 134-137.

〈小川朝生〉

B がんに並存する問題

I 認知症

　わが国において，2009年に65歳以上の老年人口は2,900万人となり，全人口の22.7％を占め超高齢化社会を迎えている[1]．

　認知症は，高齢者の合併疾患の1つとして重要である．2006年において，認知症患者は200万人を超え，2020年には300万人を超えるとも予想される．認知症自体がセルフケアの障害を通してリスク因子になるのみならず，せん妄や抑うつ状態など精神医学的対応が必要となり，適応力の低下から社会的機能不全を呈することもある．介護の負担から家族の精神的健康にも影響する．

　高齢者の治療を実施するにあたっては，がんの診断のみならず，身体機能評価，精神機能評価，社会的機能評価をふまえて対応にあたることが重要である．

1. 認知症とは

　認知症とは，正常に発達した認知機能が，後天的な器質性障害（神経変性など）により持続性に低下し，日常生活や社会生活に支障を来すようになった状態である．認知症の定義はいくつか提唱されているが，代表的なものにDSM-Ⅳ(Diagnostic and Statistical Manual of Mental Disorders. Fourth Edition)がある（**表17**）[2]．認知症の罹患率は地域を問わずほぼ一定であり，65歳以上の人口の約6％が認知症を有している[3]．高齢になると有症率はさらに増加し，85歳以上では10～15％と見積もられている．わが国では高齢化に伴い認知症患者も増加し，2006年でおよそ200万人が認知症に罹患していると考えられる．

　また，認知症には病型があり，最も有病率の高いアルツハイマー病が50～70％を占め，続いて15～25％の血管性認知症，レビー小体病，前頭側頭葉型認知症と続く．この4つの病型を総称し

表17　認知症の定義

A．多彩な認知欠損の発現で，それは以下の両方により明らかにされる． 　(1) 記憶障害（新しい情報を学習したり，以前に学習した情報を想起する能力の障害） 　(2) 以下の認知障害の1つ（またはそれ以上）： 　　　(a) 失語（言語の障害） 　　　(b) 失行（運動機能が損なわれていないにもかかわらず動作を遂行する能力の障害） 　　　(c) 失認（感覚機能が損なわれていないにもかかわらず対象を認識または同定できないこと） 　　　(d) 実行機能（すなわち，計画を立てる，組織化する，順序立てる，抽象化する）の障害 B．基準A1およびA2の認知欠損は，そのおのおのが，社会的または職業的機能の著しい障害を引き起こし，病前の機能水準からの著しい低下を示す．

(DSM-Ⅳ-TRより引用，一部改変)

表18 4大認知症

	発症の メカニズム	障害部位	中核症状	周辺症状	ケアのポイント
アルツハイマー病	アミロイドβ蛋白の脳内沈着が原因となって，神経原線維変化が生じ，神経細胞死に至る	側頭葉・頭頂葉を中心とした症状から始まり，次第に全般的な機能低下にいたる	記憶障害：最近の出来事が思い出せない，思い出せない・忘れたこと自体に気づくことが難しい 見当識障害：時間や場所，人物の認識が難しくなる．最初は昼と夜を間違え，夜中に雨戸を開けたりすることで気づかれる．次第に道に迷うようになる． 実行機能障害：物事の段取りを組むことが難しくなる．仕事を効率よくこなせなくなる．女性では，切る・焼く・炒めるなどのそれぞれの動作はできるものの，一つの料理を完成させることができなくなる	抑うつ，意欲の低下：実行機能の低下に伴って，作業の負荷が大きくなるなどの環境要因と神経細胞の脱落という器質的な要素がからむ 妄想：物盗られ妄想が多い(物をどこかにしまい，しまった場所がわからなくなる．そうなると，身近な介護者が盗んだと確信して責める) 徘徊 失禁	認知症の進行を遅らせるドネペジル塩酸塩の使用 周辺症状(意欲の低下，妄想，徘徊，失禁)などの行動障害が出現するメカニズムを発見し，その対処をする
血管性認知症	脳血管障害に関連して出現した認知症を総称する	梗塞・出血を生じた部位に関連して機能障害が生じる	情動の変動：気分の変化(怒りっぽくなる，ちょっとしたことで泣く)が生じやすい 覚醒レベルの変動：1日や数日の中で意識レベルの変動があり，せん妄を生じやすい 記憶障害：最近の出来事が思い出せない，思い出せない・忘れたこと自体に気づくことが難しい 実行機能障害：物事の段取りを組むことが難しくなる．仕事を効率よくこなせなくなる．女性では，切る・焼く・炒めるなどのそれぞれの動作はできるものの，一つの料理を完成させることができなくなる	意欲の低下，抑うつ：梗塞・出血に関連した脳機能の低下 人格の先鋭化：人格の特徴がより強く出てくる．慎重な性格が頑固で融通の利かない人格へ，マイペースな性格が自己中心的な人格に，気さくな性格が，無遠慮で横柄な人格になる．	梗塞・出血に関連した神経症状への対応(嚥下困難，片麻痺など) 安定した環境の提供 せん妄の予防と対処
レビー小体病	αシヌクレインが蓄積し，レビー小体となり，神経細胞死を誘導する	後頭葉を中心とした症状(幻視)から始まり，次第に全般的な機能低下にいたる	覚醒レベルの変動：1日の中で意識レベルの変動があり，注意力の障害が出る．せん妄を生じやすい 幻視：鮮明でありありとした幻視が出やすい パーキンソン症状：前傾姿勢やすり足歩行，姿勢反射障害，固縮などが出やすい 抗精神病薬への過敏性：少量でもパーキンソン症状や過鎮静が生じやすい	抑うつ・不安：病初期には記憶障害や幻視に先行して，意欲の低下や抑うつ気分，不安焦燥感で受診する場合がある パーキンソン症状：突進歩行，転倒	抑うつ・不安への対応：環境調整や薬物療法を行う 幻視に対しては，ドネペジル塩酸塩を使用 せん妄に対しては，パーキンソン症状の出現しにくい非定型抗精神病薬を少量使用する
前頭側頭葉変性症	3リピートタウの蓄積が関係	前頭葉から側頭葉にかけての機能障害	常同行動：同じ言動を日課のようにくり返す 脱抑制：欲求のコントロールが難しくなり，周囲への配慮に欠ける言動が増える 注意力障害：注意の転導性亢進，集中維持が難しくなる．ちょっとした周囲の刺激に反応してしまい，作業を続けることが難しくなる	被影響性の亢進：外界からの刺激に影響されて，相手の動作をまねたり，同じ言葉を発する(オウム返し) 自発性の低下，感情の平板化：進行すると無関心が目立ちはじめ，最終的には意欲も低下する	常同行為による時刻表的な生活をうまく利用する．外界からの刺激をすくなるように調整して，同じ時間に同じ職員が同じ対応を取れるようにする

て4大認知症と呼ぶ(表18).

認知症はがん患者の診断・治療にさまざまな障害をもたらす.認知症自体がセルフケアの障害を通してリスク因子になるのみならず,認知症に伴い環境への適応能力が落ち,せん妄や抑うつ状態など精神医学的対応が必要となる.介護の負担も増し,家族の精神的健康にも影響する.

2. 診断

アメリカ精神医学会の診断基準であるDSM-Ⅳでは,記憶障害を中心に,認知機能障害を1つ以上満たす場合に診断する(表17)[2].

認知症を疑う場合,適切な治療法を選択し治療計画を立てるためには,認知機能障害がどのような原因で生じているかを判断する必要がある.認知機能障害を生じる疾患には,本項で取り上げるような神経変性疾患のみならず,脳腫瘍(原発性,転移性),てんかん,正常圧水頭症などの脳器質的な疾患や甲状腺機能低下症などの内分泌疾患,ビタミン欠乏などの低栄養で生じる場合がある.このなかには治療可能な認知機能障害(treatable dementia)が含まれるため,見落とさないことが重要である.

また,悪性腫瘍などの治療中の場合には,原疾患や治療に伴う身体負荷がせん妄を誘導する.せん妄と認知症は混同されることが多いため,その鑑別に注意が必要である.さらに認知機能障害は老年期うつ病と重なる症状もあり,その鑑別には注意をしたい(表19).

3. 症状

認知症への対応を考えていく上で,認知症に伴う症状を的確に判断することが求められる.

認知症=「もの忘れ」の印象が強いが,認知症の症状は記憶障害に留まらない.認知症に対して包括的なケアを提供するためには,その障害の全体像を把握する必要がある.

認知症の中核症状は認知機能障害であり,その中には記憶障害に見当識障害,実行機能障害などが含まれる.加えて,認知症の患者はこのような中核症状の障害から,周囲の環境や対人関係に合わせて調整をすることが困難となり,周囲との不適応から幻覚や妄想,徘徊などの症状を呈することが多い.これらの症状は認知症の行動・心理症状(behavioral and psychological symptoms of dementia:BPSD)と総称される.認知症のケアでとくに重要になるのは,BPSDへの対応である.BPSDは患者自身に苦痛を強いるのみならず,介護者の精神的負担にもなる.BPSDは環境調整や働きかけなどの非薬物療法により症状が改善することが明らかになっており,適切な

表19 認知症の鑑別診断

	せん妄	アルツハイマー病	老年期うつ病
発症	数時間から数日	数か月から数年	数週から数か月
主な症状	注意力障害,睡眠覚醒リズムの障害	記憶障害	抑うつ気分,興味の喪失
記憶	記銘力障害	近時記憶の障害	部分的
記憶力低下の訴え	なし	通常ないことが多い	訴えが多い
気分	不安定	ニュートラル	抑うつ
経過	数日から数週の間で徐々に回復	進行	無治療の場合数か月持続

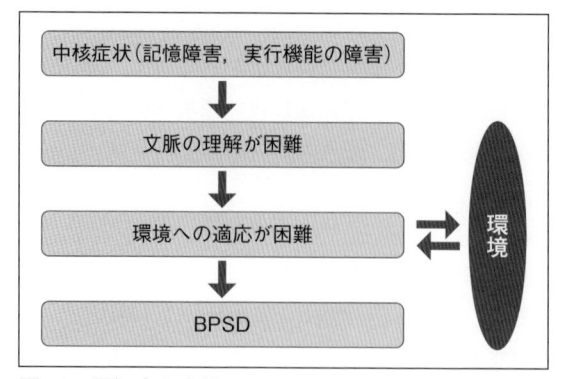

図10 認知症の症状

対応が求められる(図10).

4. 症状評価

認知症の中核症状および周辺症状，BPSDの重症度を標準化されたツールを用いて評価することは，治療や介護の方針を立てるために必要なステップである．

認知機能障害に関しては，臨床上簡便に用いられるMini-Mental State Examination日本語版(MMSE)や，長谷川式簡易知能評価スケール改訂版(HDS-R)が利用しやすい．

重症度の評価には，客観的な臨床症状評価である臨床認知症評価尺度CDRがある．

5. 治療とケア

認知症に対する治療は，薬物療法と生活機能を維持・拡大することを目的とした非薬物療法からなる．

1) 対応の流れ

①状態像を正確に検討する．認知障害を引き起こす可逆的な因子があれば，積極的に対応を進める．
②適切なサポート(家族支援，介護保険の利用の有無)があるか確認する．
③理解力が不十分でありインフォームド・コンセントに支障がある場合には，担当医に伝えて対応を相談する．家族に情報を伝え，対応を相談する．
④症状管理を行う．
　ⅰ) 薬物療法：
　　中核症状に対しては，抗認知症薬の適応を考える．抗アセチルコリンエステラーゼ阻害薬であるドネペジル塩酸塩がある．
　　行動障害に対しては，①中核症状の改善を通してBPSDの改善を図る方法，②発動性の低下や睡眠障害など生体アミン系の障害による症状には生体アミン系の改善を通して症状改善を図る方法，③対症療法としての向精神薬の使用，がある．重要な点は，薬物療法を行うに際しては，その目標を明確にすることである．
　ⅱ) 介護保険を含め，患者・家族への支援体制を構築する．

ⅲ）介護者への支援・教育を行う．とくに，抗がん治療に関連するセルフケアについては，担当医との連携を密に取る．

2）認知症への心理的介入・リハビリテーション
①認知リハビリテーション
　認知障害を少しでも改善したいとの思いは患者・家族のみならず，医療者からも大きい．認知機能障害そのものをターゲットとしたリハビリテーションであり，見当識の回復を目指した現実見当識訓練（reality orientation）や記憶の改善を目指した介入方法がある．しかし残念ながら，現在までのところ認知リハビリテーションの効果は限定的であり，有効性の示された介入方法はない[4]．逆に認知症の人は，日常生活の失敗・不安から意欲を喪失していることも多い．リハビリテーションが「できない体験」に直面化させることにつながり，自尊心を傷つけられ，医原性のBPSDを生じる可能性もある．

②認知刺激療法
　認知症の疫学的要因の調査から，余暇活動や身体活動の多い人ほど認知機能が維持できている報告から，身体活動や趣味をリハビリテーションとして取り入れることがある．自信や意欲を回復させ，残存能力を使うことを目的に行われる．

③回想法
　専門家の共感的な姿勢とともに過去を肯定的に振り返りながら再評価を促し，自信や意欲を回復させることを目的にしている．自信を取り戻すことで安定を図ることを目的に行われるが，認知機能の向上は期待できない．

　ⅰ）がんの臨床で注意しなければならない点

　認知症はがん患者の診断・治療にさまざまな障害をもたらす（表20）．認知症があることにより，まず症状の自覚が遅れ，病状変化の発見が遅れる．またセルフケアの障害を通してリスク因子になるのみならず，せん妄や抑うつ状態など精神医学的対応が必要となったり，適応力の低下から社会的機能不全を呈することもある．

　抗がん治療が実施されている場合，安全性の評価の上で認知機能の評価は重要である．例えば外来の場においては，
　①経口抗がん剤の服薬を間違える
　②化学療法に伴うセルフケアができない
　③治療方針が理解できない，決定できない
　④オピオイドの内服を間違える
などの問題が生じる危険性がある．

　治療と関連して，認知症を合併したがん患者は，進行がんの比率が高く，stagingが不明の患者が多い[5]．また，認知症の既往は予後にも影響する．乳がんや前立腺がん，大腸がんを対象としたアメリカの後方視的研究では[6]，非認知症のがん患者の6か月以内の死亡率が8.5％だったのに対して，認知症を合併した場合には33％に上った[6]．認知症を合併したがん患者では，stageが不明の症例が多く，死亡率上昇の13.6％（結腸・直腸がん）から16.4％（乳がん）は，がんが進行期であることで説明ができた[6]．一方，前立腺がんにおいては，病期を調整すると，認知症はがん関連死にはほとんど影響しないと見積もられている．また，認知症患者では，診断病期の予後への影

表20 認知症の影響

1．抗がん治療の問題
　・診断が遅れる（進行期での発見が多い）
　・意思決定が困難になる
　・セルフケアが困難になる（有害事象の発見が遅れる）
　・合併症の増加
2．精神症状の問題
　・せん妄のリスク因子
　・抑うつ状態のリスク因子
3．家族の介護負担

響は非認知症患者よりも小さいことも明らかになった．これは認知症患者には治療に伴う合併症の影響が相対的に大きいことを示していた．認知症に関しては，前向き研究による詳細な検討が必要であるが，認知症を合併した場合に病期の影響が小さいことは，早期発見のためのスクリーニングの有効性も認知症の有無で異なることが考えられる．

参考文献

1) 財団法人日本統計協会：国民衛生の動向 2010/2011年．2010.
2) American Psychiatric Association：Diagnostic and Statistical Manual of Mental Disorders. 4th ed, Text Revision, 2000〔高橋三郎，大野　裕，染谷俊幸（訳）：DSM-Ⅳ精神疾患の診断・統計マニュアル，新訂版，医学書院，2004〕
3) Lobo A, Launer LJ, Fratiglioni L, et al：Prevalence of dementia and major subtypes in Europe—A collaborative study of population-based cohorts. Neurologic Diseases in the Elderly Research Group. Neurology, 2000；54(11 Suppl 5)：S4-9
4) Clare L, Woods RT, Moniz Cook ED, et al：Cognitive rehabilitation and cognitive training for early-stage Alzheimer's disease and vascular dementia. Cochrane Database Syst Rev, 2003；(4)：CD003260.
5) Gupta SK, Lamont EB：Patterns of presentation, diagnosis, and treatment in older patients with colon cancer and comorbid dementia. J Am Geriatr Soc, 2004；52：1681-1687.
6) Raji MA, Kuo Y, Freeman JL, et al：Effect of a dementia diagnosis on survival of older patients after a diagnosis of breast, colon, or prostate cancer. Arch Intern Med, 2008；168：2033-2040.

〈小川朝生〉

Ⅱ 統合失調症

　統合失調症は多様な精神症状とともに，自分が病気であるという意識（病識）や現実を把握し判断する機能（現実検討能力）が乏しくなる精神疾患であるがゆえに，がんと併存した際に臨床現場でさまざまな問題を生じることが多い．そこで，まず統合失調症の基本的症状を理解するために，その特徴について挙げた上で，とくに患者の意思をどのように把握するのか，また，どのような治療環境が用意できるのかについて説明し，さらに将来的にはどのような緩和医療を行いうるかという観点から，必要になる課題について検討したい[1]．

1. 統合失調症の基本的知識

統合失調症は，主に青年期に発病し，多様な精神症状を呈するとともに，進行して認知症様の終末状態に至ることもある代表的な内因性精神病である．有病率はおよそ1%といわれており，表21に示すような診断基準（アメリカ精神医学会；DSM-Ⅳ-TR）によって診断される．

症状は，愛と憎しみなどの両価性や情動鈍麻が目立ち，周囲への感情的反応や関心が乏しくなって，無関心となる（無為）が，意識は侵されない．考えがまとまらず（連合弛緩），声や言葉が聞こえる幻聴（言語幻聴）が多く，周囲の様子を自分に結びつけて悪意をもたれている（被害関係妄想），自分は優れている（誇大妄想）などの思い込みが見られる場合も多い．病識がなく，自分ひとりの世界に閉じこもりやすい（自閉）．

経過は一般的に，誘因が不明で緩徐に進行するものと，急性に発病して再発を繰り返すものがある．状態が良くなっても再発するケースが多いので，状態の安定期を「治癒」とは言わず，「寛解」

表21　DSM-Ⅳ-TR 統合失調症診断基準

	統合失調症の診断基準	
A.	特徴的症状：以下のうち2つ（またはそれ以上），各々は，1か月の期間（治療が成功した場合はより短い）ほとんどいつも存在．	
	(1)	妄想
	(2)	幻覚
	(3)	解体した会話（例：頻繁な脱線または滅裂）
	(4)	ひどく解体したまたは緊張病性の行動
	(5)	陰性症状，すなわち感情の平板化，思考の貧困，または意欲の欠如
	妄想が奇異なものであったり，幻聴が患者の行動や思考を逐一説明するか，または2つ以上の声が互いに会話しているものであるときには，基準Aの症状1つを満たすだけでよい．	
B.	社会的または職業的機能の低下：障害の始まり以降の期間の大部分で，仕事，対人関係，自己管理などの面で1つ以上の機能が病前に獲得していた水準より著しく低下している（または小児期や青年期の発症の場合，期待される対人的，学業的，職業的水準にまで達しない）．	
C.	期間：障害の持続的な徴候が少なくとも6か月間存在する．この6か月の期間には，基準Aを満たす各症状（すなわち，活動期の症状）は少なくとも1か月（または治療が成功した場合はより短い）存在しなければならないが，前駆期または残遺期の症状の存在する期間を含んでもよい．これらの前駆期または残遺期の期間では，障害の徴候は陰性症状のみか，もしくは基準Aにあげられた症状の2つまたはそれ以上が弱められた形（例えば，風変わりな信念，異常な知覚体験）で表されることがある．	
D.	分裂感情障害と気分障害の除外：分裂感情障害と気分障害，精神病性の特徴を伴うものが以下の理由で除外されていること．	
	(1)	活動期の症状と同時に，大うつ病，躁病，または混合性のエピソードが発症している．
	(2)	活動期の症状中に気分のエピソードが発症していた場合，その持続期間の合計は，活動期および残遺期の持続期間の合計に比べて短い．
E.	物質や一般身体疾患の除外：障害は，物質（例：乱用薬物，投薬），または一般身体疾患の直接的な生理学的作用によるものではない．	
F.	広汎性発達障害との関係：自閉性障害や他の広汎性発達障害の既往歴があれば，統合失調症の追加診断は，顕著な幻覚や妄想が少なくとも1か月（治療が成功した場合は，より短い）存在する場合にのみ与えられる．	

（高橋三郎，他訳：DSM-Ⅳ-TR 精神疾患の分類と診断の手引き．医学書院．）

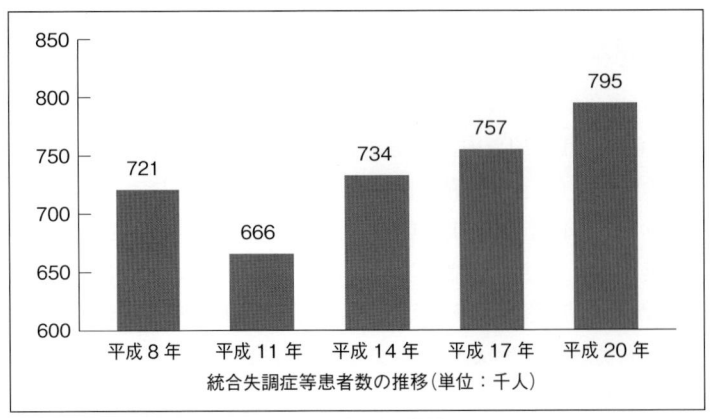

図11　精神障害(統合失調症等)患者数の推移(厚生労働省「患者調査」より)

年	患者数(千人)
平成8年	721
平成11年	666
平成14年	734
平成17年	757
平成20年	795

という．再発の段階では，集中力や思考力の低下，睡眠障害(不眠)などの前駆期症状に始まり，さまざまな特徴的症状が出現する急性期から，回復期を経て慢性化する．

治療により半数が回復すると言われるが，回復しても完全に状態が改善せず，少し人格レベルが下がって安定し慢性化するケースも多く，この状態を「残遺状態」という．この状態から回復することもあるが，再発を繰り返して治りきらないと認知症化あるいは荒廃に達し，日常生活はできるが，社会生活が困難となる場合もある[2]．

日本の現状をみると図11のように，統合失調症患者は漸増しており，今後，がんを併発する患者が増えることが想定される．医療者として臨床現場でケアをする機会に備えておく必要がある．

2. 患者の意思決定能力をどのように考えるのか

統合失調症患者の意思決定能力については，精神症状のために医療行為を歪曲して捉えてしまうという考察[3]や，精神障害は意思や判断という「決定」の枠組みを犯す病であるとの意見[4]もあり，意思決定能力の判断は困難な場合が多い[5]．精神症状が軽度で，入院早期に寛解状態となり入退院を繰り返すような患者や外来通院レベルの患者の場合，病状に影響された意思であるのか，現実検討能力を維持した状態での本来の意思であるのか精神科医でも判断が難しい場合が多い[6〜8]．

最終的には，Schwartzら[9]が指摘するように，「統合失調症患者の意思決定能力・無能力を決める閾値は，各医療行為のリスク-ベネフィットによって異なる」という考え方を基盤にして，現場で行われる医療行為や医療施設における他患との関係など，さまざまな問題について利益考量した上で対応を検討していくのが現実的であると思われる．

一般病院内や緩和ケア病棟内における精神疾患患者への対応に関して，一般化やマニュアル化をするのは困難であり，実際には個々の症例について詳細にチームで検討することになる．こうした患者を一般病棟や緩和ケア病棟で受け入れる際には，精神状態が安定している入院時に，精神症状が再燃したり悪化したりした場合，元の精神病院に再入院する旨の同意を患者本人から取っておくことも有効な選択肢の1つであると思われる．

同意無能力とみなされる患者であっても，臨床的に患者にはなお多くの自律した部分があり，治療者は常に「保たれている自律の尊重」と「減弱した能力への介入」に悩むという指摘がある[8]．

患者の状態を把握している精神科医と十分に議論しながら，どこまでの身体的ケアを提供できるのか，じっくりとチームとして議論をすることが必要である．

3. 統合失調症患者の痛みの把握に注意する

統合失調症患者は，極端に疼痛の閾値が上昇するということが報告されている．ある研究では，患者の21％は消化性潰瘍の穿孔の痛みを訴えず，37％は急性虫垂炎の痛みを感じないと報告している[10]．また，81％の患者は心筋梗塞の際，胸痛を訴えなかったという報告もなされている[11]．これらの機序は未解明ではあるが，場合によっては，驚くべき状況までに達するほどの疼痛に対する無感覚が存在する可能性を意識しておくことが必要である[12]．また，統合失調症患者が身体疾患に罹患した場合，精神症状が一時的に安定する傾向があることが一般に言われている．

自覚的訴えが少ない患者であることを理解し，その繊細な変化を受けとることができるように家族および医療チームで連携しながら，患者の生活全般にわたっての観察が必要となる．

今後，精神病院長期入院患者の高齢化や，精神科外来通院患者数の増加などから，精神疾患を合併したがん患者が増加することが推察される．それに伴い，一般病院や緩和ケア施設に対して，疼痛などの症状緩和目的で紹介や問い合わせが増えるものと思われる．こうした患者の受け入れにあたっては，各施設である程度の受け入れの指針（チェックリスト）を作成しておくことや，すぐに相談できる精神科医の存在も必要になると考えられる．統合失調症患者の意思決定能力や入院時のインフォームド・コンセントの問題は，今後さらなる検討が必要な重要な分野である[3]．

文献

1) Portenoy RK：Physical Symptom Management in the Terminally Ill—An Overview for Mental Health Professionals. In：Chochinov HM, Breitbart W（ed）：Handbook of Psychiatry in Palliative Medicine. Oxford University Press〔松島英介，野口　海（訳）：慢性精神疾患における緩和ケア．内富庸介（監訳）：緩和医療における精神医学ハンドブック．星和書店，2001〕
2) 濱田秀伯：精神医学エッセンス．弘文堂，2005
3) 中島一憲：治療文脈におけるインフォームド・コンセント—意思決定能力の理論的分析と臨床的意義．精神経誌，1994；96(11)：1010-1020.
4) 中谷真樹，藤井康男，八木剛平：精神科薬物治療における「説明と同意」—分裂病患者の薬物治療におけるインフォームド・コンセント．臨床精神医学，1991；20(12)：1869-1878.
5) 倉田明子，皆川英明，小鶴俊郎ほか：精神疾患を有する患者の緩和医療に関する検討．精神科治療学，2002；17(4)：467-475.
6) 柏瀬宏隆：精神障害者における検査・手術—「説明と同意」を中心に．臨床精神医学，1991；20(12)：1855-1859.
7) 中谷真樹，藤井康男，八木剛平：精神科薬物治療における「説明と同意」—分裂病患者の薬物治療におけるインフォームド・コンセント．臨床精神医学，1991；20(12)：1869-1878.
8) 高木俊介，吉岡隆一：精神医療におけるインフォームド・コンセントと同意能力について—臨床的観点から．精神神経学雑誌，1993；95(11)：891-898.
9) Schwartz HI, Blank K：Shifting competency during hospitalization—a model for informed consent decisions. Hospital and Communication Psychiatry, 1986；37：1256-1260.
10) Dworkin RH：Pain insensitivity in schizophrenia—a neglected phenomenon and some implications, Schizophr Bull, 1994；20：235-248.
11) Marchand WE：Occurrence of painless myocardial infarction in psychotic patients, N Eng J Med, 1955；253：51-55.

12) ネッド・H・カセム(編著), 黒澤尚, 保坂隆(監訳)：MGH 総合病院精神医学マニュアル. MEDSI, 1999

(野口　海・松島英介)

III　発達障害

　発達障害とは，生来的な脳機能の障害に伴い知的な障害を合併した病態を総称する．生来の脳機能障害を分けて考えることの利便性は，一般的に後天的にある時点から発症することがある程度明らかになっており，寛解と再発を繰り返す精神疾患とは区別して考えたほうが利点があるからである．
　発達障害の患者は，新しい情報や複雑な情報を理解したり，新しい技術を習得することに困難を抱えており，環境に適応することに障害を生じたり，自立した生活を送ることが困難になる．そのため生涯にわたり社会的，心理的適応に強い影響を及ぼし続ける．全人口の約 3％が何らかの発達障害の診断がつくと考えられており，その中には自閉症や広汎性発達障害，精神遅滞が含まれる．
　コンサルテーション精神医学や緩和ケアの領域においては，患者とコミュニケーションを図る上での配慮や疾患に対する理解度の評価，セルフケアを考える上で発達障害を知ることは重要である．

1. 概念

　発達障害の概念は，歴史的に変遷がある．発達障害という概念がまとまって登場したのは，DSM-III からである．その後 DSM-III-R で，初めて発達障害(developmental disorder)という項目が診断基準に登場した．DSM-IV においては，ICD-10 の影響もあり，「通常，幼児期，小児期，または青年期に初めて診断される障害」という項目になり II 軸に位置づけられている[1,2]．
　一方，ICD-10 では，精神遅滞と心理的発達の障害の 2 項目となり，精神遅滞は「精神の発達停止あるいは発達不全の状態であり，発達期に明らかになる全体的な知能水準に寄与する能力，例えば認知，言語，運動および社会的能力の障害によって特徴付けられる」とされた．「心理的発達の障害」は「①発症は常に乳幼児期あるいは小児期であること，②中枢神経系の生物学的成熟に深く関係した機能発達の障害あるいは遅滞であること，③精神障害の多くを特徴付けている寛解や再発がみられない固定した経過であること」と記載されている．

1) 精神遅滞(mental retardation)

　精神遅滞は，一定水準以下の知能障害と適応行動の障害があり，それが発達期には発現しているものである．福祉領域では知的障害(intellectual disability)と呼ばれるものとおおよそ重なる[3]（表 22）．
　疫学的には，IQ が 70 以下のものは理論的には 2％程度となる．疫学調査では約 1％とみられている（表 23）．

表22 精神遅滞の定義

精神遅滞は，知的機能および適応行動(概念的，社会的および実用的なスキルで表される)の双方の明らかな制約によって特徴付けられる能力障害である．この能力障害は18歳までに生じる．
以下の5つの前提は，この定義の適用には不可欠である．
1. 現在の機能制約は，その人と同年齢の仲間や文化に典型的な地域社会の状況の中で考えなければならない．
2. 妥当な評価は，コミュニケーション，感覚，運動および行動の要因の差異はもちろんのこと，文化的および言語的な多様性を考慮しなければならない．
3. 個人の中には，制約がしばしば強さと共存している．
4. 制約を記述することの重要な目的は，必要とされる支援のプロフィールを作り出すことである．
5. 長時間にわたる適切な個別的な支援によって，知的障害を有する人の生活機能は全般的に改善するであろう．

(Mental Retardation Definition, Classification and Systems of Support. 10th ed. Washington DC：American Association on Mental Retardation；2002 より)

表23 精神遅滞の重症度とIQ，頻度との関係

	IQ	%
軽度 mild	50〜70	85
中等度 moderate	49〜35	10
重度 severe	34以下	3〜4
最重度 profound	20以下	1〜2

①精神医学的問題

　精神遅滞に加えて，何らかの精神医学的問題を合併する率は一般人口よりも高く，およそ半数は何らかの問題を抱えていると言われている．背景には脳機能に脆弱性があること，ストレス状況下での問題解決能力が低いこと，その結果行動化が生じやすいことがあげられる．概して入院という環境の変化に適応することが苦手で，パニックや強迫行動などを生じて，対応を依頼されることがある．一部は広汎性発達障害や注意欠陥多動性障害と関連が考えられる場合もある．環境調整を図りつつ，コミュニケーションの取り方を考える．単に問題行動としてとらえるだけではなく，誘発する状況や病棟スタッフとの関係などの環境要因を検討することも必要になる．病棟スタッフとコミュニケーションがとれるだけで落ち着く場合も多く，具体的で実行しやすい支援方法を提示することが重要である．

2）広汎性発達障害

　広汎性発達障害は自閉症やAsperger症候群とその近縁疾患を含む疾患を想定した概念で，国際的診断基準が採用したものである[2]．
　自閉症はKannerが提唱した「極端な孤立と同一性への固執」を特徴として記述した疾患である．またAspergerらが記述した小児の疾患は，「関わりの奇妙さ」という観点から社会性の障害を記述した．おのおのの概念はその後拡張し，Asperger症候群は自閉症と連続したものと捉えられるようになり，自閉症スペクトラムとして，社会性，社会的コミュニケーション，社会的イマジネーションの3領域の障害をもつ疾患として位置づけられるようになった．広汎性発達障害

表24　自閉性障害の診断基準(DSM-Ⅳ-TR)

A．下記の(1)，(2)そして(3)から6項目(以上)が該当し，少なくとも(1)から2項目，(2)と(3)からそれぞれ1項目以上が該当すること．
　(1) 以下のうち少なくとも2項目によって明らかになる社会的相互交流の質的な障害
　　(a) 目と目を合わせること，顔の表情，体の姿勢，身振りなど，社会的交流を調節する複数の領域の非言語的行動の使用に明らかな障害がある．
　　(b) 発達の水準に相応した仲間関係を作ることが困難
　　(c) 楽しみ，興味，達成感を他者と分かち合うことを自発的に求めることが乏しい(例：他の人達に興味のある物をみせる，もってくる，指差すなどが少ない)．
　　(d) 対人的または情緒的相互性が乏しい．
　(2) 以下のうち少なくとも1項目によって明らかになるコミュニケーションの質的障害
　　(a) 話し言葉の発達の遅れ，あるいは完全な欠如(ジェスチャーや身振りのような代替えの様式による手段によって補おうとしない)
　　(b) 十分な発話のある人については，他の人との会話を開始すること，あるいは会話を継続することの明らかな障害
　　(c) 常同的で反復的な方法で言語を使用する，あるいは特異な言語を使用する．
　　(d) 発達水準に相応した多様で自発的なごっこ遊びや社会的な模倣遊びの乏しさ
　(3) 行動，興味および活動の幅が狭く反復的である，あるいは常同的なパターンをとる．これは次のうち少なくとも1項目があてはまることで示される．
　　(a) 強度あるいは狭隘さのどちらかが異常な程度に，常同的で限定された1つあるいはそれ以上に興味の対象に熱中すること
　　(b) 特定の機能的でない習慣や儀式に対する頑なに執着することが明らか
　　(c) 常同的で反復的な衒奇的運動(例：手や指を羽のようにばたばたさせたり，ねじ曲げる，または複雑な全身の動き)
　　(d) 物体の一部に持続的に熱中する．
B．3歳以前に始まる，以下のうち少なくとも1つの領域の機能が遅れているか，異常である．
　(1) 社会的交流，(2) 社会的コミュニケーションの場における言語の使用，
　(3) 象徴的あるいは創造的遊び
C．レット障害あるいは小児期崩壊性障害による説明のほうがこの障害による説明よりもよく適合することはない．

はこの自閉症(自閉性障害)とAsperger症候群(アスペルガー障害)を中心に近縁疾患を含む疾患を想定している．診断基準[1]は**表24，25**を参照．

2. 精神腫瘍学における問題点と対応

　精神腫瘍学のようなコンサルテーション精神医学領域に対応が困難ということで紹介になるケースには，成人期になって初めて問題と気付かれた比較的軽度の発達障害のケースがある．発達障害が成人になって問題となる場合では，発達障害に特徴的な症状がそのまま現れることは比較的稀で，さまざまな精神症状や社会的問題によって修飾される．

　発達障害を疑われる状況には，不注意や衝動性，社会性の問題などがあるが，それらの症状は，不安や抑うつ症状，自殺企図や医師-患者関係の問題(治療拒否，理解力，コミュニケーションの問題)として顕在化する．

　子どもの時から発達障害と気付かれて対応をされてきた症例では，教育や医療的支援のもと，青年期の就学の問題や発達課題，成人に入っては就労支援を受けてきているが，はじめて気づかれる症例では，悪性腫瘍に罹患したり，治療に関する問題に対応することに困難をきたし不適応を起こしたものである．一見，性格の問題として対応されていることも，精神医学的に評価をし

表25 アスペルガー障害の診断基準(DSM-Ⅳ-TR)

A. 以下のうち少なくとも2つにより示される対人的相互反応の質的な障害
  (1) 目と目を合わせること，顔の表情，体の姿勢，身振りなど，社会的交流を調節する複数の領域の非言語的行動の使用に明らかな障害がある．
  (2) 発達の水準に相応した仲間関係を作ることが困難
  (3) 楽しみ，興味，達成感を他者と分かち合うことを自発的に求めることが乏しい（例：他の人達に興味のある物をみせる，もってくる，指差すなどが少ない）．
  (4) 対人的または情緒的相互性が乏しい．
B. 行動，興味および活動の，限局的，反復的，常同的な様式で，以下の少なくとも1つによって明らかになる．
  (1) 強度あるいは狭隘さのどちらかが異常な程度に，常同的で限定された1つあるいはそれ以上に興味の対象に熱中すること．
  (2) 特定の機能的でない習慣や儀式に対する頑なに執着することが明らか．
  (3) 常同的で反復的な衒奇的運動（例：手や指を羽のようにぱたぱたさせたり，ねじ曲げる，または複雑な全身の動き）
  (4) 物体の一部に持続的に熱中する．
C. この障害は社会的，職業的，または他の重要な領域において，臨床的に明らかな障害を引き起こしている．
D. 臨床的に明らかな全般的な言語発達の遅れがない（例：2歳までに単語を用い，3歳までにコミュニケーション的な句を用いる）．
E. 認知発達，年齢に相応した身辺自立能力，（社会的交流以外の）適応行動，および小児期における環境への好奇心について臨床的に明らかな遅れはない．
F. 他の特定の広汎性発達障害または統合失調症の基準を満たさない．

直すことで発達障害であったことが明らかになり，精神医学的対応をすることで問題を整理し，理解力の評価や理解を進めるための介入，コミュニケーションの支援を通して本人の意向に沿った対応をすることも可能になる．

しかし，まだこの領域は一般には十分に認知されていない．精神腫瘍学が今後大きく貢献することができる領域である．

海外においては，イギリスの緩和ケア専門家を対象にアンケート調査を実施した報告がある[4]．その報告では，発達障害に対するトレーニングを受けた経験がある医療者は，医師，看護師とも約4割に留まっていた．緩和ケアの専門家が発達障害のケアで困難を感じることには，症状コントロール（症状の理解，セルフケア）の問題（71％）や家族の支援（28％），心理的サポートの対応（24％）などの場面が挙げられており，ケアを提供する上での問題点として，疾患が十分に理解されていないことや，コミュニケーションをとる方法の難しさ，身体症状評価が困難であることが報告されている．

1）対応

重要なことは，精神症状を丁寧に評価をすること，コミュニケーションの問題や精神症状を評価する際に発達障害の可能性があることを常に念頭に置くことである．

発達障害に対して，発達障害は治療のしようがないので診断をつけても意味がないとの誤解がある．発達障害に対して，コンサルテーション精神医学がしなければならないことは，的確な診断をして，発達障害に独特の認知障害を踏まえた支援，ケアを提供することにある．発達障害の問題を明らかにすることで，一見困難な患者としてパーソナリティの問題として対応されていた

ことが，発達障害の特徴に応じた説明や対応が可能となる．

　緩和ケアにおいては，医療者が一般に望ましいと思うケアと，発達障害の患者が好むケアとが異なることが多い．なかには，医療者の臨機応変のケアが，発達障害の患者にとっては，予測の立たない介入として写り，パニックや激しい拒否を引き起こすことがある[5〜8]．その結果，医療者もどのように対応をしてよいかわからず，疲弊をすることも起こる．

　発達障害への介入は，患者とその家族のQOLを高め，ケアをする医療者の負担を軽減するために，医療者を中心に働きかけ，発達障害に伴う認知の障害を伝えるとともに，発達障害に合わせた支援の方法，支援の必要性を伝えることにある．伝え方は具体的に示すことが望ましい．ともすれば，医療者は患者に対して，むやみに声をかけがちである．大事なことは患者が何を負担に感じるのかを示すとともに，認知の特性に即して視覚に訴える働きかけをし，静かで見通しの立ちやすい環境を用意することである．

参考文献

1) APA〔高橋三郎，大野裕，染谷俊幸（訳）〕：DSM-Ⅳ-TR精神疾患の診断・統計マニュアル．医学書院，2002.
2) Organization WH：The ICD-10 Classification of Mental and Behavioural Disorders—Clinical Description and Diagnostic Guidelines. Genova, WHO, 1992.
3) AAoM Retardation：Mental Retardation Definition, Classification and Systems of Support. 10th. Washington DC, 2002.
4) Tuffrey-Wijne I, et al：Palliative care provision for people with intellectual disabilities—interviews with specialist palliative care professionals in London. Palliat Med, 2007；21(6)：493-499.
5) Ahmed N, et al：Systematic review of the problems and issues of accessing specialist palliative care by patients, carers and health and social care professionals. Palliat Med, 2004；18(6)：525-542.
6) Crawley L, et al：Palliative and end-of-life care in the African American community. JAMA, 2000；284(19)：2518-2521.
7) Kessler D, et al：Social class and access to specialist palliative care services. Palliat Med, 2005；19(2)：105-110.
8) O'Neill J and Marconi K：Access to palliative care in the USA—why emphasize vulnerable populations? J R Soc Med, 2001；94(9)：452-454；discussion 456-457.

〈小川朝生〉

Ⅳ 物質依存

　精神腫瘍学の領域において，アルコールやたばこなどの依存性物質に関する知識は重要である．いずれもがんとの高い関連性が指摘されており，例えば食道がんの入院患者が実はアルコール依存症者であり，その問題行動や離脱症状のため本来のがん治療に難渋するケースを経験することもある．さらに，喫煙習慣のある肺がんの入院患者に対して，適切な禁煙指導を行うことは予後改善の観点からも大切である．

　本項では，アルコールとたばこのそれぞれについて，がんとの関連性や依存が形成された入院患者へのアプローチについて概説する．

1. アルコール

1) アルコールとがんの関連性について

　厚生労働省の研究(平成17年，2005)によると，男性の習慣飲酒者において1週間あたりの飲酒量が増加するに従って飲酒関連がん罹患および死亡のリスクは増加傾向にあったと報告されている[1].

　アルコールに関連性の高いがんとして，IARC(国際がん研究機関)では口腔がん，咽頭がん，喉頭がん，食道がん，肝臓がん，結腸直腸がん，女性の乳がんが挙げられている．また，アルコール飲料に含まれるエタノール自体に発がん性の十分な証拠があると結論づけられた．

　日本人には飲酒により顔面紅潮や吐き気などのフラッシング反応が出現するALDH2(アルデヒド脱水素酵素-2)欠損者が多いとされるが，欠損者の飲酒は食道がんや頭頸部がんとの関連が高いという報告がある[2].

2) アルコール依存症を有する入院患者へのアプローチについて

　がんで入院した患者が，アルコール依存症であるにもかかわらずそれに対する適切な対応がなされていない場合，問題行動や離脱症状などが出現することで本来のがん治療が円滑にすすめられないことがある．では，どういったことに注意するべきであろうか．

　まず，できるだけ早期にアルコール依存症であることを発見することが大事なのは言うまでもない．診察の際に飲酒歴や飲酒量，さらに必要であれば最終飲酒日についても丁寧に問診する．またアルコール依存症者は現実を否認する傾向があるため，本人のみならず家族からも情報収集を行なうのが望ましく，客観的評価として血清AST，ALT，γ-GTPなどのチェックも重要である．さらに，CAGEといったスクリーニングテストも臨床場面で広く用いられる(表26).

　次に，アルコール依存症者は入院までは連続飲酒を行っていたにもかかわらず入院したことで飲酒機会が失われることに注目するべきである．強い飲酒渇望が出現するため，外出や外泊を無理に要求したり無断で離院して飲酒をしたりするので，その言動には十分注意を要する．また，飲酒ができないことによって離脱症状が出現することがある．

　離脱症状としては，最終飲酒後2日以内に始まる早期離脱症状(手指のふるえ，悪心，嘔吐，発熱，発汗，頻脈，血圧上昇，不眠，不安，けいれん発作など)と，それ以降から始まる後期離脱症状(不穏，幻覚，妄想など)がある．とくに，精神運動興奮が著しい際は一般病棟での対応が困難となることもあり，そのためにも早期からの離脱症状の予防が重要になる．

表26　CAGE

C(Cut down)	飲酒量を減らさなければいけないと感じたことがありますか？
A(Annoyed by criticism)	他人があなたの飲酒を非難するので気にさわったことがありますか？
G(Guilty feeling)	自分の飲酒について悪いとか申し訳ないと感じたことがありますか？
E(Eye-opener)	神経を落ち着かせたり，二日酔いを治すために，『迎え酒』をしたことがありますか？

＊2項目以上あてはまる場合はアルコール依存症の可能性がある．

離脱症状の予防に関してはアルコールとの交差耐性を有するベンゾジアセピン系の薬剤が有効であり，アルコール依存症の患者が入院した場合，当初から強い抗けいれん作用のあるジアゼパムが十分量投与されることが多い．重度の肝障害がある場合は薬物代謝の観点からロラゼパムを使用することもある．内服薬の使用が困難な場合はジアゼパムの注射液を用いることもあるが，呼吸抑制を来す場合があるのでモニタリングしながら慎重に投与し，身体管理を万全にしておく必要がある．

さらに，よく指摘されているのがアルコール依存症と他の精神疾患の併存である．比較的高率にうつ病や不安障害などがみられることがあり，そのことも念頭に入れて診察を行うべきである．

アルコール依存症の治療としては専門外来への通院(抗酒剤の服用を含む)やアルコール依存症治療プログラムを有する病院への入院治療，さらには断酒会やAA(アルコホーリクス・アノニマス)といった自助グループへの参加などがあるが，いずれも患者自身の治療意欲が明確であることが重要になる．

2. たばこ

1) たばことがんの関連性について

厚生労働省国民健康・栄養調査(平成20年, 2008)によると，日本人の喫煙率は21.8%である．男性の喫煙率は36.8%で平成7年(1995)から減少傾向が続いているが，女性については9.1%ながら20～30歳代の若年層は高くなっており，女性全体ではほぼ横ばいの経過をたどっている．

たばこに関連性の高いがんとして，IARCでは口腔がん，咽頭がん，肺がん，食道がん，胃がん，膵臓がん，腎臓がん，膀胱がん，子宮頸部がん，白血病が挙げられている．

たばこの煙に含まれる発がん性物質や有害物質は200種類を超えるとされる．

2) 喫煙習慣のある入院患者へのアプローチについて

喫煙習慣の本質は，たばこに含まれるニコチンという依存性薬物による薬物依存症である．残念ながらこのことはまだ多くの人に認識されておらず，医師でさえ禁煙指導に関してどこまで介入するかはかなり個人差があると言わざるを得ない．

依存症であるからには意志や性格の問題ではなく病気であり，専門的な治療が必要となる．わが国では平成18年(2006)より『ニコチン依存症管理料』の設定で禁煙治療に対する保険適用が開始され，使用できる薬剤も増えてきている〔平成18年ニコチンパッチ，平成20年(2008)バレニクリン〕．また，薬剤以外に比較的短時間で介入できるものとして，アメリカ公衆衛生局(USPH)による「たばこ使用と依存の治療：実地診療ガイドライン」では，5つのAによる禁煙指導が考案されている[3](**表27**)．

近年禁煙外来も普及しつつあり，専門外の医師であってもそのアプローチについては熟知しておく必要がある．すなわち，診察の際には必ず喫煙歴などをたずねるようにし，患者が積極的に禁煙を望んでいるかどうかにかかわらず禁煙治療の重要性について伝え，専門医へ紹介することが大事である．ニコチン依存症の診断についてはTDS(The Tobacco Dependence Screener)というスクリーニングテストが用いられることが多く，保険診療では必須となっている(**表28**)[4]．

喫煙習慣のあるがん患者がその時点から禁煙を開始しても有用という報告があり[5]，2年以上生存した小細胞肺がん患者においては禁煙が二次原発がんのリスクを大幅に減じるとされてい

表27 短時間でできる喫煙介入法—5Aアプローチ

Ask	喫煙の有無を識別する.「タバコを吸いますか?」と話しかける.
Advise	喫煙者には,はっきりと「禁煙が必要である」と禁煙を勧める.すでに禁煙した人には再発予防を話題とする.
Assess	禁煙を積極的に希望する喫煙者を選別する.
Assist	禁煙を希望する喫煙者を支援する;喫煙衝動への対処スキルのトレーニングやニコチン代替療法などを提示する.
Arrange	禁煙開始日を決め,フォローアップ予定などの実施計画を立てる.

(日本呼吸器学会:禁煙治療マニュアル.pp53-57,メディカルレビュー社,2009)

表28 タバコ依存症スクリーナー(TDS)

	はい(1点)	いいえ(0点)
1. 自分が吸うつもりよりも,ずっと多くタバコを吸ってしまうことがありましたか		
2. 喫煙や本数を減らそうと試みてできなかったことがありましたか		
3. 禁煙したり本数を減らそうとした時に,タバコが欲しくて欲しくてたまらなくなることがありましたか		
4. 禁煙したり本数を減らそうとした時に,次のどれかがありましたか(イライラ,神経質,落ちつかない,集中しにくい,ゆううつ,頭痛,眠気,胃のむかつき,脈が遅い,手のふるえ,食欲または体重増加)		
5. 上の症状を消すために,またタバコを吸い始めることがありましたか		
6. 重い病気にかかって,タバコはよくないとわかっているのに吸うことがありましたか		
7. タバコのために自分に健康問題が起きているとわかっていても吸うことがありましたか		
8. タバコのために精神的問題が起きているとわかっていても吸うことがありましたか		
9. 自分はタバコに依存していると感じることがありましたか		
10. タバコが吸えないような仕事やつきあいを避けることが何度かありましたか		

「はい」(1点),「いいえ」(0点)で回答を求める.「該当しない」場合(質問4で,禁煙したり本数を減らそうとしたことがないなど)には0点を与える.
判定方法:合計点が5点以上の場合,ICD-10診断によるタバコ依存症である可能性が高い(約80%).
スクリーニング精度など:感度=ICD-10タバコ依存症の95%が5点以上を示す.特異度=ICD-10タバコ依存症でない喫煙者の81%が4点以下を示す.得点が高い者ほど禁煙成功の確率が低い傾向にある.

(日本呼吸器学会:禁煙治療マニュアル.pp53-57,メディカルレビュー社,2009)

る[6].禁煙指導はQOL(Quality of life)のみならず予後改善の観点からも大切である.

文献

1) Inoue M, Tsugane S, JPHC Study Group:Impact of alcohol drinking on total cancer risk—data from a large-scale population-based cohort study in Japan. Br J Cancer, 2005;92:182-187
2) 横山 顕:飲酒と発癌.日本医師会雑誌,2008;136(12):2404-2408

3）日本呼吸器学会：COPD 診断と治療のためのガイドライン．第3版，pp71-75, 2009
4）日本呼吸器学会：禁煙治療マニュアル．pp53-57, 2009
5）財団法人先端医療振興財団・臨床研究情報センター：患者・家族のためのがん緩和マニュアル—米国立がん研究所(NCI)PDQ・支持療法と緩和ケア版．pp343-347，日経メディカル開発，2009
6）Kawahara M, Ushijima S, Kamimori T, et al：Second primary tumours in more than 2-year disease-free survivors of small-cell lung cancer in Japan—the role of smoking cessation. Br J Cancer, 1998；78(3)：409-412

（井上真一郎・内富庸介）

Ⅴ パーソナリティ障害[注1]

1. パーソナリティ障害とは

　パーソナリティ障害の診断基準は，俗に"3つのP"といわれ，①pathological 病的("正常"範囲外であること），②persistent 持続的（成人期早期までに始まり，少なくとも最近5年間以上，症状が頻繁に表れること），③pervasive 広範（複数の人間関係・さまざまな状況であきらかになり，仕事・家庭・複数の対人関係などの特定の役割に限定しないこと）という特徴を有する．パーソナリティには本来個人特有の偏りがあって，"正常"と"障害"を厳密に区別するのは困難であるが，パーソナリティ傾向に柔軟性がなく，持続的・不適応的で，著しい機能障害または主観的苦痛が引き起こされている場合にパーソナリティ障害と診断する（**表29**）[1]．

　パーソナリティ障害は三群に大別される．A群パーソナリティ障害は，奇妙で風変わりに見え

表29　パーソナリティ障害の全般的診断基準

A. その人の属する文化から期待されるものより著しく偏った，内的体験および行動の持続的様式．この様式は以下の領域の2つ（またはそれ以上）の領域に表れる． 　(1) 認知（つまり，自己，他者，および出来事を知覚し解釈する仕方） 　(2) 感情性（つまり，情動反応の範囲，強さ，不安定性，および適切さ） 　(3) 対人関係機能 　(4) 衝動の制御
B. その持続的様式は柔軟性がなく，個人的および社会的状況の幅広い範囲に広がっている．
C. その持続的様式が，臨床的に著しい苦痛，または社会的，職業的，または他の重要な領域における機能の障害を引き起こしている．
D. その様式は安定し，長期間続いており，その始まりは少なくとも青年期または小児期早期にまでさかのぼることができる．
E. その持続的様式は，他の精神疾患の現れ，またはその結果ではうまく説明されない．
F. その持続的様式は，物質（例，乱用薬物，投薬）または一般身体疾患（例，頭部外傷）の直接的な生理学的作用によるものではない．

注1）：パーソナリティ障害（Personality Disorder）は，日本精神神経学会では「人格障害」という診断名が採用されているが，DSM-Ⅳ-TRの日本語版では，新訂時よりパーソナリティ障害という語が採用されており，本稿でもパーソナリティ障害という語を使用する．

るパーソナリティで，妄想性，シゾイド，失調型パーソナリティ障害が含まれる．B群パーソナリティ障害は，演劇的・情緒的で移り気に見えるパーソナリティ群で，反社会性，境界性，演技性，自己愛性パーソナリティ障害が含まれる．C群パーソナリティ障害は，不安・恐怖を感じやすいパーソナリティで，回避性，依存性，強迫性パーソナリティ障害が含まれる．個々の診断基準はDSM-Ⅳを参照されたい．

ただし，DSM-Ⅳのパーソナリティ障害の診断基準は，"正常"との境界が恣意的であり，複数のパーソナリティ障害を同時に満たす例が多く（最も有病率が高いパーソナリティ障害は特定不能のパーソナリティ障害である），診断の持続性に問題がある（診断基準を満たした症例の多くが6～12か月後にはその診断を満たさなくなる[2,3]）など，診断基準の妥当性が十分に確立されていないことに注意が必要である．

2. 診断上の注意点

パーソナリティ障害の診断は，現在の身体疾患が発症する前からパーソナリティ障害の特徴が存在していたことが確認されたときに初めてなされるものであり，複数回の診察，複数の医療スタッフによる多面的な観察，家族など患者をよく知る者からの情報聴取が必要である．気分障害，不安障害の症状が，一時点だけみると一見パーソナリティ障害に見える場合もある．症状が成人期中期以降に初めて顕在化した場合は，一般身体疾患に伴う精神障害（脳転移・髄膜播種，認知症の初期段階など）や，物質関連障害（アルコール依存症など）をむしろ疑うべきである．評価においては表30の点に注意する[4]．

表30 パーソナリティ障害の診断と評価

1. せん妄，認知症，精神病，大うつ病などのⅠ軸障害の徴候はないか？
2. 薬物（処方薬，アルコール，不法薬物）の影響や離脱の可能性はないか？
3. 一般身体疾患を見落としていないか？
4. 患者には現在の問題がどのように見えているだろうか？ 現実的に解決可能な問題はないか？ 患者と医療者の間で，明確化すべき誤解はないか？
5. 感情的な衝突に混じって，現実的で交渉可能な問題はないだろうか？
6. 患者-医師関係や，治療における患者自身の役割について，患者はどのように認識しているか？
7. 医療スタッフ自身がパーソナリティ障害的な言動をとっていないだろうか？（根拠に乏しい推論や中傷など）

3. 医療場面における診断の問題点

医療場面において，パーソナリティ障害の患者は，①怒り，操作的行動，自己破壊的行動，②治療アドヒアランスの悪さ，③医療者自身のフラストレーションや怒り，④重度の不安，抑うつ，身体愁訴，⑤物質関連障害を中心とするDSM第Ⅰ軸障害への併存，などという形で顕在化する．

身体医療場面におけるパーソナリティ障害の診断は難しい．正確な生育歴の聴取が難しいし，身体状況や治療環境が退行を促して本来の患者のパーソナリティをマスクしてしまう．

また，パーソナリティ障害という病名は一般医療従事者にはわかりにくく，病名がひとり歩き

して，スタッフの偏見を生み，必要な治療・ケアが手控えられたり，社会的距離を生むことにもつながる．診断名が本人や家族に伝えられても，事後のケアが不十分となることも多い．

上記の理由から，医療場面においてパーソナリティ障害という診断ラベルづけをすることには慎重であるべきであり，それよりも，当該の患者の認知プロセスや言動を理解し，対応・マネジメントを検討する方が重要であるといえる．

4. 問題行動とマネジメント

パーソナリティ障害患者に対しては，安定した信頼関係や一定の判断能力を前提に考えてはならない．患者からの嘆願，要求，脅しなどに乗らないこと，また，患者の信頼を得られないことを医療者側の責任と引きつけて考えないようにすることが必要である．パーソナリティ障害患者は，失望を引き金として劇的な反応を起こすことがあるため，治療に対して患者が何を期待しているかをあらかじめ明確にし，治療の初期から治療目標と医療的限界を治療当初から共有しておくべきである．

入院治療などのストレス下では，患者が退行的で非適応的な認知・コーピングパターン（いわゆる原始的な防衛機制）を用いることがある（**表31**）[5]．

このようなコーピングをとる患者に対しては，次のような技法がマネジメントに有効である．

1）患者にコントロール感を与える

通院間隔や服薬の時間など，医学的に許容される範囲で患者の裁量を最大限にすることで，被害的認知に陥りやすいパーソナリティ障害の患者に安心を与えることができる．同時に，これを実現するためには，医療者自身が，"医療者には専門的な判断や助言をする責務があるが，患者がその助言に従うかどうかまでの責任はもてない"ということを認識しておく必要があるかもしれない．

2）一貫性を保つ

患者の混乱と誤解を最小限にするために，治療やケアにおける変化を最小限にする．関わる医

表31 退行的・非適応的な認知・コーピングの例

分裂（splitting）：患者の内面で"良いもの（人）"と"悪いもの（人）"が完全に二分化し，前者に該当する人は寵愛・理想化され，後者は嫌悪・価値下げされる現象．その感情はかかわる医療スタッフに影響し，患者に対する評価や治療方針に関する見解が二分化してしまう．
投影性同一視（projective identification）：患者が内面で体験している感情にスタッフが無意識的に突き動かされて，結果的に患者が恐れているように行動してしまう現象（例：拒絶される不安を抱えている患者のふるまいに反応して，スタッフが意識せずに拒絶的な対応をしてしまう）．
病的否認（pathological denial）：受け入れ難い事実を完全に否認し，患者が希望する有り方のように現実を認知する現象（腹膜転移の病状説明を受けた翌日に，"腫瘍が良性で良かった"などと言う）．

療スタッフをできるだけ固定し，薬物や指示の変更を最小限にし，治療計画は明文化して，患者と医療スタッフ全員で共有する．文書化した治療計画を患者と共有する際は，文書をあらためて患者自身の言葉で説明してもらうと，誤った解釈が入り込む余地を最少化できる．

3）一歩譲った立場をとる

他人（患者）の言動を変えることにはそもそも限界があるということを医療者が認識し，誠実かつ謙虚に患者に接する．患者の病理的な言動も，それが治療に重大な支障を来したり，患者の害にならなければ容認/黙認する．医学的治療の限界を認め，それについて説明することが必要な場合もある．

4）入院治療の回避と最少化

入院環境自体が退行促進的であるため，病状の悪いパーソナリティ障害患者は入院治療を最小限にし，入退院の厳格な基準を設定すべきである．

5）限界設定

通常の診療においては，上述の技法だけで十分なことが多いが，処方薬乱用や医療者への粗暴行為など，法的・社会的ルールを逸した患者に対しては，限界設定（limit setting）が必要となることがある．限界設定とは，患者に対して治療遂行のためのルールと，それが遵守されなかった場合の対応を明示することである．限界設定を行う際は，当該患者に関わるすべての医療者や患者関係者に対して，限界設定を行う必要が生じた経過と限界設定の詳細について明確に説明する必要がある．"共感的限界設定（患者がそのような言動をとりたくなることはもっともなことであることを言い添えながら，しかし，その言動は容認できないことを明確に伝えること）"が推奨される．また，"この病院では"という表現を用いることで，患者の倫理観や価値観の適否に触れるリスクを避けることができる．

限界設定においては，医療者の逆転移（医療者から患者に向かう感情）に対して十分に配慮を行う．①医療者が患者に怒りをぶつけてしまったり，②患者の怒りを恐れたり，③患者に同情的になりすぎたりすることによって限界設定ができない，などの問題がよく生じる．医療者側が感情を抑えることが大切で，報復や罰というニュアンスにならないよう細心の注意を払うべきである．怒りを含んだ対応は，患者の怒りを誘発する危険もある．

> 例）無菌室に長期入室している白血病患者Aがスタッフに暴言や粗暴行為（看護師の手をはたく）を繰り返すようになった．治療チームは関係者全員でカンファレンスをもち，患者のために講じることができる手段が他にないことを共有した上で，限界設定を行うことを決定した．病棟師長と精神腫瘍医の同席のもと，主治医は患者に対して次のように話した：「治療が思うように進まず，ストレスがたまるのも無理はない状況で，スタッフも心苦しく思っています．しかしながら，医療スタッフに対するAさんの乱暴な言葉や行動は，当院での診療や看護に支障を来しており，今後もこれが続くようであれば，汎血球減少の間は鎮静薬の投与や身体拘束，汎血球減少が回復したらいったん退院として外来治療に切り替えざるを得ません．このような対応は，本来の診療と比較すると，合併症のリスクが高まる可能性もありますし，白血病に対する第一選択の治療も継続できないので，私た

ちとしてもできればとりたくない方法ですが，現在のAさんの状況では他に方法が考えられません．それについて，Aさんはどうお考えになりますか？」．

6）医療者の分裂の回避・マネジメント

分裂はスタッフ間の見解の相違や摩擦という形で表れる．分裂（のリスク）が生じた際には，早急に，ケアにかかわるすべてのスタッフが参加するミーティングを行うことが望ましい．精神腫瘍チームは，分裂という現象が起きていることを話題にし，それぞれのスタッフの考えや感情について話すよう促す．次に，そういった感情が，患者の言動によって引き起こされたものであり，患者の内面をあらわしているものであること，を指摘する．患者が個々のスタッフに差異のある対応をしていることを考慮しながら，妥当な治療方針に向けて，スタッフ間の調整と合意をはかる．患者の入院期間が長い場合は，ミーティングを定期的に開催することが推奨される．1つの問題が解決した後も，別の問題が数日後に起こることもしばしばあり，問題が顕在化する前の早い段階からスタッフケアを行う必要があるからである．ミーティングに出席したスタッフと出席できなかったスタッフとの間にも分裂は生じうるため，電話やeメールなどで橋渡しをするよう努める．

5．薬物療法

パーソナリティ障害の併存があっても，Ⅰ軸障害に対する薬物療法は有効である．衝動性や焦燥に対しては，低用量の非定型抗精神病薬や，抗てんかん薬の有効性が実証されている[6]．

ただし，処方の際には過量服薬や薬物乱用のリスクに注意する．抗うつ薬はactivation syndromeに注意し，ベンゾジアゼピン類（とくに短時間作用型）は依存・乱用や脱抑制のリスクがあるために投与の適否を慎重に検討すべきである．鎮痛薬も乱用のリスクが高いので，定時内服を基本とし，頓用は最小限とする．薬物処方が患者に与える心理的意味も考慮する（例：患者が，罰として医師に向精神薬を投与された，などと認識する，など）．

6．コンサルテーションのありかた

パーソナリティ障害の患者を抱えた治療チームに対しては，精神腫瘍チームは，問題が生じてから対応するのではなく，先回りした支援が大切である．患者の対人距離やスタイルを読み取って，治療スタッフと共有し，患者の不安を最小限にできる対応を助言する．

パーソナリティ障害の患者はしばしば治療スタッフの混乱を引き起こし，本来身体治療に取り組むべきスタッフが患者の精神的問題に関心を奪われたり，精神的問題が解決されなければ治療が行えないといった認識に陥ることがある．"もし精神的問題がなければ，この患者さんには本来どんな医療が提供されるべきか？"を常に整理・理解しておくことで，それぞれのスタッフに対して必要な支援が見えてくる．

スタッフに対しては，患者から引き起こされた医療者自身の感情，いわゆる逆転移感情に気づけるための支援を行う．医療者が患者に陰性感情を持ったり，それを医療者間で表出しあうことはいけないことではなく，むしろ，それをきちんと話し合うことが，患者に対する不適切な対応を避ける上で重要であることを教育する．患者に対する陰性感情を表出する場所と保証を，カンファレンスなどで設定する必要があることもある．

スタッフのちょっとした言動に目を配り，スタッフの感情の問題や疲弊の芽を摘み取るようにする．患者に批判的なスタッフが必要な医療・ケアを提供できなくなっていたり，逆に，患者に共感的なスタッフが，患者に求められるケアを提供しきれないことに対して自責的になったりする．患者に関わるスタッフのうちの誰か1人でも"キツイ"と感じた時が，病棟のSOSであり，精神腫瘍チームがアクションを起こすタイミングである．

7．意思決定能力

ある種のパーソナリティ障害や，ストレス下で解離や一過性精神病状態を来した場合など，患者の意思決定能力が問題になることがある．パーソナリティ障害も精神疾患の1つであり，病状によっては意思決定能力が障害されていると一般的には考えられている[7]．意思決定能力についての詳細は本書の別章を参照いただきたいが，

①治療選択肢について話し合うことができるか，
②関連する情報を理解できるか，
③病状・治療選択肢・予想される結果を理解・評価できるか，
④論理的プロセスを経て治療を選択することができるかどうか，

が評価される[8]．意思決定能力に障害があると判断された場合には，家族など代理判断者の関与を求める．

パーソナリティ障害患者への対応は苦労も多いが，主治医や病棟から頼りにされる，精神腫瘍チームの総合的な腕のみせどころである．

文献

1) American Psychiatric Association：Diagnostic and Statistical Manual of Mental Disorders. 4th edition (DSM-Ⅳ). Washington DC. 1994.
2) Shea MT, Stout R, Gunderson J, et al：Am J Psychiatry, 2002；12：2036-2041.
3) Lenzenweger MF：Stability and change in personality disorder features—the Longitudinal Study of Personality Disorders. Arch Gen Psychiatry, 1999；56(11)：1009-1015.
4) Fogel BS, Stoudemire A：Personality Disorders in the Medical Setting. Stoudemire A, Fogel BS, Greenberg DB（ed）：Psychiatric Care of the Medical Patient. pp443-458, Oxford University Press, New York. 2000.
5) Hay JL, Passik SD：The cancer patient with borderline personality disorder—suggestions for symptom-focused management in the medical setting. Psycho-oncology, 2000；9：91-100.
6) Lieb K, Völlm B, Rücker G, Timmer A, Stoffers JM：Pharmacotherapy for borderline personality disorder—Cochrane systematic review of randomised trials. Br J Psychiatry, 2010；196(1)：4-12.
7) David AS, Hotopf M, Moran P, et al：Mentally disordered or lacking capacity? Lessons for managing serious deliberate self harm. BMJ, 2010；340：587-589.
8) Appelbaum PS：Clinical practice. Assessment of patients' competence to consent to treatment. N Engl J Med, 2007；357(18)：1834-1840.

（藤澤大介）

VI てんかん

1. はじめに

1）用語の定義など[1]

①発作とけいれん

「発作 seizure」とは大脳ニューロンの過剰な放電による症状で，四肢などのけいれんを伴うもの（けいれん性発作；convulsive seizure）だけでなく，けいれんなどの運動症状をまったく伴わないもの（例えば感覚発作，欠神発作，精神発作などの非けいれん性発作；non-convulsive seizure）も含まれる．一方で「けいれん convulsion」と呼ばれる症状には，例えば心血管性障害によるけいれんなど，てんかん性ではないものも含まれる．このように「けいれん」という言葉は曖昧なので，この項では「発作」という用語でてんかん性発作を表す．

②てんかん

「てんかん epilepsy」はWHOの定義によると，
 ⅰ）慢性の脳疾患
 ⅱ）大脳ニューロンの過剰な放電による発作が反復する
という症候群である．1回のみの発作ではてんかんとは呼ばれない．

2）がん治療と発作，てんかん

がん治療や，緩和ケア領域における発作やてんかんのケアについては，本邦ではまだあまり注目されているとはいえないようである．しかし実際には，この問題において次の3つの点をおさえておきたい．
 ⅰ）がんに罹患したてんかん患者のケア
 ⅱ）がん（脳腫瘍をふくむ）による発作の新たな出現とその治療・予防
 ⅲ）抗てんかん薬に関する知識
このうちⅲ）については4-Ⅲの薬物療法（176頁）に詳述した．

2. がんに罹患したてんかん患者の精神的ケア

1）てんかん患者とがん

てんかんは頻度の高い疾患であり，既往があって治癒した人も含めると人口の1％を超える．通常小児期に発症することが多いとされてきたが，近年のコホート研究では，高齢になって初発するてんかん患者が多く，60歳以上で年齢とともに増加することが知られるようになった[2]．高齢者のてんかんはいくつかの特徴があり（表32），発作の発現様式が定型的でないため見逃されやすい．高齢者を中心に，がん・てんかんはともに common disease と言ってもよく，がん治療におけるてんかん患者の存在はより強く意識されなければならないだろう．

表32 高齢者のてんかんの特徴

1. 高齢者の1~2%がてんかんをもつ
2. 60歳を超えて加齢に伴い増加する
3. 脳血管障害によるもの，原因不明のものも多い
4. 発作を反復する例(すなわちてんかん)が多い
5. 部分(焦点性)発作と全般発作は同じくらいみられる
6. 非けいれん性発作が多い，発作後もうろう状態が長いなど
7. せん妄に間違えられる可能性がある

2）てんかんと精神症状

①てんかんと不安・抑うつ[3]

てんかん患者では不安障害，大うつ病，希死念慮の生涯有病率が有意に高く[4]，自殺率自体も一般人口よりかなり高いとされる．このことは日本のてんかん診療ではまだ過小評価されている可能性がある．なお，てんかん患者のうつ病治療においては，マプロチリン，アモキサピンは発作を起こしやすいので使用しない．

②てんかんに関連する精神病状態

てんかん患者では精神病状態の頻出現度も高い．精神病の種類には，発作との時間関係において，

ⅰ）発作後精神病
ⅱ）発作間欠期精神病
ⅲ）慢性幻覚妄想状態

に分類されている．ⅰ）の発作後精神病は側頭葉てんかんとの関連が深く，情動的色彩の強いものである．ⅱ）の発作間欠期精神病は，治療によって発作が減少した時に生じるもので，交代性精神病と呼ばれるものを含む．不機嫌状態や幻覚妄想などがみられる．いずれも詳細は成書を参照のこと[3]．ⅲ）の慢性幻覚妄想状態は統合失調症などの精神病と区別が難しいもので，てんかんとの関連が疑問視されている．

③抗てんかん薬による精神症状

抗てんかん薬はしばしば幻覚妄想や気分異常など精神症状を誘発することを常に意識しておく．薬物療法の章を参照．

④発作の増悪因子としてのストレス

てんかん患者は，さまざまなライフイベントによるストレスが発作頻度の増悪因子と捉えている[5,6]．がんに罹ることによって，身体的・精神的ストレスが加わり，発作に影響が出ること，または患者がその影響に強い不安をもつことを理解し，ケアをしていく必要がある．

3．がん(脳腫瘍を含む)に随伴するけいれん発作の新たな出現

1）原因[7~9]

がんとその治療に由来するけいれん発作はさまざまな原因によって発生する(表33)．
発作を誘発する薬剤は表34の通りであるが，直接発作を誘発するというよりも，脳症やtumor lysis syndrome(腫瘍崩壊症候群)などを介して発作を起こすものが多い．

表33　発作の原因となりうる病態

中枢神経系病変	
原発性脳腫瘍	進行の速い高グレード腫瘍では急性症候性発作，緩徐な低グレード腫瘍ではより慢性のてんかんになる傾向
	前頭葉や側頭葉の腫瘍が発作を起こしやすい．
転移性脳腫瘍	脳転移は肺がん，乳がん，大腸がんなどで多い．
	原発性脳腫瘍よりは発作は起こりにくいとされる．
がん性髄膜炎	血液がんなどで多い．
感染性髄膜脳炎	
脳梗塞	がん患者では10％前後に脳梗塞が起こるという．
	卵巣がんなどで凝固亢進状態となり脳血栓を起こすものはトルーソー症候群と呼ばれる．
代謝性・中毒性異常	
肝・腎不全	
電解質異常	低Ca，低Mg，低Na血症
傍腫瘍症候群	傍腫瘍辺縁系脳症，傍腫瘍脳脊髄炎（腫瘍との自己免疫反応による）
治療関連の病態	
薬剤性	表34を参照
放射線療法	放射線脳脊髄炎
	全脳照射の後遺障害でみられる海綿状血管腫からの出血も発作の一因
Tumor lysis syndrome（TLS，腫瘍崩壊症候群）	治療による急速な腫瘍細胞の崩壊によって，高尿酸血症，高カリウム血症などの電解質代謝異常，腎不全を呈し，発作も誘発しうる．

表34　発作を誘発しうる主な薬剤

薬剤名	発作誘発の機序，発作型など
シスプラチン	SIADH→低Na血症，低Mg血症
	RPLS，TLS，脳梗塞
ブスルファン	髄液移行性が高い．発作を誘発しやすいので，抗てんかん薬による前処置を行う．
	強直間代性けいれんやミオクローヌスを起こす．
シクロスポリンA	RPLS
	発作重積もある．
アンスラサイクリン系	TLS
イホスファミド	稀に脳症による発作
	非けいれん性発作重積も起こりうる．
ベバシズマブ	脳血管障害，RPLS
タクロリムス	RPLS，TTPによる発作
インターフェロンα	1～4％にけいれん
	血管原性脳浮腫

RPLS：reversible posterior leukoencephalopathy syndrome，本文参照
SIADH：secretion of inappropriate antidiuretic hormone，抗利尿ホルモン不適合分泌症候群
TTP：thrombotic thrombocytopenic purpura，血栓性血小板減少性紫斑病
TLS：tumor lysis syndrome

2）特殊な発作の病態

①**可逆性後白質脳症症候群**(reversible posterior leukoencephalopathy syndrome：RPLS)
　Hinchey ら[10]が提唱した症候群．抗がん剤や免疫抑制剤などによって起こる後頭葉白質を中心

表35　がん治療中に起こった発作の治療方針

性状	具体例	抗てんかん薬(AED)の使用方針
脳実質病変あり		
可逆的病変	RPLSなどの白質脳症	AEDは短期の使用
非可逆的	脳転移	長期継続的な使用
	脳血管障害	
	遅発性放射線障害など	
脳実質病変なし		
薬剤性	抗がん剤,	薬剤中止可能ならAEDは使わない
	抗うつ剤など	中止不可ならAED併用
非薬剤性	電解質異常など	原因精査, 必要に応じてAED使用

とした可逆性の脳症(表34). 多くの例で発作を起こすが, 起因となる薬剤の投与後4週以内に起こり, 皮質盲や片麻痺などの神経症状と特徴的な頭部MRI所見などで診断される. 発作型は部分発作とその二次性全般化が多い.

②非けいれん性発作重積状態(non-convulsive status epilepticus：NCSE)[11,12]

主に部分発作の重積状態で四肢などのけいれん活動を伴わないものがあり, 非けいれん発作重積状態(NCSE)と呼ばれる. がん患者のNCSEは近年注目され, 転移性を含む脳腫瘍やイフォスファミドなどの薬剤によるものがある. NCSEでは, 意識混濁による精神症状が主症状なこともあり, せん妄などと見誤らないようにしたい. 運動症状がほとんどなく, 診断には持続脳波記録で発作活動を確認することが必要であるため, 見逃されているケースが多いといわれる. 治療は抗てんかん薬の経静脈的投与が中心である.

3) がん治療中に起こった発作の治療[7~9] (表35)

①原因の除去

がん治療中に発作が初めて起こった場合, 抗てんかん薬を投与する前に, 表33のような要因について考え, 可能ならその原因を除去することをまず第一に考える.

②抗てんかん薬の投与

ⅰ) 初回の発作が治まった後, 意識などが正常に回復していればとりあえず応急的な投薬の必要はない. しかし数分～数十分の後に発作が繰り返される場合は発作重積の疑いもあるため, フェニトインの急速飽和(点滴静注による), またはミダゾラムの静脈内投与を行って発作を止める必要がある.

ⅱ) 通常は1回の発作のみでは抗てんかん薬の投与を始めないのが原則であるが, がん患者においてはその原因によって治療戦略を考えなければならない. 表35にあげた治療方針はSinghら[7]の治療方針を基にしたもので, 概ね抗てんかん薬をなるべく用いない姿勢に基づいている. 抗てんかん薬を使用するかどうかは, この治療方針も参考に症例ごとに決定する.

ⅲ) 長期的な抗てんかん薬の内服が必要となった場合は, 発作型によって適切な薬剤を選択する. ただし副作用と薬物相互作用に留意して, 患者のQOLが低下したり, 他の治療に影響が出たりしないようにしなければならない. とくにカルバマゼピンをはじめとする古典的抗てんかん薬はCYP3Aなどの酵素誘導作用のためにイリノテカンやゲフィチニブなど, 重要な抗がん剤の作

用を減弱させる．この点，相互作用が少ない新規抗てんかん薬(ガバペンチン，レベチラセタム)は有利だが，残念ながらこれらの薬剤は日本では他の抗てんかん薬と併用法(アドオン)しか保険適用がない．

③予防投与

ⅰ）脳腫瘍(原発性，転移性)による発作

MRIなどで脳腫瘍が発見された際，抗てんかん薬による発作の予防をするべきか否かという問題が生じる．これについてのメタアナリシスでは，フェニトイン，バルプロ酸，フェノバルビタールの古典的抗てんかん薬の予防投与をしたとき，投与1週後，6か月のいずれの時点においても発作予防の効果はないことが示されている[13]．したがって薬物相互作用の問題や，副作用の問題などデメリットを考えると，これらの予防投与は勧められない．ただし過去にてんかんの既往がある患者では事情は別である．

脳腫瘍に対して開頭手術を行った場合の早期発作発現リスクは約15〜20％といわれる[14]．古典的な抗てんかん薬は術後2週間の予防効果を認めるものの，それ以降の遅発性発作に対する予防効果はないとされる．

文献

1) 兼本浩祐：てんかん学ハンドブック．第2版，医学書院，2006.
2) Olafsson E, Ludvigsson P, Gudmundsson G, et al：Incidence of unprovoked seizures and epilepsy in Iceland and assessment of the epilepsy syndrome classification—a prospective study. Lancet Neurol, 2005；4：627-634.
3) 「てんかんの精神症状と行動」研究会編：てんかん—その精神症状と行動．新興医学出版社，2004.
4) Tellez-Zenteno JF, Patten SB, Jette N, et al：Psychiatric comorbidity in epilepsy—A population-based analysis. Epilepsia, 2007；48：2336-2344.
5) Antebi D, Bird J：The facilitation and evocation of seizures. Br J Psychiatry, 1992；160：154-164.
6) Haut SR, Vouyiouklis M, Shinnar S：Stress and epilepsy—a patient perception survey. Epilepsy Behav, 2003；4：511-514.
7) Singh G, Rees JH, Sander JW：Seizures and epilepsy in oncological practice—causes, course, mechanisms and treatment. J Neurol Neurosurg Psychiatry, 2007；78：342-349.
8) Grewal J, Grewal HK, Forman AD：Seizures and epilepsy in cancer—etiologies, evaluation, and management. Curr Oncol Rep, 2008；10：63-71.
9) Avila EK, Graber J：Seizures and Epilepsy in Cancer Patients. Curr Neurol Neurosci Rep, 2010；10：60-67.
10) Hinchey J, Chaves C, Appignani B, et al：A reversible posterior leukoencephalopathy syndrome. N Engl J Med, 1996；334：494-500.
11) Blitshteyn S, Jaeckle KA：Nonconvulsive status epilepticus in metastatic CNS disease. Neurology, 2006；66：1261-1263.
12) Lorenzl S, Mayer S, Noachtar S, et al：Nonconvulsive status epilepticus in terminally ill patients—a diagnostic and therapeutic challenge. J Pain Symptom Manage, 2008；36：200-205.
13) Sirven JI, Wingerchuk DM, Drazkowski JF, et al：Seizure prophylaxis in patients with brain tumors—a meta-analysis. Mayo Clin Proc, 2004；79：1489-1494.
14) Milligan TA, Hurwitz S, Bromfield EB：Efficacy and tolerability of levetiracetam versus phenytoin after supratentorial neurosurgery. Neurology, 2008；71：665-669.

〔山田了士〕

VII 薬剤による精神神経症状

　がん患者では抗がん治療や症状緩和のために並行して多数の薬剤が使用されることが多い．患者は比較的高齢者であることが多く，病状の進行につれ薬物の代謝能力も低下するために薬剤性の副作用が生じやすい．このため適切なコンサルテーション活動を行うためには薬剤性精神神経症状に常に注意を払うことが大切である．さまざまな薬剤で精神神経症状が生じるが，ここではがん患者に使用することの多い向精神薬とステロイド，新しい概念である cancer brain についてまとめた．

1．抗精神病薬による精神神経症状

1）アキネジア（薬剤性パーキンソン症候群）

①症状と所見

　全身の筋肉が固くなり，上下肢を他動的に動かした際に抵抗（固縮）を感じる．動作緩慢で共調運動が拙劣になるほか，呂律が回りにくく（構音障害），唾液が口腔内に貯留しやすい（嚥下障害）ため，流涎や誤嚥性肺炎の原因となる．仮面様顔貌や活動度の低下により，うつ病や認知症と誤解されて精神科に紹介されることも多い．

②発症時期と頻度

　投薬開始後 4〜10 週頃が多い．出現頻度は内服患者の 20〜30％であるが，高齢者ではさらに多い[1]．

③原因薬剤

　スルピリド（ドグマチール®），プロクロルペラジン（ノバミン®）やハロペリドール（セレネース®）などの定型抗精神病薬での発現が多く，オランザピン（ジプレキサ®），クエチアピン（セロクエル®）といった非定型抗精神病薬での頻度は低い．抗精神病薬ではないが，ドパミン拮抗作用を有するメトクロプラミド（プリンペラン®）やアモキサピン（アモキサン®）で生じることもある．

2）アカシジア（静座不能症）

①症状

　下肢を中心とした「むずむずするような，じっとしていられない」激しい異常感覚が出現し，不安や焦燥感，不眠が生じる．悪化すると易刺激性や攻撃性なども重なり，苦痛のあまり自殺が生じる場合もある．

②発症時期と頻度

　投薬開始後 3〜12 週にかけて多く，出現頻度は内服患者の 30〜40％で，高齢者・女性に多い．アキネジアに比べて投薬量が少ない場合や，非定型抗精神病薬でも出現することがある[1]．

3）治療

　アキネジアやアカシジアが生じた場合，原因薬剤の中止が必要である．しかし，著しいせん妄や悪心・嘔吐で中止できない場合は，アカシジアのリスクの少ない抗精神病薬への切替を行う．統合失調症患者のアカシジア改善に有効性が示されているプロプラノロール（インデラル®）を用

いてみるのもよい．薬剤性パーキンソン症候群の治療薬であるビペリデン(アキネトン®)やトリヘキシフェニジル(アーテン®)は抗コリン作用によるせん妄の原因になり得るため注意を要する．

> **Point** アカシジアの見落としは，不安・焦燥感の増悪から「せん妄が悪化した」という誤診につながる．せん妄と判断して抗精神病薬を増量するとさらにアカシジアの悪化を招くため，とくに注意したい．鑑別ポイントは意識障害の有無であり，せん妄で出現しやすい見当識障害や注意の障害，認知機能低下はアカシジアでは認められない．

2. 副腎皮質ステロイドによる精神神経症状

1) 軽度から中等度の精神神経症状

「不眠，不安，倦怠感，落ち着きのなさ，感情不安定，涙もろさ」は約28%[2]と高頻度に生じる．

2) ステロイド精神病

①症状

多弁・多動などの躁状態，多幸感，気分易変，抑うつ気分などの気分障害の症状が70%以上を占めるが[3,4]，幻覚妄想や，せん妄・軽度の意識障害，認知・記憶障害など症状は多彩である．ステロイド使用が短期の場合は多幸感，軽躁状態が多く，長期使用ではうつ状態の頻度が増える傾向がある[2]．

②発症頻度

5～6%[1~3]に生じると言われている．

③発症時期

多くの場合投与開始から3～11日と早期に出現する[1,4]．

④危険因子

ステロイドの用量が最も大切な危険因子であり，プレドニゾロン換算40mg/日を超えると発症率が増加する(表36)[2]．女性，全身性エリテマトーデス(systemic lupus erythematosus：SLE)の病歴も危険因子である．

⑤治療

ステロイドの漸減・中止により，通常は数週間で回復する[1]．精神病症状や焦燥感が強い患者ではオランザピン，リスペリドン(リスパダール®)などの非定型抗精神病薬を第一選択として用いる．うつ病ではSSRI，躁病や混合状態ではバルプロ酸(デパケン®，セレニカ®)，カルバマゼピン(テグレトール®)などの気分安定薬を使用する[1]．

3) ステロイドの離脱症状

ステロイドの離脱症状は長期投与および高用量の使用例で発症しやすく，易疲労感，感情易変や抑うつ状態，離人感が一般的で，躁状態やせん妄なども出現する[2]．化学療法による悪心の治療に用いられたデキサメタゾンの離脱症状でうつ病を発症し，自殺に至った症例が報告されている[5]．

表36 用量依存性の罹患率

Total	プレドニゾロン換算(mg/day)	精神疾患の罹患率(%)
	<40	1.3
	41〜80	4.6
	>80	18.4

表37 ベンゾジアゼピン系抗不安薬・睡眠薬による精神症状

	症状	対策
一般的副作用	眠気,ぼんやり感,精神運動機能の低下,協調運動拙劣,構音障害,失調など	用量依存性であり,減量が必要である
記憶障害	服薬後から入眠までの出来事,中途覚醒時の出来事など,内服後の前向性健忘	トリアゾラム(ハルシオン®)など短時間作用型の薬剤とアルコールの併用で多い.内服したらすぐに寝具に入ること
奇異反応	不安の増悪,不眠,抑うつ,攻撃性の増加,せん妄や錯乱,精神運動興奮,幻覚など	

3. オピオイドによる精神神経症状[6]

1) 眠気

投与初期および増量時の眠気はそれまでの痛みによる睡眠不足が原因である場合も考慮し,患者にとって眠気が不快でなく,呼吸回数≧10回/分であれば経過観察する.数日の経過で耐性が生じて改善することが多いが,眠気が軽減しない場合や,呼吸回数<10回/分であればオピオイドが過量である可能性を検討し,20%減量する.モルヒネの場合は腎機能低下による代謝産物(morphine-6-glucuronide:M6G)の蓄積に注意する.

2) せん妄・幻覚

オピオイドによるせん妄,幻覚もやはり投与開始初期や増量時に出現することが多いが,がん患者におけるせん妄は多因子で生じることが多く,オピオイドが単一の原因であることは多くないと考えられる.疼痛はせん妄の強い促進因子であるため,せん妄患者が精神科に紹介された時,単に「オピオイドによるせん妄と考えられるので減量が必要」と返事を返すことは避け,その他の薬剤によるせん妄の可能性や電解質異常,感染症などの回復可能な身体的要因を評価し,原因を取り除くことが必要である.

4. ベンゾジアゼピン系抗不安薬・睡眠薬による精神神経症状

身体状況の良くない患者,とくに高齢者はベンゾジアゼピンの中枢作用に過敏で感受性が高く,せん妄が生じやすい[7,8](表37).

5. 抗うつ薬による精神神経症状

1) activation syndrome

activation syndromeは抗うつ薬の開始初期や増量時に生じる中枢神経系の有害事象(表38)である.当初selective serotonin reuptake inhibitor(SSRI)の副作用として注意が喚起されたが,従来型抗うつ薬でも生じ得る.発症には脳内の急激なセロトニン濃度の変化が関係していると考えられており,自殺関連事象も報告されているため,投薬初期の9日間はとくに慎重な経過観察が必要である.activation syndromeが生じた場合には薬剤の中止が望ましい[9].

表38 activation syndrome の症状

不安	敵意
易刺激性	衝動性
焦燥感	アカシジア
不眠	パニック発作
軽躁	躁

表39 discontinuation syndrome の症状

感覚症状	錯感覚, しびれ感, 電気ショック様感覚
平衡障害	頭部ふらふら感, 浮動性/回転性めまい, 失調
感情障害	易刺激性, 不安/激越, 抑うつ気分
睡眠障害	不眠症, 悪夢, 過度の夢
一般身体症状	嗜眠, 頭痛, 発汗, 振戦, 食欲不振
胃腸症状	悪心, 嘔吐, 下痢

2) discontinuation syndrome

discontinuation syndrome(中断症候群)は, 抗うつ薬を4週間以上内服している患者が急に内服を中断した後7〜10日以内に生じる身体不調で, 原疾患の増悪ではないものである[10]. **表39**に症状をまとめた. 血中半減期が短く活性代謝産物のない抗うつ薬に生じやすいと考えられている[11]. 抗うつ薬の中止時には漸減が必要である.

6. cancer brain

アメリカを中心とした乳がん治療体験者による「健忘や集中力の低下, 疲労感や頭にもやがかかった感じ」などの訴えから, 抗がん治療による認知機能障害(chemo brain)の有無が議論されるようになった. 最近では, 化学療法を受けていない患者でも同様の症状を訴える患者がいることから, がんによって生じる何らかの免疫系の機序を介して認知機能障害が生じる可能性も研究されており, cancer brain という概念で捉え直されつつある.

文献

1) 小川朝生:薬剤性精神症状を見極める. 看護学雑誌, 2009;73(11):10-19.
2) Thomas P, Warrington J, Michael Bostwick:Psychiatric Adverse Effects of Corticosteroids. Mayo Clin Proc, 2006;81(10):1361-1367.
3) 大坪天平:医薬品誘発による精神障害. 領域別症候群40(日本臨牀別冊), 日本臨牀社, pp369-373, 2003.
4) 木下玲子, 宮岡等:一般治療薬による精神障害. 精神科リエゾンガイドライン. 精神科治療学, 2004;19(増刊号):127-130.
5) Matsumoto Y, Shimizu K, Kinoshita H, et al:Suicide Associated with Corticosteroid Use During Chemotherapy—Case Report. Japanese Journal of Clinical Oncology, 2010;40(2):174-176.
6) 特定非営利活動法人日本緩和医療学会緩和医療ガイドライン作成委員会編:がん疼痛の薬物療法に関するガイドライン2010年版.
7) 内山真編:睡眠障害の対応と治療ガイドライン. pp104-106, じほう, 2002.
8) 上島国利:抗不安薬の知識と用い方. pp86-87, ライフ・サイエンス, 2000.
9) 尾鷲登志美, 大坪天平:SSRIによるactivation syndromeの定義, 病態, 治療, 予防. 臨床精神薬理, 2008;11(10):13-19.
10) Haddad PM:Antidepressant discontinuation syndromes. Drug Safety, 2001;24(3):183-197.
11) 上田展久, 中村純:SSRIによるdiscontinuation syndrome. 臨床精神薬理, 2008;11(10):21-26.

〔平 俊浩・山田了士〕

4 介入方法

I 薬物療法，精神科薬物療法（抗精神病薬）

1. 抗精神病薬の作用

　抗精神病薬の主な作用は，抗幻覚・妄想作用や鎮静作用であるが，これら薬剤は制吐作用をはじめとしたその他の薬理作用も有することから，がん患者において頻度の高い身体症状や精神症状緩和にも多用されている．また，モルヒネをはじめさまざまな薬剤が使用されていることも稀ではないため，相互作用などに常に注意を払っておく必要がある．身体疾患をもたない患者に使用される量の半分から3分の1程度の初期量から開始し，有害事象の出現を細かくモニタリングしながら，適宜漸増していく．

　抗精神病薬はせん妄における精神運動興奮や幻覚・妄想に対して有効性が高く，またベンゾジアゼピン系薬剤と比較して意識レベルを下げることなく鎮静が図れるため，第一選択薬として推奨される．ハロペリドール（セレネース®）は呼吸・循環器系への影響が少なく，経口投与に加え筋肉内投与や経静脈的投与も可能である．また，クロルプロマジン（コントミン®，ウィンタミン®）に比べ，鎮静作用，抗コリン作用，血圧降下作用が少ないために身体状態が悪化している患者においても比較的使用しやすい．経口投与が可能な場合には非定型抗精神病薬であるリスペリドン（リスパダール®），クエチアピン（セロクエル®），オランザピン（ジプレキサ®），アリピプラゾール（エビリファイ®）も有用であり，その使用頻度が増えてきている[1]．ただし，これらの薬剤はすべてせん妄に関しては適応外使用であること，2005年にアメリカのFood and Drug Administrationによって「非定型抗精神病薬（オランザピン，アリピプラゾール，リスペリドン，クエチアピン）を認知症の行動異常に用いた場合に死亡率が1.6〜1.7倍増加する」とレポートされている[2]ことなどの問題がある．抗精神病薬の特徴について**表1**[3]に示した．リスペリドンには液剤が，オランザピンには口腔内崩壊錠があり，嚥下障害がある場合でも比較的用いやすい．

　定型抗精神病薬はドパミンD_2受容体に強く結合し遮断するが，非定型抗精神病薬では多様な受容体結合プロフィールをもつ．リスペリドンはセロトニン受容体とドパミン受容体に強く結合し，アドレナリン$α_1$受容体に対する親和性を併せもつ，セロトニン・ドパミン拮抗薬である．クエチアピンはセロトニン受容体とドパミン受容体とは緩く結合し，さらにヒスタミン受容体やアドレナリン$α_1$受容体に対する親和性をもつがムスカリン性アセチルコリン受容体に対する親和性をもたない．このため，錐体外路症状や抗コリン性の便秘が少なく忍容性が高い．オランザピ

表1 代表的な抗精神病薬

	定型抗精神病薬		非定型抗精神病薬			
一般名	ハロペリドール	クロルプロマジン	リスペリドン	クエチアピン	オランザピン	アリピプラゾール
商品名	セレネース	コントミン,ウィンタミン	リスパダール	セロクエル	ジプレキサ	エビリファイ
投与経路	経口,静脈,筋肉,皮下	経口,静脈,筋肉,皮下	経口	経口	経口	経口
初回投与量	0.75〜5 mg	10〜25 mg	0.5〜1 mg	25〜50 mg	2.5〜5 mg	3〜6 mg
常用量	0.75〜10 mg	10〜50 mg	0.5〜4 mg	25〜100 mg	2.5〜10 mg	12〜24 mg
半減期	10〜24 時間	10〜59 時間	4〜15 時間	3〜6 時間	21〜54 時間	40〜80 時間
代謝	肝	肝	肝	肝	肝	肝
代謝酵素	CYP2D6,CYP3A4	CYP2D6	CYP2D6	CYP3A4	CYP1A2,CYP2D6	CYP3A4,CYP2D6
活性代謝産物	なし	あり	あり	なし	なし	あり
鎮静作用	低	高	低	高	高	ほとんどない
抗コリン作用	低	高	低	低	低	低
降圧作用	低	高	低	低	低	低
錐体外路症状	高	低	低	低	低	低
その他	標準的薬物投与経路が広い.	治療効果に対するエビデンスは同等	活性代謝産物の排泄が腎のため腎機能障害時には減量して使用	パーキンソン病のせん妄に対する第一選択薬	口腔内崩壊錠がある.	鎮静作用がほとんどない.

ンはセロトニン受容体とドパミン受容体と結合し,さらにヒスタミン受容体やアドレナリン α_1 受容体,ムスカリン性アセチルコリン受容体に対する親和性をもつ,多受容体作用薬である.アリピプラゾールはドパミン D_2 受容体部分作動薬として,新しい作用をもつ抗精神病薬である.

2. 抗精神病薬の有害事象

抗精神病薬に共通の有害事象として,ドパミン受容体遮断作用による錐体外路症状であるパーキンソン症候群,アカシジア(静座不能症),急性ジストニアなどがみられることがある.がん患者では,がんによる身体症状やモルヒネの有害事象として悪心がみられることも稀ではない.ドパミン受容体を遮断する制吐薬が先行投与されていることが多いため,錐体外路症状の出現には十分注意を払う.パーキンソン症候群は徐々に筋強剛,手指振戦,寡動などを呈してくるものである.アカシジアは,急性に出現することが多く,じっと座っていることができなくなるもので,下肢や全身のムズムズ感などの不快感を伴うことが多い.不安,焦燥を主訴に精神科へ紹介となることも少なくなく,これらとアカシジアとの鑑別が問題となることもある.急性ジストニアは,急性に発現する頭頸部や眼筋などの筋緊張異常で,斜頸,頭部後屈,眼球上転などを呈するものであり,若年者に出現しやすい.アカシジアやパーキンソン症候群は,投与後数週で出現することが多いのに対して,急性ジストニアは投与後より早期に出現することが多い.稀ではあるが,

重篤な有害事象として悪性症候群があげられる．悪性症候群は全身状態が悪い状況下で起こりやすく，高熱，意識障害，著明な筋強剛などを呈するものであり，対応が遅れると致死的な転帰をとることもある．また，致死的な不整脈であるトルサデポアンを起こすこともあるので，投与前には心電図を確認しておく必要がある．非定型抗精神病薬（リスペリドン，クエチアピン，オランザピン，アリピプラゾール）は一般的に錐体外路系の有害事象や抗コリン作用が少ないことが知られており，ドパミン受容体遮断作用を有する制吐剤や抗コリン作用のある薬剤を投与されている患者や高齢者に対しては，よりよい選択となる可能性がある．しかし，クエチアピン，オランザピンでは，血糖値を上昇させ糖尿病性ケトアシドーシス，糖尿病性昏睡などの重篤な有害事象を発現したとの報告があり，糖尿病の患者では使用禁忌となっている．

文献

1) Schwartz TL, Masand PS：The role of atypical antipsychotics in the treatment of delirium. Psychosomatics, 2002；(43)：171-174.
2) US Food and Drug Administration. FDA Public Health Advisory：Deaths with antipsychotics in elderly patients with behavioral disturbances. April 11, 2005.
3) 小川朝生，内富庸介（編）：緩和ケアチームのための精神腫瘍学入門．医薬ジャーナル社，pp73-83, 2009.

（岡村優子）

II 薬物療法（抗うつ薬）

抑うつ（大うつ病，適応障害など）は，がんの全経過を通じて患者の数～数十％に存在するが，抗うつ薬の恩恵を受けている患者はまだまだ少ない．がん患者の抑うつは見過ごされることが多く，抗うつ薬治療に導入されていない現状が繰り返し指摘されてきた[1,2]．

本章では，まず抗うつ薬を投与する前に考慮すべきポイントについて述べ，薬物療法の実際について概説する．

1．がん患者に抗うつ薬を投与する前に考慮すべきポイント

1) 抑うつの診断：身体症状項目の問題

抑うつの診断をDSM-IV診断の大うつ病9項目を用いて行う場合，不眠，食欲減退，気力減退，倦怠感といった項目はうつ病の身体症状に関する診断項目であるが，身体状態やがん治療に起因する場合が少なくない．そのため抑うつの診断にしばしば難渋する．身体症状を含めて診断する（inclusive approach），身体症状を心理症状に置き換える（substitutive），身体症状を除外する（exclusive），病因を推定する（etiological）など4つのアプローチが検討されてきたが，優劣つけ難く結論は出ていない．

臨床的観点からは現在，がんに起因する身体症状と考えられても見過ごされる可能性を回避するために，身体症状の項目も含めて（過剰に）診断することが望まれている（希死念慮や罪業感は有力な診断項目であることは言うまでもない）．また，大うつ病と診断して抗うつ薬の使用を考慮した場合でも，事前に身体症状の治療は当然優先すべきであろう．事実，痛みの治療で緩和され

る抑うつは少なくない[1,2]．

2）抑うつの重症度評価：適応障害（抑うつ）〜軽症大うつ病と抗うつ薬治療の反応性

　これまでに，がん患者の抑うつに対する抗うつ薬のプラセボ対照の無作為比較試験が6つ存在する[3〜8]．少ないエビデンスではあるが，対象を大うつ病に限ると結果はポジティブ，対象の大うつ病に適応障害を含めた場合や，軽症うつ状態の場合は総じて結果はネガティブで芳しくない（**表2**）．国立がん研究センターで開発された進行がん患者の薬物投与アルゴリズムにおいて[9]，大うつ病軽症に対しては精神安定剤（アルプラゾラム）を推奨している（**図1**）．

　慢性身体疾患を抱えたうつ病のNICEガイドライン（2009）[10]では，閾値下うつ病（DSM-Ⅳのうつ病診断の5項目未満に相当）と軽症大うつ病（DSM-Ⅳのうつ病診断の5ないし6項目で機能障害が軽度）では，効用が少ない（poor risk-benefit ratio）という観点から初回は抗うつ薬を使用しないよう記載している．ただし，①中等症・重症の大うつ病の既往がある場合，②軽症であっても身体疾患のケアに支障を来している場合，③閾値下うつ病であっても2年以上にわたって長期

表2　がん患者の抗うつ薬療法：プラセボ対照無作為比較試験

著者名（発表年）	診断基準	抗うつ薬	結果
Costa（1985）	大うつ病	ミアンセリン vs プラセボ	＋
Heeringen（1996）	大うつ病	ミアンセリン vs プラセボ	＋
Musselman（2006）	大うつ病＋適応障害	パロキセチン vs デシプラミン vs プラセボ	−
Razavi（1996）	大うつ病＋適応障害	フルオキセチン vs プラセボ	−
Fisch（2003）	軽症うつ状態	フルオキセチン vs プラセボ	＋
Stockler（2007）	軽症うつ状態（大うつ病は除く）	セルトラリン vs プラセボ	−

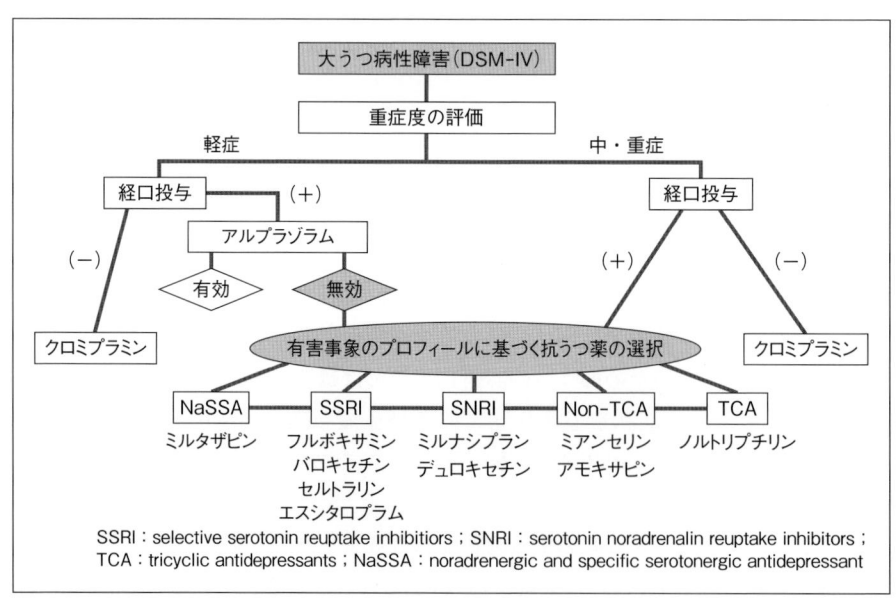

図1　進行がん患者のうつ病に対する治療アルゴリズム
〔秋月伸哉，明智龍男，中野智仁，他：進行がん患者のうつ病．精神科薬物療法研究会，本橋伸高（編）：気分障害の薬物療法アルゴリズム．pp 94, じほう，2003より一部改変〕

化している場合，④他の治療後にも反応しなかった場合には考慮する．以上，抗うつ薬への反応性の観点から抑うつの重症度評価はがん患者の場合でも重要であり，がん患者の抑うつが軽症の場合は一般的には抗うつ薬を用いた初回治療は控えたほうがよいだろう．

3）抗うつ薬投与のタイミング

抗うつ薬の効果発現には，最低でも2週間，一般的には4〜12週間を要するので，抗うつ薬の投与前にきちんと患者の予後を考慮に入れる必要がある．急速にがん患者の身体状態が悪化する終末期の3か月間，とくに最後の4週間では抗うつ薬の効果はほとんど期待できないし，せん妄のリスクも高くなる[11,12]．したがって，終末期における抗うつ薬の目的は，抑うつの寛解を目指すのではなく，患者と優先すべき症状を十分話し合って，例えば，焦燥感，集中力，食思不振など抑うつの一部分となる症状項目を標的に絞って緩和することになる[11,12]．悪心やせん妄に有効な抗精神病薬オランザピンなどを考慮しても良いだろう．

4）アドヒアランス

抗うつ薬の有害事象はとくに忌避されやすく，高齢者の脆弱性に配慮する場合に準じて注意する必要がある．がん治療を重ねてきた患者にとって，抗うつ薬の有害事象に神経質になっている患者は多い．今後の抗うつ薬治療の効果発現や有害事象の見通しを含め十分な情報を提供して，患者の治療への積極的参加を促すよう努める．

うつ病をスクリーニングしても，陽性者の精神科受診は約4分の1と少ない[13]．がん患者の抑うつに関する，病院内外での啓発活動も重要である．

以上，がん患者の抑うつに対して抗うつ薬を投与する前に考慮すべきポイントについて述べてきた．本章で後述するが，痛み，悪心，不眠，ホットフラッシュなど，がん患者ではかえって利点になることも少なくないので，注意深く抗うつ薬を選択されることは重要である．

2. がん患者への抗うつ薬治療（表3）[14]

前述したように，がん患者の抑うつに対する抗うつ薬のエビデンスは十分に存在しない．がん患者の身体状態の問題や，多くの併用治療の問題から，無作為比較試験を行うには困難な現状がある．しかしながら，症例報告もしくはシリーズ報告により，効用，有害事象など有益な情報が少なくないので，本章では，がん患者にとっての利点も含め概説する．

1）三環系抗うつ薬

イミプラミン（1959），アミトリプチリン（1961）がわが国に導入されて50年が経つ．代表のアミトリプチリンは，セロトニンおよびノルアドレナリン再取り込み作用により抗うつ効果を発現するが，アドレナリンα_1受容体，ヒスタミンH_1受容体，ムスカリンAch受容体など多くの受容体に作用して，強い有害事象をもたらすため，現在，がん患者に使用されることは少なくなってきた．血圧低下，めまい，眠気，体重増加，口渇，便秘，尿閉，かすみ目，認知機能低下などのためである．オピオイド服用中の患者の便秘，化学療法による口内炎，終末期せん妄のリスクが高い患者には避けたい．他の新規抗うつ薬で効果がない場合や鎮痛目的で試みる価値が出てくる．とくに，アミトリプチリンは食道がんなど大手術後の痛みのために不眠を伴う場合などに試す価

表3 抗うつ薬の各種受容体に対する結合親和性 (*in vitro*)

Ki値またはIC50値：nM

	三環系	四環系	NaSSA	\multicolumn{5}{c}{SSRI}	\multicolumn{2}{c}{SNRI}
薬物名（導入年）	アミトリプチリン (1961)	ミアンセリン (1983)	ミルタザピン (2009)	フルボキサミン (1999)	パロキセチン (2000)	セルトラリン (2006)	エスシタロプラム (2011)	ミルナシプラン (2000)	デュロキセチン (2010)
モノアミン再取込阻害能									
セロトニン再取込阻害能	39	>10,000	>31,000	3.8	0.29	0.19	2.1	8.5	0.5
ノルアドレナリン再取込阻害能	24	44	1,600	620	81	160	2500	31	3.6
受容体結合能（有害事象）									
アドレナリン α₁ 受容体（血圧低下，めまい）	4.4	72	500	4,800	19,000	2,800	>1,000	>10,000	8,300
アドレナリン α₂ 受容体	114	110	50	1,900	8,900	1,800	>1,000	>10,000	8,600
セロトニン 5-HT₁ₐ 受容体	129	>500	5,000	>100,000	>100,000	100,000	>1,000	>10,000	>5,000
セロトニン 5-HT₂ₐ 受容体（刺激で性機能障害）	5.3	1.5	6.3	12,000	18,000	8,500	>1,000	>10,000	504
セロトニン 5-HT₂c 受容体（刺激で食欲低下，性機能障害）	—	1.4	13	6,700	20,000	—	>1,000	—	916
セロトニン 5-HT₃ 受容体（刺激で悪心，下痢）	—	7.1	7.9	—	—	—	>1,000	—	—
ヒスタミン H₁ 受容体（遮断で眠気，体重増加）	0.17	1.8	0.5	11,000	19,000	10,000	>1,000	>10,000	2,300
ムスカリン Ach 受容体（遮断で口渇，便秘，尿閉，記憶障害）	2.6	500	630	34,000	210	1,100	>1,000	>10,000	3,000
有害事象とがん患者において利点となる場合があるもの*	*眠気，悪心，口渇，便秘，尿閉，せん妄，*鎮痛	*眠気，高血圧	*眠気，*食欲，*体重増加	悪心，下痢	悪心，口渇，便秘，尿閉，下痢，頭痛	悪心，下痢	悪心，*傾眠	悪心，尿閉，*鎮痛，高血圧	悪心，眠気，口渇，頭痛，*鎮痛，高血圧
薬物代謝阻害能	—	—	各 CYP 阻害弱い	CYP1A2, CYP3A4	CYP2D6 阻害強い++	各 CYP 阻害弱い	CYP2D6のみ阻害（弱〜中程度）	グルクロン酸抱合	CYP2D6 阻害中程度

SSRI：選択的 5-HT 再取込み阻害薬，SNRI：5-HT/NA 再取込み阻害薬，NaSSA：NA 作動性・特異的 5-HT 作動性抗うつ薬，他：ミルタザピンの薬理プロファイル—αアドレナリン受容体モデルによる結合様式の観点から，新薬と臨牀，2009；58：1152-1160 より一部改変）
（渡邊尚志，今西泰一，角井信一，他：ミルタザピンの薬理プロファイル—αアドレナリン受容体モデルによる結合様式の観点から，新薬と臨牀，2009；58：1152-1160 より一部改変）

値ある薬剤の1つである．第二世代のアモキサピンは弱いドパミン拮抗作用があり，制吐剤の併用（メトクロプラミド，プロクロルプロマジン，ハロペリドール，オランザピン）に注意して使用する．

2）選択的セロトニン再取り込み阻害薬（SSRI）

フルボキサミン（1999）にはじまり近年わが国に導入され，有害事象が軽減された画期的な抗うつ薬で，他にパロキセチン，セルトラリンがある．強迫性障害，社会不安障害，パニック障害など不安障害にも適応がある．現時点で，がん患者のうつ病では第一選択となるだろう．薬物相互作用が少ないという観点から，NICE ガイドライン（2009）でもセルトラリンとシタロプラムが第一選択に推奨されている[10]．ただし，セロトニン再取り込み作用による抗うつ効果の反面，セロトニン 2A，2C，3受容体の刺激による，食欲低下，不安，焦燥，不眠，性機能障害，悪心，下痢などの有害事象を，とくに投与開始最初の1〜2週間は想定しなければならないので，最低でも1週間に1回以上はモニタリングを行いたい．

SSRI（および SNRI）は消化管出血のリスクを上昇させるので，鎮痛剤 NSAIDs やアスピリン服用時はミアンセリン，トラゾドンやミルタザピンへの置き換え，もしくはプロトンポンプインヒビターの併用を考慮する．

抗がん剤で悪心の経験を強くもつ人には，SSRI の説明の段階で忌避される場合がある．効果発現には最低でも数週間は必要であるため，即効性のある抗不安薬やスルピリドを短期間併用するとよい．

3）セロトニン・ノルアドレナリン再取り込み阻害薬（SNRI）

ミルナシプラン（2000）とデュロキセチン（2010）がある．SSRI の効果に加えて，ノルアドレナリン再取込み阻害作用を通して意欲改善効果が期待されている．また，がん患者ではとくに SNRI の鎮痛効果が期待されていて，この点が魅力的である．三環系抗うつ薬と同じセロトニンとノルアドレナリンの再取り込み阻害作用となるがセロトニンとノルアドレナリン以外の受容体（例えばアセチルコリンやヒスタミン受容体）に作用をしないため，セロトニンとノルアドレナリン刺激作用である，頭痛，口渇，尿閉，血圧上昇などの有害事象があるが少ない．CYP に影響せずグルクロン酸抱合で代謝されるミルナシプランは，他剤との相互作用を考慮した場合利点となる．強い抗うつ効果を有するデュロキセチンの意欲改善や罪業感への作用は期待できる[15]．

4）ノルアドレナリン作動性/特異的セロトニン作動性抗うつ薬 Noradrenergic and Specific Serotonergic Antidepressant（NaSSA）

ミルタザピン（2009）は，これまでにない作用機序の薬に属する．セロトニンやノルアドレナリンの再取り込みを阻害する従来の抗うつ薬と違い，細胞体もしくは神経終末端の α_2 受容体を遮断してフィードバックループを断ち，その結果脱抑制した神経末端からのセロトニン，ノルアドレナリン分泌を増加させ，シナプス間隙の濃度を上げる．臨床効果発現が1週目よりみられるという即効性が強調されている．一方，増加したセロトニンにより受容体刺激が起こり有害事象につながる可能性があるが，ミルタザピン自体にセロトニン 2A，2C，3受容体遮断作用があるので，嘔吐や性機能障害が避けられるのは利点である[16]．ヒスタミン H_1 受容体遮断による眠気はあるが，不眠に対して利用できると有用性がさらに増す．

5) その他，がん患者に使用される抗うつ薬

以下述べる抗うつ薬は，薬理特性がユニークで，使用できると多様性に応えられる可能性が増す．トラゾドンは，5-HT$_2$アンタゴニスト・5-HT 再取込み阻害薬(SARI)としての抗うつ効果より，抗ヒスタミン作用による睡眠目的で頻用されている．ミルタザピンやミアンセリン同様，消化管出血のリスクが高い時に使用できる．精神刺激薬のペモリンは，鎮痛薬のオピオイド使用時の眠気のある終末期患者に有用である．現在使用できなくなったメチルフェニデートのような即効性に欠けるが，倦怠感や注意集中力に有効である[17]．

3. 抗がん剤およびその他の身体状況での抗うつ薬の注意すべき相互作用[18]

①口渇・便秘・尿閉・認知機能低下：抗コリン作用が強い三環系と，弱いがパロキセチンは注意を要する．

②胃潰瘍，NSAIDs 使用時など消化管出血のリスクが高い時：SSRI，SNRI を避ける．やむを得ない場合は，プロトンポンプ阻害剤を併用する．代用にミルタザピン，ミアンセリン，トラゾドンを考慮する．ただし，シメチジン(H$_2$-ブロッカー)は，セルトラリン，ミルタザピンの代謝を抑制するので，併用に注意する．

③ヘパリン使用時：血小板凝集への影響を考慮して，SSRI，SNRI は避ける．

④吐き気・下痢：SSRI，SNRI を避ける．ミルタザピンを考慮する．

⑤けいれん：抗うつ薬全般でけいれん閾値を下げるが，とくにミルタザピン，マプロチリンでは注意を要する．

⑥不整脈：三環系は避ける．トラゾドンは要注意．セルトラリン，ミルタザピン，ミアンセリンを推奨．

⑦起立性低血圧：ミルタザピン，トラゾドンは要注意．

⑧高血圧：三環系，SNRI は避ける．血管拡張剤や ACE 抑制剤服用の場合は，SNRI は避け，三環系，ミルタザピンは要注意．

⑨テオフィリン(喘息や COPD など)：フルボキサミンにより血中濃度上昇

⑩ステロイド剤：消化管出血のリスクを避け，ミルタザピン，トラゾドンを考慮する．

⑪骨髄抑制：ミアンセリンは，抗がん治療中には避けたい．

⑫免疫抑制剤(シクロスポリン，タクロリムス)：フルボキサミン，パロキセチンをはじめとした薬剤は CYP3A4 を抑制して影響するので慎重を要する[19]．

⑬インターフェロン(肝炎など)：パロキセチンでインターフェロンによるうつ病の予防効果あり[20]

⑭タモキシフェン(乳がん)：パロキセチンの併用注意が 2010 年に出された．CYP2D6 を強力に阻害するパロキセチンはタモキシフェン(乳がん補助化学療法)の活性代謝産物の濃度を下げるためタモキシフェンの効果減弱を指摘されてきていたが，乳がんの再発リスク・死亡リスクを上昇させることが明らかとなった[21]．今後，タモキシフェン服用中の患者には，CYP2D6 を強力に阻害するパロキセチンだけでなくセルトラリン，フルオキセチン，ブプロピオンも避けたほうが良いだろう．CYP2D6 中等度阻害のデュロキセチン，軽度阻害のシタロフラム，エスシタロプラム，阻害のないミルタザピン，ミルナシプラン，ベンラファキシン，デスベンラファキシンの中から薬剤選択すると良いだろう[22]．ちなみに中等度阻害のデュロキセチンのほか，CYP2D6 の阻

害に少なからず関わる抗うつ剤は忌避されるであろうが，使用する際はきちんと説明をするべきである．

⑮セロトニン症候群：各種抗うつ薬，炭酸リチウムのみならず，オピオイドやセロトニン 5-HT$_3$ 拮抗剤（グラニセトロン，オンダンセトロン）は，相乗的に働くので注意を要する．

⑯イリノテカン（抗がん剤）：多くの抗がん剤が CYP3A4 で代謝されるが，St. John's wort の致死的相互作用が報告されている．また，下痢の激しいイリノテカンと SSRI/SNRI の併用も慎重を要する．

4. がん患者に抗うつ薬を投与した後に考慮すべきポイント[9,10,23]

がん患者には高齢者同様，開始用量は通常の半量ないし少量から投与を開始し，その後個別に至適な反応が得られるまで用量を漸増するのが一般的であるが，がん患者のうつ病ではとくに投与初期の有害事象を避ける目的があるからである．心的苦痛のみならず，すでに抗がん剤などで身体的苦痛を重ねてきている経緯からである．入院中の患者であれば，毎日もしくは 2～3 日単位で，外来であれば毎週モニターしてきめ細かく有害事象に対応する．そうして投与初期を乗り越えて初めて，通常のうつ病診療で行っている 2～4 週間の間隔のモニターが可能となる．

抗うつ薬投与開始初期の中断を避けるため，①徐々に効果が現れるまでに時間がかかること，②有害事象の可能性，③薬物相互作用があるため抗がん剤その他の治療内容については十分話し合う必要があること，④薬物依存は生じないこと，⑤パロキセチンなど半減期の短い抗うつ薬では離脱症状が生じる可能性があるので中断する際も治療者と一緒に漸減する必要があることなどについて繰り返し十分説明する．

うつ病が寛解した後の服用について，依存性がないことと再燃を避ける目的のため，最低でも 6 か月服用することを推奨する．寛解後 6 か月の時点で，うつ病の残遺症状，過去のエピソード，身体状態を考慮し，患者と相談して決定する．抗うつ薬を中止する場合は，離脱症状について十分に説明し，通常は 4 週間をかけて漸減し，中止する．

患者の身体状態，抗がん剤，併用薬（例：ステロイド，制吐薬，抗生物質，抗エストロゲン薬）の使用状況を定期的に監視する．

5. その他の症状への抗うつ薬治療

以下の症状に対する抗うつ薬の使用は，あくまでも適応外処方であり，患者に十分説明する必要がある．

1) 痛み

身体の痛みもうつ病の心の痛みも緊密な関連があり，両者とも最終的には前帯状回で不快と感じる．痛みはうつ病のリスクである一方，うつ病患者は痛みを実際より高く見積もることが知られている[24]．また，痛みはうつ病の身体症状の 1 つでもある．がん性疼痛は，とくに適切に治療されていない場合，深い苦痛，尊厳のない死への恐れ，絶望感および無力感，早期の死への願望を伴う[25]．

抗うつ薬が慢性疼痛，がん性疼痛（神経障害性疼痛，乳がん/前立腺がんの転移性骨痛）に有効であることが長年にわたり示されてきている．上行路におけるセロトニンおよびノルアドレナリンの直接的な侵害受容作用，オピオイド活性の増強，髄質における抑制性（鎮痛作用性）下行路の増

強を含め,鎮痛作用があることを説明する理由がいくつかある[26].三環系およびSNRIが最も多く使用されている[27].三環系は,うつ病治療よりも低用量で鎮痛作用を示す.一方,SNRIはうつ病治療と同じ用量で,疼痛への効果が得られる(デュロキセチン:60〜120 mg).

2) 嘔吐,食欲不振

がん患者においては頻度の高い化学療法の合併症である悪心および嘔吐には,ドパミン拮抗作用のある抗精神病薬,ハロペリドール,プロクロルペラジン,最近ではオランザピンが使用されているが,セロトニン 5-HT_3 受容体拮抗作用を有するミルタザピンが,がん患者におけるうつ病のみでなく,悪心,睡眠障害,疼痛および生活の質を改善することがオープン試験で示された[28].

3) 瘙痒

瘙痒の媒介には,ヒスタミン H_1 受容体,セロトニン 5-HT_2 および 5-HT_3 受容体が重要な役割を果たしており,SSRIのパロキセチン,セルトラリン[29],ミルタザピンで効果があるようだ[30].

4) ホットフラッシュ(ほてり)

タモキシフェンやアロマターゼ阻害薬は,乳がん患者にがん再発のリスクを低減させるために5年間という極めて長期に投与されるが,ホットフラッシュを引き起こす頻度が高く,患者の約3分の2がこの症状を経験し,極めて不快とする患者は多い.とくにSSRIおよびSNRIは,ほてりの治療に有効であることが示されているSSRIのパロキセチン,セルトラリン,SNRIのベンラファキシンは有意な改善を示したが,CYP2D6阻害作用の強いパロキセチンは併用注意である[21].そして,ミルタザピンも乳がん患者においてほてりを軽減させることが示唆されている[31].

抑うつの病態は不均一で多面的である.その上,がんを抱えた身体状態や抗がん剤が投与された患者の抑うつの病態の把握は難しい.しかしながら,近年登場した新規の抗うつ薬は有害事象が少なく忍容性に優れているばかりか,各抗うつ薬の薬理学的特徴を知ればがん患者にとって有用性が増す可能性が出てきた[32〜34].その有用性が専門家だけでなく,がん医療の現場でも理解されると,さらに患者・家族のQOL向上に寄与すると考えられる.

引用文献

1) Chochinov HM:Depression in cancer patients. Lancet Oncol, 2001;2:499-505.
2) 内富庸介:癌患者における抑うつ.日本臨牀,2001;59:1583-1587.
3) Costa D, Mogos I, Toma T:Efficacy and safety of mianserin in the treatment of depression of women with cancer. Acta Psychiatr Scand Suppl, 1985;320:85-92.
4) van Heeringen K, Zivkov M:Pharmacological treatment of depression in cancer patients. A placebo-controlled study of mianserin. Br J Psychiatry, 1996;169:440-443.
5) Razavi D, Allilaire JF, Smith M, et al:The effect of fluoxetine on anxiety and depression symptoms in cancer patients. Acta Psychiatr Scand, 1996;94:205-210.
6) Musselman DL, Somerset WI, Guo Y, et al:A double-blind, multicenter, parallel-group study of paroxetine, desipramine, or placebo in breast cancer patients (stages I, II, III, and IV) with major depression. J Clin Psychiatry, 2006;67:288-296.
7) Stockler MR, O'Connell R, Nowak AK, et al:Effect of sertraline on symptoms and survival in patients

with advanced cancer, but without major depression—a placebo-controlled double-blind randomised trial. Lancet Oncol, 2007；8：603-612.
8) Fisch MJ, Loehrer PJ, Kristeller J, et al：Fluoxetine versus placebo in advanced cancer outpatients：a double-blinded trial of the Hoosier Oncology Group. J Clin Oncol, 2003；21：1937-1943.
9) 秋月伸哉，明智龍男，中野智仁，他：進行がん患者のうつ病．精神科薬物療法研究会，本橋伸高（編）：気分障害の薬物療法アルゴリズム．pp 83-99，じほう，2003．
10) National Collaborating Centre for Mental Health Commissioned by the National Institute for Health and Clinical Excellence. Depression in adults with a chronic physical health problem：treatment and management. 2009.(Clinical guideline 91.)www. nice. org. uk/CG91.
11) Shimizu K, Akechi T, Shimamoto M, et al：Can psychiatric intervention improve major depression in very near end-of-life cancer patients? Palliat Support Care, 2007；5：3-9.
12) Okamura M, Akizuki N, Nakano T, et al：Clinical experience of the use of a pharmacological treatment algorithm for major depressive disorder in patients with advanced cancer. Psycho-oncology, 2008；17：154-160.
13) Shimizu K, Ishibashi Y, Umezawa S, et al：Manuscript title：Feasibility and Usefulness of the "Distress Screening Program in Ambulatory Care" in Clinical Oncology Practice. Psycho-oncology, 2010；19：718-725.
14) 渡邊尚志，今西泰一郎，角井信一，他：ミルタザピンの薬理プロファイル—αアドレナリン受容体モデルによる結合様式の観点から．新薬と臨牀，2009；58：1152-1160.
15) 樋口輝彦，村崎光邦，上島国利：Duloxetine の大うつ病性障害に対する臨床評価—Placebo 及び paroxetine を対照薬とした二重盲検比較試験．臨床精神薬理，2009；12：1613-1634.
16) Haddjeri N, Blier P, de Montigny C：Effect of the alpha-2 adrenoceptor antagonist mirtazapine on the 5-hydroxytryptamine system in the rat brain. J Pharmacol Exp Ther, 1996；277：861-871.
17) Breitbart W, Rosenfeld B, Kaim M, et al：A randomized, double-blind, placebo-controlled trial of psychostimulants for the treatment of fatigue in ambulatory patients with human immunodeficiency virus disease. Arch Intern Med, 2001；161：411-420.
18) National Collaborating Centre for Mental Health Commissioned by the National Institute for Health and Clinical Excellence. Depression in Adults with a Chronic Physical Health Problem：treatment and management problem：full guideline, appendix 16 National Clinical Practice Guideline Number 91, UK, 2009.
19) Vella JP, Sayegh MH：Interactions between cyclosporine and newer antidepressant medications. Am J Kidney Dis, 1998；31：320-323.
20) Musselman DL, Lawson DH, Gumnick JF, et al：Paroxetine for the prevention of depression induced by high-dose interferon alfa. N Engl J Med, 2001；344：961-966.
21) Kelly CM, Juurlink DN, Gomes T, et al：Selective serotonin reuptake inhibitors and breast cancer mortality in women receiving tamoxifen：a population based cohort study. BMJ, 2010；340：c693
22) Breitbart W：Do antidepressants reduce the effectiveness of tamoxifen? Psycho-Oncology, 2011；20：1-4.
23) Grassi L, Nanni MG, Uchitomi Y, et al：Pharmacotherapy of Depression in People with Cancer. Depression and Cancer Edited by David W. Kissane, Mario Maj and Norman Sartorius. pp 151-176, John Wiley & Sons, Ltd. UK. 2011.
24) Bair MJ, Robinson RL, Katon W, et al：Depression and pain comorbidity—a literature review. Arch Intern Med, 2003；163：2433-2445.
25) Breitbart W, Payne D, Passik S：Psychological and psychiatric interventions in pain control, in Oxford Textbook of Palliative Medicine, 3rd edn(eds. D. Doyle, G. Hanks, N. Cherny and K. Calman), pp 424-438, Oxford University Press, New York, 2004.
26) Blier P, Abbott FV：Putative mechanisms of action of antidepressant drugs in affective and anxiety disorders and pain. J Psychiatry Neurosci, 2001；26：37-43.
27) Lussier D, Huskey AG, Portenoy RK：Adjuvant analgesics in cancer pain management. Oncologist, 2004；9：571-591.

28) Kim SW, Shin IS, Kim JM, et al：Effectiveness of mirtazapine for nausea and insomnia in cancer patients with depression. Psychiatry Clin Neurosci, 2008；62：75-83.
29) Zylicz Z, Smits C, Krajnik M：Paroxetine for pruritus in advanced cancer. J Pain Symptom Manage, 1998；16：121-124.
30) Davis MP, Frandsen JL, Walsh D, et al：Mirtazapine for pruritus. J Pain Symptom Manage, 2003；25：288-291.
31) Biglia N, Kubatzki F, Sgandurra P, et al：Mirtazapine for the treatment of hot flushes in breast cancer survivors—a prospective pilot trial. Breast J, 2007；13：490-495.
32) Gill D, Hatcher S：A systematic review of the treatment of depression with antidepressant drugs in patients who also have a physical illness. J Psychosom Res, 1999；47：131-143.
33) Williams S, Dale J：The effectiveness of treatment for depression/depressive symptoms in adults with cancer—a systematic review. Br J Cancer, 2006；94：372-390.
34) Rodin G, Lloyd N, Katz M, et al：The treatment of depression in cancer patients—a systematic review. Support Care Cancer, 2007；15：123-136.

（内富庸介）

III 薬物療法（抗てんかん薬，抗不安薬，睡眠薬，認知症治療薬）

1．抗てんかん薬（表4）

1）抗てんかん薬の使用対象

①てんかん発作の治療

がん患者ではさまざまな理由でてんかん発作を生じることがしばしばみられる．発作の治療薬はもちろん抗てんかん薬であるが，その使用の前に原因の検索を行って，薬剤投与するかどうかを検討する．てんかんの項（156頁）参照．

②脳腫瘍による発作への投与（てんかんの項参照）

非てんかん患者で原発性/転移性脳腫瘍がみつかった時の，抗てんかん薬の予防投与は有効性が否定されている．てんかんの項（156頁）参照．

③鎮痛補助薬として[1,2]

抗てんかん薬のうち，下記のものは神経障害性疼痛の鎮痛補助薬としてしばしば用いられる（いずれも適応外使用）．

ⅰ）カルバマゼピン

カルバマゼピンは古典的な薬剤であるため知見も多く，コストも安価である．また気分安定化作用もあるなどのメリットがあるが，一方で，
- 複雑な薬物相互作用
- 皮膚粘膜症候群，顆粒球減少症などの有害事象

などの問題が大きく，その使用にあたっては注意を要する．

ⅱ）ガバペンチン

ガバペンチンは一部の神経障害性疼痛に有効であるが，ある程度の用量を用いないと（1,200～1,800 mgなど）効果がみられないことがある．個人差はあるが，眠気やめまい感などの副作用があるため，200～400 mg/日ぐらいから漸増していくのがよい．

表4 抗てんかん薬

薬剤名	主な商品名	使用対象	緩和領域での注意点,有害事象
バルプロ酸	デパケン(R),セレニカ(R)	全般発作(第一選択) 双極性障害などにおける衝動性亢進	肝障害,催奇形性 カルバペネム系抗生物質との併用禁忌 徐放剤顆粒は経管つまりを起こす.
カルバマゼピン	テグレトール	部分発作(第一選択) 神経障害性疼痛(三叉神経痛以外は適応外)	多くの酵素誘導 SJSなどの皮膚粘膜症候群,白血球減少,低ナトリウム血症
フェニトイン	アレビアチン,ヒダントール	部分発作,全般発作	薬物相互作用のため血中濃度管理がやや困難 点滴静注可能(急速飽和)
フェノバルビタール	フェノバール	全般発作(強直間代発作)	不穏や多動が出ることがある. 離脱発作が多い. 注射可能だが呼吸抑制に注意
ラモトリギン	ラミクタール	有効発作スペクトルは広い (アドオンのみ)	SJSなどの皮膚粘膜症候群 バルプロ酸との併用注意(より少量から漸増) 抗うつ効果がある.
ガバペンチン	ガバペン	部分発作(アドオンのみ) 神経障害性疼痛(適応外)	疼痛に対しても1,200〜1,800 mgまでは試してみる. 腎障害例では減量 眠気,ふらつきがあるが,比較的安全性は高い.
ゾニサミド	エクセグラン	有効発作スペクトルは広い 抗パーキンソン作用(低用量)	幻覚妄想などの精神症状を誘発する.
レベチラセタム	イーケプラ	部分発作(アドオンのみ)	相互作用が少なく安全性は高い. 日本での評価はこれから.
(プレガバリン)	(リリカ)	てんかんの適応はない 末梢性神経障害性疼痛	眠気,ふらつき→少量から漸増 腎障害では減量 心不全,腎不全,横紋筋融解症に注意

ベンゾジアゼピン系の薬剤は省略した.SJS:スティーブンス・ジョンソン症候群.

iii)プレガバリン

2010年に薬価収載されたプレガバリンは本来抗てんかん薬であるが,わが国では帯状疱疹後神経痛と末梢性神経障害性疼痛のみの適応となっている.がん患者の末梢性神経障害性疼痛でも有効例を多く経験する.しかし初期用量として記載されている150 mg/日では,めまいや眠気,浮腫などの副作用がかなり強く出る症例も多く,それはガバペンチンよりも頻度が高い印象がある.より少量(50〜75 mg/日程度)から滴定していくことが望ましいだろう.

カルバマゼピン,ガバペンチン,プレガバリンの3剤は,いずれも眠気,ふらつきなどの副作用が出現しやすく,とくに高齢者,骨転移や出血傾向のある患者ではさらに控えめの用量から始めるべきだろう.後2者では腎障害の発生にも注意する.

iv)気分安定化薬として

バルプロ酸やカルバマゼピンは気分安定化薬として双極性障害の治療に用いられる.衝動性,自殺の危険が高いうつ病やパーソナリティ障害においてもしばしば有効で,緩和領域でもそのような症例に用いられる.

表5 抗てんかん薬に伴う精神症状

薬剤名	薬剤による精神症状
ゾニサミド*	認知機能障害，幻覚妄想
トピラマート	摂食異常，抑うつ，幻覚妄想
エトサクシミド*	幻覚妄想，抑うつ
フェニトイン	認知機能障害
フェノバルビタール*	不穏，多動，攻撃性（高齢者や精神遅滞例）
バルプロ酸	可逆性脳萎縮に伴う精神症状（稀）

*血中濃度が治療域でも起こりうる．

2）抗てんかん薬と抗がん治療に用いる薬剤との相互作用(次章参照)[3]

カルバマゼピン，フェニトイン，フェノバルビタール，プリミドンなどの抗てんかん薬は酵素誘導作用があり，cytochrome P-450のCYP3A4などを誘導する．その結果，この酵素で代謝される薬剤の血中濃度を下げたり，半減期を短縮する．抗がん治療で頻用される薬剤の中にもCYP3A4で代謝される薬剤は多く，注意しておかなければならない．

バルプロ酸はカルバペネム系の抗生物質と併用すると，血中濃度が著明に低下する(機序不明)ため，併用禁忌とされている．

3）抗てんかん薬による精神症状[4,5]

抗てんかん薬により，幻覚妄想などの精神症状が引き起こされることがある(**表5**)．これらを服用している患者で精神症状がみられた場合，抗てんかん薬を変更すると速やかに改善することも多いので，とくに精神科医や心理士は知っておく必要があるだろう．

2．抗不安薬(表6)[6,7]

抗不安薬は通常ベンゾジアゼピン系の薬剤を指す．ベンゾジアゼピンは下記のようなメリット，デメリットがあるが，緩和領域では一般の精神医療と若干事情が異なるところもある．非ベンゾジアゼピン系の抗不安薬として，タンドスピロンや漢方薬の抑肝散があり，軽度の不安には有効である．他にSSRIをはじめとする抗うつ薬や抗精神病薬も不安に有効だが，これらについてはそれぞれの章を参照のこと．

1）メリット

ベンゾジアゼピンは迅速に不安(特に身体的不安)を和らげ，また睡眠を改善することができる．緩和ケア，とくに終末期での治療においては効果発現の速さが重んじられ，軽症うつ病の治療や，緩和的鎮静，悪心や呼吸困難にも用いられるなど，緩和領域での用途は広い．

2）デメリット

①耐性，依存

ベンゾジアゼピンの問題として，効果減弱と服用量の増加(耐性)と依存(多くは精神依存)とがある．しかしこれらは一般に考えられているほど高くはなく，それぞれ1％未満しか発生しないという海外の疫学調査もある[8]．時間の限られた患者には耐性や依存は大きな問題とはなりにくい．

III 薬物療法（抗てんかん薬，抗不安薬，睡眠薬，認知症治療薬）

表6 抗不安薬

薬剤名	主な商品名	作用時間*	特徴など
エチゾラム	デパス	短	抗不安，筋弛緩作用が強い． 眠気，ふらつきが強い．
アルプラゾラム	ソラナックス，コンスタン	中	進行がんでのうつ病治療への有効性あり． 予測性嘔吐にも用いられる．**
ロラゼパム	ワイパックス，ユーパン	中	CYPによる代謝を受けないので肝障害で使いやすい． 催眠効果がほとんどない． 予測性嘔吐にも用いられる．**
ブロマゼパム	レキソタン，セニラン（坐薬）	中	抗不安，筋弛緩作用強い． 内服不能な場合の坐薬は有用**
ジアゼパム	セルシン，ホリゾン	長	抗けいれん，筋弛緩作用強い． 筋注・静注が可能で脳内移行が速い．
ロフラゼプ酸エチル	メイラックス	超長	半減期がきわめて長く，持続性の不安などに有用 抗けいれん作用
クロナゼパム	ランドセン，リボトリール	長	分類上は抗てんかん薬 むずむず脚症候群などにも用いられる．** 筋弛緩作用が強い．
ミダゾラム	ドルミカム，ミダゾラム	短	持続注射により鎮静に用いられる．**
タンドスピロン	セディール	短	非ベンゾジアゼピンのセロトニン作動薬 抗不安効果は弱いが，安全性が高い．

*作用時間の内訳：短(6時間以内)，中(12〜24時間)，長(24時間以上)，超長(100時間以上)
**保険適用外使用

②筋弛緩，眠気などの副作用

筋弛緩作用からのふらつきによる転倒，外傷に注意する．筋弛緩作用の強い薬剤では日中の投与でも転倒がみられるので，リスクの高い(高齢者，筋力低下例)症例ではベンゾジアゼピンをなるべく使わないか，できるだけ少量にする．また眠気の強い抗不安薬が3分服でいきなり処方されたりしていることもあり，精神科医としては処方内容の助言を積極的にすべきである．

③せん妄の誘発

ベンゾジアゼピンの投与によって，リスクの高い患者でせん妄が誘発されることがある．とくに睡眠導入の目的で投与したときに夜間のせん妄がみられることがしばしば経験されるため注意する．

④奇異反応

頻度は低いが，アルコールなどと併用した場合に易刺激性，多動，攻撃性などが出現することがある．

3）抗不安薬の使用対象[9,10]

①不安

がんとの闘病において不安は避けて通れない心理である．治療の効果や副作用に対する不安，告知などに伴う衝撃による不安や，再発や予後などに対する慢性的な不安，そして家族や職業に

179

おける社会的不安など，いわゆるトータルペインに関する各要素が不安として表現される．これらの不安に対して漫然と抗不安薬を用いることは必ずしも正しいとはいえないが，パニック発作など症状の強い病的不安はもちろん，それほどではなくても予後の限られた患者の強い不安に対しても，効果発現の速い抗不安薬は有用である．副作用に注意しながら積極的に使用することも考慮したい．

②**軽度の抑うつ**

最近の精神科診療では，うつ病エピソードのうち，軽症ときに中等症でも抗うつ薬投与より認知療法などの精神療法を中心とする趨勢がある．しかし緩和領域においては，速やかに症状緩和をすることが重視されるため，アルプラゾラムなどの抗不安薬によって抑うつ症状の緩和を図る．がん患者の抑うつでは，反応性の病態が多く，不安の要素が大きい傾向にあるため，抗不安薬の有効性が高いと考えられる．アルプラゾラムやエチゾラムなどの短・中時間作用性のベンゾジアゼピンは，より依存を起こしやすいが，多くの場合は臨床用量依存であり，緩和領域では重大な問題となりにくい．

③**予測性嘔吐**[11),12)]

抗がん剤の有害事象として悪心，嘔吐は有名で，とくにシスプラチンやシクロフォスファミドなどでは非常に高頻度である．抗がん剤の悪心，嘔吐は，

ⅰ）急性嘔吐(投与後1〜24時間，セロトニン機序)
ⅱ）遅発性嘔吐((投与後24時間以降)
ⅲ）予測性(予期)嘔吐

の3種類がある．このうち予測性嘔吐は一度強い嘔吐を経験した患者が，2回目以降の治療の前から心理的に悪心・嘔吐を生じてしまうことをいう．この予測性嘔吐を中心とする悪心，嘔吐に対して，抗不安薬(ロラゼパムなど)の有効性が示されている．実際に嘔吐のリスクが高い抗がん剤投与では，はじめから抗不安薬を投与されることもある．

④**呼吸困難**[13)]

各種がんの終末期では呼吸困難がしばしばみられ，その苦痛は大きい．通常モルヒネが第一選択であるが，呼吸困難には不安の要素も大きく，そのような場合にはアルプラゾラムやロラゼパムの内服，またはミダゾラム少量の静脈内投与が有効なことがある．ただし明らかなエビデンスはない．

4）抗不安薬の投与経路

抗不安薬の投与経路には経口，経静脈，筋肉注射などがあるが，筋肉注射は痛みが比較的強いため緩和領域では敬遠される．ミダゾラムは持続皮下注も行われることもある．また坐薬として，ブロマゼパム(セニラン®)とジアゼパム(ダイアップ®)があり，悪心が強いなど経口投与の難しい場合は非常に有用な場合がある(適応外使用)．

5）ベンゾジアゼピン以外の抗不安作用のある薬剤

- SSRIをはじめとする抗うつ薬は不安を軽減する．緩和領域においても時間的に余裕があり，かつ悪心などのない症例では不安緩和に用いるとよい．とくにパニック発作や強迫などがある場合は積極的に使用すべきである．

- タンドスピロン（セディール®）はセロトニン作動薬で，耐性を生じにくい，筋弛緩作用などの副作用が少ないなどのメリットはあるが，効果がやや弱い．
- 漢方薬の抑肝散は抗不安様作用があり，認知症ではなくても，軽い不安に有効なことがある．

3. ベンゾジアゼピンによる鎮静[14,15]

1) 鎮静とは

がん患者の終末期に現れる耐えがたい症状（呼吸困難，疼痛，倦怠感，せん妄など）が他の方法では緩和することができなくなったとき，薬剤で患者の意識レベルを低下させて苦痛を緩和する鎮静（palliative sedation）が行われる．終末期せん妄でもその10%前後は鎮静が必要になると言われる．

鎮静によって意識の低下によるコミュニケーション不良と余命短縮の恐れという問題が生じるため，倫理的な考慮はとくに重要である（ただし鎮静は適切に行えば余命は短縮しないという報告が近年は優勢であるが）．したがって，適応と倫理性を十分に検討することと，また患者本人や家族に何が起こるかをよく説明して，その意思（意思決定能力がない場合は推定意思）を正しく評価することが必須である．

2) 精神科医として

精神科医が直接鎮静を行うことは少ないが，薬剤の使用法，鎮静の方略や，鎮静前後の患者，家族のケアなどについて助言を求められることがある．したがって，終末期医療に多少とも関与する精神科医であれば，鎮静とそれを取り巻く問題について知っておく必要がある．具体的には日本緩和医療学会のガイドラインなどを熟読し，しっかり検討してほしい．

表7 鎮静の分類とミダゾラムによる使用方法

		定義	具体的な方法*
鎮静の水準	深い鎮静	言語的・非言語的コミュニケーションができないような，深い意識の低下をもたらす．	ミダゾラムを持続的に静注．0.2〜1 mg/hr（体重50 kgで）ぐらいから開始して，十分に苦痛が緩和されるまで増量する．
	浅い鎮静	言語的・非言語的コミュニケーションができる程度の，軽度の意識の低下をもたらす．	ミダゾラムの量を可能な限り低めに滴定して，呼びかけたり，軽くゆすったりすることで開眼ないし返事をしてくれる程度の深さで苦痛を最小限にする．
鎮静の様式	持続的鎮静	中止する時期をあらかじめ定めずに，意識の低下を継続して維持する．	上記のさまざまな用量のミダゾラムを持続的に投与する
	間欠的鎮静	一定期間意識の低下をもたらした後に薬物を中止・減量して，意識の低下しない時間を確保する．	夜間に症状緩和に必要な量で投与し，日中はオフとするか，半量程度にするなどして覚醒度を上げる． 難治せん妄の場合はハロペリドールなどを併用

*ミダゾラムの必要量は個人差があり，低い用量から目的を達するまで少しずつ増量する．導入当初は1〜2時間量を急速に投与して初期効果を得てから滴定することが多い．呼吸抑制には注意．

表8 鎮静の対象と問題点

	対象となる症状・ケースの例	問題点
持続的深い鎮静	生命予後が2～3週間以下で，かつ他の方法で緩和できない，耐えがたい呼吸困難，疼痛，悪心，けいれんなど	家族などと終日コミュニケーションが取れなくなる．
持続的浅い鎮静	他の方法のみで緩和できない持続的な呼吸困難，疼痛，倦怠感など	コミュニケーションは可能でも，複雑なことなどは考えにくくなる．この状態での患者の意思決定などが妥当かどうか判断が難しくなる．
間欠的深い鎮静	夜間に著明なせん妄，吐気，疼痛などで他の方法や薬剤で緩和できない場合	用量の調整が難しい．鎮静がオンの時の合併症の発生や，逆にオフにした時の離脱症状に注意
間欠的浅い鎮静	不安，不眠，せん妄，実存的苦痛などが夜間などに著しくなり，他の方法で緩和できない場合	用量の調整が難しい．患者の意思について慎重に判断し，安易に用いすぎないように注意する．

3）鎮静に用いられる薬剤

鎮静に用いられる薬剤は大半がミダゾラムである．オン・オフの切り替えの容易さが長所であるが，長期投与では耐性が生じやすい．他にフルニトラゼパムなども用いられる．

4）具体的な方法(表7)[14]

①鎮静のしかたの分類
鎮静の水準(深さ)と様式(投与のしかた)で表7のように分類される[14]．

②使い分け(表8)
上記の組み合わせで，普通は間欠的浅い鎮静から始めるが，苦痛が強い場合は最初から持続的深い鎮静に入ることもある．内服できない患者で夜間に不安が著しくなったり，治療困難なせん妄がある場合は，間欠的浅い鎮静が有用なことがあり，それについて精神科医に判断を求められることがある．

4. 睡眠薬(表9)[6,16]

1）不眠は積極的に緩和すべき症状の1つ

睡眠障害は緩和ケア領域でも頻度が高い症状の1つである．とくに入院という環境では不眠が生じやすく，がん治療に伴うQOLの維持に不眠の治療は大変重要である．睡眠の薬物療法については下記の3点に注意をしてほしい．

①頻繁に処方される睡眠薬だが，非専門領域の医師は各薬剤の特徴を生かした処方をしていない場合が多いこと．
②不眠はさまざまな精神疾患(うつ病，せん妄など)の部分症状の場合もあるから，それぞれに合った治療が必要であること．
③症例の背景によっては，通常の睡眠薬以外の薬が適切であること．

表9 睡眠薬

薬剤名	主な商品名	作用時間*	Tmax 到達時間(hr)	備考
トリアゾラム	ハルシオン	短	1.2	抗真菌剤(イトラコナゾールなど)やHIV プロテアーゼ阻害剤(インジナビルなど)と併用禁忌
ゾルピデム**	マイスリー	短	0.7～0.9	ω1 選択性 催眠以外の作用が少ない.
ゾルピデム**	アモバン	短	1	比較的依存性が少ないといわれる. 口中に苦味を感じる.
ブロチゾラム	レンドルミン	短～中	1.5	口腔内崩壊錠あり.
ロルメタゼパム	ロラメット,エバミール	中	1～2	CYP による代謝を受けない.
フルニトラゼパム	サイレース,ロヒプノール	中	1	催眠効果が強い. 注射製剤あり.
ニトラゼパム	ベンザリン,ネルボン	中	1～2	
エスタゾラム	ユーロジン	中	5	
フルラゼパム	ダルメート	長	1～3	持続の長い割に効果発現が速い.
クアゼパム	ドラール	長	3～4	ω1 選択性(筋弛緩少ない) 脂溶性が高く，同時に食事を摂ると吸収が著しく亢進する(経管栄養中でも)

*作用時間の内訳：短(3～4 時間以下)，中(4～6 時間)，長(6 時間以上)―ただしこの時間は半減期そのものではない.
短時間型ではせん妄や健忘の誘発，中～長時間型では朝方の転倒などのリスクがより高い.
**非ベンゾジアゼピン系

2) 作用時間に基づく睡眠薬の種類

①睡眠薬の多くはベンゾジアゼピン系である．作用時間の長さによる分類は臨床的にも重要である．普通は入眠障害には短時間型，熟眠障害，早朝覚醒には中～長時間型を用いる．ただ，Tmax(最高血中濃度)到達時間については作用時間の長さと必ずしも比例しないので，その点も知っておくと便利である．なお，2010 年メラトニン受容体作動薬のラメルテオン(ロゼレム®)が承認された．自然な睡眠の導入や，概日リズムの修正作用が謳われており，緩和領域，とくに高齢者などでの利用が期待される．ただしフルボキサミン(ルボックス®，デプロメール®)と併用禁忌である点は注意したい．

3) 上記以外の薬剤の使用

不眠の薬物療法にはいわゆる睡眠薬以外でも下記のような薬剤が精神科医の間ではよく使用される．いずれも適応外使用となる場合がある．

①抗うつ剤
- トラゾドン(レスリン®，デジレル®)：安全性が高く，比較的広範囲の年齢で適用できる．せん妄のリスクがある場合や抑うつ傾向のある患者でとくに有用．Tmax 到達時間は 2 時間程度なので，少し早めの時間の服用もよい．
- ミアンセリン(テトラミド®)：トラゾドンより鎮静作用が強く焦燥感の強いうつ病やせん妄の治療にも用いられる．

- ミルタザピン：抗うつ作用が比較的強く，また作用時間が長いため，単純な不眠には使われないが，うつ病で不眠，食欲不振の強い例では良い適応である．

②メジャートランキライザー
- クエチアピン(セロクエル®)：不眠が強く，せん妄のリスクや悪心がある患者で有用．なるべく少量から開始する．糖尿病で禁忌．
- クロルプロマジン(コントミン®)：レボメプロマジン(ヒルナミン®)，統合失調症や重症うつ病などにおける強度の不眠で用いることがある．

③抗ヒスタミン剤
- ジフェンヒドラミン(ベナ®)：OTCの睡眠導入薬として市販されているドリエル®の成分．30～50 mg程度で軽度の不眠では有用なことが多い．

5. 認知症治療薬

1) ドネペジル[17]

本邦でこれまで使用できる認知症治療薬はドネペジル(アリセプト®)のみであった．しかし2011年になって，同じアセチルコリンエステラーゼ阻害剤である，ガランタミン(レミニール®)，リバスチグミンパッチ(イクセロンパッチ®，リバスタッチパッチ®)と，NMDA受容体阻害剤のメマンチン(メマリー®)が相次いで上市され，認知症治療の選択肢が大いに拡がった．ドネペジルはアルツハイマー病の中核症状に対して使用されるが，周辺症状，いわゆるBPSDにも効果があるとも言われる．また最近患者数が増えているレビー小体型認知症でも少量のドネペジルが効果を示すことが多い．認知症をもったがん患者は今後増加の一途をたどると思われるため，がんの治療においても認知症治療薬の知識が不可欠となるだろう．

認知症以外においても，ドネペジルは下のような緩和ケアでのいくつかの問題に対して試みられている(いずれも適応外使用)．

①せん妄[18]

低活動型せん妄などで有効例の報告がみられるが，今のところ明らかなエビデンスが示されていない．トラゾドンやミアンセリンでは過鎮静となってしまうような低活動型せん妄例の治療薬として，今後の検討が待たれる．

②倦怠感

がん終末期にしばしばみられる倦怠感に対する効果も期待されていたが，比較対照試験では倦怠感に対するドネペジルの効果はないとされている[19]．

文献

1) Davis MP：Whai is new in neuropathic pain? Support Care Cancer, 2007；15：363-372.
2) Portenoy RK, Osta BE, Bruera E：Physical symptom management in the terminally ill. Chochinov HM, Breitbart W (eds), Handbook of Psychiatry in Palliative Medicine, 2nd edition. pp355-383, Oxford University Press, New York, 2009.
3) Sandson NB(ed)："Dug-drug interaction primer". A compendium of case vignettes for the practicing clinician. American Psychiatric Publishing Inc. Washington D C and London U K, 2007〔上島国利，樋口輝彦(監訳)：精神科薬物相互作用ハンドブック．医学書院，2010〕
4) 阿部和彦：抗てんかん剤でイライラ，興奮が起こる話．薬と精神症状．改訂3版，pp70-78，新興医学出

版社, 2004.
5) White JR, Walczak TS, Marino SE, et al：Zonisamide discontinuation due to psychiatric and cognitive adverse events：A case-control study. Neurology, 2010；75：513-518.
6) 上島国利(編著)：抗不安薬活用マニュアル. 先端医学社, 2005.
7) 中尾智博：不安障害の薬物療法. 樋口輝彦, 小山司(監修)：臨床精神薬理ハンドブック. 第2版, pp262-279, 医学書院, 2009.
8) Sheehan D, Raj A：Benzodiazepines. Shatzberg AF, Nemeroff CB (eds)：The American Psychiatric Publishing Textbook of Psychopharmacology, Fourth Edition. pp465-486, American Psychiatric Publishing Inc, Washington D C and London U K, 2009.
9) 山田了士：不安・抑うつ. 大西秀樹(編)：専門医のための精神科臨床リュミエール24, サイコオンコロジー. pp49-58, 中山書店, 2010.
10) 和田知未：薬物療法. 大西秀樹(編)：専門医のための精神科臨床リュミエール24, サイコオンコロジー. pp99-110, 中山書店, 2010.
11) Aranda Aguilar E, Constenla Figueiras M, Cortes-Funes H, et al：Clinical practice guidelines on antiemetics in oncology. Expert Rev Anticancer Ther, 2005；5：963-972.
12) National comprehensive cancer network：Antiemesis ver 2.2010, NCCN clinical practice guidelines in oncology. http://www.nccn.org/professionals/physician_gls/f_guidelines.asp
13) Simon ST, Higginson IJ, Booth S, et al：Benzodiazepines for the relief of breathlessness in advanced malignant and non-malignant diseases in adults. Cochrane Database of Systematic Reviews 2010, Issue 1
14) 厚生労働省厚生科学研究「がん医療における緩和医療及び精神腫瘍学のあり方と普及に関する研究」班. 苦痛緩和のための鎮静に関するガイドライン作成委員会：苦痛緩和のための鎮静に関するガイドライン. 日本緩和医療学会理事会, 2005.
15) Claessens P, Menten J, Schotsmans P, et al：Palliative sedation：a review of the research literature. J Pain Symptom Manage, 2008；36：310-333.
16) 井上雄一：睡眠障害の薬物療法. 樋口輝彦, 小山司(監修)：臨床精神薬理ハンドブック. 第2版, pp291-306, 医学書院, 2009.
17) 高橋正, 新井平伊：認知症の薬物療法. 樋口輝彦, 小山司(監修)：臨床精神薬理ハンドブック. 第2版, pp343-363, 医学書院, 2009.
18) Overshott R, Karim S, Burns A：Cholinesterase inhibitors for delirium. Cochrane Database of Systematic Reviews, 2008；Issue 1.
19) Bruera E, El Osta B, Valero V, et al：Donepezil for cancer fatigue—a double-blind, randomized, placebo-controlled trial. J Clin Oncol, 2007；25：3475-3481.

〈山田了士〉

Ⅳ 薬物間相互作用

　精神腫瘍学の領域において薬物療法を考慮するにあたり, 抗悪性腫瘍薬(抗がん剤)の特徴に関して理解し, 注意をしつつ使用する必要がある.
　一般的に薬物は投薬量が増加すれば, 薬物により生じる生体反応も増強する関係にある. 生体反応には, 治療効果および有害事象があり, それぞれに用量反応曲線がある. 両者の間が(すなわち治療効果が高まり, 一方有害事象は低い)その薬物の治療域となる.
　一般の治療薬と比較して, 抗悪性腫瘍薬は治療域が狭く, 有害事象が生じると極めて重篤な事態となる. したがって, 抗悪性腫瘍薬は, 用量反応関係とその個体差を考慮して, 各患者の状態を薬理学的に考察し, 投与を行う必要がある.
　本項では向精神薬を中心に, がん患者に対して薬物療法を考える場合に考慮すべき要点を概説

する.

1. 悪性腫瘍の治療中に考慮すべき薬物の体内動態

1）吸収

　血管外に投与された薬物は，投与部位から吸収されて循環血液に達し，全身に分布する．その通過する臓器や組織で薬物の一部は消失する．このように血管外に投与された薬物が全身循環血に到達する過程は生体内利用率（bioavailability）であらわされる．この生体内利用率は，吸収そのものの問題と，初回通過効果の問題からなる．

　吸収はさまざまな要因が絡む．経口投薬の場合には，患者のアドヒアランスの問題の他に食事内容，食事と服薬との時間，胃内pH，消化管手術，通過障害，消化管運動に影響する薬剤の併用に注意が必要である．例えば，オピオイドを使用している場合に，オピオイドによる抗コリン作用により消化管運動が抑制される結果，吸収が阻害される可能性がある．また，脱水傾向の強い場合やサンドスタチンで消化管分泌を抑制している場合には，腸内環境が変化し，徐放性剤からの放出が抑制される可能性がある．

2）分布

　薬剤はその作用を発揮するために，受容体が存在する組織に移行する必要がある．薬剤が組織に移行する際には，アルブミンなどの蛋白に結合した状態では分子量が大きすぎるために移行できない．移行するためには遊離型で存在する必要があり，薬物動態で重要なのは遊離型薬物濃度になる．

　一般に遊離型薬物濃度が低くなると，蛋白と結合していた薬物が遊離して組織に移行していく．一方，悪性腫瘍を取り巻く血管は概して血液透過性が亢進しており，結合したままでも組織に移行する場合も考えられる．

3）代謝

　薬物は生体内で代謝を受け構造が変化する．薬物により代謝を受けて薬理活性が消失したり，逆に高まる場合もある．薬物は一般に複数の代謝経路をもつ．その場合は主たる代謝経路が阻害されても，他の経路をバイパスする．一方，単一経路の場合は阻害されることで薬物血中濃度が上昇し，有害事象を生じる．

4）排泄

　薬物の排泄は，尿中排泄と胆汁排泄が主である．尿中排泄には，腎臓糸球体濾過や尿細管分泌，尿細管再吸収が関連する．胆汁排泄は，肝臓で代謝されたあとに，P糖蛋白やMRP2などの膜輸送蛋白が重要な役割を果たす．

2. 悪性腫瘍治療中の向精神薬の使用

　悪性腫瘍の治療と併せて，精神科薬物療法を実施する場合には，
　①悪性腫瘍に伴う全身状態の変化
　②抗悪性腫瘍薬と向精神薬との相互作用

③抗悪性腫瘍薬と向精神薬のそれぞれの有害事象の重畳
④向精神薬使用に伴う抗悪性腫瘍薬に対する生体反応の変化
を考慮しなければならない．

とくに薬物相互作用に限ると，抗悪性腫瘍薬は一般に複数の抗悪性腫瘍薬を併用したり，有害事象対策として制吐薬など数種を併せて用いることが多い．またがん患者は概して高齢者に多く，合併症に対する薬物療法も行われていることが一般的である．

複数の薬剤が併用される場合が多いので，薬物動態および相互反応に細心の注意が必要である．例えば，メソトレキセートは腎排泄であるが，がん患者の疼痛に頻用されるNSAIDsは尿細管分泌で競合し，メソトレキセート血中濃度が上昇することが知られている．また代謝や排泄の阻害だけではなく，酵素誘導により薬物濃度が低下し，効果が減弱することがある．例えば，フェノバルビタールやフェニトイン，カルバマゼピンは酵素誘導を生じ，パクリタキセルやエトポシド，ビンクリスチン，イリノテカンのクリアランスが上昇し薬物濃度が低下する[1~4]．また，代替療法として抑うつ症状に用いられる St. John's wort は，CYP3A4 を誘導し，薬物効果を減弱させる．グレープフルーツジュースも CYP3A4 を阻害し，経口投薬の血中濃度を上昇させることがある．

3. Cytochrome P-450

薬剤間の相互作用はいろいろな部位で生じると想定されるが，薬力学的に問題となる相互作用は肝臓での代謝段階が問題と考えられている．

CYP は 20 以上の同位酵素からなる．150 種以上の薬剤が，1 つ以上の CYP により代謝される．とくに薬物代謝で重要なのは，CYP1A2，CYP2C9，CYP2C19，CYP2D6，CYP3A4 である．CYP3A4 は肝臓の全 CYP 同位酵素の 40％以上を占め，薬物間相互作用の中で最も重要と考えられる．

4. ホルモン療法と SSRI

生活スタイルの欧米化に伴い，日本において乳がんは増加しつつある．乳がんの特徴は，がんの増殖にホルモンが関係している点である．乳がん治療は外科手術に薬物療法（抗悪性腫瘍薬），放射線治療を基本とするが，それに加えて，腫瘍がエストロゲンやプロゲステロンレセプターを発現している場合には，エストロゲンの antagonist であるタモキシフェンを用いたり，aromatase inhibitor を用いて脂肪細胞から合成されるエストロゲンの産生を抑制することにより乳がん再発のリスクを抑える試みがなされる．大規模研究では，5 年間タモキシフェンを内服することにより，進行乳がん患者の再発リスクを 50％軽減できるとの報告があり，標準治療となっている．

タモキシフェンはエストロゲンレセプターの部分作動薬であり，閉経前後を通してエストロゲンレセプター陽性の早期・進行期乳がん患者に対して治療効果が示されている．タモキシフェンは，CYP2D6 により代謝され活性代謝物になることを通して作用を発現する．そのため，CYP2D6 を阻害する薬剤（**表10**）があると，タモキシフェンの活性化が阻害され，その作用が減弱する可能性がある．パロキセチンは，CYP2D6 に対する強力な阻害作用があり，タモキシフェンの効果を減弱させ死亡率を上昇させる報告がなされ，添付文書にても注意が喚起されている[5~7]．

表10 CYP2D6阻害作用のある代表的な薬剤

強力なCYP2D6阻害作用のある薬剤	フルオキセチン，パロキセチン，キニジン，ブプロピオン
中等度のCYP2D6阻害作用のある薬剤	デュロキセチン，ジフェンヒドラミン，チオハダジン，アミオダロン，シメチジン
タモキシフェンの阻害作用のないSSRI，SNRI	セルトラリン，エスシタロプラム，シタロプラム，ベンラファキシン

5. 抗てんかん薬

　悪性腫瘍（原発性脳腫瘍，転移性脳腫瘍）により症候性てんかんを発症することがあり，その率は原発性脳腫瘍で40%，転移性脳腫瘍で5〜25%程度と言われている．また悪性腫瘍に伴い代謝性障害を誘導して全身性けいれんを生じることもある．このように脳腫瘍患者に対して抗てんかん薬による治療が必要になることがしばしばあり，抗悪性腫瘍薬と抗てんかん薬との相互作用は比較的検討されてきた．

　フェノバルビタール，フェニトイン，プリミドン，カルバマゼピンはCYP450やエポキシドヒドロラーゼ，ウリジン脱リン酸化酵素，グルクロン酸転移酵素系を誘導する．また，バルプロ酸はCYPおよびグルクロン酸転移酵素を阻害し，薬物を血中アルブミンから遊離するのを抑制する．これが臨床上重要な薬物間相互作用を引き起こす．現時点で明らかな点は，酵素を誘導する抗てんかん薬は，ステロイドや経口凝固抑制薬，抗悪性腫瘍薬と相互作用を引き起こす点であり，抗てんかん薬を併用する場合には酵素誘導を生じない抗てんかん薬の使用が推奨される．

1）抗悪性腫瘍効果の減弱の可能性がある場合
①ビンカアルカロイド系
　ビンブラスチン，ビンクリスチン，ビンデシンはCYP3A4により代謝され，その活性を阻害する．ビンクリスチンは，フェノバルビタール，フェニトイン，カルバマゼピンなど代謝酵素を誘導する抗てんかん薬を併用することにより，ビンクリスチンの全身クリアランスが63%高まり，AUC（total area under the plasma-concentration against time curve）が43%減じたとの報告がある[4]．

②タキサン系
　パクリタキセルはCYP3A4，CYP2C8で，ドセタキセルはCYP3A4で代謝される．両者ともCYP3A4を誘導したり阻害することが報告されている．酵素誘導型の抗てんかん薬は，パクリタキセルの肝におけるクリアランスを上昇させる[8,9]．パクリタキセルのdose limiting factorは，通常骨髄抑制と消化器症状であるが，酵素誘導型の抗てんかん薬を併用した場合には，末梢神経障害となった．タキサン系を用いる場合には，酵素誘導型の抗てんかん薬の併用は避けることが勧められる[10]．

2）抗悪性腫瘍薬の毒性を増強する可能性がある場合
①バルプロ酸
　代謝酵素を阻害するように働く場合に，抗悪性腫瘍薬の毒性が増強することが生じる．酵素を

阻害する方向に働く抗てんかん薬としてバルプロ酸がある．バルプロ酸は肝臓にてグルクロン酸抱合を受けて変化するが，代謝経路にはCYP2C9，CYP2C19，CYP2E1，CYP3A4が関係する．バルプロ酸はCYP同位酵素の阻害薬であり，ニトロソフレアやシスプラチン，エトポシドと併用すると骨髄毒性の発生率が3倍になる[11]．

3）抗てんかん薬の効果を減弱させる可能性がある場合

①フェニトイン

抗悪性腫瘍薬の追加により，フェニトインの代謝は変化する．過去のケースレポートによる報告では，シスプラチンやアルカロイド系抗悪性腫瘍薬によりフェニトインの血中濃度が低下し，てんかん発作が再燃した症例が報告されている．原発性脳腫瘍の患者では，フェニトインの血中濃度が50％以上低下した症例もある．フェニトインの血中濃度を保つためには，40％以上投薬量を増やすことが，発作抑制のために必要であるが，これはシスプラチンの投薬中断後に調整をしないと容易に中毒域に達する量である[12,13]．

シスプラチンはフェニトインの代謝速度を増加させる．これはシスプラチン投与後にフェニトインの血中濃度は低下するが，シスプラチンの分布体積が増加するためである[14]．

カルボプラチンは肝代謝に影響して，フェニトインの血中濃度の低下を引き起こす．

メトトレキセートでは，バルプロ酸の血中濃度が4分の1に低下した例がある．メトトレキセートがバルプロ酸と蛋白結合を競合するか，吸収自体を低下させる可能性がある[15]．

②ステロイド

ステロイドは血液疾患の治療薬として，固形腫瘍においては原発性および転移性脳腫瘍により生じる周辺浮腫の治療や抗悪性腫瘍薬の副作用対策に頻用される．

デキサメタゾンはCYP3A4などを誘導し，フェニトインの活性が変化する．平均してフェニトインの血中濃度はデキサメタゾンを併用すると半分に低下する．中にはデキサメタゾン中止後にフェニトイン血中濃度が3倍になった症例も報告されている．一方デキサメタゾンが酵素を阻害することもある[16〜18]．

フェニトインやフェノバルビタールは，デキサメタゾンやプレドニゾンの血中半減期を短縮させ，クリアランスを増加させることがある．

臨床においては，フェニトインやフェノバルビタールは脳転移によるけいれんに対して，経口内服が困難な終末期患者の治療薬としてしばしば用いられる．脳転移に伴う浮腫の軽減を期待してデキサメタゾンやプレドニゾンと併用されることが多い．そのため，抗てんかん薬の血中濃度が変動し，血中濃度が治療域に到達しなかったりあるいは中毒域に入ることも起こりうる．抗てんかん薬使用中は，フェニトインやフェノバルビタールに限らず繰り返し血中濃度を評価する必要がある．また，ステロイドの用量も抗てんかん薬との相互作用を想定して投薬量を設定する[10]．

4）抗てんかん薬の毒性が増加する可能性のある場合

フルオロウラシルはCYP2C9を阻害して，フェニトインの血中濃度を上昇させる．CYP2C9の阻害は，代謝拮抗薬UFTやテガフールと関連があるとの報告があるが，詳細なメカニズムは判明していない．

タモキシフェンもフェニトイン中毒を誘導した例があり，その原因は肝代謝での相互作用と考

えられている[19].

5) 抗がん治療中に抗てんかん薬を使用する場合に考慮すべきこと

　新規抗てんかん薬は，CYP系で代謝されるものは少ないため，抗悪性腫瘍薬との併用において，酵素誘導型の従来の抗てんかん薬よりも薬力学的には望ましいと考えられているが，その相互作用の有無は十分に検討されてはいないのが現状である．

　抗悪性腫瘍薬による治療中のてんかん発作のコントロールを行う場合には，酵素誘導型の抗てんかん薬は避け，バルプロ酸を第一選択と推奨することが多い．バルプロ酸でコントロールが困難な場合には，P-450系の代謝を介さない新規抗てんかん薬を用いることが望ましいと考えられる．現在のところ，ガバペンチンやレベチラセタムは忍容性が最も高い[10].

6. ベンゾジアゼピン系薬物

　多くのベンゾジアゼピン系薬物は，主にCYP3A4による代謝を受ける．抗悪性腫瘍薬でCYP3A4の代謝経路が重なるもので作用増強効果の可能性が指摘されているが，系統立てた検討はなされていない．

7. 抗精神病薬との相互作用

　抗精神病薬は主にCYP2D6を中心に代謝経路が検討されてきた．CYP3A4においても代謝される薬剤もあり，他の向精神薬と同様に，抗悪性腫瘍薬と代謝経路が重なり，作用増強効果の可能性がある．しかし，臨床において抗悪性腫瘍薬と抗精神病薬との併用が問題となる場合は，せん妄状態への抗精神病薬の投薬治療であり，全身状態が安定せず，相互作用の有無が検討した報告はほとんどない．

　CYP系以外の相互作用では，プロカルバジンは弱いMAO阻害作用がある．フェノチアジン系抗精神病薬，三環系抗うつ薬との併用に注意が必要である．

文献

1) Friedman HS, et al：Irinotecan therapy in adults with recurrent or progressive malignant glioma. J Clin Oncol, 1999；17(5)：1516-1525.
2) Grossman SA, et al：Increased 9-aminocamptothecin dose requirements in patients on anticonvulsants. NABTT CNS Consortium. The New Approaches to Brain Tumor Therapy. Cancer Chemother Pharmacol, 1998；42(2)：118-126.
3) Rodman JH, et al：Altered etoposide pharmacokinetics and time to engraftment in pediatric patients undergoing autologous bone marrow transplantation. J Clin Oncol, 1994；12(11)：2390-2397.
4) Villikka K, et al：Cytochrome P450-inducing antiepileptics increase the clearance of vincristine in patients with brain tumors. Clin Pharmacol Ther, 1999；66(6)：589-593.
5) Borges S, et al：Quantitative effect of CYP2D6 genotype and inhibitors on tamoxifen metabolism—implication for optimization of breast cancer treatment. Clin Pharmacol Ther, 2006；80(1)：61-74.
6) Goetz MP, et al：The impact of cytochrome P450 2D6 metabolism in women receiving adjuvant tamoxifen. Breast Cancer Res Treat, 2007；101(1)：113-121.
7) Jin Y, et al：CYP2D6 genotype, antidepressant use, and tamoxifen metabolism during adjuvant breast cancer treatment. J Natl Cancer Inst, 2005；97(1)：30-39.
8) Fetell MR, et al：Preirradiation paclitaxel in glioblastoma multiforme—efficacy, pharmacology, and drug

interactions. New Approaches to Brain Tumor Therapy Central Nervous System Consortium. J Clin Oncol, 1997 ; 15(9) : 3121-3128.
9) Chang SM, et al : Phase I study of paclitaxel in patients with recurrent malignant glioma—a North American Brain Tumor Consortium report. J Clin Oncol, 1998 ; 16(6) : 2188-2194.
10) Vecht CJ, Wagner GL, Wilms EB : Interactions between antiepileptic and chemotherapeutic drugs. Lancet Neurol, 2003 ; 2(7) : 404-409.
11) Bourg V, et al : Nitroso-urea-cisplatin-based chemotherapy associated with valproate—increase of haematologic toxicity. Ann Oncol, 2001 ; 12(2) : 217-219.
12) Ghosh C, et al : Fluctuation of serum phenytoin concentrations during autologous bone marrow transplant for primary central nervous system tumors. J Neurooncol, 1992 ; 12(1) : 25-32.
13) Grossman SA, Sheidler VR, Gilbert MR : Decreased phenytoin levels in patients receiving chemotherapy. Am J Med, 1989 ; 87(5) : 505-510.
14) Dofferhoff AS, et al : Decreased phenytoin level after carboplatin treatment. Am J Med, 1990 ; 89(2) : 247-248.
15) Schroder H, Ostergaard JR : Interference of high-dose methotrexate in the metabolism of valproate? Pediatr Hematol Oncol, 1994 ; 11(4) : 445-449.
16) Gattis WA, May DB : Possible interaction involving phenytoin, dexamethasone, and antineoplastic agents—a case report and review. Ann Pharmacother, 1996 ; 30(5) : 520-526.
17) Lackner T E : Interaction of dexamethasone with phenytoin. Pharmacotherapy, 1991 ; 11(4) : 344-347.
18) Wong DD, et al : Phenytoin-dexamethasone—a possible drug-drug interaction. JAMA, 1985 ; 254(15) : 2062-2063.
19) Rabinowicz AL, et al : High-dose tamoxifen in treatment of brain tumors—interaction with antiepileptic drugs. Epilepsia, 1995 ; 36(5) : 513-515.

(小川朝生)

V リハビリテーション

1. 心のケアとリハビリテーション

　がん患者に対する心理的な効果を期待できる介入法の1つとして，リハビリテーションが注目されてきている．以前より，がん患者に対するリハビリテーションは「患者の身体的-心理的-社会的側面の間に存在している強い結びつきを十分把握すること」に基づくと言われるように[1]，身体的側面だけでなく，心理・社会的側面を考慮したアプローチが重要であることが指摘されてきた．ところが，リハビリテーションは元来，日常生活活動能力(activities of daily living：ADL)の改善・向上を主たる目的として行われてきたため，がん医療においては，医療者，患者ともに，ADLを改善し社会復帰を目指すというイメージの強いリハビリテーションに対して，積極的な介入を求めることは少なかった．
　しかし近年，がんによる症状，あるいは治療に伴う副作用を抱えながら長期生存する患者が増えてきたこと，あるいは緩和医療の進歩などに伴い，がんのリハビリテーションへ関心が向けられるようになり，心理的な側面に対する効果も報告されるようになってきた．

2. がん患者・家族のリハビリテーションへの期待

　筆者らの研究結果を通して，がん患者とその家族がリハビリテーションにどのような効果を期

待し，また感じているかをみてみたい．

がん専門病院に入院中の23名の患者に対してリハビリテーションを2週間実施し，患者とその家族に対して，リハビリテーションの前後で何が変化したかを調査した．患者の状態は，PS3が12名(52.2%)，4が8名(34.8%)で全体の87%がPS3〜4であり，実施されたリハビリテーションの内容は，主として立位訓練，歩行訓練，上肢機能訓練であった．リハビリテーション介入の結果，いくつかの身体面の変化とともに，患者，家族とも感情状態(face scaleによる評価)が大きく変化していた．すなわち，心理的な苦痛がリハビリテーション後に軽減していた．

またその際，患者と家族のそれぞれから，リハビリテーションの効果をどのようなことで感じたかを調査したところ，患者からは「指導を受けることによる安心感」，「精神的支援」などが挙げられ，家族からは「精神面での効果」，「楽しみ」，「自信回復」など患者の心理面への影響に関する内容が挙げられていた[2]．以上の点から，がん患者に対するリハビリテーションは，患者，家族ともに心理面での効果を期待できると思われる．

3. 各時期におけるリハビリテーションの留意点

疾患のそれぞれの時期においてリハビリテーションが対象となり得る領域についてまとめたものを表11に示す[3]．ここでは各時期について，リハビリテーションを行う際の留意点を，とくに心理・社会的側面に焦点を当てて述べる．

表11 がんの各時期におけるリハビリテーションの対象領域

疾患の時期	領域
Ⅰ．診断から治療計画立案まで	1．がん治療が機能に及ぼす影響の予測 2．機能の維持に関する理解 3．総合的なリハビリテーション評価(ROM，ADLなど)
Ⅱ．初回治療時	1．治療が機能に及ぼす影響の評価 2．活動の増加による機能の回復と維持 3．痛みのコントロール
Ⅲ．初回治療後	1．日常生活を回復し健康的なライフスタイルを促進するためのプログラムの開発と支援 2．自己チェックすべきことについての患者への教育 3．移動に関する維持プログラムの管理
Ⅳ．再発時	1．再発の衝撃やそれが機能へ及ぼす影響についての患者への教育 2．臨床所見でチェックすべきことについての患者への教育 3．機能を維持しその低下を予防するための適切なプログラムでの患者管理 4．活動やQOLを維持することでの患者への援助
Ⅴ．終末期	1．移動訓練，身体機能維持，補助具に関する患者/家族への教育 2．薬物以外での痛みへの対応と症状コントロール 3．自立とQOLの維持

ROM：range of motion(関節可動域)
(Gerber LH：Cancer rehabilitation into the future. Cancer, 2001；92：975-979 より引用)

1) 外科的治療前後のリハビリテーション

この時期は治療を開始して間もない患者も多く,「がん」と診断されたことや,手術に伴うボディイメージの変化などにより患者自身が精神的に落ち込みやすい時期であることを十分考慮しておく必要がある.リハビリテーションを行うにあたって,患者が自分の疾患についてどのように説明を受け,どのように認識しているかをまず初めに確認しておくことが大切である.また,現在そしてこれからの生活において患者や家族がどのようなことを不安に感じているかを把握し,不安を解消できるように情報提供を行うことが重要である.

2) 化学療法中のリハビリテーション

現在は,入院だけではなく外来化学療法を行っている患者も多く,今後はさらに治療が外来の場に移行していくことが予想される.外来化学療法中の患者は,治療を行いながら自宅での日常生活を継続している.治療の副作用を抱えながら仕事や家事などを続けることは,患者にとって大きな負担となっている場合もよくある.患者が自分自身の症状を把握し,それに合わせた生活リズムを獲得できるよう,患者が生活の中で大切にしている活動を確認し,「やりたいこと・重要なこと」は行えるように,また「やらなくてはならないこと」は簡便化や省略などを提案していく.これにより治療中の患者の限られたエネルギーを重点的に費やす活動を明確にしていく.このようにして得られる,自分自身の生活を自分でコントロールできている感覚は,患者の自信につながっていく.

3) 再発・進行期のリハビリテーション

疾患の進行に伴い,患者は次々と起こる身体症状に対応することを余儀なくされている.その中で,疾患の治癒が困難となる状況を経験せざるを得ない場合も多いこの時期においては,患者への対応も注意を要する.治癒を目指している時期には,治療の時期は治療に専念しようとしている患者が多いため,リハビリテーションに対する希望も身体機能の改善が一番に挙げられる.しかし,シフトチェンジの時期にさしかかると,今後の全身状態の悪化を見越して,本当にやりたいことは何かを考えていく必要がある.このシフトチェンジには当然時間がかかり,患者や家族の気持ちは大きく揺れ動く.気持ちが揺らぐことを当然のこととして認識し,受容するとともに,その時々の気持ちに寄り添いながら,患者と家族の選択を待つ必要がある.リハビリテーションの目標や介入についても,スタッフから押し付けることはせず,患者と家族が現実を受け入れ目標を見出す過程に付き合う必要がある.スタッフは常に「今が一番いい時期」と念頭におき,患者が希望したことはなるべく早急にかなえられるように,患者自身の残存機能の活用はもちろん,人的サポート・福祉機器の利用・社会資源の利用など,患者を取り巻く環境面へアプローチを行っていく必要がある.

4) 終末期のリハビリテーション

終末期のリハビリテーションにおいては,患者および家族のニーズが最も重要である.最後のときまで「トイレに行きたい」,「歩きたい」という希望が強くある場合,患者の機能改善は見込めないとしても,家族への介助方法の指導やベッド周り・トイレ周りの環境調整,歩行補助具の導入などにより,希望に添うことができる.この時期は患者や家族とのコミュニケーションも重要

になり，コミュニケーションが困難となってくる患者にはコミュニケーションエイドを導入したり，会話の補助をしたりすることにより，患者-家族-スタッフ間の意思疎通を図る援助を行うこともリハビリテーションの大切な役割である．患者自身，そして家族が「心残り」がないようにすることが望ましい．また，全身状態が悪化しても，患者のベッドサイドに行き，四肢の関節可動域訓練や下肢の浮腫に対するマッサージ，呼吸介助などの緩和的介入を通して患者の身体に触れることで，最後のときまでリハビリテーションを行うことが可能である．

「残された体力をうまく使いながら日常生活活動を可能な限り維持・改善できることは大きな喜びであり，生きる希望につながる」と言われているように，リハビリテーションは患者や家族の希望を支える重要な心理的援助になることが期待される．

文献

1) Ronson A, Body J：Psychosocial rehabilitation of cancer patients after curative therapy. Support Care Cancer, 2002；10：281-291.
2) Gerber LH：Cancer rehabilitation into the future. Cancer, 2001；92：975-979.
3) Shigemoto K, Abe K, Kaneko F, et al：Assessment of degree of satisfaction of cancer patients and their families with rehabilitation and factors associated with it-results of a Japanese population. Disabil Rehabil, 2007；29：437-444.

（岡村　仁）

VI 心理社会的介入

がん患者に高頻度にみられる精神症状の代表的なものは，診断後の不安・抑うつ，サバイバーシップにおける再発不安，進行・再発期における抑うつ，終末期における実存的苦痛などである．わが国においても，精神科医や心療内科医をはじめとした精神保健の専門家のがん医療への参画が強く求められているが，がん患者は精神療法的な援助を希望するものが多いため[1]，必然的に心理社会的介入を中心とした関わりが求められることが多い．本項では，がん患者に対する心理社会的介入について概説する．

1. がん患者の精神症状に対する心理社会的介入の有用性のエビデンス

わが国でもっとも早く着手され，また最も幅広く試行されてきたがん患者を対象とした心理社会的介入は集団精神療法である（後述）．わが国においては，構造化された短期介入法として，東海大学のグループが乳がん患者を対象として本治療を導入し[2]，国立がん研究センターのグループが乳がん患者を対象とした無作為化比較試験で，わが国のがん患者に対する有用性を実証した[3]．

一方，がん患者の不安や抑うつなどの精神症状緩和を目的とした心理社会的介入の有用性を検討した無作為化比較試験は欧米を中心として多数報告されている．しかし，がん患者やがん患者を含めた身体疾患患者の不安，抑うつに対する個人精神療法および集団精神療法の有効性がメタアナリシスにより示唆される一方で[4~7]，系統的レビューの結果では一定した見解は得られてい

ない[8]．これらの結果は，検討に含める研究の内的妥当性を厳しく設定するに従い，効果量(effect size)および有用性を示した研究数が減少する傾向が認められ[9]，内的妥当性の高い無作為化比較試験のみを対象にした場合，通常の心理社会的介入で推奨されるものはないと結論づけているものもみられている[8]．以上より，現時点において，がん患者に対する心理社会的介入の有用性に関しては，一定のレベルで支持されるものの，批判的に吟味すると，その効果の大きさや臨床的な意義などに関しては未だ一致した結論が得られていないと考えられる．

2．がん患者に対する心理社会的介入の実際

1) 支持的精神療法

　支持的精神療法は，受容，傾聴，支持，肯定，保証，共感などを中心とした精神療法であり，サイコオンコロジーのみならず一般の精神医療においても，最も一般的な治療技法である．支持的精神療法は，がん罹患に伴って生じた役割変化，喪失感や不安感，抑うつ感をはじめとした精神的苦痛を支持的な医療者との関係，コミュニケーションを通して軽減することを目標とする．支持的精神療法を有効なものにする上での大切な要素として，患者との良好な治療関係の確立があげられるが，これを達成するために，ベッドサイドマナー[10]，面接における治療者の積極的姿勢，患者にとって今，現在問題となっていることへの焦点化(here and now)などが重要となる．

　より実際的には，その人なりの方法で病を理解し適応していくことを援助することが有用であることが多い．このために治療者はまず，患者に関心を寄せ，病気とその影響について患者が抱いている感情の表出を促し，それらを傾聴，支持，共感しながら現実的な範囲で保証を与えていく．保証に関しては，医療者として責任をもってケアを提供し続ける心積もりがあることを繰り返し伝えるだけで，患者の無用な不安感を和らげることにつながることも多い．そして，最も重要なことは，患者とのコミュニケーションを通して，患者の経験している苦しみをよく理解することであるが，真の意味で患者の苦しみを理解することは我々医療者には不可能である．しかし，医療者として，患者の苦しみを理解しようと努力することは，どういった状況においても可能なことであり，この「理解する努力」こそが，患者のために医療者がなしうる最も支持的なことである．

　また，治療的アプローチに工夫や配慮が必要な，進行・終末期がん患者に対しては「個別性の配慮」，「支持」を基本にしながらの「柔軟な治療技法」を前提として，終末期に頻度の高い心理的防衛機制としての「否認」や「退行」を尊重し，治療者の無力感に代表される「逆転移」に十分な注意を払うアプローチが推奨されることが示唆されている[11]．

2) 危機介入

　支持的精神療法と並び，がん医療の現場で精神保健の専門家に求められることの多い治療技法に危機介入が挙げられる[12]．危機とは「ある人が人生の重要な目標をおびやかすような障害に直面して，過去において習得した問題解決の方法によってはそれを乗り越えることができないときに引き起こされる状態」と定義されるが，この危機状態は，一時的な不均衡という点で，慢性的な状態である疾病とは区別される[13]．危機は，ライフサイクルにおける人間の成熟に伴って生じる危機(例えば更年期危機など)と環境や外界の偶発的事件によって生じる状況的な危機(例えば家族の死やがん診断など)とに分けられるが，がん患者においては前者の危機状態に後者が重畳して，危機が深刻化することも稀ではない．

危機状態では，不安，恐怖，抑うつ，混乱などの急性の苦痛を伴う感情状態がみられることが多く，潜在的な葛藤が顕在化し，慢性的な不適応状態に移行する危険が高い時期である一方で，適切な介入や援助によってこれを解決し，人格の発達や成長を促す転機となり得る時期でもある．従って，危機状態に際して，適切な介入を行うことはその後の精神的健康を保つ上で重要な意味を持つ．危機介入とは，文字通り，前述の危機的状況に際して，その回復過程を援助する短期集中的な援助技法のことを指している．

例えば，腹痛の精査中に進行がんの告知を受け，感情的に混乱状態にある患者を例にとってみると，これら患者に対して，支持的な態度を基本に，まず危機的な出来事や状況を明らかにする．さらに，面接を通して，カタルシス(情動の解放)を促し，患者が危機を乗り越えやすい環境を提供するために必要に応じて他の医療スタッフ，家族などへの介入を行う．他の医療スタッフへの介入としては，主治医に積極的な痛みのマネジメントを依頼する，看護師に痛みや精神症状のモニタリングを依頼する，などが含まれる．この際，患者がかつてのストレス状況で用いてきた対処手段を引き出し，それを支持することが有用である[12]．これら患者自身への積極的な介入や環境への操作を通して，症状からの解放および危機的状況の安定化を目標とする．危機介入は，あくまで今，ここにある危機を乗り越えるための治療技法であり，原則として，無意識の感情は扱わず，意識されている感情，または意識に近い感情のみを扱う．危機介入そのものは，期間も数週程度と短いことが多く，面接回数も一般的には数回程度である．

3）心理教育的介入

がん患者に対する心理教育的介入は，がんに関しての正しい知識や情報を提供しながら，不確実な知識や知識の欠如に起因して生じている不安感や絶望感を改善したり，がんやがん治療によってもたらされるさまざまな問題や困難に対処していく方法を習得してもらうことを目標とした患者の主体性を重んじた治療技法である．わが国のがん患者に対する多くの集団精神療法プログラムでも，心理教育が主要な治療手段として組み込まれている．例えば，国立がん研究センターのグループが施行した早期乳がん患者のためのグループ療法では，毎回，「がんが心に及ぼす影響」，「心，行動ががんに及ぼす影響」，「再発不安の成り立ちと取り組み方」，「医学的知識」などといったテーマに関しての心理教育が提供されている[3]．その他，がん患者では，がん性疼痛の発現やモルヒネの使用に対して過度な恐怖感を抱いていることも稀ではないので，現在では痛みの多くがコントロール可能であることや適切な使用下でのモルヒネの安全性などに関する正しい知識の提供が有用であることも多い．

4）認知行動療法

周知のように，認知行動療法は，認知療法と行動療法の双方の治療技術を融合させた治療技法であり，現在，がん患者に対してももっとも広く適用されるようになってきている治療技法である．しかし，一言で認知行動法といっても，対象とする患者群や症状によって多くの治療プログラムが存在し，サイコオンコロジーの領域では，不安やうつ状態といった一般的な精神症状のみならず，痛みや倦怠感など身体症状の緩和においても有効性が示されている[14,15]．

実際のサイコオンコロジーの診療の場面では，顕在化した不安や抑うつ状態にある患者に対してカラム法などを使った構造化された方法でアプローチされることもある一方，患者との面接に

おいて，病の意味や体験していることの意味を変容させるきっかけとなるような効果的な質問(ソクラテス的式質問．例，'今のあなたにとってもっとも大切なことはどういったことですか？'，'どういったことがあなたにそのように感じさせているのでしょうか？'など)を適切に行うなどの治療技法を面接の中に織り込んでいく手法も頻用される．

5) 行動療法-漸進的筋弛緩法

漸進的筋弛緩法は，がん患者への行動療法の中で最も一般的な治療技法である．筋肉の緊張を緩和・解消することを通じて心身のリラックスを達成しようとするものである．実際には身体各部の筋肉をいったん緊張させた後，一挙に弛緩させるということを繰り返し行っていく．より具体的には，身体の一部分ずつ(例えば眼-額-頬-頸-肩-腕-手-背中-胸-腹-殿部-大腿-下腿-足の順)に順次緊張・弛緩を行い，全身に弛緩状態を拡げてゆき，全身を弛緩させた状態を数分続ける．早期がん患者を対象に行われた無作為化比較試験では，抗不安薬アルプラゾラムと同等の効果が確認されている[16]．

6) 集団精神療法

がん患者に対する集団精神療法は，グループリーダーからのアプローチを軸として，同様な状況に置かれた者同士の相互支持の場として機能し，グループ内で生じるお互いの精神的援助や日常生活における情報交換を通じて，より適応的な対処方法を身につけていく治療技法である．本治療法においては，原則的に個人の心理的問題や行動については扱わず，一般的な話として有効なコーピングなどについて話しあうことが多い．同じ部位のがん患者や同じ治療を受けた患者といった均質なグループであれば，お互いに体験を分かち合い理解できるため，孤立感の軽減がはかられやすい．がん患者に対して，集団精神療法がもたらす治療的なメカニズムとして，愛他性(他者の援助者になることができる)，感情表出とカタルシス，集団としての凝集性，心理教育，認知の再構成そして実存的な要因などが挙げられている．

7) 力動的精神療法

本来，力動的精神療法の治療目標は，パーソナリティの再構成であり，症状からの解放や行動変化は，その結果として現れてくるものである．したがって，がん患者においては，パーソナリティの再構成を必要とする患者に対しては，力動的精神療法が有用とされる場合もあるが，特に進行・終末期では残された時間との関係から，実際に適応となるがん患者は，極めて少ないと言える[17]．また，身体状況によっては禁忌ともなりうるので(身体的な危機状況，高度な不安など)，施行する場合は十分に適応を考慮した上で，専門的なトレーニングを受けた治療者が行うことが推奨される．ただし，これは患者を力動的に理解することが無用であることを示すものではない．がん医療の現場では患者のパーソナリティに基づいた言動によって医療スタッフが情緒的に混乱したり，他患との間で摩擦を引き起こすこともあり，このような場合は，患者を深く理解する上で，力動的な評価や解釈は有用であることも付記しておきたい．

3. 新たな取り組み

がん患者に頻度が高い精神症状でありながら，その対応が手探りで行われているものに，サバ

イバーシップにおける再発，終末期の実存的苦痛が挙げられる．本項では，これら症状を緩和することを目的とした技法を中心に，新たな心理社会的介入を紹介する．

1）問題解決療法

問題解決療法は，精神症状の原因となっている現実的なストレス状況に対し，定式化された方法で対処し，実際の問題解決をはかったり，問題解決能力を高めたりすることを通して精神症状の軽減をはかることを意図した介入法である[18]．

問題解決療法では，ストレスマネジメントや問題解決に関する心理教育を行った上で，心理的苦痛の背景に存在するストレス状況（個人にとっての日常生活上の「問題」）を整理し，その優先順位や解決可能性を検討した上で（第一段階），その問題に対する達成可能で現実的な目標を設定し（第二段階），さまざまな解決方法を列挙しながら（第三段階），各々の解決方法についてのメリットとデメリットを評価した後に，最良の解決方法を選択・計画し（第四段階），実行およびその結果を検討する（第五段階），といった段階的で構造化された簡便な治療技法である[18]．

問題解決療法は，うつ病や不安障害をはじめ，さまざまな精神疾患に対して有用であることが実証されており，近年では，がん医療の現場において，がん患者やその配偶者，小児がん患児の母親の経験する心理的苦痛に対する応用も試みられるようになっている[19]．わが国においては，乳がんのサバイバーを対象とした本治療法の予備的な有用性が示唆されている[20]．

2）回想法（ライフレビュー）

回想法は，元々，アメリカの精神科医のR・バトラーが提唱した，高齢者に対する心理的援助法の一つである．言語による刺激や材料（写真，音楽など）による記憶への刺激を通して，自己評価の増大，自己の連続性への確信の強化をもたらし，人生の未解決の課題と向かい合い，人生の再統合へと導くことを目的とした面接法の1つである．過去の自分を振り返ることによって，過去から現在に至る自己に対する評価が高められ，現在の自分をより肯定的に受け入れることができるようになると考えられている．がん患者は比較的高齢であることが多く，がんに罹患することはそれ以前に経験された喪失に喪失を重ねることでもあるため，自己評価を高めるために，このようなライフレビューインタビューを行い，折りにふれその誇りの部分を扱うと有効であることが示唆されてきた．

安藤らは，終末期がん患者の身体状態を鑑み，2回で完結する簡便な短期回想法を開発した[21]．本法においては，初回の面接において，「人生において最も印象深い思い出」，「人生において分岐点となったこと，強く影響を受けた人物や出来事」，「人生における自分が果たした重要な役割」などに関する質問を行うことを通して，短期回想法を実施する．2回目の面接では，初回の回想をもとに自分史を作成しておき，その内容の確認作業を行う．安藤らは，終末期がん患者を対象に本介入を実施し，無作為化比較試験にてSpiritual well-being，不安や抑うつが改善することを示した[22]．

3）ディグニティセラピー

ディグニティセラピーは終末期患者の経験する実存的苦痛とも称される精神的苦悩を改善する簡便な介入法として，カナダで開発され，高い実施可能性や予備的な有用性が報告されている介

入法である[23]．

　ディグニティセラピーでは，まず「患者が最も誇りに思っていること」，「最も意味があったと感じること」，「個人的記録の中で覚えておいてもらいたいこと」などの定式化された質問プロトコールに基づき面接が行われる．本面接内容の録音および逐語化が行われた後に，患者との共同作業にて編集が行われ，文書として患者に提供される．本セラピーは，このような介入を通して，患者の考えや思いが今後も受け継がれる価値あるものとして明確に経験することができ，また，患者にとって生きる上での目的，意味，価値観の支えになることを意図している．さらに，終末期の身体状態を考慮し，実際の介入はインタビュー1回と共同作業による文書の最終的な編集1回の計2回と極めて簡便なものとなっている．

　わが国においても，厚生労働省の研究班により，本介入法の精神的苦悩に対する有用性を検討するための多施設共同研究が行われた．現時点における予備的な試行経験からは，終末期には，意識的，無意識的に死を否認している患者が多いため拒否例も多く，本介入を提供する際には，適応症例を慎重に選択する必要があることが示唆されている[24]．

4）ナラティヴ・セラピー

　ナラティヴ・セラピーは，もともと，家族療法の一学派として提唱された社会構成主義の思想を背景に発展してきた治療技法である[25]．ナラティヴ・セラピーの背景には，「問題が問題であり，人や人間関係が問題ではない」という考え方がある．問題を人々から離れたものとして捉えること（外在化）が最も重要視され，治療においては，人々がもともと有するスキルや遂行能力，信念，価値観などを駆使して，問題と人々の関係が変化することで，問題を解消させていくことを目標とする．ナラティヴ・セラピーにおける面接では，問題を外在化させるとともに，人々に内在化された問題（問題の原因を患者の内面に求めること）についてのストーリーとは矛盾するエピソードに注目することによって，それまで気付かれなかった解決経験が共有され，次いで，治療において得られた新しいストーリーを豊かにしていくことを通して，問題との関係を変容させていくことが試みられる[26]．

5）看護師と精神科医とのコラボレイティブケア

　近年，精神科医のスーパービジョンを受けながら，精神療法のトレーニングを受けた看護師が直接的な介入を行うといったコラボレイティブケアの有用性が複数の研究で示されている[27〜30]．中でも，心理教育や問題解決技法を含めたケースマネジメントを看護師が提供し，それを精神科医がバックアップするような協働モデルにより，患者の不安などが軽減するといった有用性が無作為化比較試験で示されている．精神症状を有するすべてのがん患者を精神保健の専門家が治療することは現実的には困難であることから，このようなコラボレイティブケアモデルは国際的にも注目されている．

　患者の意向をふまえた場合，サイコオンコロジーの臨床の上で，心理社会的介入はもっとも重要な治療法の1つである．本項で紹介した心理社会的介入のほかにも，海外では，expressive writing（教示文に従い，自己の心の奥底にある考えや感情を筆記するという手法），新世代の認知行動療法とも呼ばれる Acceptance and commitment therapy，患者と配偶者を含めた家族療法な

ども試みられており，その有用性が示唆されている．一方，わが国の医療システムや文化などを考慮した際には，今後，西欧諸国で開発された治療技法を輸入するのみではなく，独自の治療技法の開発なども期待されるところである．また，わが国で産み出された内観療法や森田療法なども，今後，検証に値する治療技法であろう．

文献

1） Okuyama T, Nakane Y, Endo C, et al：Mental health literacy in Japanese cancer patients—ability to recognize depression and preferences of treatments-comparison with Japanese lay public. Psychooncology, 2007；16：834-842.
2） Hosaka T, Sugiyama Y, Hirai K, et al：Effects of a modified group intervention with early-stage breast cancer patients. Gen Hosp Psychiatry, 2001；23：145-151.
3） Fukui S, Kugaya A, Okamura H, et al：A psychosocial group intervention for Japanese women with primary breast carcinoma. Cancer, 2000；89：1026-1036.
4） Devine EC, Westlake SK：The effects of psychoeducational care provided to adults with cancer—meta-analysis of 116 studies. Oncol Nurs Forum, 1995；22：1369-1381.
5） Luebbert K, Dahme B, Hasenbring M：The effectiveness of relaxation training in reducing treatment-related symptoms and improving emotional adjustment in acute non-surgical cancer treatment—a meta-analytical review. Psychooncology, 2001；10：490-502.
6） Akechi T, Okuyama T, Onishi J, et al：Psychotherapy for depression among incurable cancer patients. Cochrane Database Syst Rev, 2008；CD005537.
7） Beltman MW, Voshaar RC, Speckens AE：Cognitive-behavioural therapy for depression in people with a somatic disease：meta-analysis of randomised controlled trials. Br J Psychiatry, 2010；197：11-19.
8） Newell SA, Sanson-Fisher RW, Savolainen NJ：Systematic review of psychological therapies for cancer patients：overview and recommendations for future research. J Natl Cancer Inst, 2002；94：558-584.
9） Sheard T, Maguire P：The effect of psychological interventions on anxiety and depression in cancer patients：results of two meta-analyses. Br J Cancer, 1999；80：1770-1780.
10） Yager J：Specific components of bedside manner in the general hospital psychiatric, consultation：12 concrete suggestions. Psychosomatics, 1989；30：209-212.
11） 明智龍男，鈴木志麻子，谷口幸司，他：進行・終末期がん患者の不安，抑うつに対する精神療法の state of the art：系統的レビューによる検討．精神科治療学，2003；18：571-577.
12） Loscalzo M, BrintzenhofeSzoc K：Brief crisis counseling. Holland J（ed）：Psycho-Oncology. pp 662-675, New York, Oxford University Press, 1998.
13） Ishikawa Y：A Japanese perspective on crisis intervention. Psychiatry Clin Neurosci, 1995；49（Suppl 1）：S55-60.
14） Tatrow K, Montgomery GH：Cognitive behavioral therapy techniques for distress and pain in breast cancer patients—a meta-analysis. J Behav Med, 2006；29：17-27.
15） Gielissen MF, Verhagen CA, Bleijenberg G：Cognitive behaviour therapy for fatigued cancer survivors—long-term follow-up. Br J Cancer, 2007；97：612-618.
16） Holland JC, Morrow GR, Schmale A, et al：A randomized clinical trial of alprazolam versus progressive muscle relaxation in cancer patients with anxiety and depressive symptoms. J Clin Oncol, 1991；9：1004-1011.
17） 明智龍男，森田達也，内富庸介：進行・終末期がん患者に対する精神療法．精神神経学雑誌，2004；106：123-137.
18） Mynors-Wallis L：Problem-solving treatment for anxiety and depression—A practical guide. New York, Oxford University Press, 2005.
19） Nezu AM, Nezu CM, Felgoise SH, et al：Project Genesis：assessing the efficacy of problem-solving therapy for distressed adult cancer patients. J Consult Clin Psychol, 2003；71：1036-1048.
20） Akechi T, Hirai K, Motooka H, et al：Problem-solving therapy for psychological distress in Japanese

cancer patients—preliminary clinical experience from psychiatric consultations. Jpn J Clin Oncol, 2008；38：867-870.
21) Ando M, Morita T, Okamoto T, Ninosaka Y：One-week Short-Term Life Review interview can improve spiritual well-being of terminally ill cancer patients. Psychooncology, 2008；17(9)：885-890.
22) Ando M, Morita T, Akechi T, Okamoto T：Efficacy of Short-Term Life Review interviews on the spiritual well-being of terminally ill cancer patients. J Pain Symptom Manage, 2010；39(6)：993-1002.
23) Chochinov HM, Hack T, Hassard T, et al：Dignity therapy—a novel psychotherapeutic intervention for patients near the end of life. J Clin Oncol, 2005；23：5520-5525.
24) 明智龍男：がん患者に対するリエゾン的介入や認知行動療法的アプローチ等の精神医学的な介入の有用性に関する研究　平成21年度　総括・分担研究報告書．2010．
25) 小森康永：緩和医療におけるナラティヴ・セラピー．緩和医療学，2008；10：43-48．
26) マイケルホワイト(著), 小森康永, 奥野光(訳)：ナラティブ実践地図．金剛出版，2009．
27) Strong V, Waters R, Hibberd C, et al：Management of depression for people with cancer (SMaRT oncology 1)：a randomised trial. Lancet, 2008；372：40-48.
28) Fukui S, Ogawa K, Ohtsuka M, Fukui N：A randomized study assessing the efficacy of communication skill training on patients' psychologic distress and coping：nurses' communication with patients just after being diagnosed with cancer. Cancer, 2008；113：1462-1470.
29) Moorey S, Cort E, Kapari M, et al：A cluster randomized controlled trial of cognitive behaviour therapy for common mental disorders in patients with advanced cancer. Psychol Med, 2009；39：713-723.
30) Bakitas M, Lyons KD, Hegel MT, et al：Effects of a palliative care intervention on clinical outcomes in patients with advanced cancer—the Project ENABLE II randomized controlled trial. JAMA, 2009；302：741-749.

（明智龍男）

5 福祉・介護に関する問題

I 福祉・介護概論

　がん患者・家族を包括的に支援するためには，さまざまな場面で福祉・介護の利用が必要である．このような状況から，医療現場においては福祉・介護に関する専門知識を有する医療ソーシャルワーカー，社会福祉士，精神保健福祉士等が配置されるようなった．医師，看護師等は福祉・介護に関して不明な点があれば，これらの専門職に相談すればよいと考えている．福祉・介護制度を利用においては，申請主義が基本である．申請主義において，患者が自己決定し，制度を利用するためには，制度の存在や利用手続きに関する情報が十分に周知されている必要がある．このような状況においては，患者と直接的に接する主治医，看護師が福祉・介護に関するさまざまな制度について基本的な部分を理解していることは重要である．

1．医療提供体制

　がんに対する手術，抗がん剤治療，放射線治療などはがん診療連携拠点病院や急性期型の一般病院などにより提供される．急性期の治療が終了した患者に対しては，患者の状況に応じた医療・福祉サービスの提供が必要である．とくに進行終末期のがん患者に対しては，療養場所に自宅，一般病院，緩和ケア病棟，療養病床などの選択肢がある．とくに自宅で療養する患者に対しては，訪問診療，訪問看護，訪問介護を中心にさまざまな医療・福祉・介護従事者の関わり，多職種協働が必須である（図1）．緩和ケア病棟については後述し，ここでは療養病床と在宅医療についてポイントを記載する．

2．療養病床

　急性期の治療が終了して病状は安定しているが，引き続き医療や介護が必要な患者が長期療養できる受け皿として，療養病床がある．医療保険の医療型療養病床と介護保険の介護療養型医療施設に分類される．医療型療養病床においては，患者区分という概念が導入された．身体機能，患者の病状・状態によって患者区分が行われ，区分に応じた入院基本料が設定された．さらに今後がん患者の後方支援として機能するよう，医療用麻薬は別途出来高算定可能な薬剤となった．

Ⅰ 福祉・介護概論

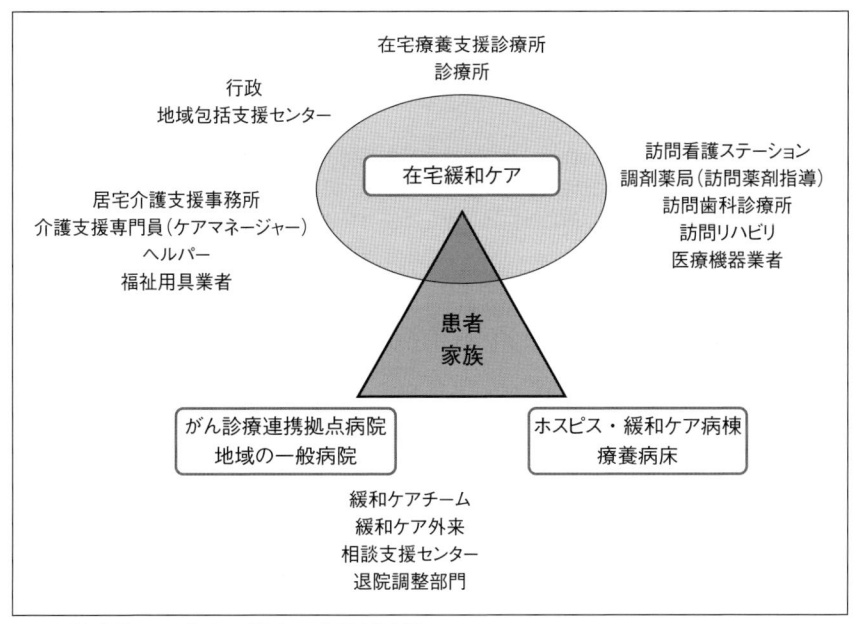

図1 終末期がん患者に対する多職種連携

(図中テキスト)
在宅療養支援診療所
診療所
行政
地域包括支援センター
在宅緩和ケア
訪問看護ステーション
調剤薬局(訪問薬剤指導)
訪問歯科診療所
訪問リハビリ
医療機器業者
居宅介護支援事務所
介護支援専門員(ケアマネージャー)
ヘルパー
福祉用具業者
患者
家族
がん診療連携拠点病院
地域の一般病院
ホスピス・緩和ケア病棟
療養病床
緩和ケアチーム
緩和ケア外来
相談支援センター
退院調整部門

3. 在宅医療

1) 在宅療養支援診療所(表1)

2006年4月診療報酬上の制度として,「在宅療養支援診療所」が設けられた.在宅療養支援診療所は,訪問看護ステーション,後方支援病院等と連携し,24時間往診あるいは訪問看護の提供が可能な体制を確保し,今後の超高齢化社会においては在宅医療を担う専門機関としての役割を期待されている.2010年10月1日現在,全国で12,552件の届け出がある[1].

4. 訪問看護

訪問看護とは訪問看護ステーションから,病気や障害をもった人が住み慣れた地域や家庭で,その人らしく療養生活を送れるように,看護師等が生活の場へ訪問し,看護ケアを提供し,自立への援助を促し,療養生活を支援するサービスである[2](表2).サービスの提供には必ずかかりつけ医の指示書が必要である.

5. 介護支援専門員(ケアマネジャー)

被保険者は介護保険において要介護認定を受ければ,介護サービスの利用が可能となる.要介護者の希望,心身の状況,生活環境に応じて,各種サービスを組み合わせて利用できるようケアプランの作成が必要である.ケアプランは要介護者本人が作成することもできるが,多くの場合ケアマネジャーが作成する.

6. お金に関する制度(医療費,生活費など)

がん医療の進歩,とくに近年の抗がん剤の進歩に伴い,患者の医療費に対する自己負担が増加

表1 在宅療養支援診療所の要件

- 保健医療機関たる診療所であること.
- 当該診療所において,24時間連絡を受ける医師又は看護職員を配置し,その連絡先を文書で患家に提供していること.
- 当該診療所において,または他の保険医療機関の保険医との連携により,当該診療所を中心として,患家の求めに応じて,24時間往診が可能な体制を確保し,往診担当医の氏名,担当日等を文書で患家に提供していること.
- 当該診療所において,または他の保険医療機関,訪問看護ステーション等の看護職員との連携により,患家の求めに応じて,当該診療所の医師の指示に基づき,24時間訪問看護の提供が可能な体制を確保し,訪問看護の担当看護職員の氏名,担当日等を文書で患家に提供していること.
- 当該診療所において,または他の保険医療機関との連携により他の保険医療機関内において,在宅療養患者の緊急入院を受け入れる体制を確保していること.
- 医療サービスと介護サービスとの連携を担当する介護支援専門員(ケアマネジャー)等と連携していること.
- 当該診療所における在宅看取り数を報告すること等

表2 訪問看護ステーションで提供されるサービス

療養上のお世話 身体の清拭,洗髪,入浴介助,食事や排泄などの介助・指導	医師の指示による医療処置 かかりつけ医の指示に基づく医療処置
病状の観察 病気や障害の状態,血圧・体温・脈拍などのチェック	医療機器の管理 在宅酸素,人工呼吸器などの管理
ターミナルケア がん末期や終末期などでも,自宅で過ごせるよう適切なお手伝い	床ずれ予防・処置 床ずれ防止の工夫や指導,床ずれの手当て
在宅でのリハビリテーション 拘縮予防や機能の回復,嚥下機能訓練等	認知症ケア 事故防止など,認知症介護の相談・工夫をアドバイス
ご家族等への介護支援・相談 介護方法の指導ほか,さまざまな相談対応	介護予防 低栄養や運動機能低下を防ぐアドバイス

(社団法人全国訪問看護事業協会HPより:http://www.zenhokan.or.jp/nursing/index.html)

している.さらに長期生存者に関して就労の問題もある.そこで,医療費負担を軽減する制度および生活費に対する支援の制度についてその概要を示す(**表3**).

表3 お金に関する主な制度(がん患者が関係するものを抜粋)

医療費	生活費
高額療養費制度 　高額療養費(70歳未満の人) 　限度額適用認定証(70歳未満,入院) 　高額医療費(70歳以上) 　高額医療・高額介護合算制度 　高額療養費受領委任払制度(外来のみ,国保) 　高額療養費貸付制度 自治体によって異なる医療費補助 　ひとり親家庭等医療	傷病手当金 失業保険 障害年金 生活保護
税金	民間保険
医療費控除	リビングニーズ特約

※各制度に関しては,加入している医療保険の種類,年齢,所得によっても異なる.また制度は改正されることもある.

7. 医療費

1) 高額療養費制度

①高額療養費(70歳未満の人)

1か月に一定額(自己負担限度額)を超えて支払った医療費が,申請すると戻ってくる制度である.ただし,戻ってくるまで3〜4か月を要する.

②限度額適用認定証(70歳未満,入院)

従来の高額療養費制度では一旦医療費は全額を支払い,申請すると自己負担限度額を超える部分が戻ってくる制度であった.2007年4月より入院に関する医療費については,「限度額適用認定申請書」を保険者に申請し,「限度額適用認定証」の交付を受け,医療機関の窓口にこれを提出すれば,1か月の窓口負担が自己負担限度額までとなる.

③高額療養費受領委任払制度(外来のみ,国民健康保険加入者のみ)

国民健康保険に加入していて,1か月の医療費が高額になり,支払いが困難な場合,自己負担金の高額療養費分を保険者が直接医療機関に支払う制度である.

④高額療養費貸付制度(高額療養費つなぎ資金)

高額療養支給見込み額の8〜10割を無利子で貸し付ける制度である.

2) 自治体によって異なる医療費補助

ひとり親家庭等医療費助成制度

8. 手当など

1) 傷病手当金

傷病手当金は,健康保険から支給される給付金の1つで,病気休業中に被保険者とその家族の生活を保障するためにもうけられた制度である.

①病気やけがのために仕事につけないこと(労務不能の状態)

②療養のために4日以上欠勤したこと(3日続けて休んだ後の4日目から支給)
③給料がもらえないこと(給料をもらっても傷病手当額より少ない場合は,その差額が支給される)

の条件を満たすとき,休業1日につき,標準報酬額の3分の2が,4日目から1年6か月の範囲で支給される.

2) 障害年金

がん患者においても,
①悪性新生物そのもの(原発巣,転移巣)によって生じる局所の障害
②悪性新生物そのものによる全身の衰弱または機能の障害
③悪性新生物に対する治療の結果として起こる全身衰弱または機能の障害

の程度のより障害年金の対象となるケースがある.
さらに,障害年金の申請要件としては
①障害のもとになった傷病の初診日が公的年金の加入中または65歳未満である.
②初診日から1年6か月経過した日(障害認定日)に一定の障害状態にある.
③保険料をきちんと納めている.

ただし,②に関して人工肛門または新膀胱の造設,尿路変更術,喉頭全摘出,人工骨頭または人工関節を挿入置換した場合などは,手術日が障害認定日となる.
※がん患者の障害年金の支給に関しては,各人の状態によりケースバイケースである.

3) その他
①民間保険のリビング・ニーズ特約
医師から余命6か月以内と診断された場合に死亡保証金の一部を受け取ることができる特約である.余命告知の問題などから利用者がまだまだ少ないのが現状である.

9. 介護保険

高齢者の介護を社会全体で支える制度として,2000年4月より介護保険制度が導入された.介護保険は市町村(特別区)が保険者で,被保険者は被1号保険者と被2号保険者に分類される(**表4**).運営責任が国ではなく市町村(特別区)であるのが特徴である.40歳以上65歳未満の被2号保険者においては,要介護状態が老化と因果関係のある特定疾患(**表5**の1から15の疾患)にのみが介護保険の対象となっていた.

しかし,2006年4月より被2号保険者においても,末期がんが特定疾患に加えられ,介護保険の利用が可能となった.よって,被2号保険者のがん患者の介護保険主治医意見書の診断名の欄には末期がんであることがわかる記載が必要である.

また,末期がん患者では病状は終末期に向かい急速な変化を生じることが多い.そのため,介護保険の利用においても早急な対応が求められ,厚生労働省老健局老人保健課より,2010年4月30日に「末期がん等への要介護認定における留意事項」(**表6**),2010年10月25日には「末期がん等への福祉用具の貸与の取り扱い等について」(**表7**)が各都道府県及び市町村介護保険担当課(室)に出された.

表 4　介護保険の被保険者

	被1号保険者	被2号保険者
対象者	65歳以上	医療保険加入の40歳以上65歳未満
保険料の徴収法	年金から徴収(無年金者は振り込み)	医療保険から徴収
認定	介護(支援)が必要と認定されたとき	16種類の特定疾患にて介護(支援)が必要と認定されたとき
介護保険証の交付	65歳に達したとき	要介護(支援)の認定結果が出たとき

表 5　介護保険：特定疾患(16のみ2006年4月より追加)

> 1．初老期の認知症　2．脳血管疾患　3．筋萎縮性側索硬化症
> 4．パーキンソン病　5．脊髄小脳変性症　6．シャイ・ドレーガー症候群
> 7．糖尿病性腎症，糖尿病性網膜症，糖尿病性神経障害
> 8．閉塞性動脈硬化症　9．慢性閉塞性肺疾患
> 10．両側の膝関節または股関節に著しい変形を伴う変形性関節症
> 11．関節リウマチ　12．後縦靱帯骨化症　13．脊柱管狭窄症
> 14．骨折を伴う骨粗鬆症　15．早老症　16．末期がん

表 6　「末期がん等の方への要介護認定等における留意事項について」要旨

> (1) 認定結果が出る前の段階であっても暫定ケアプランを作成して，介護サービスの提供を開始できる．
> (2) 迅速な要介護認定を実施する．
> (3) 入院中の段階からケアマネジャー等と医療機関が連携し，切れ目のないサービスを提供する．
> (4) 告知の問題は留意しつつ，申請者が末期がんと診断されている場合には，主治医意見書の診断名欄に「末期がん」と明示する．
> (5) 末期がん等の方は心身の状況が急激に悪化するため，要介護状態の区分変更申請が提出された際には，変更等を速やかに行うこと．

(介護保険最新情報，vol.150，平成22年4月30日，厚生労働省老健局老人保健課，抜粋，一部改変)

表 7　「末期がん等への福祉用具の貸与の取り扱い等について」要旨

> (1) 要支援者及び要介護1の者であっても，末期がんの急速な状態の悪化等，短期間に日常的に起きかがりや寝返り等が困難となることが確実見込まれる者については，市町村の判断により「特殊寝台」「特殊寝台付属品」「床ずれ防止用具」等の利用に際して，その費用を介護保険で給付できる．
> (2) 末期がんの急速な状態悪化等について，介護認定審査会はサービス等の有効な利用に関する留意事項を市町村へ意見を付すことができることの周知徹底．

(介護保険最新情報，vol.170，平成22年10月25日，厚生労働省老健局老人保健課，抜粋，一部改変)

参考文献
1) 社会保障審議会医療部会(2010.12.22)資料, p 87.
   http://www.mhlw.go.jp/stf/shingi/2r9852000000zap2-att/2r9852000000zarw.pdf
2) 社団法人全国訪問看護事業協会, ホームページより.
   http://www.zenhokan.or.jp/nursing/index.html

II 補完代替医療概論

1. 補完代替医療とは

　補完代替医療とは, Complementary and Alternative Medicine(CAM)の日本語訳である. Complementaryは「補う」, Alternativeは「代わり」という意味のごとく, 現代西洋医療を補うか代わりになる医療を指す. 日本補完代替医療学会では, 「現代西洋医学領域において, 科学的未検証および臨床未応用の医学・医療体系の総称」, アメリカの国立補完代替医療センターでは「現段階では通常医療と見なされていない, さまざまな医学, 健康ケアシステム, 施術, 生成物質など」と定義している. また, 現代西洋医療と補完代替医療を統合し, 両者の特性を最大限に活かし, QOLの向上と全人的な医療の提供を目指す統合医療(integrative medicine)という概念も存在する.

2. さまざまな補完代替医療

アメリカ国立補完代替医療センターの分類によれば,
- 自然生成物質
  ハーブ, プロバイオティクス, フィッシュオイルなど
- 心身医療(mind-body medicine)
  瞑想, ヨガ, 鍼灸, 深呼吸療法, イメージ療法, 催眠療法, 漸進的リラクゼーション, 気功, 太極拳, 音楽療法, 芸術療法など
- 手技療法, 身体技法(manipulative and body-based practices)
  カイロプラクティス, マッサージなど
- エネルギー療法
  電磁療法, 光療法, 気功, レイキ, ヒーリング・タッチなど
- 現代西洋医学とは異なる独自の理論体系をもつ医療
  インドのアーユルベーダ, 伝統中国医学, ホメオパシー, 自然療法など

など多種多様の治療法が存在する.

3. がん患者における補完代替医療の有効性

　現時点でがん治療において, 手術, 化学療法, 放射線治療と同等の抗腫瘍効果があることが認められ, これらの治療の代替となる補完代替医療は存在しない. しかし, がんに伴う身体・精神

表8 がん患者において推奨される補完代替療法

推奨グレード：1A（強く推奨，根拠の質：高い）
・不安，気分の障害，慢性痛に対するサポートグループ，支持的/表現的療法，認知行動療法，認知行動ストレスマネジメント（総合的な治療の一部として）
・乳がんサバイバーのQOLに対する運動療法
・コントロール不良のがん疼痛に対する鍼灸治療
・化学療法，手術の麻酔によるコントロール不良の悪心，嘔吐に対する鍼灸治療

推奨グレード：1B（強く推奨，根拠の質：中等度）
・不安，気分の障害，慢性痛に対する心身医療的療法（総合的な治療の一部として）
・QOLに対する運動療法
・不安に対するエネルギー療法
・放射線治療に伴う口腔内乾燥症に対する鍼灸治療

推奨グレード：1C（強く推奨，根拠の質・低い）
・不安や痛みに対するマッサージ療法（総合的な治療の一部として）
・痛み，倦怠感，その他の症状に対するエネルギー療法

症状や抗がん治療に伴う副作用などに対して有効性が明らかになった補完代替医療はいくつかある．国際統合腫瘍学会が2009年に発表した「がんの統合医療ガイドライン」よりその一部を抜粋して示す（表8）．

4. わが国のがん患者における補完代替医療の現状

わが国における，がん患者の補完代替医療の現状に関する調査[1]によれば，がん患者の44.6%が何らかの補完代替医療を利用している．利用と関連のある患者背景としては，60歳以下，高学歴（大学卒業以上），化学療法を受けた，がん診断後に日常生活に変化有りなどがある．補完代替療法の利用目的としては，がんの進行抑制が67.1%，治療が44.5%である．利用のきっかけとしては家族や友人からの勧めが77.7%，自らの意志が33.3%である．さらに，補完代替療法に要する1人あたり，1か月間の費用は57,000円と欧米の約10倍である．アガリクス，AHCC（Active hexose correlated compound；活性化された多糖類関連化合物），レイシ，メシマコブなどのキノコ類が大部分を占めているのがわが国の特徴である．

5. 補完代替医療に関する患者と医療者のコミュニケーション

補完代替医療の中には，抗がん剤などの治療に影響を及ぼす，または副作用を生じる可能性のあるものもある．したがって，患者と医療者が補完代替医療について話し合えることが重要であると考えられる．しかし，主治医から補完代替医療の利用について聞かれた患者は15%，主治医にその利用を相談した患者は38%に過ぎない[1]．

患者と医療者が補完代替医療について話し合うことに関する障害としては，医療者が補完代替医療について無関心か反対の立場をとる，科学的根拠を強調する，患者が医療者からネガティブな反応を予感するという3つがある[2]．

医療者が補完代替医療に関して患者と効果的な話し合う方法については，文献のレビューに基づき，
①患者自身の病状理解を評価する．
②文化，言語，認識における多様性を尊重する．

③病気の経過における重要な時点において,補完代替医療の利用について尋ねる.
④詳細を探索し,積極的に尋ねる.
⑤患者の情緒的状態について応答する.
⑥患者に信念を尊重しながら,関連のある関心事について話し合う.
⑦バランスのとれた,根拠に基づいた助言を行う.
⑧話し合いをまとめる.
⑨話し合いの内容を記載する.
⑩モニターし,フォローアップする.
というステップが推奨されている[3].

6. がんの補完代替医療に関する情報

- 日本補完代替医療学会　http://www.jcam-net.jp/
- アメリカ国立補完代替医療センター　http://nccam.nih.gov/
- 国際統合腫瘍学会 http://www.cancer.gov/cam/
- がん補完代替医療局(アメリカ国立がん研究所)http://www.cancer.gov/cam/
- がんの代替医療の科学的検証に関する研究　http://www.shikoku-cc.go.jp/kranke/cam/index.html

参考文献

1) Hyodo I, Amano N, Eguchi K, et al：Nationwide survey on complementary and alternative medicine in cancer patients in Japan. J Clin Oncol, 2005；23(12)：2645-2654.
2) Tasaki K, Maskarinec G, Shumay DM, et al：Communication between physicians and cancer patients about complementary and alternative medicine—exploring patients' perspectives. Psychooncology, 2002；11(3)：212-220.
3) Schofield P, Diggens J, Charleson C, et al：Effectively discussing complementary and alternative medicine in a conventional oncology setting—communication recommendations for clinicians. Patient Educ Couns, 2010；79(2)：143-151.

III 緩和医療概論

　ホスピスにおける終末期の患者に対する全人的ケアから始まり,病気の時期によらず「患者・家族のつらさ」に焦点を当てたチーム医療,さらには地域で患者・家族を支えるコミュニティーケアへと発展してきた緩和医療の歴史の概要を示す.

1. ホスピス・緩和ケアの歴史

　ホスピス(hospice)の語源はホスピタル(hospital)と同じくラテン語の hospes(客), hospitium(客を手厚くもてなすこと)に由来する.中世においては病人や旅人のケアを行う修道院が主要な都市に存在し,救済院の役割を果たしていたと言われている.

表9 末期患者のためのホスピスの歴史

1879	アイルランドのダブリンに世界最初の死に行く人のためのセント・ビンセント病院ホスピス設立
1884	オーストラリアのシドニーに，サクレッド・ハート・ホスピス設立
1905	イギリスのロンドンにセント・ジョゼフ・ホスピス設立
1967	シシリー・ソンダースがイギリスにセント・クリストファー・ホスピスを設立
1975	アメリカのニューヘブンにアメリカ初のホスピス設立
1975	カナダのモントリオールにロイヤル・ビクトリア病院に緩和ケア病棟設立
1981	日本の浜松に聖隷三方原病院にホスピス病棟設立

終末期患者のためのホスピスの歴史を示す(表9)．この中でも，1967年にイギリスにおいてCicely Saundersによって設立されたセント・クリストファー・ホスピスは現代ホスピス運動の始まりである．同院においては1969年には在宅医療も開始されているのが特徴的である．1975年にはカナダ・モントリオールのロイヤルビクトリア病院に世界で初めて「緩和ケア病棟」が開設された．これが「緩和ケア」という言葉が使われた最初である．「ホスピス」と命名すると救済院と混同されることを避けるためと解釈されている．その後，イギリスにおいては，約300のホスピスが設置され，ホスピスを中心に在宅医療が発展した．アメリカにおいては在宅サービスとしてのホスピスケアプログラムを中心に発展を遂げ，そのプログラム数は2,000を超えている．

2．緩和ケアの定義

従来の歴史的変遷から，緩和ケアはがんに対する治療がない終末期を中心に展開してきた．しかし，近年は病気の進行のいかんに関わらず，「苦痛が生じたとき」には適切な緩和ケアを提供することの重要性が強調されている．

WHO(世界保健機関)による緩和ケアの定義(2002年)では，『Palliative care is an approach that improves the quality of life of patients and their families facing the problem associated with life-threatening illness, through the prevention and relief of suffering by means of early identification and impeccable assessment and treatment of pain and other problems, physical, psychosocial and spiritual.』：緩和ケアとは，生命を脅かす疾患による問題に直面している患者とその家族に対して，痛みやその他の身体的問題，心理社会的問題，スピリチュアルな問題を早期に発見し，的確なアセスメントと対処を行うことによって，苦しみを予防し，緩和することで，QOLを改善するためのアプローチである[1]．

抗がん治療と緩和ケアの関係は時代とともに終末期だけの緩和ケアから，早期から必要に応じて提供される緩和ケアへと変化しつつある．

3．わが国におけるホスピス・緩和ケアの変遷

わが国の緩和ケアはイギリスに遅れること5年，淀川キリスト病院でOCDP(organized care of dying patients)の活動に始まる(表10)．欧米においては，早期より緩和ケア病棟以外での緩和ケア提供体制の構築が発展したのに対して，わが国においては他の医療と同様，入院施設型の緩和ケア病棟の活動が中心となってしまった．

表10 わが国のホスピス緩和ケアの歴史

1972	淀川キリスト教病院で OCDO(organized care of dying patients)の活動が始まる.
1977	イギリスのセント・クリストファー・ホスピスの活動が新聞で紹介される.
1981	聖隷三方原病院にわが国発のホスピス施設「聖隷ホスピス」が開設される.
1987	世界保健機関(WHO)が編集した『がんの痛みからの解放』が出版される.
1990	厚生省から「末期医療に関するケアのあり方検討会」の『報告書』が出版される.
1990	健康保険に診療報酬として「緩和ケア病棟入院料」が設けられる.
1991	全国ホスピス・緩和ケア病棟連絡協議会(現在,日本ホスピス緩和ケア協会)が設立される.
1996	日本緩和医療学会が設立される.
1996	日本看護協会が専門看護師の認定を開始する.
1997	ホスピスケア(現在,緩和ケア),がん性疼痛看護などの認定看護師の認定を開始する.
2002	健康保険の診療報酬に院内緩和ケアチームを対象に「緩和ケア診療加算」が設けられる.
2006	「がん対策基本法」が成立する.
2007	「がん対策基本法」が施行される.「がん対策推進基本計画」が策定される.

(志真泰夫:これからのホスピス緩和ケア—専門性の確立と地域への普及.ホスピス緩和ケア白書,日本ホスピス・緩和ケア研究振興財団,2007より改変)

一方,イギリスにおいては,緩和ケアチームが1976年にイギリスの大学病院である St. Thomas 病院に院内患者に対するコンサルテーション型の緩和ケアチームが活動を開始した.その後,アメリカ,カナダ,オーストラリアなどにも同様の活動が拡がった.

わが国においては,イギリスに遅れること20年近く,1990年代から緩和ケアチームが一部の病院で先駆的な活動を開始した[2,3].2002年には「緩和ケア診療加算」が診療報酬に収載され,緩和ケアチームに対する診療報酬上の裏付けがなされた.さらにはがん対策基本法,がん対策推進基本計画,がん診療連携拠点病院の整備などの制度の後押しもあり,急速に緩和ケアチームは全国的な広がりをみせた.

在宅緩和ケアについては,わが国では少数の先駆的な診療所の活動が1980年代から始まったに過ぎない.

4. 一次・二次・三次緩和ケア

緩和ケアにおいても,他の医学分野と同じように,専門性の水準により一次,二次,三次というレベル分けが提唱されている[4](**表11**).

さらに,カナダ,アメリカを中心に三次(急性期)緩和ケア病棟という概念も提唱され(**表12**),在宅療養を困難にする症状に対して集約的な治療を行っている.カナダにおいては急性期緩和ケア病棟とホスピスが役割を分担し,緩和ケアを提供する医療資源として有効に機能している[5,6].わが国においても今後このような機能分化が必要であると考える.

5. これからの緩和ケアの役割

入院期間の短縮,化学療法の外来化,超高齢化社会などが進行する中,医療資源の適正利用が社会全体にとっての課題である.緩和ケアにおいては,緩和ケア病棟だけでなく,一般病棟,外来,在宅医療において適切な緩和ケアを提供できる体制づくりが急務である.

表11 緩和ケアのレベル

	定義
一次緩和ケア	すべての医療従事者が身につけておくべき緩和ケアに関する基本的な技術と能力
二次緩和ケア	専門家や専門施設において提供される緩和ケア
三次緩和ケア	複雑な問題に対応する専門的知識をもった専門家が提供する緩和ケア，教育，研究を含む

表12 三次(急性期)緩和ケア病棟の特徴

・死亡退院率が低い(50%程度)
・入院期間が短い
・複雑で困難なケースに対応
・早期の紹介
・緩和困難な症状に対する先進的な治療法を有する.
・教育，研究の拠点

6. コミュニティケア

病院中心の医療から，地域全体で患者・家族を支え，患者が自身の意向に沿った場所で療養生活が送れるコミュニティケアの重要性が近年強調されるようになった．精神医学領域においてはACT(assertive community treatment；包括型生活支援)が実践されている．同様に，緩和ケア領域においてもコミュニティケアモデルの構築に係るプログラムが各国で試みられている．

7. 地域介入緩和ケアプログラム

カナダのエドモントン，オンタリオ，スペインのカタロニアなどにおいて地域を単位とした前後比較研究が行われた[5,7,8]．わが国においても「緩和ケアプログラムによる地域介入研究(OPTIM)」が行われており[9]，その評価が待たれる．

8. 早期からの緩和ケア

近年，緩和ケアの概念の変化に伴い，より早期から専門的緩和ケアサービスを提供することによる効果を評価することを目的とした研究が外来セッティングにて行われている[10~15]．転移性非小細胞肺がん患者に対する無作為化比較試験で，早期からの緩和ケアの提供は，QOLの有意な改善をもたらし，副次的には抑うつの頻度が減り，生存期間も改善するという報告もある[16]．

引用文献

1) World Health Organization：National cancer control programmes. Policies and agerial guidelines, 2nd edition. Geneva, WHO, 2002.
2) 高宮有介：昭和大学医学部付属病院緩和ケアチーム．ターミナルケア，1998；8(Suppl)：72-76.
3) 寺島吉保：徳島大学医学部付属病院緩和ケア室．ターミナルケア，1998；8(Suppl)：76-79.
4) von Guten CF：Secondary and tertiary palliative care in US hospitals. JAMA, 2002；287(7)：875-881.
5) Bruera E, Neumann CM, Gagnon B, et al：Edmonton Regional Palliative Care Program：impact on

patterns of terminal cancer care. CMAJ, 1999 ; 161(3) : 290-293.
6) Fainsinger RL, Brenneis C, Fassbender K : Edmonton, Canada—a regional model of palliative care development. J Pain Symptom Manage, 2007 ; 33(5) : 634-639.
7) Dudgeon DJ, Knott C, Chapman C, et al : Development, implementation, and process evaluation of a regional palliative care quality improvement project. J Pain Symptom Manage, 2009 ; 38(4) : 483-495.
8) Gómez-Batiste X, Fontanals MD, Roca J, et al : Catalonia WHO Demonstration Project on Palliative Care Implementation 1990-1995 : results in 1995. J Pain Symptom Manage, 1996 ; 12(2) : 73-78.
9) Yamagishi A, Morita T, Miyashita M, et al : Palliative care in Japan : current status and a nationwide challenge to improve palliative care by the Cancer Control Act and the Outreach Palliative Care Trial of Integrated Regional Model(OPTIM)study. Am J Hosp Palliate Care, 2008 ; 25(5) : 412-418.
10) Bruera E, Michaud M, Vigano A, et al : Multidisciplinary symptom control clinic in a cancer center—a retrospective study. Support Care Cancer, 2001 ; 9(3) : 162-168.
11) Rabow MW, Dibble SL, Pantilat SZ, et al : The comprehensive care team—a controlled trial of outpatient palliative medicine consultation. Arch Intern Med, 2004 ; 164(1) : 83-91.
12) Strasser F, Sweeney C, Willey J, et al : Impact of a half-day multidisciplinary symptom control and palliative care outpatient clinic in a comprehensive cancer center on recommendations, symptom intensity, and patient satisfaction—a retrospective descriptive study. J Pain Symptom Manage, 2004 : 27(6) : 481-491.
13) Temel JS, Jackson VA, Billings JA : Phase Ⅱ study : integrated palliative care in newly diagnosed advanced non-small-cell lung cancer patients. J Clin Oncol, 2007 : 25(7) : 760-766.
14) Bakitas M, Lyons KD, Hegel MT, et al : Effects of a palliative care intervention on clinical outcomes in patients with advanced cancer—the Project ENABLE Ⅱ randomized controlled trial. JAMA, 2009 : 302(7) : 741-749.
15) Follwell M, Burman D, Le LW, Wakimoto K, et al : Phase II study of an outpatient palliative care intervention in patients with metastatic cancer. J Clin Oncol, 2009 : 7(2) : 206-213.
16) Temel JS, Greer JA, Muzikansky A, et al : Early palliative care for patients with metastatic non-small-cell lung cancer. N Engl J Med, 2010 : 363(8) : 733-742.

〔木下寛也〕

6 心理社会的問題

I QOL尺度

1. がん医療におけるQOL尺度

　がん治療は治癒を目的として行われてきた．しかし，手術後に機能障害が残存するケースや，化学療法中もしくは後に副作用に悩まされるケースも少なくない．そのような場合には，治療の目的として単なる生存期間とともに生活の質（Quality of Life：QOL）を評価し，治療の選択や新治療開発に役立てる必要がある．また，治癒が期待できない進行期・終末期がん患者にとっては，生存期間の延長のための治療と並行して，日々の生活をその人らしく充実して生きることを支えること重要である．このような目的で，がん医療においてはQOLの測定の必要性が強調されてきた．

　QOLの測定は大きく2種類に分けられる．1つは疾患に依存しない包括的なQOLを測定する尺度であり，SF36，SIP（Sickness Impact Profile），NHP（Nottingham Health Profile），WHOQOLなどがある．しかし，これらの尺度はがんと他の疾患などを比較することには有用であるが，がんの病態やがん治療の副作用に特異的な疼痛，倦怠感，消化器症状などの測定には感度が低いという欠点がある．

　そこでがん領域ではがん特異的なQOL尺度が1990年代から開発されてきた．これらはがんの病態やがん治療の副作用に特異的な症状を含むとともに，がん患者によく見られる抑うつや不安などの精神症状，社会的な問題などを含んでいる．尺度によっては近年重要性が強調されているスピリチュアル（霊的）な問題などを含むものもある．がん特異的なQOL尺度として日本語版が開発されているものとしてはEORTC-QLQ-C30[1,2]，FACT-G[3〜5]，McGill QOL Questionnaire[6,7]，ケアノート[8]，QOL-ACDなどが存在する．本節ではQOL尺度に求められる一般的性質について解説した上で，これらの尺度のなかから代表的なものであるEORTC-QLQ-C30およびFACT-Gを紹介する．また，とくに終末期がん患者に対しては症状より実存的な問題が重要であることが明らかになっており，その人それぞれの「望ましい死（Good Death）」を迎えるための支援が必要となる．そのため，わが国における望ましい死のありかたについての研究とその達成を評価する尺度であるGood Death Inventoryについても紹介する[9]．

2. QOL 尺度の信頼性と妥当性

　QOL とは生存期間のように目に見えるものではない．機能障害や副作用の程度や生活への支障は患者本人にしかわからない主観的なものである．QOL 尺度は多くが患者の主観的な疾患や治療に対する反応を測定するものである．したがって，血圧や血糖値などの何を測定しているのかが明確で測定誤差が小さい指標とは異なり，用意された調査票が果たして本当に患者の QOL を正しく評価できているかを計量心理学的方法によって検証する必要がある．QOL 尺度に求められる性質は以下のようなものである[10]．QOL の測定にあたっては，以下のような性質を満たすことが検証されている尺度を用いることが望ましい．

1) 内容的妥当性 (content validity)

　QOL 尺度の項目の網羅性である．尺度に含まれる項目が患者の問題点を網羅的に含んでいることである．患者を対象とした小規模なインタビュー調査や医師，看護師などの専門的スタッフによって検討される．

2) 因子妥当性 (factor validity)

　構成概念妥当性の検証方法であり，QOL 尺度が想定した/望ましい構造をもつかを検証する．探索的因子分析あるいは確証的因子分析の手法が用いられる．探索的因子分析では項目間の相関関係を分析し，その背後に潜む潜在的因子 (領域) を探索し，QOL 尺度の項目がどの領域に分類されるかを検討し，その背後にある領域の名称を決定する．確証的因子分析ではあらかじめ想定した潜在構造と実際のデータの相関関係が一致するかを検証する．確証的因子分析は共分散構造分析，構造モデルと呼ばれる手法の一部である．

3) 収束的/弁別的妥当性 (convergent/discriminant validity)

　構成概念妥当性の検証方法であり，各項目がその属する領域に含まれており，他の領域に関するものではないことを検証する．Multitrait scaling 解析を用いて，各項目がその属する領域と相関が高く，他の領域とは相関が低いことを示す必要がある．

4) 内的整合性 (internal consistency)

　構成概念妥当性の検証方法であり，各領域に属する複数の項目が同じ概念を測定しているかを Cronbach の α 係数を用いて検証する．Cronbach の α 係数は信頼性の指標として用いられることもあるが，これは同じ概念を複数の項目で測定されれば測定誤差が減少することにより，再テストした場合の信頼性が高まることが期待されるからである．

5) 基準関連妥当性，同時的妥当性 (criterion validity/concurrent validity)

　基準関連妥当性とは QOL 尺度が求めるものを測定できているかを検証するために，外的な基準との関連を，相関係数を用いて検討する．外的基準が強固なもの/測定できるものであれば基準関連妥当性と呼ばれる．しかし，QOL 尺度にはそのような強固な外的基準がないことも多く，既存の QOL を測定する尺度や類似した概念を測定する尺度との領域ごとの相関を検討することも

ある．このような場合は同時的妥当性と言われる．また，QOL尺度の測定時から将来的な転帰を予測し，その妥当性を検証する場合を予測妥当性と言う．

6）既知集団妥当性（known-groups validity）

基準関連妥当性の検証方法であり，臨床的に明らかに差が出るとわかっている群で測定値に有意な差が出るかを検証する．例えばPS（performance status）によりQOL尺度の得点の差を比較するなどの方法を取る．

7）再現性（reliability/reproducibility）

再テスト法により，同じ項目を2回測定した場合に結果が一致するかを調べる．2回の測定は患者の状態が変化しないと考えられる期間に行い，1回目に記入した内容を明確に覚えていない時点が望ましい．とくに治療などによる変化がない場合は2週間程度の期間が用いられることが多いが，測定尺度の目的によっても異なる．一致性の指標は単項目ならκ係数，複数項目を合計した領域では級内相関係数（Intra-class correlation coefficient）を用いることが多い．

8）感度（responsiveness/sensitivity）

QOL尺度は患者の状態が変化したら，その得点の変化を尺度でキャッチできることが望ましい．感度に関しては必ずしもQOL尺度の作成時（validation study）に検討されるとは限らない．validation studyは横断的な調査であることが多く，感度は経時的な調査で検討する必要があるからである．例えば手術や化学療法などの治療によって外的な変化が起こったとき，病態が明らかに悪化したときや治療効果が見られたときにQOL尺度の測定値が変化したかを検討する．

9）実施可能性（feasibility）

QOL尺度の質問紙が実際に患者に測定できるかである．いくら理想的な調査票であっても，患者が記入できなければ意味がない．例えば終末期がん患者にとっては30～60項目の調査票への記入は負担であり，調査票へ記入できた対象は全身状態が良好なバイアスをもった患者である可能性がある．また，QOL尺度の問題点は欠損が起きやすいことであり，それぞれの項目が欠損が少なく，患者が容易に答えることが可能であることも必要な性質である．

3. EORTC-QLQ-C30

EORTC-QLQ-C30（European Organization for Research and Treatment of Cancer Quality of Life Questionnaire Core 30）は国際的ながん臨床試験に参加する目的で欧州においてAaronsonらによって開発された[1]．おそらく世界で最も広く用いられてるがん特異的QOL尺度であり，日本語版の信頼性・妥当性も検証されている[2]．

EORTC-QLQ-C30は30項目から構成され，5つの機能スケール〔身体（physical functioning），役割（role functioning），認知（cognitive functioning），心理（emotional functioning），社会（social functioning）〕と症状スケール〔疼痛（pain），倦怠感（fatigue），悪心・嘔吐（nausea and vomitting），呼吸困難感（dyspnoea），不眠（insomnia），食欲不振（appetite loss），便秘（constipation），下痢（diarrhoea）〕，経済的困難（financial difficulties），そして総合スケール（global health status/QOL）

B 実践編—6. 心理社会的問題

私達は，あなたとあなたの健康状態について関心を持っています．あなたの状態に，もっともよく当てはまる番号1つを◯で囲み，全設問にお答え下さい．「正しい」答えや「誤った」答え，といったものはありません．なお，お答え頂いた内容については秘密厳守とさせていただきます．

あなたの名前の頭文字を書いて下さい．　　姓：___ 名：___ （例：山田花子さん．姓：や 名：は）
あなたの生年月日を書いて下さい．　　　19___年（明・大・昭・平___年）___月___日生
今日の日付を書いて下さい．　　　　　　20___年（平成___年）___月___日

	まったくない	少しある	多い	とても多い
1．重い買い物袋やスーツケースを運ぶなどの力仕事に支障がありますか．	1	2	3	4
2．長い距離を歩くことに支障がありますか．	1	2	3	4
3．屋外の短い距離を歩くことに支障がありますか．	1	2	3	4
4．1日中ベッドやイスで過ごさなければなりませんか．	1	2	3	4
5．食べること，衣類を着ること，顔や体を洗うこと，トイレにいくことに人の手を借りる必要がありますか．	1	2	3	4

<u>この1週間について</u>

	まったくない	少しある	多い	とても多い
6．仕事をすることや日常生活活動に支障がありましたか．	1	2	3	4
7．趣味やレジャーをするのに支障がありましたか．	1	2	3	4
8．息切れがありましたか．	1	2	3	4
9．痛みがありましたか．	1	2	3	4
10．休息をとる必要がありましたか．	1	2	3	4
11．睡眠に支障がありましたか．	1	2	3	4
12．体力が弱くなったと感じましたか．	1	2	3	4
13．食欲がないと感じましたか．	1	2	3	4
14．吐き気がありましたか．	1	2	3	4
15．吐きましたか．	1	2	3	4
16．便秘がありましたか．	1	2	3	4

<u>この1週間について</u>

	まったくない	少しある	多い	とても多い
17．下痢がありましたか．	1	2	3	4
18．疲れていましたか．	1	2	3	4
19．痛みがあなたの日々の活動のさまたげになりましたか．	1	2	3	4
20．ものごとに集中しにくいことがありましたか．たとえば新聞を読むときや，テレビを見るようなときなど．	1	2	3	4
21．緊張した気分でしたか．	1	2	3	4
22．心配がありましたか．	1	2	3	4
23．怒りっぽい気分でしたか．	1	2	3	4
24．落ち込んだ気分でしたか．	1	2	3	4
25．もの覚えが悪くなったと思いましたか．	1	2	3	4
26．身体の調子や治療の実施が，<u>家族の一員としての</u>あなたの生活のさまたげになりましたか．	1	2	3	4
27．身体の調子や治療の実施が，あなたの<u>社会的</u>な活動のさまたげになりましたか．	1	2	3	4
28．身体の調子や治療の実施が，あなたの経済上の問題になりましたか．	1	2	3	4

次の質問では，1から7の数字のうち，あなたにもっともよく当てはまる数字を◯で囲んで下さい．

29．この1週間のあなたの<u>健康状態</u>は全体としてどの程度だったでしょうか．
　　　1　　　2　　　3　　　4　　　5　　　6　　　7
　　とても悪い　　　　　　　　　　　　　　　　　とてもよい

30．この1週間，あなたの全体的な<u>生活の質</u>はどの程度だったでしょうか．
　　　1　　　2　　　3　　　4　　　5　　　6　　　7
　　とても悪い　　　　　　　　　　　　　　　　　とてもよい

図1　質問表　EORTC QLQ-C30（version 3）
（©Copyright 1995 EORTC Quality of Life Group. All rights reserved. Version 3.0）

表1 EORTCのモジュール

モジュールの種類	モジュール名	使用の目的	日本語版の有無[*1]
がん種特異的モジュール	BIL21	胆嚢がん	×
	BLM30	筋層浸潤性膀胱がん	×
	BLS24	表在性膀胱がん	×
	BN20	脳腫瘍	○
	BR23	乳がん	○
	CLL16	慢性リンパ性白血病	×
	CR29	大腸がん	○
	CX24	子宮頸がん	×
	EN24	子宮内膜がん	×
	G. I. NET21	神経内分泌腫瘍	×
	HCC18	肝細胞がん	○
	H & N35	頭頸部がん	○
	LC13	肺がん	○
	MY20	多発性骨髄腫	×
	OES18	食道がん	×
	OG25	食道胃がん	×
	OPT30	眼科	×
	OV28	卵巣がん	○
	PAN26	膵臓がん	○
	R25	前立腺がん	×
	STO22	胃がん	○
治療特異的モジュール	HDC29	大量化学療法	○
症状特異的モジュール	BM22	骨転移	×
	CIPN20	末梢神経障害	○
	FA13	倦怠感	×
	LMC21	大腸がん肝転移	×
	PRT21	放射線性直腸炎	×
その他	ELD15	高齢者	×
	PAL15	緩和医療	○

*1) 日本語版は順次作成されているので，EORTCのホームページで確認されたい．

から構成されている(図1)．

　EORTC-QLQ-C30には肺がん，乳がんなどのがん種特異的，末梢神経障害や骨転移などの症状特異的などの各種のモジュールが開発されている(表1)．これらはモジュール単独で使用することもできる．また，緩和医療に関してはC30の項目を計量心理学的方法によって15項目に削減したEORTC-QLQ-C15PALという尺度が開発されていて日本語版も利用できる．

　EORTCによる尺度およびモジュールに関する最新の情報はEORTC Quality of Life Groupのホームページ(http://groups.eortc.be/qol/)から入手できる．使用許諾もこのホームページから

行う．EORTC-QLQ-C30 は原則としてすべての項目の合計点では評価を行わず，下位尺度別の合計点を 100 点満点換算して用いるが，そのスコアリングマニュアルもこのホームページから入手できる．

4. FACT-G

　FACT-G(The Functional Assessment of Cancer Therapy)はがん特異的な QOL を測定する尺度として米国の Cella によって開発された[3]．本尺度は EORTC-QLQ-C30 と並んで国際的に最もよく用いられているがん特異的 QOL 尺度であり，45 カ国以上の言語に翻訳されている．日本語版の信頼性・妥当性も検証されている[4,5]．FACT はその基本尺度である FACT-G(FACT-General)の開発後に多くのがん種や治療関連側面の QOL，他の疾患などに拡張され，その尺度群は FACIT(The functional Assessment of Chronic Illness Therapy)と呼ばれている．

　FACT-G は全 27 項目から構成され，身体面(physical well-being)，社会面(social/family well-being)，心理面(emotional well-being)，機能面(functional well-being)の 4 側面から QOL を測定する(図 2)．日本語版では社会面に 2 項目が追加され 29 項目となっている版があるが，追加の 2 項目は通常はスコアリングに加える必要はない．

　FACT の特徴としては①FACT-G には EORTC-QLQ-C30 のような多様な症状を測定する項目が独立していない，②FACT のモジュールはスピリチュアリティを測定する FACIT-Sp を除き，FACT-G と併用する，③FACT-G では全ドメインのスコアの合計点で全般的な QOL が測定できる(EORTC-QLQ-C30 では総合スケールの 2 項目がこれに相当する)，などが挙げられる．FACIT も EORTC と同様にさまざまなモジュールが開発されている(FACT の場合は FACT-G と併用するためにモジュールという表記は適切ではないが，分かりやすさのためにここではそう表記する)．モジュールは肺がん，乳がんなどのがん種特異的，神経毒性，骨髄移植など治療特異的，倦怠感，貧血などの症状特異的なものなどがある．緩和医療に関しては FACIT-PAL が用意されており，またスピリチュアリティを「生きる意味・平穏」と「信念」の 2 側面から測定する FACIT-Sp は FACT-G を伴わず単独で使用できる尺度である(表 2)．

　FACIT の尺度およびモジュールに関する最新の情報は FACIT のホームページ(http://www.facit.org)から入手できる．スコアリングマニュアル，使用にあたっての注意などもこのホームページを参照されたい．

5. 進行期・終末期がん患者の QOL 評価(good death inventory)

　進行期・終末期がん患者の QOL は単なる身体的側面ではなく，実存的側面を加えた広い構成概念が必要になる．海外では 2000 年頃から緩和ケアの目的を明確化するために，患者にとって望ましい死(Good Death)とは何かを探索する研究が実施されるようになった[11,12]．これらの研究を受けて，わが国でも日本人がん患者の望ましい死を明らかにする研究が実施された．この研究では最初に，がん患者，家族，医師，看護師 63 名を対象としたインタビュー調査を行い，日本人における終末期がん患者の QOL の要素を抽出した[6]．次に，全国の大規模な質問紙調査を行い，定量的な検討により，日本人の終末期がん患者の QOL の概念(望ましい死の概念)として 18 のドメインを確定した[7]．これらは，多くの人が共通して重要だと考える 10 の概念(コア 10 ドメイン)と，人によって大切さは異なるが重要なことである 8 の概念(オプショナル 8 ドメイン)に分類さ

質　問　票

下記はあなたと同じ症状の方々が重要だと述べた項目です．
項目ごとに，ごく最近(過去7日間程度)のあなたの状態にもっともよく当てはまる番号をひとつだけ選び，○で囲んでください．

身体症状について

	全くあて はまらない	わずかに あてはまる	多少あて はまる	かなりあ てはまる	非常によく あてはまる
1．体に力が入らない感じがする．	0	1	2	3	4
2．吐き気がする．	0	1	2	3	4
3．体の具合のせいで家族への負担となっている．	0	1	2	3	4
4．痛みがある．	0	1	2	3	4
5．治療による副作用に悩んでいる．	0	1	2	3	4
6．自分は病気だと感じる．	0	1	2	3	4
7．体の具合のせいで，床(ベッド)で休まざるを得ない．	0	1	2	3	4

社会的・家族との関係について

	全くあて はまらない	わずかに あてはまる	多少あて はまる	かなりあ てはまる	非常によく あてはまる
8．友人たちを身近に感じる．	0	1	2	3	4
9．家族を親密に感じる．	0	1	2	3	4
10．家族から精神的な助けがある．	0	1	2	3	4
11．友人たちからの助けがある．	0	1	2	3	4
12．家族は私の病気を充分受け入れている．	0	1	2	3	4
13．私の病気について家族の話し合いに満足している．	0	1	2	3	4
14．私は病気であるが，家族の生活は順調である．	0	1	2	3	4
15．パートナー(または自分を一番支えてくれる人)を親密に感じる．	0	1	2	3	4

次の設問の内容は，現在のあなたの性生活がどの程度あるのかとは無関係です．
答えにくいと思われる場合は四角に✓印を付け，次のページの設問に進んでください．

☐

	全くあて はまらない	わずかに あてはまる	多少あて はまる	かなりあ てはまる	非常によく あてはまる
16．性生活に満足している．	0	1	2	3	4

項目ごとに，ごく最近(過去7日間程度)のあなたの状態にもっともよくあてはまる番号をひとつだけ選び，○で囲んでください．

精神状態について

	全くあて はまらない	わずかに あてはまる	多少あて はまる	かなりあ てはまる	非常によく あてはまる
17．悲しいと感じる．	0	1	2	3	4
18．病気を冷静に受け止めている自分に満足している．	0	1	2	3	4
19．病気と闘うことに希望を失いつつある．	0	1	2	3	4
20．神経質になっている．	0	1	2	3	4
21．死ぬことを心配している．	0	1	2	3	4
22．病気の悪化を心配している．	0	1	2	3	4

活動状況について

	全くあて はまらない	わずかに あてはまる	多少あて はまる	かなりあ てはまる	非常によく あてはまる
23．仕事(家のことも含む)をすることができる．	0	1	2	3	4
24．仕事(家のことも含む)は生活の張りになる．	0	1	2	3	4
25．生活を楽しむことができる．	0	1	2	3	4
26．自分の病気を充分受け入れている．	0	1	2	3	4
27．よく眠れる．	0	1	2	3	4
28．いつもの娯楽(余暇)を楽しんでいる．	0	1	2	3	4
29．現在の生活の質に満足している．	0	1	2	3	4

図2　FACT-G (version 4)
〔注：項目9と14はオリジナルの英語版にはなく，日本語版に試験的に追加されたものであるため，原則としてスコアの算定には加えない．また，項目21は，日本での低いがん告知率を考慮し，省略したもの(B版)を使用してもよいことになっている〕

表2 FACTのモジュール[*1)]

モジュールの種類	モジュール名	使用の目的	日本語版の有無[*2)]
がん種特異的モジュール	FACT-B	乳がん	○
	FACT-Bl	膀胱がん	○
	FACT-P	前立腺がん	○
	FACT-Br	脳腫瘍	×
	FACT-C	大腸がん	○
	FACT-CNS	中枢神経系腫瘍	×
	FACT-Cx	子宮頸がん	○
	FACT-E	食道がん	○
	FACT-En	子宮内膜がん	×
	FACT-Ga	胃がん	○
	FACT-H & N	頭頸部がん	○
	FACT-Hep	肝・胆管・膵がん	○
	FACT-L	肺がん	○
	FACT-Leu	白血病	×
	FACT-Ly	リンパ腫	×
	FACT-M	悪性黒色腫	×
	FACT-O	卵巣がん	○
治療特異的モジュール	FACT & GOG-Ntx	神経毒性	○
	FACT-BMT	骨髄移植	○
	FACT-BRM	BMR治療	○
	FACT-Taxane	Taxane系治療	○
症状特異的モジュール	FAACT	食欲不振・悪液質	○
	FACIT-D	下痢	×
	FACIT-F	倦怠感	○
	FACT-An	貧血	○
	FACT-Cog	認知機能	×
	FACT-ES	内分泌関連症状	○
その他	FACIT-PAL	緩和医療	○
	FACIT-Sp	スピリチュアリティ	○

*1) 本表は下妻晃二郎による引用文献10の記載をもとに作成した．
*2) 日本語版は順次作成されているので，FACITのホームページで確認されたい．

れた[13] (図3, 4).

これらの調査結果をもとにして，日本人の進行期・終末期がん患者のQOLを評価する尺度として，GDI (Good Death Inventory) が開発された (図5, 225頁)．終末期がん患者のQOL評価を患者本人によって行うのは実施可能性の側面から見て難しいので，当初GDIは遺族による評価尺度として開発された．GDIはコア10ドメインとして「からだや心のつらさが和らげられていること」，「望んだ場所で過ごすこと」，「希望や楽しみをもって過ごすこと」，「医師や看護師を信頼

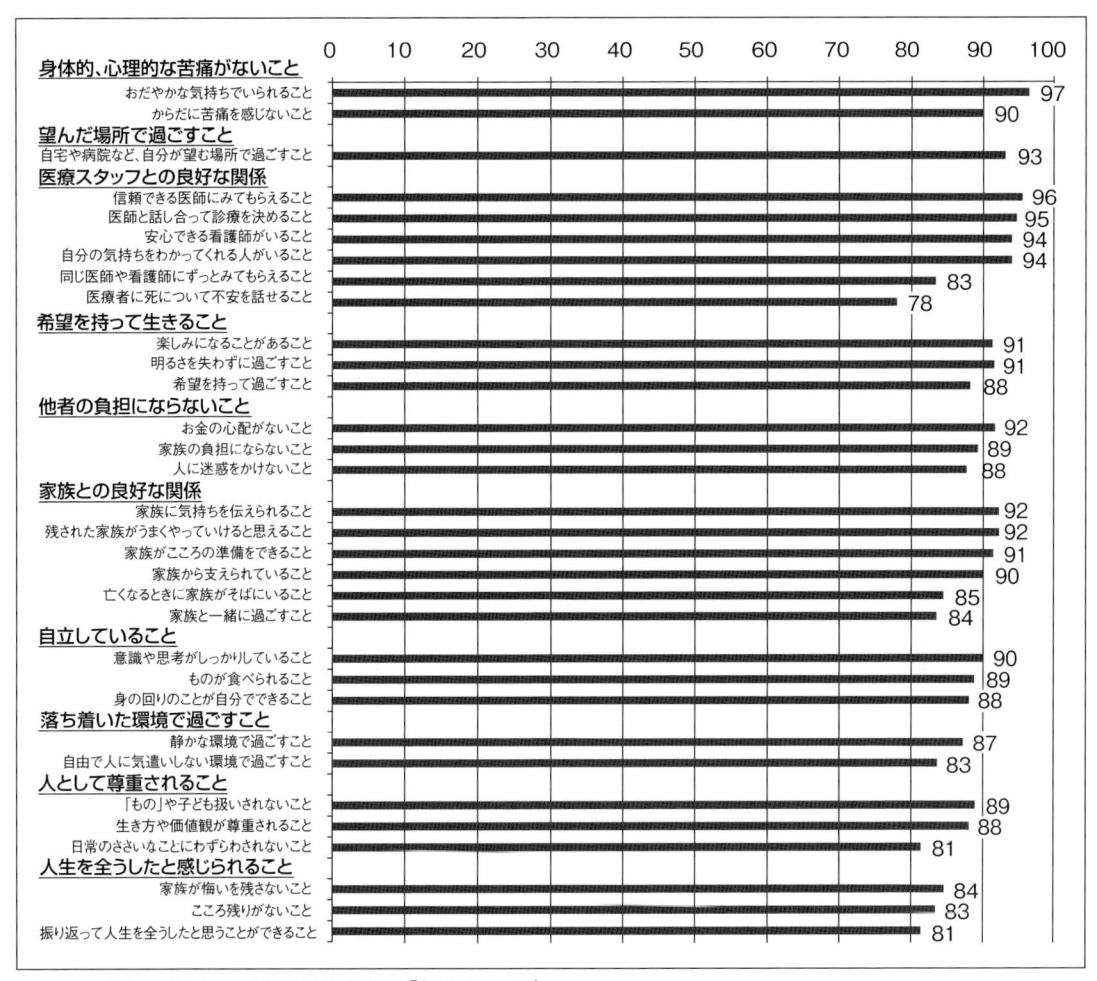

図3 日本人が共通して重要だと考える「望ましい死」

概念	項目	割合(%)
身体的、心理的な苦痛がないこと	おだやかな気持ちでいられること	97
	からだに苦痛を感じないこと	90
望んだ場所で過ごすこと	自宅や病院など、自分が望む場所で過ごすこと	93
医療スタッフとの良好な関係	信頼できる医師にみてもらえること	96
	医師と話し合って診療を決めること	95
	安心できる看護師がいること	94
	自分の気持ちをわかってくれる人がいること	94
	同じ医師や看護師にずっとみてもらえること	83
	医療者に死について不安を話せること	78
希望を持って生きること	楽しみになることがあること	91
	明るさを失わずに過ごすこと	91
	希望を持って過ごすこと	88
他者の負担にならないこと	お金の心配がないこと	92
	家族の負担にならないこと	89
	人に迷惑をかけないこと	88
家族との良好な関係	家族に気持ちを伝えられること	92
	残された家族がうまくやっていけると思えること	92
	家族がこころの準備をできること	91
	家族から支えられていること	90
	亡くなるときに家族がそばにいること	85
	家族と一緒に過ごすこと	84
自立していること	意識や思考がしっかりしていること	90
	ものが食べられること	89
	身の回りのことが自分でできること	88
落ち着いた環境で過ごすこと	静かな環境で過ごすこと	87
	自由で人に気遣いしない環境で過ごすこと	83
人として尊重されること	「もの」や子ども扱いされないこと	89
	生き方や価値観が尊重されること	88
	日常のさいなことにわずらわされないこと	81
人生を全うしたと感じられること	家族が悔いを残さないこと	84
	こころ残りがないこと	83
	振り返って人生を全うしたと思うことができること	81

下線は望ましい死の概念．それぞれの項目で「やや重要である」，「重要である」，「絶対に重要である」の合計の割合を示した．

できること」，「家族や他人の負担にならないこと」，「ご家族やご友人とよい関係でいること」，「自分のことが自分でできること」，「落ち着いた環境で過ごすこと」，「ひととして大切にされること」，「人生を全うしたと感じられること」のコア10ドメインと，「できるだけの治療を受けること」，「自然なかたちで過ごせること」，「伝えたいことを伝えておけること」，「先々のことを自分で決められること」，「病気や死を意識しないで過ごすこと」，「他人に弱った姿を見せないこと」，「生きていることに価値を感じられること」，「信仰に支えられていること」のオプショナル8ドメインから構成されている(図5, 225頁)．本尺度は日本人がん患者の遺族を対象として信頼性・妥当性が検証されている[9]．GDIは各ドメインが3項目の質問から構成され，全体で54項目の質問からなる．症状などの医学的側面や療養場所などの医療システムだけでなく，実存的(スピチリュアル)側面を多く含んでいることが1つの特徴である．

GDIは①全項目での使用，②ドメインごとの使用，③短縮版の使用の3つの使用法がある．全項目での使用に関しては，コア10ドメインのみの使用でも構わない．短縮版に関しては，18項目

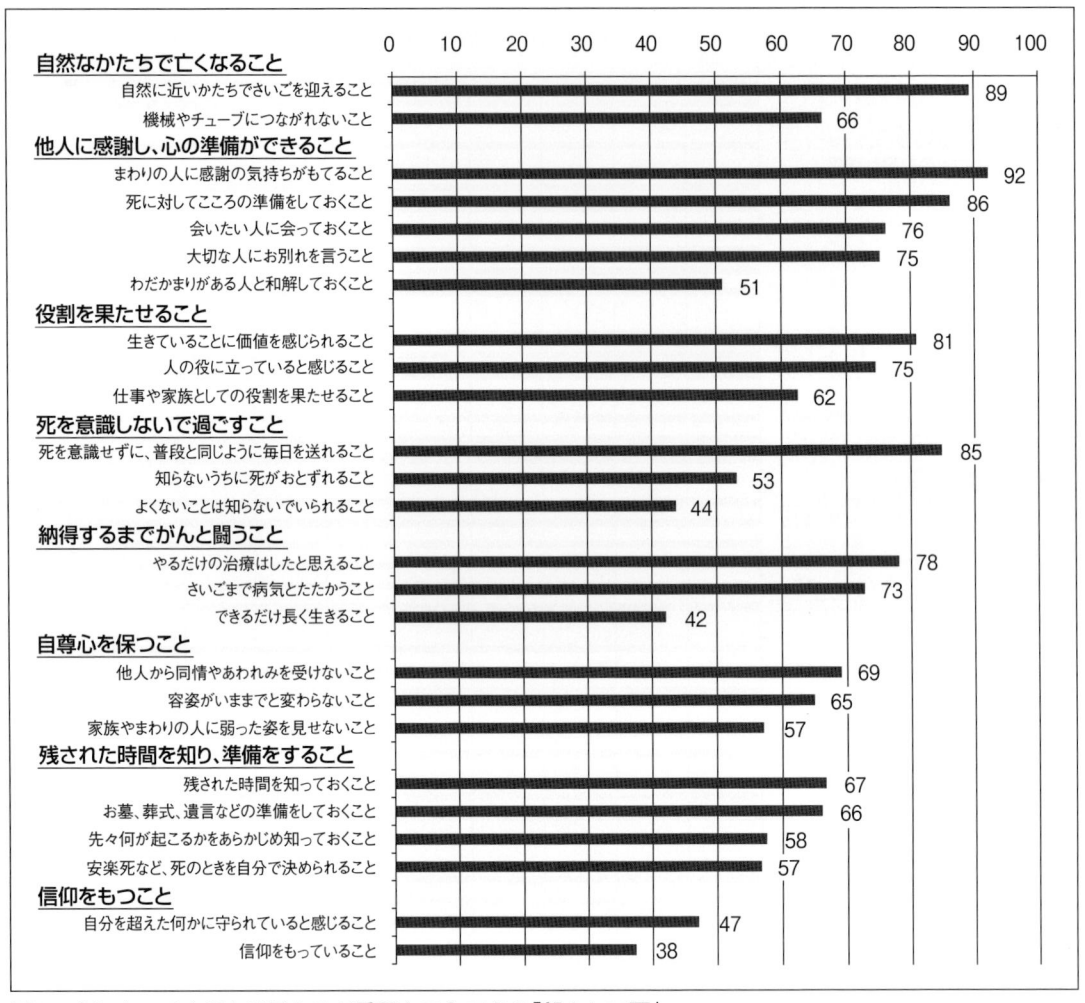

図4 人によって大切さは異なるが重要なことである「望ましい死」

項目	割合(%)
自然なかたちで亡くなること	
自然に近いかたちでさいごを迎えること	89
機械やチューブにつながれないこと	66
他人に感謝し、心の準備ができること	
まわりの人に感謝の気持ちがもてること	92
死に対してこころの準備をしておくこと	86
会いたい人に会っておくこと	76
大切な人にお別れを言うこと	75
わだかまりがある人と和解しておくこと	51
役割を果たせること	
生きていることに価値を感じられること	81
人の役に立っていると感じること	75
仕事や家族としての役割を果たせること	62
死を意識しないで過ごすこと	
死を意識せずに、普段と同じように毎日を送れること	85
知らないうちに死がおとずれること	53
よくないことは知らないでいられること	44
納得するまでがんと闘うこと	
やるだけの治療はしたと思えること	78
さいごまで病気とたたかうこと	73
できるだけ長く生きること	42
自尊心を保つこと	
他人から同情やあわれみを受けないこと	69
容姿がいままでと変わらないこと	65
家族やまわりの人に弱った姿を見せないこと	57
残された時間を知り、準備をすること	
残された時間を知っておくこと	67
お墓、葬式、遺言などの準備をしておくこと	66
先々何が起こるかをあらかじめ知っておくこと	58
安楽死など、死のときを自分で決められること	57
信仰をもつこと	
自分を超えた何かに守られていると感じること	47
信仰をもっていること	38

下線は望ましい死の概念。それぞれの項目で「やや重要である」,「重要である」,「絶対に重要である」の合計の割合を示した.

全部を用いる,コア10項目のみ,オプショナル8項目のみ,単項目での使用などが可能である.GDIの得点方法は原則としてドメインごとに得点を合算する.全項目の得点を合算する場合には「家族や他人の負担にならないこと」「他人に弱った姿を見せないこと」を逆転項目として計算する.GDIのサンプルと得点方法の詳細はGDIのホームページ(http://www.gdi.umin.jp)に掲載されている.GDIの使用にあたり,許諾は必要なく,誰でも自由に使用することができる.当初は遺族評価尺度として開発されたGDIは患者評価版も作成し,信頼性・妥当性の検討が終了している(投稿中).

なお,本稿の作成にあたりEORTC-QLQ-C30およびFACT-Gに関してはQOL尺度をはじめとした緩和ケアに関する尺度集である「臨床と研究に役立つ緩和ケアのアセスメント・ツール」(青海社)の小林国彦氏,記事を参考にした[14].

患者様が入院中に(ご自宅で)受けられた医療についてお聞きします.(入院中,)患者様は療養生活をどのようにお感じになられていたと思われますか.もっとも近い番号に○をおつけください.

	全くそう思わない	そう思わない	あまりそう思わない	どちらともいえない	ややそう思う	そう思う	非常にそう思う
●[からだや心のつらさがやわらげられていること]							
○患者様は痛みが少なく過ごせた	1	2	3	4	5	6	7
○からだの苦痛が少なく過ごせた(*)	1	2	3	4	5	6	7
○おだやかな気持ちで過ごせた	1	2	3	4	5	6	7
●[望んだ場所で過ごすこと]							
○患者様は望んだ場所で過ごせた(*)	1	2	3	4	5	6	7
○望んだ場所で最期を迎えられた	1	2	3	4	5	6	7
○療養した場所は患者様の意向にそっていた	1	2	3	4	5	6	7
●[希望や楽しみをもって過ごすこと]							
○患者様は希望をもって過ごせた	1	2	3	4	5	6	7
○楽しみになるようなことがあった(*)	1	2	3	4	5	6	7
○明るさをもって過ごせた	1	2	3	4	5	6	7
●[医師や看護師を信頼できること]							
○患者様は医師を信頼していた(*)	1	2	3	4	5	6	7
○安心できる看護師がいた	1	2	3	4	5	6	7
○医療者は気持ちをわかってくれた	1	2	3	4	5	6	7
●[家族や他人の負担にならないこと]							
○患者様は家族の負担になってつらいと感じていた	1	2	3	4	5	6	7
○人に迷惑をかけてつらいと感じていた(*)	1	2	3	4	5	6	7
○経済的な負担をかけてつらいと感じていた	1	2	3	4	5	6	7
●[ご家族やご友人とよい関係でいること]							
○患者様はご家族やご友人と十分に時間を過ごせた(*)	1	2	3	4	5	6	7
○ご家族やご友人に十分に気持ちを伝えられた	1	2	3	4	5	6	7
○ご家族やご友人から支えられていた	1	2	3	4	5	6	7
●[自分のことが自分でできること]							
○患者様は身の回りのことはたいてい自分でできた(*)	1	2	3	4	5	6	7
○移動や起き上がりが自分でできないつらさは,あまりなかった	1	2	3	4	5	6	7
○トイレや排泄について困ることがなかった	1	2	3	4	5	6	7
●[落ち着いた環境で過ごすこと]							
○患者様は落ち着いた環境で過ごせた(*)	1	2	3	4	5	6	7
○静かな環境で過ごせた	1	2	3	4	5	6	7
○自由で人に気兼ねしない環境で過ごせた	1	2	3	4	5	6	7
●[ひととして大切にされること]							
○患者様はひととして大切にされていた(*)	1	2	3	4	5	6	7
○「もの」や子供扱いされることはなかった	1	2	3	4	5	6	7
○生き方や価値観が尊重されていた	1	2	3	4	5	6	7

図5 Good Death Inventory(次頁に続く)

■ 実践編―6. 心理社会的問題

●［人生をまっとうしたと感じられること］

項目	1	2	3	4	5	6	7
○患者様は人生をまっとうしたと感じていた（＊）	1	2	3	4	5	6	7
○充実した人生だと感じていた	1	2	3	4	5	6	7
○こころ残りがないと感じていた	1	2	3	4	5	6	7

●［できるだけの治療を受けること］

項目	1	2	3	4	5	6	7
○患者様はできるだけの治療はしたと感じていた	1	2	3	4	5	6	7
○十分に病気とたたかうことができた	1	2	3	4	5	6	7
○納得がいくまで治療を受けられた（＊＊）	1	2	3	4	5	6	7

●［自然なかたちで過ごせること］

項目	1	2	3	4	5	6	7
○患者様は自然に近いかたちで過ごせた（＊＊）	1	2	3	4	5	6	7
○必要以上に機械やチューブにつながれなかった	1	2	3	4	5	6	7
○希望していない治療を無理に受けることがなかった	1	2	3	4	5	6	7

●［伝えたいことを伝えておけること］

項目	1	2	3	4	5	6	7
○患者様は大切な人に伝えたいことを伝えられた（＊＊）	1	2	3	4	5	6	7
○会いたい人に会っておけた	1	2	3	4	5	6	7
○まわりの人に感謝の気持ちを伝えられた	1	2	3	4	5	6	7

●［先ざきのことを自分で決められること］

項目	1	2	3	4	5	6	7
○患者様は先ざきに起こることを詳しく知っていた（＊＊）	1	2	3	4	5	6	7
○自分が参加して治療方針を決められた	1	2	3	4	5	6	7
○医師から予想される経過や時間（余命）を知らされていた	1	2	3	4	5	6	7

●［病気や死を意識しないで過ごすこと］

項目	1	2	3	4	5	6	7
○患者様は病気や死を意識せずに過ごせた（＊＊）	1	2	3	4	5	6	7
○病気や死を意識せず，なるべく普段に近い毎日を送れた	1	2	3	4	5	6	7
○病状について，知りたくないことは聞かずにいられた	1	2	3	4	5	6	7

●［他人に弱った姿を見せないこと］

項目	1	2	3	4	5	6	7
○患者様は他人に弱った姿をみせてつらいと感じていた（＊＊）	1	2	3	4	5	6	7
○容姿がかわってしまい，つらいと感じていた	1	2	3	4	5	6	7
○他人から同情やあわれみをうけてつらいと感じていた	1	2	3	4	5	6	7

●［生きていることに価値を感じられること］

項目	1	2	3	4	5	6	7
○患者様は仕事や家族としての役割を果たせた	1	2	3	4	5	6	7
○人の役に立っていると感じられた	1	2	3	4	5	6	7
○生きていることに価値を感じられた（＊＊）	1	2	3	4	5	6	7

●［信仰に支えられていること］

項目	1	2	3	4	5	6	7
○患者様は信仰に支えられていた（＊＊）	1	2	3	4	5	6	7
○信仰に従って過ごすことができた	1	2	3	4	5	6	7
○自分を越えた何かに守られていると感じられた	1	2	3	4	5	6	7

（＊）短縮版のコア10項目
（＊＊）短縮版のオプショナル8項目

図5 Good Death Inventory（続き）

引用文献

1) Aaronson NK, Ahmedzai S, Bergman B, et al: The European Organization for Research and Treatment of Cancer QLQ-C30—a quality-of-life instrument for use in international clinical trials in oncology. J Natl Cancer Inst, 1993;85(5):365-376.
2) Kobayashi K, Takeda F, Teramukai S, et al: A cross-validation of the European Organization for Research and Treatment of Cancer QLQ-C30(EORTC QLQ-C30)for Japanese with lung cancer. Eur J Cancer, 1998;34(6):810-815.
3) Cella DF, Tulsky DS, Gray G, et al: The Functional Assessment of Cancer Therapy scale—development and validation of the general measure. J Clin Oncol, 1993;11(3):570-579.
4) Fumimoto H, Kobayashi K, Chang CH, et al: Cross-cultural validation of an international questionnaire, the General Measure of the Functional Assessment of Cancer Therapy scale(FACT-G), for Japanese. Qual Life Res, 2001;10(8):701-709.
5) Hirai K, Miyashita M, Morita T, Sanjo M, Uchitomi Y: Good death in Japanese cancer care—a qualitative study. J Pain Symptom Manage, 2006;31(2):140-147.
6) Cohen SR, Mount BM, Bruera E, et al: Validity of the McGill Quality of Life Questionnaire in the palliative care setting—a multi-centre Canadian study demonstrating the importance of the existential domain. Palliat Med, 1997;11(1):3-20.
7) Tsujikawa M, Yokoyama K, Urakawa K, et al: Reliability and validity of Japanese version of the McGill Quality of Life Questionnaire assessed by application in palliative care wards. Palliat Med, 2009;23(7):659-664.
8) Kobayashi K, Green J, Shimonagayoshi M, et al: Validation of the care notebook for measuring physical, mental and life well-being of patients with cancer. Qual. Life Res, 2005;14(4):1035-1043.
9) Miyashita M, Morita T, Sato K, et al: Good death inventory: a measure for evaluating good death from the bereaved family member's perspective. J Pain Symptom Manage, 2008;35(5):486-498.
10) 池上直己,福原俊一,下妻晃二郎,池田俊也:臨床のためのQOL評価ハンドブック.医学書院,2001.
11) Steinhauser KE, Christakis NA, Clipp EC, McNeilly M, McIntyre L, Tulsky JA: Factors considered important at the end of life by patients, family, physicians, and other care providers. JAMA, 2000;284(19):2476-2482.
12) Patrick DL, Engelberg RA, Curtis JR: Evaluating the quality of dying and death. J Pain Symptom Manage, 2001;22(3):717-726.
13) Miyashita M, Sanjo M, Morita T, Hirai K, Uchitomi Y: Good death in cancer care—a nationwide quantitative study. Ann Oncol, 2007;18(6):1090-1097.
14) 緩和ケア編集委員会:臨床と研究に役立つ緩和ケアのアセスメント・ツール.青海社,2008.

(宮下光令)

II 患者・家族が望むこと

　がん患者とその家族が抱える心理社会的問題には,①疾患や治療をめぐる心理的葛藤,②家族間の関係性の変化,③仕事や学業継続の可否,④治療費を含む経済的な問題,⑤介護負担,⑥医療や社会資源の不足(地域格差),⑦周囲との関係性の問題(「がん患者」というレッテルやスティグマ)などがある[1,2]。①の「疾患や治療をめぐる心理的葛藤」には,身体的な苦痛に伴う葛藤,「死に至る病」という認識ゆえの苦悩,自己の意思決定が次々と求められてくる状況へのとまどい,知識がないことに由来する心配,予測がつかないことに対する不安,親戚・友人・職場に「伝えるのか伝えないのか」,または「どう伝えるのか」といった悩みなどが含まれ,②の「家族間の関係性の変化」には,相手への気遣いから自分の思いを率直に言えない状況,「介護する側」と「介護される

側」という新たな関係，患者の(家庭内)役割を誰が代行するかという問題などがある．しかも，以上の問題は「病名告知時」，「積極的な治療に臨んでいる時」，「治療終了後」，「寛解ないし回復期」，「再発時」，「終末期」あるいは「サバイバーの段階」など，病期や治療・回復の段階によってその様相が大きく異なる．したがって，心理社会的問題は身体面の問題以上に多岐にわたりやすく，その分，本人や家族の要望も多様である．「終末期」と「サバイバーの段階」はそれぞれの項に譲るとして，本項では「病名告知」から「再発時」までの期間に絞って，上記の心理社会的問題あるいは，それに対する患者・家族の要望を具体的に挙げてみたい．

1. 病名告知の際に望むこと

　病名告知の是非については従来より，自分自身ががんになった場合と家族ががんになった場合では乖離がある[3,4]．最も多いパターンは，「自分ががんになったら知らせて欲しいが，家族がなった場合は知らせたくない」という意向である．「自分には告知して欲しい」という理由には，「知りたい」，「理解したい」，「事実を受け止めたい」，「心の準備をしたい」，「治療法を選択したい」，「今後のことを整理したい」など[5]があり，家族への告知を望まない理由には，「可哀想だから知らせたくない」，「(患者が)告知に耐えられない」，「告知後のサポートに自信がない」などがある[3,4,6]．そして両者に共通した要望として，告知ないし未告知をめぐる医療者の配慮，告知の有無以上に告知のあり方や，その後の精神的ケアやフォローアップがあげられている．もし患者に真実の病名が伝えられなければ，それ以降家族と患者の間で「隠し・隠される関係」が続くことになる．そうしたことも視野に入れた，誠実で丁寧な対応・助言が医療者に求められている．

　次に，本人や家族の意思決定を尊重しようとする動きを背景に，インフォームド・コンセントに則った十分すぎるほどの情報が一度に提供され，しかも提供されっぱなしの状態で自己の意思決定が求められることがある．患者や家族がどれだけ勉強したとしても医療者の知識には及ばない．いくら情報提供がなされても，むしろ情報が多ければ多いほど，選択肢が多くなるほど決断は困難になる．自己決定を迫られても身動きができない．情報提供の究極的な目標は，患者が自己決定できること，自己決定ができるように支援することである．そうであれば，患者の認識や知識，意向を踏まえた上で，適切な時期とタイミングをもって，段階的に情報提供することが必要であろう．また情報提供とは，情報提供後の評価や精神的なケア(の紹介)も含めたところでの概念である．事後のフォローアップなくして情報提供があり得ないことは，すべての医療者が銘記しておくべきであろう．

2. 積極的な治療中に望むこと

　外科的手術の前もインフォームド・コンセントは重要である．手術の成功率や術後の後遺症，ストーマをつける可能性，補完療法，再発の可能性などについて，患者や家族の個別性や準備状況を加味しながら説明することが求められる．そこでの目標は，正しい理解を促すこと，悲観的にならないよう，しかし現実を歪曲せずに受容できるよう支援することである．患者は必要以上の不安はもちたくないと思いつつ，真実を知りたいと願っている．悪い知らせを信じたくないと思いつつ，一方でそれが真実であると理解している．さらに，化学療法や放射線療法による副作用に悩まされているときに患者が最も望むのは，身体的苦痛の軽減である．あらゆる手段をもって苦痛が緩和されることと，自分の痛みや苦悩を医療者が切実にわかろうとすること，一緒に寄

り添ってもらえることが患者にとって心の支えになる．また，生活上の留意点や工夫に関して常時，情報提供してもらえることを望んでいる．

次に，医療費の問題がある．公的医療費助成金の対象疾患であればそれを紹介すること，とくに，長期入院や治療が必要となった場合，経済的な問題に対する相談・支援は不可欠である．民間のがん保険に入っていたとしても対象外といわれたり，高額な補完療法を何年も続けなければならない場合もある．「金の切れ目が命の切れ目」という言葉は，がん医療においても全く同様である．最後に，入院治療を終えて退院する際であるが，入院中はいつであっても，何かあれば医療者に訴えることができるし相談もできる．しかし，自宅に戻ればそうはいかないことから，この時期に孤立感や不安をもつ患者・家族は少なくない．訪問看護の利用を提案したり，相談窓口を提示しておく必要があろう．患者会や他の支援機関についても紹介できるとよい[7,8]．

3. 治療終了後から回復期に望むこと

この時期の患者の望みは，有職者であればスムーズに社会復帰を果たすこと，そのためのリハビリテーションである．職場や周囲にがん治療を受けたことや，労働負荷の軽減が必要であることを告知した場合，よい意味でも悪い意味でも「がん患者」という見方で一括りにされることがある．治療のための欠勤や後遺症による業務支障を理由に，常勤から非常勤雇用にされたり，降格させられたりする職場もある．このような問題に誰が具体的に支援できるかは難しいところであるが，定期通院を継続している患者にとって，病院に期待する部分は大きい．職場復帰に関してはメディカルソーシャルワーカーをはじめとする医療者が，例えば雇用者に後遺症による業務支障の見通しを説明する，代替業務の提案をする，患者や家族に障害年金や傷病手当に関して情報提供する，産業医と連携するなどの支援が可能である．リハビリテーション上での支障や後遺症，再発に関する不安などについても，主治医や看護師に情報提供や相談相手の役割を求めたい．外来通院時に患者が，時間をかけて相談できる場が提供されるとよい．上述したように，患者会を紹介することも有益と考えられる．一方，「（入院中のがん患者を対象に）ピアカウンセリングを提供する機会が欲しい」，「院内サロンで協力したい」といった声をあげている患者会も少なくない．

最後に，病名告知から積極的な治療までの間，家族の誰かが介護者の役割を担い，誰かがそれまでの患者の役割を代行することになる．患者の発病によって新たに生じた役割を，引き受けてきたわけである[9]．このような患者中心のチームプレイが半永久的に続く場合もあろうが，一方で，介護者や役割代行者が患者以外の家族メンバーの要望にまで応える余裕がなくなり，家族全体が不満や葛藤を抱えてしまうことも少なくない．それに向けての支援や助言も必須といえる．

4. 再発時に望むこと

再発時のショックは病名告知のそれよりも大きいことが多い．「再発イコール死に近づく」というイメージがもたれやすいこと，再び治療に挑まねばならないという覚悟が求められること，それでも完治を目指すのは難しくなることなどから，受けた衝撃の程度は計り知れない．一般に，強いストレスにより精神的なダメージを受けても，二週間も経過すればほぼ通常の生活ができる水準に戻るといわれている．低い水準が遷延化すれば「適応障害」や「うつ病」といった精神医学的な観点から対処すべき状況となる[10]．再発したがん患者に対して，より慎重な心のケアやサポートが大切であることは言うまでもないが，この時期の患者が抱えている心理社会的問題は，その

まま家族の問題でもあることから，本人と家族を一体にして支援していく必要がある．例えば，本人と家族にとって，精神的な問題も大きいが，仕事や学業が継続できるのか，生活していけるのか，医療費はまかなえるのか，といった非常に現実的な問題が待っている．また再発となると，再入院や治療のための休職をどのように扱うかは職場によって大きく異なる．

そして重要なのは，再発したがん患者の多くが，最後まで治療継続を希望する傾向にあるということである[11]．完治が見込めなくとも，患者は医療者に，積極的な治療姿勢を一貫して維持することを期待しているという事実は，患者の安楽・安寧という大義名分をもって否定されやすい．再発イコール「なす術がない」状況ではなく，治療体制を建て直し，新たな治療課題をもってマネジメントしていく状況であるとの認識を，患者・家族とともに共有できることが望ましい．

文献

1) 久村和穂：がん患者が抱える社会生活上の問題と社会的支援の重要性．松島英介(編)：現代のエスプリ517, がん患者のこころ, pp 41-53, 2010.
2) 松下年子：がん経験者(サバイバー)の生き方．松島英介(編)：現代のエスプリ517, がん患者のこころ, pp 65-76, 2010.
3) 保坂隆：高齢癌患者のPsycho-Oncology. Geriatric Medicine, 2002；40：1409-1412.
4) 保坂隆：【緩和医療におけるコミュニケーション】精神科医の立場から．緩和医療学，2007；9(1)：41-46.
5) 渡邊沙耶花，谷畑英一，伊藤晴子，鶴見昌子，鈴木三栄子，桜井理恵，神田尚子，雨谷なを江，福岡俊彦，岡本浩之：当院でのがん告知率の現状と課題　緩和ケア委員会の活動を通して．日本農村医学会雑誌, 2010；58(5)：563-568.
6) 内田幹人，堀越徹，貫井英明：悪性脳腫瘍の告知に関する，患者家族へのアンケート調査．山梨医学, 2005；33：32-36.
7) 松下年子，野口海，小林未果，他：がん患者が受けた心のケア・サポート－インターネットによる実態調査．総合病院精神医学，2010；22(2)：142-152.
8) 松下年子，松島英介，野口海，松田彩子，小林未果：がん患者が医療者に期待する，告知をめぐっての心のケア・サポートのあり方　がん患者およびサバイバーを対象としたインターネット調査より．精神科, 15(6)：586-593, 2009.
9) 小池眞規子：消化器末期がんの緩和ケア　患者と家族の心理的・社会的問題．外科治療，1997；76(4)：385-391.
10) Massie MJ：正常反応と精神障害．In：Holland JC, Rowland JH(eds)：Psycho-Oncology. pp 255-263, メディサイエンス社，1993.
11) 辻哲也，安達勇：悪性腫瘍(がん)のリハビリテーション　緩和ケア病棟においてリハビリテーションに期待すること．総合リハビリテーション，2003；31(12)：1133-1140.

（松下年子・松島英介）

III ライフサイクルについて

がんに罹患したとき，人々が心理的にどのように対応し，どのように適応するかは，次の3つの要因，すなわち，①患者がどのような社会文化的背景の中にいるか，②医学的要因(病気の段階や治療状況)，③がん発生に関する個人の心理的背景，が影響しているといわれている[1]．とくに③の要因には，発達段階やその人の内的な適応様式，人間関係などが関与している[1]．そこで本項では，「発達段階」に注目し，患者ががんに罹患した時に，ライフサイクルのどの段階にいるかということが，どのように患者自身や，がん治療に影響をしていくのかについて概説したい．また，

小児期については他項に譲り，ここでは成人のがんを中心に論じることにする．

1. ライフサイクル論

　Erikson E H（エリクソン）は，人生を8つの発達段階に分けて，人の生涯全体を発達過程とみなして理論化し，生涯発達という見方に先鞭をつけたことで知られる[2,3]．彼によれば，発達とは個人の内的成熟と外的社会的要求との相互作用によって成し遂げられると考えられており，各発達段階では，新しい課題に対応しなくてはならず，心理社会的危機を通して発達していくと考えられている[2,3]．一般に成人期は，身体・生理的変化の速度が遅くなって安定化し，社会的・情緒的複雑さが増すことに特徴がある[1]．彼は，青年期以降を，成人前期，成人後期，老年期と分類し，青年期に確立されたアイデンティティが，それぞれの段階において，「親密性 vs 孤立」，「生殖性 vs 停滞」「統合 vs 絶望」という心理社会的危機を通して発達するとした[3]．

2. サイコオンコロジー領域においてライフサイクルを理解することの重要性

　がんという診断が心に与える衝撃は，どのような人にとっても大きいものである．がんに罹患したために，自分の人生の課題や目標を延期したり，反対に先行させたりしなければならなくなることも多くみられる．その際には，医療者が，ライフサイクルという大きな視野をもって，患者自身にとってライフサイクルのどのような時期に，人生の中の課題が脅かされたり，阻止されたりしているかを理解することは，がん患者自身と包括的に向き合っていく上で非常に重要になるであろう[1]．

3. 成人期以降の発達段階について―サイコオンコロジーの観点から―

　ライフサイクルについて，サイコオンコロジーを中心として論じられている先行研究は非常に限られている．しかし Rowland ら[1]は，成人期を4つの期間，すなわち，①初期成人期（19～30歳），②成熟成人期（31～45歳），③後期成人期（46～65歳），④高齢成人期（66歳以上）に区分し，各段階における発達課題や，よくみられる腫瘍，病気による喪失，介入について詳細にまとめており，ここでは重要な部分について抜粋したものを紹介する（表3）．

1）初期成人期：19～30歳

　この時期の主な発達課題は他者への親密さや親近性に集約される．他者への献身や両親に対する成熟した考え方，長期の人生計画の確立などが，この時期の有意義な目標となる．しかし，一度がんと診断された若い患者は，他者との間に親密な関係を発展させることをためらう．さらに目標達成の観点から考えると，がんの診断は，職業や学業に関連した希望や期待を暗雲で覆ってしまったり，実際に治療の影響によって将来が実質的に変わってしまったりするかもしれないという不安を生み出す．またこの時期は，通常，健康管理をしなければならない時期でないにもかかわらず，病気のために突然に誰かに依存しなければならなくなるということが怒りや腹立ちにつながることもある．たとえ，がんが治ったとしても，再発し死ぬかもしれないという恐れから，ほんの小さな新しい徴候でも常に心配と結びつくことが報告されている．初期成人期にあるがん患者に介入する際には，人間関係を回復しそれを支えることに重点をおいたカウンセリングをすることが重要である．また不確かなことも含めて，情報は患者と配偶者，関連する家族成員に隠

表3 サイコオンコロジーにおける成人期以降のライフサイクルについて

ライフステージ	エリクソン	よくみられる腫瘍	病気による喪失	介入
初期成人期 19〜30歳	親密 vs 孤独：社会的、教育的、職業的、協力関係への情動的あるいは身体的な関わりと、犠牲と妥協に関わらず、これらの関係を強制し、永続させようとする意志 この期間のキーワードは、「愛」である.	急性白血病，ホジキン病，リンパ腫，睾丸腫瘍，乳がん，骨肉腫，脳腫瘍	【関係性の変化】 他者との間に親しい関係を発展させることをためらう. 【目標達成の途絶】 将来への期待を暗雲で覆ってしまい、治療の影響によって将来が実質的に変わってしまうかもしれないという現実の不安を生み出す. 【実存的問題】 再発への恐れ、アイデンティティの喪失、後に続く世代との連続性の感覚が失われることへの恐怖	・人間関係を回復し、それを支えることに重点を置いたカウンセリング ・患者の早期回復の可能性を評価し、それをたびたび評価し直すこと ・自己の価値や未来に対して病気がどんな意味をもっているかについて話し合う ・性機能に関する問題についても話し合えるようにする
成熟成人期 31〜45歳	生殖性 vs 沈滞（40歳以上）：次世代の確立と指導への関心；自分の家族のみかもしれないし、もっと大きく文化としての若い世代かもしれない この期間のキーワードは、「生産と世話」である.	肺がん，乳がん，結腸・直腸がん，子宮がん，卵巣がん，膵臓がん，脳腫瘍，神経系のがん，白血病，リンパ腫	初期成人期と同様の喪失を体験する 【関係性の変化】 配偶者や子どもや他の家族を残して去ることへの無念さの感情.何故にこの自分が生き残れないのかという怒りと絶望が交錯した気持ち. 【目標達成の途絶】 病気と治療の経過によっては、人生目標のあるものを変えたり捨てたりしなければならなくなる可能性. 【依存と自立】 患者にゆだねられていた責任が配偶者に課せられるようになるかもしれず、このような役割の逆転が家族の負担となることがある.	・正常な家庭生活と ADL を保つ ・セルフ・ケアを最大にする ・正常な外観と機能を支持する ・現在までの生活、今後の生活、死、そして死後の意味を探求することを助ける
後期成人期 46〜65歳	生産性と創造性の感覚を十分に獲得できないと個人的な不毛感、いつわりの親密さ、軽い疎隔、過剰な依存を呈する 自我統合性 vs 絶望（60歳以上）：この時期は物事を支配し、人の面倒をみ、なにかの創始者か、物や考えを作り出し固有の勝利と失望に順応した人に特徴的である.	肺がん，乳がん，結腸・直腸がん，前立腺がん，すい臓がん，卵巣がん，子宮がん，胃がん，脳腫瘍	【関係性の変化】 世話をすることができなくなることへの無念さ、生き残る親の幸せに関する心配 【目標達成の途絶】 達成可能と思われた仕事を中断することの失望 【実存的問題】 自己の業績に対する失望と人生の意味への疑いが出てくる	・希望した生活スタイルや目標の喪失に伴う苦しみを中心にしたカウンセリング ・人生を振り返り自尊心を高める ・適応のための対処メカニズムと行動を強化する
高齢成人期 66歳以上	生活様式に尊厳さがあり、人生の本当の意味が感じられる；情動的統合が明らかで新たな異なる愛が生まれる この段階にいる者は業績に絶望と無意味さを感じ、死への恐れを抱く この期間のキーワードは、「英知」である.	結腸・直腸がん，乳がん，肺がん，膵臓がん，子宮がん，卵巣がん，前立腺がん，膀胱がん，胃がん	【関係性の変化】 他者に対して、自分が無価値で重荷になっているのではないかという恐れ 【目標達成の途絶】 老年期の予定していた楽しみを奪われたことへの嘆き悲しみ 【実存的問題】 高齢者のもつ多様な喪失にさらに喪失を積み重ねる.「いかに死ぬか」という実存的関心.	・高齢者の実際的、経済的、重要な社会的資源に対する高まるニーズに社会的支援と社会的資源を提供し維持すること ・過去の暮らしや業績について積極的に振り返ることへの援助 ・個としての喪失と身体の喪失への理解を援助

(Rowland JH：発達段階と適応─成人モデル. In：Holland JC, Rowland JH (eds)〔河野博臣, 濃沼信夫, 神代尚芳(訳)〕Psycho-oncology. pp69-93, 224-226, メディサイエンス社, 1993)

すことなく伝えることや，自己の価値や未来に対して病気がどのような意味をもっているかについても話し合うことは大切である．性機能に関する諸問題は，非常に繊細な問題であるが，患者がこれについても話し合えるような動機づけが重要となる．

2) 成熟成人期：31〜45歳

　この時期の発達課題は，個人的成長と仕事や社会的目標の確立によって特徴づけられ，一般には人生の最安定期とも称される．発達課題の多くが前段階からの延長でもあり，がんに罹患した時に，患者は同様の喪失を経験する．がんの診断や治療で生命が脅かされることにより，配偶者や子ども達を残してこの世を去ることへの無念，残される家族の社会的・経済的・教育面の心配，そしてどうして自分が生き残れないのかという怒りと絶望が時に交差した気持ちに陥る．また，それまで患者に委ねられていた責任が配偶者に課せられ，役割の逆転が起こることで，患者や家族にとって心理的負担となる場合がある．この段階の患者に対する介入として，社会的孤立や家庭・仕事などの日常性の喪失を最小限に食い止め，可能な限り患者が生の実感を抱き，役に立っているという気持ちを保たせるようにすることが推奨される．患者がどのようなことにストレスを感じているかを見出し，それをどのように解決していくかということや，経済面をはじめ現実的問題を扱うことも重要である．

3) 後期成人期：46〜65歳

　後期成人期に関連した人生の再検討と反省は，この時期以降の人生の先触れ，後年の足場を設けることにつながる．また個人差は大きいものの，多くが一連の身体的・感情的・社会的変化を経験し，それに適応しようとする．この時期に，がんに罹患することは，患者の両親や子どもたちに対する責任に変化をもたらす．前期成人期と同様に，残される家族に対する社会的・経済的・教育的福利が重要な課題であり，年老いた親の介護をしていたとすれば，誰が自分の代わりを果たしてくれるかどうかと悩む．患者とその家族においては，「面倒をみられている」，「みている」という感情が起こることもあり，怒りと自責の念を双方が感じると言われている．また，目標達成という観点からみると，後期成人期の中でも早い時点で病気に罹患することは，可能性のある達成能力を奪い取られることであり絶望的にならざるを得ない．あるいは，退職を間近にした人やすでに退職した人にとっても，病気になることは多くの予定した健康な退職後の生活を奪い取られたような気がするであろう．この発達段階特有の「強い反省心や自省心」が，これまでの人生を振り返り，達成できなかった課題や人生の意味について心の底から絶望感を引き出す可能性もある．後期成人期の患者に対する介入を考えるときに，個人の統一性を維持することが重要になる．予後に関する医学的データを考慮して，目標としてきた生活様式や目標の喪失についての恐れや不安を取り除くことを中心に，また経済面や家族のニーズなど現実的な課題についても取り扱うことが必要になる．加えて，自尊心を維持するという観点から，人生を振り返った時に，すべて意味のあることであった，人に貢献し，全体としてよい人生を送ったと考えられるように方向づけるべきである．

4) 高齢成人期：66歳以上

　人は誰でも，加齢による変化がもつ意味を理解し，他人への依存につながる心身の能力低下を

恐れる気持ちに対応しなければならない．このような問題に先入観をもたず，過度にこだわらないこと，バランスを保つことが重要であると言われている．高齢成人期になると，がんのような生命を脅かす疾患の診断を受けること自体は，それほど珍しいことではない．しかし，何も準備していないのが普通であり，がんに罹患することによって，この段階の患者においても心理社会的崩壊の危機にさらされる．すでに家族との死別や離別を通して孤独感や喪失感を経験している人も多いが，自身ががんを患うことは，より深い孤独感を与えることがある．医療スタッフや家族から見捨てられるのではないかという恐れや，自分が無価値で重荷になっているのではないかという不安も抱いている場合がよくみられる．これまで自立して生きてきた人々にとって，突然他人に世話をしてもらわなければならなくなることは大きなストレスとなる．彼らに対する適切な介入として，高齢者の実際的・経済的・重要な社会的資源を提供し維持することが挙げられる．また初めの治療が終わったあと，どこでその後のケアを続けるのが最も良いかを決めることも検討されるべきである．同時に，依存せざるを得ない気持ち，絶望感，病気や喪失に関連した悲嘆についてもカウンセリングがなされるべきである．

　ライフサイクルについて考えるときに，各発達段階において「心理社会的危機」と呼ばれる発達課題があり，それぞれの年齢に見合った課題を乗り越えて次の段階へ進むことに加えて，がんに罹患することが，患者にどのような影響をもたらすかを概説した．人が通常辿ると言われている基本的な発達段階について知識をもつことは，人の成熟度やその発達程度を知るための幅広い判断基準を提供し，がんに罹患したことによって，基準となるライフサイクルからどの程度逸れてしまったかなどについても判断することができる．患者は1人ひとり異なる個性をもっており，彼らが抱える問題や課題も個別の解決法が求められるが，ライフサイクルという大きな枠の中で患者を理解することも重要である．

文献

1) Rowland JH：発達段階と適応—成人モデル．In：Holland JC and Rowland JH (eds)〔河野博臣，濃沼信夫，神代尚芳(訳)〕Psycho-oncology. pp69-93, 224-226, メディサイエンス社, 1993.
2) Erikson EH：Identity and the Life Cycle. 小此木啓吾(訳編)：自我同一性．誠信書房, 1973.
3) Erikson EH：Childhood and Society. New York, Norton, 1950.

（小林未果・松島英介）

IV 終末期の精神医学的問題

　終末期にあるがん患者に対する緩和ケアの目標は，患者のQOL(Quality of Life；生活の質)をできるだけ最善の状態に保つことにある．そのなかでも，終末期の患者にとって最も重要な精神医学的問題となるのが，スピリチュアリティ(spirituality)である．例えば，WHO(World Health Organization；世界保健機関)は「健康」の定義に関して，これまで「肉体的・精神的および社会的に良好な状態」としてきたが，1998年のWHO憲章の見直し作業の中で，健康を「肉体的・精神的・社会的，スピリチュアルな側面で良好な状態」と変更することが提案されたことも，世界的にがん

患者のスピリチュアリティの重要性が指摘される一因となっていると思われる.

Wilsonら[1]は，カナダの進行がん患者381名に対する面接調査の結果，終末期の苦悩を感じている患者の割合はその程度により，極度7.9%，中等度ないし高度17.9%，微ないし軽度24.9%，苦悩なしが49.3%であったことを報告している．また，苦悩を感じている患者の中でその苦悩と関連する要因を質的に分析した結果，身体症状が苦悩の要因となっているもの49.5%，心理的苦痛が要因となっているもの14.0%，スピリチュアルペイン（spiritual pain）が要因となっているもの17.7%，社会的懸念が要因となっているもの18.8%であったという．

1. スピリチュアリティおよびスピリチュアルペインとは

患者は，がんという疾患を罹患することで，身体的・機能的・精神的・社会的に大きなダメージを蒙ると同時に，「なぜこんなに苦しまなくてはならないのか」，「なんで自分がこんな病気になったのか」，「自分の一生は何だったのか」，「自分の人生にどんな目的があったのか」，「偉大な何かの存在を信じたい」など，自己の存在と意味の消滅から生じる苦痛を味わうと言われている[2]．WHOは，「スピリチュアルとは人間として生きることに関連した経験的一側面であり，身体的・心理的・社会的因子を包含した人間の『生』の全体像を構成する一因として見ることができ，生きている意味や目的についての関心や懸念と関わっていることが多い．とくに人生の終末に近づいた人にとっては，自らを許すこと，他の人々との和解，価値の確認などと関連していることが多い」と定義している[3]．

森田ら[4]は終末期のがん患者が表出したスピリチュアルペインの例を挙げているが，それによると，「迷惑をかけている，邪魔になっている」，「絶望している，何の希望も見いだせない」，「現在の生活に意味・価値を見いだせない」，「自分でするべきことができず，他者に依存していることは尊厳がない」，「愛するものとの別離の悲しみに耐えられない」，「誰からも必要とされていない・愛されていないと感じる，孤独だ・寂しい」，「自分が病気になったことを不合理・不公平だと感じる」，「自分が病気になったのは，自分の犯したことに対する罰・罪である」，「未完成の仕事・やり残したことに未練がある」，「過去の人生に意味・価値を見いだせない」などである．そして，少なくとも約半数の終末期がん患者が，明らかなスピリチュアルペインをもっていることが示唆されている．

村田[5]はスピリチュアルペインを3つに分けて考えている．1つは，「こんなことやったってしょうがない」，「何の意味もない」，「私の人生は何だったのか」などの訴えで，生きることに限りがあることや将来を失ったことを患者が意識した時に，生きることが無意味で無目的なものに感じ表出するスピリチュアルペインと言える．こうしたスピリチュアルペインの解釈として，将来と過去とに支えられて現在の意味と存在を成立させている，いわば「時間存在」として生きている人間が，将来を失うことで感じる苦痛と捉えている．2つ目は，「死んだら何も残らない」，「孤独だ，自分ひとり取り残された感じだ」などと患者が訴えるもので，これらは自分が死ぬことによって他者との関係が断絶することを意識した時に，虚無や孤独というスピリチュアルペインを実感する．こうしたスピリチュアルペインの解釈として，自己の存在と意味は他者との関係のなかで成立している，いわば「関係存在」として生きている人間が，他者との関係の断絶によって自己の存在に支えを失うことで感じる苦痛と捉えている．3つ目は，「人の世話になって，迷惑かけて生きていても何の値打もない」，「何も役に立たない，生きている価値がない」などの訴えで，患者の身

体が衰え，さまざまな「できなくなる」ことを体験した時に，自分が無価値で無意味なものに感じ表出するスピリチュアルペインと言える．こうしたスピリチュアルペインの解釈として，自分のことは自分で行い，自分自身をコントロールすることによって自立し，生産的であることに人間として最も重要な価値を置く，いわば「自律存在」として生きている人間が，自立を失い，人に依存する自分，役に立たない負担となる自分を実感することで感じる苦痛と捉えている．このように，終末期患者のスピリチュアルペインは，時間存在，関係存在，自律存在である患者が死の接近により，将来を失い，他者との関係を失い，自立と生産性を失うこと，すなわち自己の存在と意味の消滅から生じる苦痛と考えられる．

このスピリチュアリティの概念には2つの問題点がある．1つは，スピリチュアルペインと抑うつ状態やうつ病との重複である．これについては，がん患者の自己評価の変化は自立性の低下に伴うものであり，重症のうつ病患者に見られる強い無価値感とは異なる[6]，希死念慮を訴えた終末期がん患者の40%は抑うつ状態ではなかった[7]，絶望感が抑うつ状態とは独立して希死念慮を促進することが明らかにされている[8]，といった報告があり，スピリチュアルペインと抑うつ状態ないしはうつ病とは一部重複するものの，完全に重なり合うものではないとされている．もう1つはスピリチュアリティと宗教ないし宗教観との関係であり，これについては，宗教が個人的な信仰や礼拝行為と位置づけられているのに対して，スピリチュアリティは個人的な生の原理や関係性，超越経験に関連している[9]，と区別されており，スピリチュアリティは宗教観を含んでいるものの，必ずしも特定の宗教によらないより広い概念とするのが一般的になりつつある．

2. スピリチュアルケア

われわれが臨床経験から重要と感じるのは，スピリチュアルペインを抱く終末期患者の「随伴者」として，患者のベッドサイドに腰を下ろし，簡単には答えが出ない複雑な問題であっても「逃げずに」・「最期まで」そこに留まるとの思いで患者と接すること，そのことだけでも患者にとってはかけがいのない生きる意味への援助，すなわちスピリチュアルケアにつながるという視点である．そのためには治療者自身が，自分の問題としてスピリチュリティ（人生の意味や価値）を十分に考えておくことが重要である．患者は，治療者の価値観・人生観を敏感に察し，自らのスピリチュアルペインを表現するかどうかを判断しているからである．恒藤[10]は，スピリチュアルケアの要点として，①患者をあるがままに受容する，②患者の言葉に傾聴し言葉の背後にある意味を感じ取る，③患者に共感的態度で誠実に接する，④患者が，人生観や人間観，死生観，スピリチュアルペインを自由に話せるような温かい雰囲気を作る，⑤患者自身が気がついていないスピリチュアルニーズを言語化し，意識化させる，⑥瞑想や祈り，リラクセーションのための静かな時間を提供する，⑦自然と触れ合う機会を提供する，⑧音楽や絵画などのさまざまな芸術に触れる機会を提供する，⑨患者が宗教行為や儀式に参加できるように配慮したり，必要であれば適切な宗教家を紹介する，⑩ライフレビューにより人生の意味を再発見したり，注目に値する経験を見出せるように支援する，とまとめている．

海外ではすでにいくつかの心理的介入の試みがなされている．Breitbartら[11,12]は，Meaning-Centered Group Psychotherapyと称してフランクルの実存分析（ロゴセラピー）を応用した集団精神療法を通院可能な終末期がん患者を対象に行い，がんという苦悩の中にあっても最後まで患者独自の「生きる意味」を見出すことを目的としている．一方，Chochinovら[13,14]はDignity Psychotherapy という「尊厳」をキーワードにした短期個人介入法を提示している．「人生の中で最も重要と思っていることは？」，「家族に知ってもらいたいこと，また思い出してほしいことは？」などの質問を用い，これらの質問に対する答えを逐語化して編集し，患者から家族への形見（世代継承生成性文書）として残すものである．さらに Kissane ら[15]は，絶望感および意味や目的の喪失からくる無能力感を訴えるがうつ病ではなく，日常生活の上で喜びや関心の喪失はないがしかし将来への希望がない Demoralization をもつがん患者を対象に，認知，意味，家族などの側面からの精神療法を勧めている．わが国でも，Ando ら[16]が終末期がん患者を念頭においた短期ライフレビューインタビュー（回想法）を開発し，2 回の面接で自分史を作成し確認することでスピリチュアルな苦痛の改善に有用であることを報告している．

以上のように，スピリチュアリティに関わる問題は，QOL 全体を支える位置づけにあり深遠で複雑であるが，緩和ケアを中心にその視点の重要性が強調され，具体的な心理的介入の試みも見られるようになってきている．

文献

1) Wilson KG, Chochinov HM, McPherson CJ, et al：Suffering with advanced cancer. J Clin Oncol, 2007；25：1691-1697.
2) 村田久行：スピリチュアルケアとは何か．ターミナルケア，2002；12：324-327.
3) World Health Organization：Cancer pain relief and palliative care；report of WHO expert committee. p50. World Health Organization, Geneva, 1983.
4) 森田達也，角田純一，井上聡，他：終末期癌患者の実存的苦痛に関する Pilot Study. 精神科診断学，1999；10：329-332.
5) 村田久行：スピリチュアルペインの構造とケアの指針．ターミナルケア，2002；12；521-525.
6) Bukberg J, Penman D, Holland JC：Depression in hospitalized cancer patients. Psychosom Med, 1984；46：199-212.
7) Chochinov HM, Wilson KG, Enns M, et al：Desire for death in the terminally ill. Am J Psychiatry, 1995；152：1185-1191.
8) Breitbart W, Rosenfeld B, Pessin H, et al：Depression, hopelessness, and desire for hastend death in terminally ill patients with cancer. JAMA, 2000；284：2907-2911.
9) Emblen JD：Religion and spirituality defined according to current use in nursing literature. J Prof Nurs, 1992；8：41-47.
10) 恒藤暁：最近緩和医療学．pp6-7，最新医学社，1999.
11) Breitbart W：Spirituality and meaning in supportive care—spirituality- and meaning-centered group psychotherapy interventions in advanced cancer. Support Care Cancer, 2002；10：272-80.
12) Breitbart W, Heller KS：Reframing hope—Meaning-centered care for patients near the end of life. J Palliat Med, 2003；6：979-988.
13) Chochinov HM：Dignity-conserving care—a new model for palliative care. Helping the patient feel valued. JAMA, 2002；287：2253-2260.
14) Chochinov HM：Dying, Dignity, and new horizons in palliative end-of-life care. CA Cancer J Clin, 2006；56：84-103.
15) Kissane DW, Clarke DM, Street A：Demoralization syndrome—a relevant psychiatric diagnosis for palliative care. J Palliative Care, 2001；17：12-21.
16) Ando M, Tsuda A, Morita T：Life review interview on the spiritual well-being of terminally ill cancer patients. Support Care Cancer, 2007；15：225-231.

〈松島英介〉

7 コミュニケーション

1. コミュニケーションとは

　円滑な社会生活を営む上でコミュニケーションは不可欠である．信頼関係を築く時間を十分にとることが困難な医療場面において，患者-医療者間のコミュニケーションは医療者のみならず患者にとっても重要な問題である．

　コミュニケーションの語源は「共有する」という意味のラテン語 communicare であると言われている．患者-医師間の望ましいコミュニケーションの成立には，双方向の円滑な情報交換に加え，言葉だけでなく，表情や姿勢，身振りといった非言語的なメッセージが大きな役割を果たす．例えば，目の前の患者が辛そうな表情で「大丈夫です」と言ったとしても，言葉どおり「大丈夫」とは判断しないだろう．悪い知らせを伝える面談のように，感情が伴うコミュニケーションの際には言語的な情報以上に非言語的な情報に十分配慮することが重要である．

　医療場面においては，医学的情報を「言った」，「言わない」といった言語的なコミュニケーションに目が向きがちであったり，患者の発言を「言葉通り」に受け取ってしまい，そのため，患者-医療者関係に問題が生じることがある．例えば，忙しそうな医師から「何か質問はありますか？」と問われると，遠慮がちな患者や十分理解できていない患者は「いいえ」と回答してしまうかもしれない．その後すれ違いが生じると，医療者は「前回きちんと説明して同意を得たはずなのに」と感じるかもしれない．また，不安や怒りが背景にある患者が治療を拒否するような発言をした際に，医療者が言葉通りに受け入れて治療を中断してしまうことがあるかもしれない．互いの話に十分耳を聴け，患者，家族それぞれの立場を考慮し，気がかりや心配について十分話し合うことが大切である．

2. がん医療において求められるコミュニケーションとは

　がん医療に携わる医師が患者とのコミュニケーションで難しいと感じていることとして，「予後について説明」，「抗がん治療の効果がないことの説明」，「がんの診断を伝えること」，「再発を伝えること」，「患者の心理的問題を扱うこと」，「緩和医療への移行を患者に伝えること」，「病気の進行に関する病理学の報告書を患者に伝えること」が示唆されている[1]．すなわち，医師は悪い知らせや専門的な医学情報を伝えることに困難を感じていると言える．また，対応に苦慮する患者として，「否定的な態度を示す患者」，「がんについて誤解がある患者」，「強い信念を有する患者」，「問題を有する家族がいる患者」，「強い心配や恐れをもっている患者」が挙げられる[1]．すなわち，コミュニケーションに特段の配慮が必要な患者と言えよう．

3. 悪い知らせとは

　悪い知らせは「患者の将来への見通しを根底から否定的に変えてしまう知らせ」と定義されており，がん医療においては，難治がんの診断や再発，抗がん治療の中止といった知らせが含まれる．これらは，前述した医療者が難しいと感じているコミュニケーションでも挙がっていたものと一致する．また，悪い知らせは患者にとっても大きなストレッサーであり，悪い知らせを伝える医師のコミュニケーションが患者の不安や心理的適応に影響する[2,3]ことから，コミュニケーションへの特段の配慮が求められる．患者が悪い知らせを伝えられる際の面談では，診断や病状だけでなく，今後の治療や生活に関する説明など重要な話が同時に伝えられることが一般的であるが，患者は悪い知らせで頭が真っ白な状態で医師が伝えた内容を理解していないことがある．そのため，表情や返答のテンポなどのちょっとした変化から心理的な状態を推測し，説明の質や量を調節するといった配慮が重要である．

　インフォームド・コンセントは日本語で「説明と同意」と翻訳されることがあるが，心の機能を表す「知情意」という言葉に准えて考えてみると，「説明」を受けて「同意」に至る間に「情」が抜けていることがわかる．このように患者が重大な意思決定を行う際には，十分な説明を受け，気持ちの上でも納得する必要がある．そのために，医療者は十分な情報提供と共に気持ちへの配慮が求められる．

4. がん医療における効果的なコミュニケーション

1）基本的なコミュニケーション技術

　がん医療において，効果的なコミュニケーションを実践するためには，まず，基本的なコミュニケーション技術を習得している必要がある．**表1**にまとめたように，基本的なコミュニケーション技術は，特段に医療場面に限ったものではなく，あらゆる人が対人場面で求められるコミュニケーションであると言えよう．

2）悪い知らせを伝えるコミュニケーション技術

　さらに，悪い知らせを伝える際には，とくに医師のコミュニケーション技術が患者のストレスに与える影響が大きいことが示唆されている[3,4]．そのため，患者の意向に副ったコミュニケーションの重要性が指摘されている．わが国のがん患者が悪い知らせを伝えられる際に医師に対して望むコミュニケーションは，「Supportive environment（支持的な環境設定）」，「How to deliver the bad news（悪い知らせの伝え方）」，「Additional information（付加的情報）」，「Reassurance and Emotional support（再保証と情緒的サポート）」という4つの要素であり，その頭文字からSHAREとしてまとめられている[5,6]（**表2**）．

　SHAREの各要素を実際の面談でどのように使用するかに関して時間軸に沿って面談を起承転結に分けて簡単にまとめたものを以下に示す[7]．これらの技術は，文脈を考慮せずに字面だけで表出するのではなく，個々のコミュニケーション行動の意味を理解した上で，他者に認識されるように適切に表出しなければ意味がない．

　①起：面談を準備する（患者が面談室に入るまで）（**表3**）
　重要な面談の前にはまず患者にとっても医療者にとっても心構え，心の準備が必要である．少

表1　あらゆる医療者に求められる基本的なコミュニケーション技術

コミュニケーションの準備
・身だしなみを整える．
・静かで快適な部屋を設定する．
・座る位置に配慮する〔例．間に遮るものがない，対面よりも角度(90～120度)があるほうが話やすいなど〕．
・挨拶をする．
・名前を確認する．
・礼儀正しく接する．
・時間を守る．
・ことわりを入れてから電話に出る．

話を聞く技術
・目や顔を見る．
・目線は同じ高さに保つ．
・患者に話すよう促す．
・患者の発言を遮らない．
・適切に相槌を打つ．
・患者の言葉を自分の言葉で反復する．

質問するスキル
・Yes/Noで答えられない質問(オープン・クエスチョン)を用いる．
・病気だけではなく患者自身への関心を示す．
・わかりやすい言葉を用いる．

共感するスキル
・患者の気持ちを繰り返す．
　例：「死にたいぐらいつらい」のですね．
・沈黙(5-10秒)を積極的に使う．
　例：患者が発言するのを待つ．
・患者の気持ちを探索し理解する．
　例：どのようにお感じなっているか教えていただけますか？

応答するスキル
・患者が言いたいことを探索し理解する．
・患者の言葉を言い換えて理解したことを伝える．
・必要に応じて説明的な応答をする．

なくとも，通常の面談とは異なり，次回は家族の同伴が必要な重要な面談であることを伝える．電話ではなく，直接会って伝えることは大前提である．面談の場の設定として，プライバシーが保たれる場所(例えば，大部屋のベッド・サイドやカーテンで仕切られているだけの外来はできるだけ避け，面談室を使う)や十分な時間(例えば，検査結果が出るような診察は外来の中でも遅い時間にする)を確保する．面談が中断しないように他の医療者に院内PHSを預けるなど配慮する．どうしても面談中に電話に出る際には患者，家族に一言断りを述べる．患者の医師に対する信頼感は医学的専門性だけではなく日常診療でのあいさつや表情，態度などからも構築されるため，身だしなみや時間を守るなど基本的なコミュニケーションを念頭に置く．

　また，悪い知らせを患者に伝えることを家族が反対する場合もある．その場合には，まず，家族が患者に悪い知らせを聞かせたくない理由(多くは悪い知らせの後の患者の気持ちを気遣って，あるいは患者への対処に自信がもてないという家族の心配や不安があると思われる)に対して十分共感を示す．そして，患者に伝えることで想定される利益と不利益について話し合う．患者の

4. がん医療における効果的なコミュニケーション

表2　悪い知らせを伝えられる際に患者が望むコミュニケーション技術の4要素（SHARE）

Supportive environment（支持的な環境）   ・十分な時間を設定する．   ・プライバシーが保たれた，落ち着いた環境を設定する．   ・面談が中断しないように配慮する．   ・家族の同席を勧める．
How to deliver the bad news（悪い知らせの伝え方）   ・正直に，わかりやすく，丁寧に伝える．   ・患者の納得が得られるように説明をする．   ・はっきりと伝えるが「がん」という言葉を繰り返し用いない．   ・言葉は注意深く選択し，適切に婉曲的な表現を用いる．   ・質問を促し，その質問に答える．
Additional information（話し合いたい情報）   ・今後の治療方針を話し合う．   ・患者個人の日常生活への病気の影響について話し合う．   ・患者が相談や気がかりを話すよう促す．   ・患者の希望があれば，代替療法やセカンド・オピニオン，予命などの話題を取り上げる．
Reassurance and Emotional support（安心感と情緒的サポート）   ・優しさと思いやりを示す．   ・患者に感情表出を促し，患者が感情を表出したら受け止める（例：沈黙，「どのようなお気持ちですか？」，うなずく）．   ・家族に対しても患者同様配慮する．   ・患者の希望を維持する．   ・「一緒に取り組みましょうね」と言葉をかける．

表3　面談を準備する際（患者が面談室に入るまで）のコミュニケーション技術

次回の面談が重要であることを患者に伝える．   　「次回は検査結果をお伝えし，今後の治療についてご相談する大切な面談です．」   　「次回は重要なお話をしますので，可能であればご家族の同席をお勧めします．」
家族など他の人が同席できることを伝える．   　「次回は検査結果をお伝えする重要な面談です．ご都合が付けばぜひ，ご家族と一緒に来てください．」   　「お一人でも結構ですが，心細いようであればご家族に同席していただいても構いませんので…」
家族から患者に伝えないでほしいと依頼されたときには，家族が患者に悪い知らせを聞かせたくない理由を聞き，心配や不安に対して十分共感を示す．   　「ご家族もご心配のことと思います．」   　「○○さん（患者）のことを思うと伝えないほうが良いのではないかとお考えなのですね．」，「それはどういう理由からでしょうか．」，「それでは○○さんにどのように伝えたら良いかご一緒に考えていただけませんか．」   　「多くのご家族がはじめは□□さん（家族）のようにお感じになるのですが，○○さんと一緒にお話をしたあとには伝えて良かったと思われるようですよ．」
面談する環境を整える（面談室を準備する，面談が中断されないように配慮する，身だしなみを整える）．

意向という点から考えると，家族と一緒に伝えられたいという意向が多く，次いで一人で聞きたいという意見が多かった．家族だけに伝えてほしいと考えている患者は極めて少ない．もちろん難渋する場合もあるが，あきらめずに話し合いを重ね，患者と家族一緒の場で情報を共有できるように，あらかじめ場を設定する準備をしていく努力が大切である．

②起：面談を開始する（患者が面談室に入ってから悪い知らせを伝えるまで）（表4）

面談のはじめから，いきなり悪い知らせを伝えるのではなく，聴く技術（オープン・クエスチョン，アイコンタクト，患者の話を遮らない，患者の言葉を繰り返すなど）を用いて，患者の気がかりを聞き出す．聴く技術を用いることによって，患者の話を積極的に聴く態度を示すと共に，患者の緊張を和らげ，患者の話を促進する．患者の気がかりは病気そのものについてかもしれないし，病気によって変化した日常生活についてかもしれない．患者の気がかりをまず話題にすることによって，信頼関係を築く助けとなり，治療計画を立てる際にも有益な参考材料となる．

また，患者の希望に合わせて家族の同席を促し，家族に対しても患者同様の配慮をすることが望ましい．この段階で，患者が自身の病気に関する現在の状態ついてどのように認識しているのか把握する．悪い知らせを伝えられる患者の精神的ストレスの大きさは知らせの内容だけで決まるのではなく，患者の理解や期待と医学的現実とのギャップの大きさにも影響を受ける．ギャップがある場合には，まずは現在の状況について再度説明する．さらに，ギャップを埋めるために，検査や治療に伴った苦労をねぎらいながら，今一度，臨床経過を一緒に振り返る．その上で，悪い知らせを聞く心の準備，心構えができているのかを確認する．患者が使う語彙に注意を向けることによって，現実とのギャップの埋め方，何をどの程度伝えるかという戦略を立てる．

③承：悪い知らせを伝える（表5）

悪い知らせを伝える段階では，Warning sign（警告）となる言葉をかけることによって，悪い知らせの衝撃を緩和するための心の準備を患者に促すことが可能となる．不意に伝えられるとそれだけ心の衝撃は大きくなる．そのため，間を計りながら「それでは検査の結果をお伝えします．非常に残念なのですが…（沈黙）…」など十分な前置きをする．そして，悪い知らせは明確に伝えることが大切である．例えば，がんを伝える際には，はじめにきちんと「がん」という言葉を用いて伝える．あいまいに伝えられることを望んでいる患者は少ない．ただし，1回の面談の中で何度も「がん」という言葉を繰り返すことは適切ではない．患者がもし「病気」や「腫瘍」など「がん」以外の言葉を用いていたら，2回目以降は，「あなたの病気」や「この腫瘍」など言葉を置き換えることが望まれている．つまり，「悪性腫瘍」などの言葉では「がん」と捉えられない場合も少なからずある一方で，患者にとって「がん」という言葉は，未だに「死」を連想されることもあり，侵襲的であることから，一度明確に悪い知らせを伝えた後には，適切に婉曲的な表現を用いる．

悪い知らせを伝えられると，患者には多種多様の感情が惹起される．多くの場合ネガティブな感情である．そのような悪い知らせによって生じた気持ちをいたわることもまた重要である．悪い知らせの衝撃が強い場合には，患者は頭が真っ白になり，その後の説明を何1つ覚えていないこともある．そのため，まずはしっかりと気持ちを落ち着ける時間をとることが大切であり，結果的に時間の節約にもなることもある．気持ちへの配慮としては，沈黙の時間をとり，患者の言葉を待つだけでも十分示すことが可能である．目の前の患者の人となりや家族構成などから患者の人生や置かれた立場を考慮し，患者の気持ちを想像することが期待される．共感的な態度は，患者-医師間の信頼関係を促進する．信頼関係が構築されると，以降，さまざまな困難な局面に直

表4 面談を準備する際(患者が面談室に入ってから悪い知らせを伝えるまで)のコミュニケーション技術

礼儀正しく患者に接する. 　　面談室に患者が入ってきたら目を合わせて挨拶をする. 　　初対面の時には立ち上がって挨拶し,自己紹介をする. 　　患者の目や顔を見て接する.
患者の質問にいらいらした様子で対応しない. 　　患者の言葉を途中で遮らない. 　　貧乏ゆすりをしない. 　　ペンを廻さない. 　　不必要にマウスをいじらない.
大事な話の前には患者は緊張するので,患者の気持ちを和らげる言葉をかける. 　　身近なことや時候の挨拶,患者の個人的な関心事などについて一言触れる. 　　表情(微笑む),姿勢といったノンバーバル・コミュニケーションを用いる. 　　「最近寒い日が続いていますが体調はいかがですか?」 　　「暑い日が続いていますが,夜はよく眠れていますか?」 　　「ずいぶん長らくお待たせしました.」
気がかりや懸念を聞く. 　　「今一番ご心配なことは何でしょうか?」 　　「何か気がかりなことはありますか? それはどのようなことですか?」
患者の病気に対する認識を確認する. 　　「前の病院の先生からはどのような説明を受けましか?」 　　「病気についてどのように考えていますか?」 　　「前回来ていただいたときの話について,その後何かお考えになりましたか?」 　　「前回のお話について,ご自宅でどんな風にお感じになりましたか?」 　　「ご家族にはどのようにお話ししましたか?」 　　「治療効果について,ご自分ではどのように感じていますか?」
悪い知らせと患者の認識にギャップがある場合には,ギャップを埋める. 　　病状,これまでの経過,検査の目的を振り返る. 　　「…という症状があることから,がんが疑われるということで…という検査を行い,今日はその結果をお話しするということで来ていただきました.」 　　「がんといっても種類や大きさ,深さなどは人それぞれ異なります.それらを考慮し,がんの進行具合を4段階で考えます.進行具合によって治療も異なります.」
患者に質問を促し,その質問に十分答える. 　　「ご質問はありますか?」
家族に対しても患者と同じように配慮する. 　　患者とともに家族に対しても目や顔を向けて接する. 　　患者に家族に対して配慮していることを認識してもらうことが重要 　　家族の発言に十分対応できないときには,後で十分答える準備があることを伝える. 　　「ご家族のお話も伺いたいのですが,まずは○○さん(患者)にお話を伺って,それからでもよろしいでしょうか」
他の医療者(例えば,他の医師や看護師)を同席させる場合は,同席の目的を伝え,患者の了承を得る. 　　「○○さん(患者)と今後一緒に治療に取り組む看護師の△△です.同席させていただいてもよろしいでしょうか? 面談後にわからないことや相談があれば,どんなことでも結構ですので,私か△△にお話ください.」

表5　悪い知らせを伝える際のコミュニケーション技術

悪い知らせを伝える前に，患者が心の準備をできるような言葉をかける． 　　「大切なお話です．」 　　「ご心配されていた結果になると思いますが…」 　　「少し残念なお話をしなければならないのですが…」 　　「気になっている結果をお話します．」 　　「一番ご心配されていたことをこれからお話します．」 　　「少し覚悟をして聞いていただかなければならないのですが…」 　　「今日は重要なお話ですのでご家族にもご一緒に来ていただきましたが…」
悪い知らせをわかりやすく明確に伝える． 　　「がん」，「再発」など明確な言葉を用いる． 　　実際の写真や検査データを用いて説明する． 　　専門用語を用いた際には患者が理解しているか尋ねる． 　　紙に書いて説明する．
患者が感情を表に出しても受け止める． 　　沈黙の時間をとる． 　　患者の反応(視線の動き，言葉を発するなど)を待つ．気持ちを聞く． 　　「…(沈黙)…大丈夫ですか？」 　　「…(沈黙)…驚かれたことでしょう．」 　　「…(沈黙)…混乱されたでしょうか．」 　　「…(沈黙)…私も残念です．」
患者に理解度を確認しながら伝える． 　　「ご理解いただけましたか？」
いつでも質問できることを伝える． 　　「わからないことがありましたら後からでも結構ですからご質問ください．」 　　「後で看護師に聞いていただいてもかまいませんよ．」
今の話の進み具合でよいか尋ねる． 　　「話の進みは速くないですか？」 　　「私の話し方は少し早口になっていないでしょうか？」 　　「速いと感じたらいつでもおっしゃってください．」
病状(例えば，進行度，症状，症状の原因，転移の場所など)について伝える．
質問や相談があるかどうか尋ねる． 　　「何かご質問はありますか？」 　　「気になることはありませんか？」

面しても，円滑なコミュニケーションが期待できる．また，後々怒りなどの激しい感情を表出する患者の多くはこのような信頼関係の構築に失敗していたり，不十分なことが原因であるケースもあるため特段の配慮が必要である．

　④**転**：今後のことを話し合う(**表6**)

　悪い知らせを伝えた後には，必然的に今後の方針が話し合われるが，ここで重要なことは，患者の視点で考えることである．病気を治すことが真のアウトカムではない．治療する最終的な目的は，自分らしく人生を全うすることであろう．その点を常に心に留め，治療について，そして，仕事などの日常生活への病気の影響について話し合う．病気の進行に伴い，ますますこの点は重要となる．患者は医師とさまざまな話をしたいと考えている．しかし現実的に難しい場合には，チーム医療を説明し，専門家を紹介することも有効である．初診の際には，セカンド・オピニオ

表6　今後のことを話し合う際のコミュニケーション技術

患者の今後の標準的な治療方針，選択肢，治療の危険性や有効性を説明した上で，推奨する治療法を伝える．
がんの治る見込みを伝える． 「治癒は非常に難しい状況です．今の目標は○○さん(患者)らしい生活をいかに保っていくかということです．」
患者が他のがん専門医にも相談できること(セカンド・オピニオン)について説明をする．
誰が治療選択に関わることを望むか尋ねる． 　患者本人が一人で決める． 　医師にまかせる． 　家族，医師と一緒に決める．
患者が希望を持てるように，「できないこと」だけでなく「できること」を伝える． 「がんをやっつける治療よりも，今は痛みをとる治療に重点をおきましょう．」 「できるだけ良い状態で家で過ごせるように一緒に考えながら治療していきましょう．」
患者のこれからの日常生活や仕事について話し合う． 「日常生活やお仕事のことなど，病気以外のことも含めて気がかりはありますか？」
患者が利用できるサービスやサポート(例えば，医療相談，高額医療負担，訪問看護，ソーシャル・ワーカー，カウンセラー)に関する情報を提供する．

表7　面談をまとめる際のコミュニケーション技術

今後も責任をもって診療にあたることを伝える． 「私たち診療チームはあなたが良くなるように努力し続けます」 「今後も責任を持って診療にあたります」
患者の気持ちを支える言葉をかける． 「一緒にやっていきましょうね」 「大丈夫ですよ」
身体状態が悪化したときの対応方法を話し合う． 「家にいるときに痛みが増した際には，まずこの薬を飲んでいただき，それでも治まらないときには，病院にお電話ください．」

ンについて積極的に説明することが望ましいが，長期の治療関係を経た場合には見捨てられる感じがしてあまり望まれないこともあるかもしれない．また，余命に関する情報提供は未だコンセンサスが得られていない領域ではあるが，ここでも大切なことは，どれくらい生きられるかということよりも，その質問の背景を探ることである．先の見通しが立たないことによる漠然とした不安かもしれない．そのような場合には，不安な気持ちに対応することが求められる．あるいは，娘の結婚式に出席できるかどうか，田舎に墓参りに行けるかどうか，いつまでに会社を片付けなければならないかなど，やらなければならないことができるかどうかを知りたいのかもしれない．そのような疑問に対しては，限られた体力や時間の中で目的が達成可能かどうかということが回答となる．

　⑤結：面談をまとめる(表7)
　面談の最後に伝えた内容を簡単にまとめることにより，伝えた内容への患者の理解を確認することが可能となる．書いて説明した場合にはその用紙を患者に手渡す．そして，何より責任をもっ

表8 患者のコミュニケーションに対する意向に関連する要因

より多くの情報を望む：若年，女性，より長い教育経験年数，より多くの収入
より詳細な情報を望む：より強いストレス，より強い不安，より強い前向きさ
より多くの情緒的サポートを望む：若年，女性，より長い教育経験年数
治療の意思決定に関わることを望む：若年，より長い教育経験年数

て，患者，家族と共に治療に臨むことを伝えることが大切である．また，患者，家族は家にいる間に身体状態が悪化することに対する不安があるため，その対応方法について説明しておくことも安心感につながる．

すべての患者が望むコミュニケーションが存在する一方で，患者ごとに意向が異なるコミュニケーションが存在する．また，時間の経過に伴い意向が変化する可能性も示唆されていることからも，同じ面談は2度となく，面談ごとに強調されるコミュニケーション技術は異なる．そのため，個々の患者の意向を把握し，意向に副ったコミュニケーションを実践することを常に心がけることが大切である．

5. 患者のコミュニケーションに対する意向に関連する要因（表8）

SHAREでまとめられたようなコミュニケーションに対する患者の意向に関して，各患者の意向を推測するための関連要因を検討した調査がこれまでいくつか報告されている．検討されている関連要因は，社会的背景（年齢，性別，教育経験），身体状態（病期，再発の有無），心理状態（ストレス，不安，前向きさ）である．それらの結果をまとめたものを表8に示す．結果として，社会的背景，心理的状態は影響するが，身体状態は関連しないことが示唆されている[8]．

また，いくつか文化により異なる意向が示唆されている．予後を話し合うことについては，欧米諸国では望む患者が多い（60～98％）一方で，アジア圏では比較的少ない（30～50％）ことが報告されている．一方で，家族の同席の上での面談を望む患者の割合は，日本では78％と多いことが報告されているが，欧米ではその割合は50～60％程度となっている．

その他のコミュニケーションに関しては，概ね同様の結果を示しており，多くの研究において，医師の専門性，正直に詳細に診断や治療の情報が伝えられること，質問に丁寧に回答することをほとんどの患者が望んでいることが示唆されている．さらに，患者に十分注意を向け，情緒的サポートを提供し，希望を維持できるように配慮することを重要であると評価している患者が多いことも示唆されている．

6. 難しい質問や反応に対するコミュニケーション技術（表9）

さらに医療者が対応に苦慮するコミュニケーションと対応例をいくつか提示する．

1）「死ぬんですか」，「後どれくらい生きられますか」という質問への対応

医療者は正確な医学的情報を提供することが誠実な対応であると考え，いきなり5年生存率といった統計値を示したり，逆に，返答に窮することを恐れ患者に話す余地を与えないといった対応となることがある．このような質問への対応としては，まず質問の意図を探ることから始める．

6. 難しい質問や反応に対するコミュニケーション技術

表9 難しい質問や反応に対するコミュニケーション技術

探索：	感情を知る（例．どのようにお感じですか） 感情の背景を知る（例．ご心配なことは何ですか） 感情の契機を知る（例．そのようなご心配のきっかけが何かありましたか）
共感：	感情を特定する（例．心配，悲しみ，不安，落胆） 感情の誘引を特定する（例．父親が同じ病気で亡くなった，副作用，治療効果が感じられない） 2つをつなげて伝える（例．お薬の副作用が強くてご心配なのですね） 非言語的に表現する（例．アイコンタクトと沈黙を保つ）
保証：	妥当な感情であることを伝える（例．同じようにおっしゃる方は多くいらっしゃいます，他の患者さんからも同じような悩みを聞きました）
情報提供：	必要に応じて適切な情報を提供する．

例えば，「…（沈黙の時間を十分にとりながら，ゆっくりと）どうしてそのように思われるのかもう少し詳しくお話していただけますか」と聞いてみる．先の見通しが不確実なことから生じた漠然とした不安を解消しようと質問している場合には，不安や心配を共有し，共感を示す．強い不安であると考えられた場合には，精神保健の専門家に相談することが求められる．

また，何か具体的な計画を実行可能かどうか心配している場合には，予想される生存期間を提示するよりも，身体状態などを考慮し，計画が実行可能かどうか，どうしたら実行可能となるかについて話し合うことが求められる．余命を聞きたいと考えている患者は全体の約半数にとどまることが報告されていることを考慮すると，すべての患者に余命を伝えることは得策とはいえない．

2）強い感情（例．涙を流す，怒る）の表出への対応

多くの医療者は患者や家族の強い感情への対処法を有していない．涙を流す患者に対して「泣かせてしまった」といった罪責の念を感じたり，怒りを示す患者に対して逆に怒りを感じてしまったり，「距離を置いたほうがよい」と合理化してしまったりといった反応がみられることがある．医療者には，まず涙を流すことの良い面（例．信頼関係ができているからこそ泣けること）を伝え，患者の涙から逃げないことが大切であり，何も言わず，側に寄り添うだけで共感を示すことが可能であることを伝える．

怒りを示す患者への対応としては，怒りの背景を考察することである．やり場のない怒りが目の前の医療者に向いている場合には，怒りの背景（例．やり残したことができない無念さや悔しさ）に対して共感を示し，医療者として安定した関わり（例．毎日同じ時間に訪室するなど）を維持することが大切である．

3）患者-子ども間のコミュニケーション

患者は子どもに自らのがんを伝えることに対してさまざまな心配を抱えている．自らの負担（例．どのようにどこまで説明すべきか，子どもの反応に対応できるかどうかなど）や子どもの負担（例．心配を増やし，ショックを与えるだけではないか，今までのように甘えられなくなるのではないか，反対に依存的になるのではないかなど）について懸念している．そのような不安に十分

な共感を示すことが大切である．子どもに伝える必要があると考えているが踏み出せない患者に対しては，心の準備を促し，どのように伝えるかを共に考え，行動リハーサルを行うなどの援助が可能である．

一方，子どもは親の変化を敏感に感じ取っているものである．親や兄弟のがんを時に誤解し，罪の意識（例えば，お母さんの言うことを聞かなかったからお母さんは病気になったんだ，あの時弟に風邪を移したから弟は病気になったんだなど）を感じていたり，患者や家族ががんやその治療に多くの時間が費やされてしまうなどさまざまな問題を抱えることがあるため，子どもへの十分なケアが必要となることがある．

4）医療者間のコミュニケーション

非常に難しいコミュニケーションであるが，ここで重要なことは患者とのコミュニケーション同様，相手の立場を考慮することである．それぞれが専門の立場から患者のことを考えると異なる意見が出たり，自らの発言が十分に伝わらずに誤解が生じることがある．医療者間においても基本的なコミュニケーション技術を活用し，相手の発言の背景を考慮し，安定した関わりを維持することが，スムーズなコミュニケーションを実践する第一歩となる．

7. コミュニケーション技術の学習方法

効果的な医療者に対する教育的介入として，知識を学習するための講義と行動変容を目指したロールプレイやグループ・ディスカッションを組み合わせたコミュニケーション技術トレーニングの有効性が報告されている．問題意識や学習意欲の高い医療者には参加を促すことが望まれる．

2007年4月に施行されたがん対策基本法は，「がん患者の置かれている状況に応じ，本人の意向を十分尊重してがんの治療方法等が選択されるようがん医療を提供する体制の整備がなされること」を基本理念として掲げている．また，がん対策基本法を受け，がん患者や遺族も共に協議し，2007年6月に策定されたがん対策推進基本計画では，重点的に取り組むべき事項として「がん医療における告知などの際には，がん患者に対する特段の配慮が必要であることから，医師のコミュニケーション技術の向上に努める」ことが謳われている．

腫瘍医をはじめ，看護師，薬剤師といった医療者は，医学的知識は十分有しているが，患者の置かれている状況や意向を想像したり，探索する技術，信頼関係を構築する技術を学習する機会が少ない．そのため，このような医療者へのコミュニケーション技術の教育には，知識の獲得に有効な講義に加えて，以下の行動変容を獲得するための学習方法が有効である[9]．

①**ロール・プレイ**

知識として獲得したコミュニケーション技術を模擬面接という設定の中で，繰り返し練習することが可能となり，効果的なコミュニケーション技術を体得できる．

②**実践されたコミュニケーションに対する（ポジティブな）フィードバック，グループ・ディスカッション**

ピアレビューを受け，ポジティブなフィードバックを受けることによって，コミュニケーションへのモチベーションが高まったり，行動が強化される．また，グループでディスカッションすることにより，さまざまな観点から物事を捉えるトレーニングとなり，対処法の選択肢を増すことができるようになる．

③自身の,あるいは他者のコミュニケーションの観察(モデリング)

効果的なコミュニケーションに注意を向けることができる.また,模範的なコミュニケーションを観察することによって,講義では理解しきれない,非言語的なコミュニケーションやコミュニケーション行動もまた学習することが可能である.

以上,がん医療におけるコミュニケーションについて概観した.コミュニケーションは人間性や性格などで規定されるものではなく,学習,つまり練習により変容可能なものである.コミュニケーションは頭で理解できても,行動に移すにはギャップがある.初めはしっくりこないこともあるし,上手くいかないこともある.しかし,続けていくうちに,自らの言葉,態度として自然に表出されるようになるため,常にコミュニケーション技術を念頭に置いて準備をし,1つでも多く実践に移すことが望まれる.

引用文献

1) Fujimori M, Oba A, Koike M, et al：Communication skills training for Japanese oncologists on how to break bad news. J Cancer Educ, 2003；18(4)：194-201.
2) Uchitomi Y, Mikami I, Kugaya A, et al：Physician support and patient psychologic responses after surgery for nonsmall cell lung carcinoma—a prospective observational study. Cancer, 2001；92(7)：1926-1935.
3) Takayama T, Yamazaki Y, Katsumata N：Relationship between outpatients' perceptions of physicians' communication styles and patients' anxiety levels in a Japanese oncology setting. Soc Sci Med, 2001；53(10)：1335-1350.
4) Roberts CS, Cox CE, Reintgen DS：Influence of physician communication on newly diagnosed breast patients' psychologic adjustment and decision-making. Cancer, 1994；74(1 Suppl)：336-341.
5) Fujimori M, Akechi T, Akizuki N, et al：Good communication with patients receiving bad news about cancer in Japan. Psychooncology, 2005；14：1043-1051.
6) Fujimori M, Akechi T, Morita T, et al：Preferences of cancer patients regarding the disclosure of bad news. Psychooncology, 2007；16：573-581.
7) 内富庸介,藤森麻衣子(編)：がん医療におけるコミュニケーション・スキル—悪い知らせをどう伝えるか.医学書院,2007.
8) Fujimori M, Uchitomi Y：Preferences of cancer patients regarding communication of bad news—a systematic literature review. Jpn J Clin Oncol, 2009；39(4)：201-216.
9) 藤森麻衣子,内富庸介(編)：続・がん医療におけるコミュニケーション・スキル—実践に学ぶ悪い知らせの伝え方.医学書院,2009.

〔藤森麻衣子〕

8　精神腫瘍学と連携

1. わが国におけるサイコオンコロジーサービスの立ち上げ

　アメリカにおいて1930年代から総合病院に精神科が開設されるようになり，従来単科病院で行われていた精神医学に加えて，リエゾン・コンサルテーション精神医学が始まった．また，患者の権利意識の高まりから1960年代に「がん告知」の問題や，告知後の心のケアが注目されるようになった．臨床医学としての精神腫瘍学が登場するのは，アメリカスローンケタリングがんセンターに精神科が開設された1977年である（表1）．その後，1980年代にWHOがQuality of Life（QOL）に関する専門家会議を召集し，会議を重ねる過程で，1986年に国際サイコオンコロジー学会が創設され，同年，日本でも日本臨床精神腫瘍学会（現日本サイコオンコロジー学会）が発足した．

　わが国でも，1990年代前後からリエゾン精神医学の一環としてがん患者への精神医学的関与が行われるようになり，1992年には国立がんセンター（現国立がん研究センター）に精神科が開設された．2002年には緩和ケアチーム活動に精神科医の関与を必須とする保険診療加算制度が設けられ，精神科医が精神腫瘍医としてがん患者の緩和ケアに従事するための医療経済的な枠組みが作られた．2006年には，わが国のがん対策の在り方を定める「がん対策基本法」が，がん患者からの

表1　近代緩和ケアと精神腫瘍学の歴史

1930年代	心身医学の創始 アメリカでコンサルテーション・リエゾン精神医学の必要性から総合病院への精神科設置が進む．
1967	イギリスに聖クリストファーホスピスが開設され近代緩和ケアが始まる．
1975	アメリカの急性期病院で緩和ケアチームが始まる．
1977	アメリカスローンケタリングがんセンターに精神科開設
1982	国内初のホスピスが開設される．
1984	「対がん10か年総合戦略」の策定
1986	国際サイコオンコロジー学会，日本臨床精神腫瘍学会（現日本サイコオンコロジー学会）発足
1990	緩和ケア病棟施設基準が制定される．
1992	国立がんセンターに精神科が開設される．
2002	緩和ケア診療加算開始（精神科医含む緩和ケアチーム）
2006	がん診療連携拠点病院の設置
2007	がん対策基本法の施行 がん対策推進基本計画に「精神腫瘍医」の名称が記載される．

強い要望を背景に策定され，身体のみならず治療初期から患者・家族の心のケアを行う緩和ケアの重要性が示された．またがん対策基本法に基づき2007年に閣議決定された「がん対策推進基本計画」には，「より質の高い緩和ケアを実施していくため，緩和ケアに関する専門的な知識や技能を有する医師，精神腫瘍医，緩和ケアチームを育成していくための研修を行うとともに，地域における緩和ケアの教育や普及啓発を行っていくことができる体制を整備していく（本文から抜粋）」とされ，がん医療に精神腫瘍医が体系的にかかわっていくことの必要性が明記された．

2. がん診療連携拠点病院

　昭和56年（1981）にがんが死因の第一位となり，昭和59年（1984）から「対がん10か年総合戦略」として国家的な対がん戦略が始まった．その取り組みは続き，平成16年（2004）からは，「がん予防の推進」および「がん医療の向上とそれを支える社会環境の整備」を柱とする「第三次対がん10か年総合戦略」が実行されている．これらの計画に基づき平成18年（2006）から，「がん診療連携拠点病院」が指定されている．がん診療連携拠点病院には，各都道府県に1つの「都道府県がん診療連携拠点病院」と，二次医療圏に1つ程度の「地域がん診療連携拠点病院」があり，専門的ながん医療を行うだけでなく，地域のがん診療の連携協力体制の構築や，がん患者に対する相談支援及び情報提供などを行う．全国のがん診療連携拠点病院は国立がん研究センターがん対策情報センターのホームページから検索することができる（http://ganjoho.jp/public/index.html）．

　がん診療連携拠点病院では，早期からの心のケアを含む緩和ケアを実施するため，精神科医の配属が義務付けられており，さらに心理士の配属も望ましいとされている．拠点病院の精神腫瘍科（精神科）は，拠点病院を受診している患者や家族の精神医学的サポートを行うのみならず，地域の精神科をもたないがん治療病院を利用する患者の外来における精神医学的サポート，緩和ケアチームと連携した早期からの緩和ケアの実践，周辺地域の医療者に対する精神症状緩和技術の教育なども期待される（図1）．しかし，がん診療連携拠点病院で常勤精神科医が配置されている

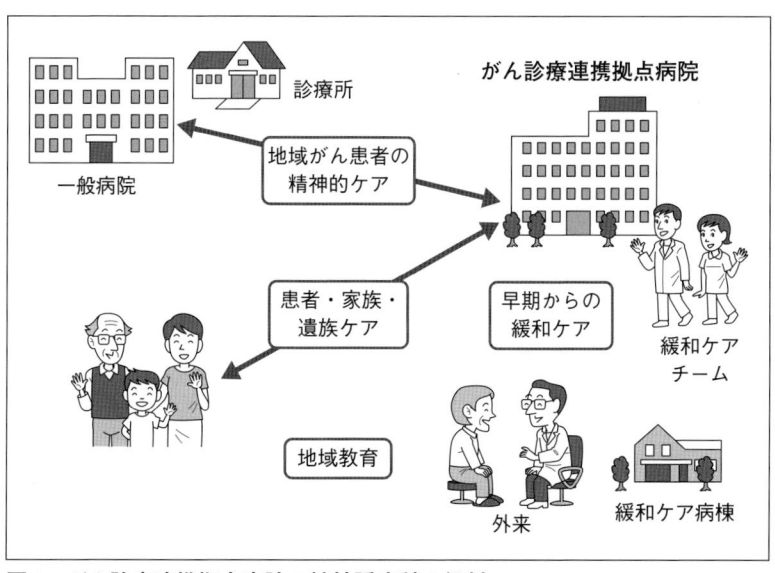

図1　がん診療連携拠点病院の精神腫瘍科の役割

表2　精神腫瘍学の特徴

患者の特徴 　大きなストレッサーによるクライシス(がん告知直後など)の問題が多い． 　進行性の致死的疾患であるため，クライシスを繰り返すことが多い． 　もともと健康もしくは大きな問題のない心理機能をもった方が多い．
治療構造の特徴 　患者の生命予後により精神症状治療に使える時間が規定される． 　身体状態により日々症状や問題が変化することがある．
治療者に求められる特徴 　精神医学のみならず，腫瘍学，緩和医学，心理学の知識が必要． 　扱う身体疾患ががんに限られるため周辺知識を深めることが比較的容易． 　治療のゴールは精神症状のみであることはほとんどなく，多様である．

のは未だに7割弱に過ぎず，緩和ケアチームがあっても活発に活動しているチームは少ない，心理士の参加が不十分であるといった実態も報告されており[1]，どのように精神腫瘍科ががん診療のなかで活動を広げていくかについては，現在各施設で試行錯誤がなされている状況である．

3. 精神腫瘍医とコンサルテーション・リエゾン活動

　身体疾患をもつ患者の精神症状など精神医学と身体医学の境界領域を扱う精神医学領域をコンサルテーション・リエゾン精神医学という．コンサルテーションはプライマリチームが扱えない精神医学的な問題について依頼にもとづき助言や介入を行う診療スタイルであり，リエゾンはプライマリチームの一員として回診やカンファレンスに加わり，精神医学的問題の発見からプライマリチームへの教育までを行う診療スタイルである．

　精神腫瘍医はコンサルテーション・リエゾン精神科と同様の活動を行うが，一般精神科のコンサルテーション・リエゾンと精神腫瘍学にはいくつかの違いがある(**表2**)．がん臨床におけるプライマリチームはがん治療を行う医師・看護師，また緩和ケアを行う緩和ケア病棟の医師・看護師や在宅診療を行う在宅医や訪問看護師である．精神腫瘍医はプライマリチームと連携してさまざまな活動を行うが，治療時期により連携する相手や取り扱うテーマが異なる(**表3**)．とくに生命予後が限られていることが多いがん患者への介入では，今後の治療計画や予後を踏まえて先を見通した介入を行うことが重要である．

4. チーム医療

　現代のがん医療はチーム医療を前提として成り立っており，外来・入院患者を対象とする病院内の医療チームは当然として(**図2**)，自宅療養の希望をかなえる在宅医療や，介護サービス，福祉制度を担う行政，患者会など非医療機関も含めた地域全体が患者，家族に関与している(**図3**)．そのため，がん治療のプライマリチームに対するコ・ワーカーである精神腫瘍医は，チーム医療を理解して活動する必要がある．

1) プライマリチームとの連携

　コンサルテーションモデルにおいて患者の精神症状に最初に接するのはプライマリチームであり，患者に対する最終責任をもっているのもプライマリチーム(とくに主治医)である．精神腫瘍

4. チーム医療

表3 がんの経過と精神腫瘍学の関わり

	診断・初期治療	維持・再発予防	再発・進行がん治療	終末期
がんの経過	根治可能 → / 根治不能 →			
主たる担当者	病院医師・看護師(入院, 外来)	病院医師(外来) 診療所医師	病院医師・看護師(外来, 入院)	病院医師(入院) 病院緩和ケア病棟 独立型ホスピス 訪問診療医師・看護師・介護職
精神腫瘍学的連携	精神腫瘍科外来 入院緩和ケアチーム(もしくは精神科コンサルテーション)	精神腫瘍科外来 一般精神科との連携	精神腫瘍科外来 入院緩和ケアチーム(もしくは精神科コンサルテーション)	精神腫瘍科外来 入院緩和ケアチーム(もしくは精神科コンサルテーション) 緩和ケア病棟での連携 訪問診療との連携
主たるテーマ	心理的衝撃へのケア 意思決定支援	再発不安 治療の後遺症 社会復帰	死の不安 症状の苦痛 治療副作用 意思決定支援	死の不安 症状の苦痛 実存的苦痛 介護者の負担 遺族ケア

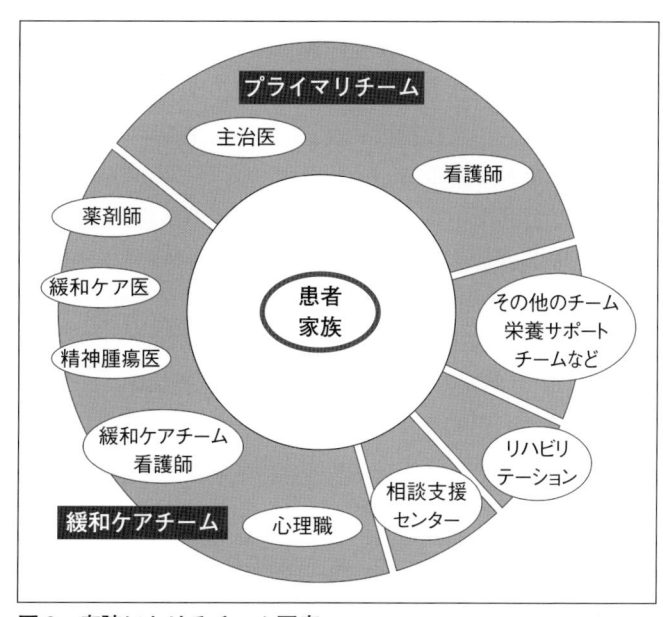

図2 病院におけるチーム医療

プライマリチーム：主治医、看護師、その他のチーム 栄養サポートチームなど、リハビリテーション、相談支援センター

緩和ケアチーム：心理職、緩和ケアチーム看護師、精神腫瘍医、緩和ケア医、薬剤師

中心：患者 家族

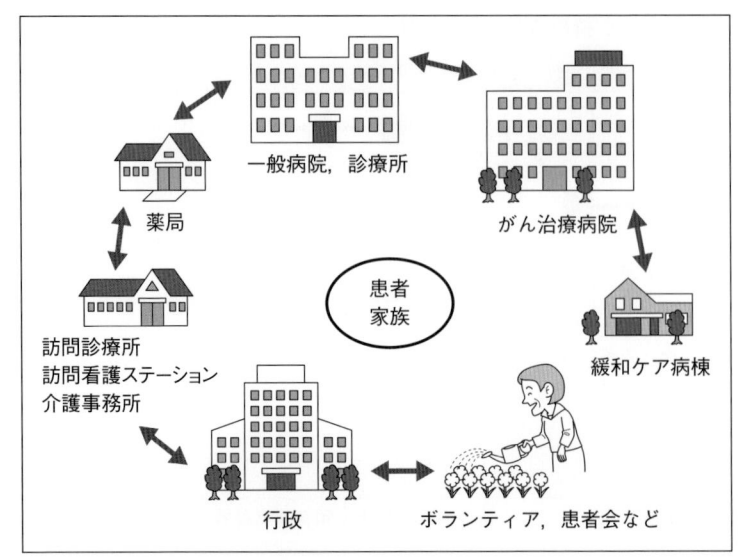

図3 地域におけるチーム医療

医は患者，家族への役割だけでなく，プライマリチームへのコンサルタントとしての役割も認識しておかなければならない．コンサルテーションを円滑に行うためにはいくつかのマナーがある[2~4]（**表4**）．また，コンサルテーション活動が施設内でどのように利用されているかの実態を把握するため，コンサルテーションのデータベースを作ることも役に立つ．国立がん研究センター精神腫瘍学グループはコンサルテーションデータシートをweb上に公開している（http://pod.ncc.go.jp/contents/page03.html）．

2）看護師との連携

がん患者・家族にかかわる看護職は，病棟や外来，訪問看護で患者を担当するプライマリチームの看護師と，緩和ケアチームや栄養サポートチームなどのコンサルテーション看護師がある．プライマリチームの看護師は患者の精神症状と最も頻繁に接するスタッフであるため，精神腫瘍医が連携すべき非常に重要な職種である．一方で患者治療計画の最終責任者ではないことにより，主治医との意見対立や葛藤を抱えていることもあり，時に配慮を要する．プライマリチームの看護師は，精神症状の発見，精神腫瘍医への連絡，精神腫瘍医と協働した精神症状のモニタリングと介入を担う（**表5**）．個々の症例を通じた教育に加え，病棟単位の勉強会や，看護部の教育計画を利用した教育研修会を行えることが望ましい．精神腫瘍医が所属する施設以外の看護師（訪問看護師など）との連携は困難だが，個々の症例について診療情報提供書に具体的な指示を記載する，連絡先を明記するなどの工夫や，退院前カンファレンスに参加する，教育研修会を開催する際に外部施設からも参加できるような手配をすることで連携を強化することができる．

3）薬剤師との連携

がん患者・家族に関わる薬剤師は，病院薬剤師，調剤薬局薬剤師，緩和ケアチームなどでコンサルテーションを行う薬剤師がある．薬剤師はプライマリチームのコアメンバーになっていない

表4 コンサルテーションのマナー

依頼から診察まで 　すぐ連絡を取れるようにする 　すぐに対応する 　依頼者に直接連絡をする	コンサルテーション担当者と連絡先を明確にしておく． 依頼がなくても病棟で御用聞きを行う． プライマリチームのカンファレンスに参加する． 可能な限り連絡を受けたその日のうちに 依頼者のニーズは依頼文だけでは伝わらないこともある． 主治医，担当看護師それぞれでニーズが異なることも 依頼者自身の心理的負担，プライマリチーム内の軋轢など隠れた問題があることも
診察をする 　患者の診察だけでなく，家族からの情報や診療録を確認する 　患者に目的と役割を説明する 　病状や予後の理解を評価する 　病気の社会生活への影響を評価する 　包括的な評価を行う	とくに看護記録に依頼者が認識していない重要な情報が隠れていることがある． 器質性精神症状のルールアウトも重要 主治医からの依頼であること，なぜ依頼されたのか，など 多くの患者にとってがん罹患が最大のストレッサーであるが，誤解や知識不足も珍しくない． 仕事への支障，家族関係への影響など 予後や今後のがん治療計画を視野にいれ，問題の緊急性や優先度を評価する．
プライマリチームと方針を共有する 　簡潔でわかりやすく，実際的なフィードバックをする 　目標と見通しを伝える 　方針を依頼者と直接話し合う 　役割分担を明確にする	精神医学専門用語をなるべく避ける，診療録に記載する，具体的な方法を述べる． 具体的でプライマリチームが評価できる目標が望ましい． こちらの計画に対する依頼者の考えを聞く． 依頼者の考えを尊重しつつ，適切な介入が行えるよう共同で治療計画を立てる． 精神症状緩和に必要な検査や身体治療を主治医に伝える． プライマリチームが行うべき評価を伝える． 向精神薬処方を誰が行うかを決める．
フォローアップ 　経過を評価する 　プライマリチームの負担に配慮する	プライマリチームが当初の計画通りに動けていない場合，問題を評価する（計画を十分理解していない，こちらの推奨がニーズにあっていないなど） 難しい問題を扱っていることをフィードバックし，依頼者の心理的負担に共感する． プライマリチーム内の意見の相違にも注意する． 適切な介入が行えている場合は教育としてポジティブフィードバックを行う．

ことが少なくなく，精神症状緩和の連携で担える役割は立場によって異なる．病院薬剤師は，服薬指導の推進により患者と接する機会が増えたため，面接技法や包括的な症状緩和に関する学習ニーズが高い．調剤薬局薬剤師は精神腫瘍医が所属する施設外のスタッフなので連携は容易ではないが，薬剤指導法や情報共有の工夫や，地域に開放した勉強会などで意見交換の場をもつことは重要である（**表6**）．

表5 看護師との連携

看護師の役割	精神腫瘍医の工夫
精神症状の発見	勉強会などでせん妄やうつ病の評価方法，具体的な声かけの仕方を教育する． スクリーニングツールを導入する．
精神腫瘍医への連絡	連絡方法，連絡先を明確に示しておく． 親切に誠意をもって対応し，連絡への抵抗を少なくする． 勉強会などで専門家が介入すべき状態(希死念慮がある，精神症状による苦痛が強いなど)を教育する． 精神症状の対応にこまっていないか御用聞きを定期的に行う．
精神症状のモニタリング	治療目標に応じた評価ポイントや見通しを具体的に伝える(例「数日で回復する術後せん妄なのでそれまでの安全確保を目標にしましょう．腹腔ドレーン抜去が最も危険なので人手の少ない夜間は十分に鎮静されているかで評価しましょう」) 治療目標が看護師の問題に対応できているか確認する．
精神症状への介入	治療法や治療目的について，患者への説明内容を共有しておく． 目標に対応した薬物投与法(同じ時間に投与，副作用を確認しつつ少量を頻回に投与など)を伝える． 向精神薬の重要な特性について伝える(例「抗うつ薬には即効性がないため継続使用が重要です」)

表6 薬剤師との連携

立場	担える役割	精神腫瘍医の工夫
病院薬剤師	向精神薬の服薬指導 精神腫瘍医からの薬剤に関する質問(相互作用，粉砕などの調剤法の可否など)に答える 主治医の問題のある処方(例：タモキシフェンにパロキセチンを併用する)を発見する 抗がん剤や麻薬の薬剤指導時に精神症状を発見する	処方オーダーで注意すべき問題処方を薬剤師と共有する． 面接法やスクリーニング法を教育する．
調剤薬局薬剤師	向精神薬の服薬指導	患者にかかりつけ薬局を持つように助言する． 服薬指導がずれないよう精神腫瘍医からの指導内容を紙に記載し，薬局で見せるよう患者に助言する． 説明内容を均質化するため患者指導用パンフレットを利用する．

4) 心理職との連携

　心理職は，支持的精神療法や認知行動療法などの心理療法や，それに必要な心理査定の専門家である．がん患者の抱える心理的問題にも心理療法は有用であり[5]，がん診療連携拠点病院には心理職の配置が求められている．しかし国家資格でなく保険診療システムにほとんど組み込まれていないことやがん医療に組み込まれてからの歴史が短いことから，病院内での立場が精神科や緩和ケアチームなどの診療部門所属，相談支援センターなど相談部門所属，事務職としての雇用

などさまざまであり，連携上の役割が不明瞭になりやすい．また心理職は医療現場での活動を前提としておらず，医療・医学関連のトレーニングを十分受けていないため，効果的な連携が行えないことがある．がん医療に慣れていない心理職と連携する際は，各医療スタッフの役割理解，がん医療・病状・治療法の理解，心理症状の器質因除外，プライマリチームのニーズを踏まえた治療目標立案などを支援することが望ましい．また身体的問題をあまり抱えていない外来患者やサバイバー，遺族の個人・集団心理療法などを担うこともできる．

5）介護職との連携

　がん患者・家族に関わる介護職には，患者の状態を評価して介護計画を立案する介護支援専門員（ケアマネジャー）と，実際に介護を行う介護福祉士や訪問介護員（ホームヘルパー，ヘルパー）であり，主に介護保険に基づく介護サービスを行う．介護保険は2000年に施行された社会保険制度であり，65歳以上が被保険者として介護サービスを利用することができるが，予後が限られたがん末期では特定疾病として40歳以上が利用することができる．

　がん患者は脳腫瘍や脊椎転移など特異な状態を除き，終末期まで比較的日常生活機能が保たれることが多いため[6]，介護職との連携の多くは病院から在宅療養への移行の際に行われる．施設外との連携は困難なため，入院患者が介護サービスを利用して退院する際の退院前カンファレンスで情報交換を行うことが現実的である．その際，介護支援専門員の背景はさまざまであり，医学知識が十分でないスタッフが少なくないことに配慮が必要である．

退院前カンファレンスで相談すること
- 現在の病状，今後予想される病状の理解を共有する（とくにがん医療になれていない介護職には重要な症状や病状のスピードを伝えておくことが必要）．
- 病院で把握している患者，家族の価値観，病状の理解度を共有する．
- 役割分担を明らかにする（処方を病院医師，診療所医師のどちらが行うか，など）．
- 急変時の対応を決めておく（とくに24時間対応できない施設の場合）．

　その他には，介護施設に通って日常生活の世話やリハビリテーションを行うデイケア，デイサービスや，介護施設に短期の入所を行うショートステイ，より長期的な入所介護を行う特別養護老人ホームや介護老人保健施設などの介護サービスがある．入所介護施設では医療サービスとの連携が不十分なため，医学的ケアを必要とするがん患者に対応できない場合もあり，今後の連携の課題である．またこれらの介護サービスは，がん患者が他の同居家族を介護している際に，患者自身に入院の必要が生じた場合の要介護家族に対する支援としても重要である．

6）リハビリテーション部門との連携

　がん患者・家族に関わるリハビリテーション専門職には理学療法士，作業療法士，言語聴覚士などがあり，医師の指示のもとリハビリテーションを行う．理学療法士は運動療法による身体機能の改善を行い，長期臥床による筋力低下や神経障害による麻痺に対して起立や歩行練習などを行う．作業療法士は作業訓練や補助具の活用を行い，日常生活活動の自立を促す．言語聴覚士は脳腫瘍患者の言語障害治療や，頭頸部から食道がん患者の咀嚼・嚥下障害に対する治療を行う．進行性疾患であるがんのリハビリテーションでは機能回復を目標にできないことも珍しくなく，機能温存や低下を遅らせること，残存機能の有効活用なども重要な目標になる．

機能低下による自律性の低下は精神・実存的苦痛の重大な原因であり，がん患者の精神症状緩和にリハビリテーションが果たせる役割は少なくない．リハビリテーション中には主治医や担当看護師は話しにくい情報を話すことがあり，情報源としても役に立つ．緩和ケアチームがある場合は，緩和ケアチームメンバーに参加してもらい多面的な情報交換を行えるようにすることが望ましい．

5. 緩和ケアチーム

世界保健機関(WHO)は，緩和ケアを「生命を脅かす疾患による問題に直面している患者と家族に対し，疾患の早期より痛み，身体的問題，心理社会的問題，スピリチュアルな問題に関してきちんとした評価を行い，それが障害とならないように予防したり対処したりすることで，QOLを改善するためのアプローチである」と定義しており，包括的な評価，介入のため多職種がチームとなって緩和ケアを行うことが必要である．緩和ケア専門家のスタイルとして，患者，家族に適切な緩和ケア介入が行われるように，他の臨床スタッフに対し助言や教育，臨床介入を行う緩和ケアチームがある．緩和ケアチームの主たるメンバーは身体症状緩和担当医，精神症状緩和担当医，緩和ケア専門知識をもった看護師，薬剤師に加え，心理療法士，医療ソーシャルワーカー，理学療法士，作業療法士，栄養士などであることが多い．緩和ケア専門職のみでは心理的な症状がしばしば見過ごされることがあり，心理社会的支援サービスへの十分なアクセスが確保されないという欧米の緩和ケアチームの経験から[7]，精神科医や心理士の関与が重要であると考えられている．日本では，緩和ケア病棟ではない一般病棟に入院中の患者の緩和ケアについてコンサルテーション活動を行う多職種緩和ケアチーム(精神症状緩和担当医を必須とする)に対する診療報酬として，2002年に緩和ケア診療加算制度が導入されている(**表7**)．またがん診療連携拠点病院には緩和ケアチームの設置が義務付けられている．このように緩和ケアチームは精神腫瘍医の役割を考える上で欠かすことができない重要な医療システムである(**表8**)．また，緩和ケアチームの介入のスタイルは，直接診察を行わずに助言するレベルから，主治医としての関わりのレベルまでさまざまなスタイルがあり，患者のニーズ，紹介元のプライマリチームのニーズや緩和ケア技術水準，取り扱う問題に応じて柔軟に対応する必要がある[8]．

表7 緩和ケア診療加算基準(平成20年度)

【緩和ケア診療加算】(1日につき)
300点
(1) 以下の4名から構成される緩和ケアに係る専従のチームが設置されていること．
　　ア　身体症状の緩和を担当する常勤医師
　　イ　精神症状の緩和を担当する常勤医師
　　ウ　緩和ケアの経験を有する常勤看護師
　　エ　緩和ケアの経験を有する薬剤師
(2) (1)にかかわらず，(1)のア又はイに掲げる医師のうちいずれか，またエの薬剤師については，緩和ケアチームに係る業務に関し専任であって差し支えないものとする．
　　また，(1)に掲げる緩和ケアチームに係る業務に関し専従である医師であっても，専門的な緩和ケアに関する外来診療を行うことを目的に，連携している他の保険医療機関からの専門的な緩和ケアを要する紹介患者を外来で診療を行うことについては，差し支えのないものとする(ただし，就労時間の半分を超えないこと．)

表8 緩和ケアチームの役割

緩和ケアチームの役割	精神腫瘍学専門家が担える役割
疼痛および身体症状マネジメント	精神症状による身体症状の修飾の評価 身体症状緩和のための向精神薬使用に関する助言
精神症状マネジメント	精神医学的・心理学的評価 精神療法 薬物療法 環境調整,リスクマネジメント,家族支援
患者-医療者間のコミュニケーションの促進	がん治療拒否などプライマリチームが扱いにくい問題の仲介 医療者と円滑にコミュニケーションを行うための患者教育
患者・家族への意思決定の支援	理解度の確認と理解の支援 同意能力の評価 困難な決断に関する患者・家族への共感的関わり
倫理的な問題を含む難しい治療方針,ケアの方針の決定を支援	精神症状に関連した同意能力評価が問題になることが多い.
円滑な退院支援,地域連携	連携を前提とした治療計画の立案 精神保健専門家介入継続の要否判定 精神科クリニックとの連携 非専門家でも行える精神症状緩和に関する情報提供(具体的な指示を含む診療情報提供書,困った時の連絡先など)
悲嘆への援助	精神医学的介入が必要な遺族への治療
医療従事者への支援	スタッフの心理的葛藤を配慮した上での患者ケアの助言 スタッフ自身の心理的負担のケア 燃え尽き対策への協力
教育・啓発	日常診療内容をプライマリチームに還元する(わかりやすい診療録記載,治療方針を話し合うなど) 勉強会の開催

6. ホスピス・緩和ケア病棟との連携

　ホスピス・緩和ケア病棟とは,主としてがんや後天性免疫不全症候群の患者に対する入院緩和医療を提供する専門病棟であり,病棟の構造や看護師の配置など特別な施設基準が設けられている.設立状況(がん治療病院に併設されている施設,独立した施設),抗がん剤治療の対応(一部の抗がん剤治療は行う,がんを縮小させるための治療は行わない),運営方針(最期を迎えるまで比較的長期の入院を行う療養型,症状が安定すれば退院や転院を前提とする急性期型)など,施設により事情が多少異なる.病院併設型のホスピス・緩和ケア病棟は一般病棟と同じような連携を行うことができるが,患者の予後が限定されていること,QOLを損ないかねない医療行為の要否を厳しく評価するなどの特徴もあり,診療上の配慮が必要である.

　緩和ケア病棟入院時には患者の30～40％にせん妄が合併し,死亡直前には90％がせん妄を呈することが報告されていることから[9,10],せん妄の治療と啓発が重要である.ほとんどの患者の予後が限られた状態であるため,せん妄評価の際にどのような原因を疑って検査を行うか,想定さ

表9　外来連携の工夫

精神腫瘍科外来	主治医外来受診に合わせて利用できるよう，原則毎日オープンが望ましい．必要に応じて他科外来や通院化学療法室などに出向いて診察する．精神腫瘍科外来担当医に加え，上記を補助できるリエゾン精神看護師や心理士と協働することが望ましい．
外来緩和ケアチーム	精神腫瘍科外来は，緩和医療科外来などと連携（外来ブースを近くにする，両方を行き来する看護師を配置するなど）し，包括的な症状緩和を提供できるようにする．
外来スクリーニング	うつ病や適応障害のスクリーニングを外来主治医や看護師，指導に当たる薬剤師などに実施してもらう．紹介の必要が生じたとき，患者にどのような説明をするか，受診の手続きをどうするかなど事前の打ち合わせが必要．
家族・遺族外来	がん患者の家族，遺族の心理的負担は大きいが，介護者としての役割からケアを受けられることを知らないことがある．家族外来，遺族外来の名称を告知することでニーズに対応できる可能性がある．
グループ療法	がん患者向けのグループ療法プログラムは有用である[5]．多くのグループ療法は外来患者を対象としている．
デイケア	緩和ケアの一環としてデイケアを行う施設もある．グループ療法などで精神腫瘍科と連携することができる．

れる原因の場合せん妄の可逆性評価はどうかなどについて，緩和ケア主治医と意見のすり合わせを行うことが望ましい．経口摂取ができない場合でも，終末期では過度な輸液を避けるため静脈ルートが確保されないことが多く，持続皮下注射が抗精神病薬の投与経路になることがある．またうつ病治療に際しても，週単位の生命予後の場合に必ずしも抗うつ薬使用が推奨できないなど，終末期特有の問題がある[11]．

多くの緩和ケア病棟スタッフは精神症状緩和も緩和ケアの重要な側面と考えているため，どのようなケアを患者に提供するか，どのように連携を進めるかについて，相談しながら実践していくべきである．

7. 外来との連携

通院化学療法，日帰り手術，入院日数の短縮など，がん医療は外来化が進んでおり，外来との連携は不可欠である（表9）．

8. 在宅医療との連携

治癒不能な状況でも可能な限り自宅で過ごしたいという希望をもつ患者は少なくなく[12]，在宅がん医療・介護の取り組みが始まりつつある．ほとんどの精神腫瘍医は病院所属で訪問診療まで行えることは稀なため，在宅医，訪問看護師，介護職などさまざまな職種，機関を含めた地域連携の視点が不可欠である（表10）．

実際に精神腫瘍医が在宅医療と連携するのは，入院・外来患者に在宅医療を導入する際がほとんどである．連携に際していくつかの工夫があり，病棟看護師やソーシャルワーカーと協働して行う（表11）．

9. 相談支援センターとの連携

相談支援センターは，病気やその治療法，治療後の生活，医療費のことなど，がんの療養に関

9. 相談支援センターとの連携

表10 在宅医療・地域連携にかかわる主な機関・職種

職種	施設	役割
訪問診療を行う医師	診療所(特に在宅療養支援診療所) 病院在宅部門など	自宅に訪問し診察,処方を行う.在宅療養支援診療所は24時間対応を義務付けられている.
病院医師	病院	急変時に入院対応を行う.また外来での抗がん治療や緩和ケア,精神腫瘍学的ケアを在宅医療に並行して行うこともある.
訪問看護師	訪問看護ステーション	自宅に訪問し看護ケアを行う.施設により24時間対応できる場合とできない場合がある.
介護支援専門員 (ケアマネージャー)	居宅介護支援事業所 地域包括支援センターなど	介護保険に基づきケアプランを作成し,ケアマネジメントを行う職業.介護全般に関する相談援助・関係機関との連絡調整・介護保険の給付管理などを行う.
訪問介護員 (ヘルパー)	居宅介護支援事業所など	自宅に訪問し介護を行う.医学的な処置は行えない.

その他にも,理学療法士,薬剤師,栄養士などが在宅医療にかかわることがある.

表11 精神症状をもつ患者の在宅ケア移行時の工夫

平時からの工夫	医師会など地元の医療機関のネットワークに参加し,往診医と精神症状緩和について相談できる関係を作る.往診できる精神科医を探す. 地域の医療従事者が参加できる勉強会を開催し,がん緩和ケアに興味のある医療従事者のネットワークを作る(緩和ケアグループと協働で行う).
患者入院中の工夫	本人,家族の在宅療養へのニーズを確認する. 介護認定の有無を確認する. 認知機能障害など患者のセルフケア能力と,それに対応する介護力があるかを評価する. 退院時に予想される医療状態(中心静脈栄養,皮下注射,留置カテーテルなど)に応じた,精神症状治療を行う. 退院,在宅ケア移行に関連した見捨てられ不安を扱う.
在宅ケア移行時の工夫	在宅医療・介護スタッフの精神症状緩和経験不足や,精神腫瘍医の在宅医療に関する知識不足を補うため,退院前カンファレンスに参加して意見交換する. 終末期の在宅ケア導入では,在宅ケアスタッフは患者とのコミュニケーションに十分な日数をかけられないため,どこで最期を迎えたいかなど病院側が把握しているデリケートな問題や価値観を在宅スタッフに伝える. 退院後に精神症状の対応に困った時の連絡先を決めておく. 診療情報提供書に具体的な精神症状への対応方法を記載する. 家族ができる精神的ケアについて指導し,在宅ケアスタッフと指導内容を共有しておく(パンフレットなどの利用が有用).

するさまざまな疑問や悩みの相談を受け，解決に向けた支援を行う部門で，全国のがん診療連携拠点病院に設置されている．相談業務は看護師，ソーシャルワーカー，事務員などが，国立がん研究センターがん対策情報センターが行う所定の研修を受けて行っている．

多忙な外来では主治医や看護師は患者の心理的負担に気づけないことがあり，自由に悩み事を相談できる相談支援センターの意義は大きいが，十分な人員が配置されていない，ほとんど地域連携室の機能しかもっていないなどにより，活動状況は施設により大きく異なる[1]．有効な相談支援センターとの連携のためには，まず，パンフレットなどで院内告知を充実する，患者に関する情報交換や勉強会を通じて院内での認知度を上げるなど，相談支援センターの活動を増やす必要がある．

精神腫瘍科から相談支援センターを紹介するには，精神的負担の原因になる現実的な問題（経済的な問題，療養場所の問題など）の具体的な解決支援，実存的な問題やがん治療選択など簡単には解決できない心理的負担の相談相手を増やす，といった状況がある．

自由に利用できる相談窓口である相談支援センターでは心理的な問題に関わる相談を受けることも多く，精神腫瘍科につなげる窓口の1つとしての機能も期待できる．紹介機能を向上させるためには，精神腫瘍科の案内パンフレットを置く，相談支援センターのケースカンファレンスに参加し，精神腫瘍科紹介で困った事例について話し合うなど常に患者の情報交換を行うなどの工夫が考えられる．

10. 自助グループ・患者会との連携

医療従事者による患者支援に加え，ボランティアやがん体験者の自助グループによる支援は，がん体験のすべての時期に活用できる[7]．患者支援のスタイルは，対面や電話での1対1のカウンセリングから，グループカウンセリング，インターネット上でのグループカウンセリングなどさまざまある．がん患者支援として各地で立ち上がっている患者サロンも自助グループの1つと考えられる．これらの支援による心理社会的QOL改善効果は実証されていないものの，利用者の満足度が高いことが報告されており，「あなたは独りではない」というメッセージや，具体的な闘病生活の工夫など，精神保健専門家では扱いにくいサポートを提供している[13]．

ボランティアや自助グループは，原発部位の種類などにより参加者が限定されていることが少なくない．そのため希少がんや，若年発症のがんでは自助グループがないことが多い．また患者が集まりやすい都市部以外には資源が少ない．ボランティアや自助グループとの連携のためには，相談支援センターなどを通じて周辺地域にどのようなグループがあり，どのような患者が利用できるかの情報を収集しておく必要がある．

また，直接の患者支援ではなく，患者の代弁者としての患者団体も存在する．このようなグループとは，地域における役割の在り方に関する意見交換や，市民向けの啓発活動などにおいて連携して活動することができる．

11. 地域医療との連携

精神腫瘍学を専門とする医師は少なく，一方で多くのがん患者が精神的な苦痛をもっている．冒頭（図1，251頁）のように，精神腫瘍科の対象患者は，所属施設の患者のみならず，周辺地域のがん患者全体であると考えられる．精神腫瘍科をもたない医療機関からの患者紹介を増やす（地

域のがん患者が精神腫瘍科を利用できるようにする）ためには，精神腫瘍科を紹介するパンフレットを作成し周辺医療機関に配布する，病院ホームページ上に精神腫瘍科の案内を出す，周辺地域の医療従事者の会合（医師会の集まり，各種勉強会など）でアナウンスをするなどの方法がある．

　地域の医療従事者教育は，精神腫瘍医が担う重要な地域連携の役割である．がん診療連携拠点病院は，がん対策推進基本計画に基づき「がん診療に携わる医師に対する緩和ケア研修会」を開催し地域の医師に対する緩和ケア研修が義務付けられている．精神腫瘍医は緩和ケア医に協力して講義，ワークショップを担当する．緩和ケア研修会で講習を行うためには国立がんセンターや日本緩和医療学会が開催する「精神腫瘍学基本教育のための指導者研修会」を修了しておく必要がある（詳細は日本緩和医療学会 PEACE プロジェクトを参照：http://www.jspm-peace.jp/）．

　その他にもがん患者，家族の心のケアなどをテーマにした市民公開講座や，薬剤師，看護師など他職種への講義など精神腫瘍学の啓発活動を行うことで，地域連携に役立つ情報が集まりやすくなる．

参考文献

1）財団法人がん集学的治療研究財団：がん診療連携拠点病院の緩和ケアおよび相談支援センターに関する調査―調査結果報告書．がん集学的治療研究財団，2009．
（http://ganjoho.ncc.go.jp/professional/cancer_control/2009report.html）
2）小川朝生，内富庸介（編）：精神腫瘍学クイックリファレンス．pp308-319，創造出版，2009．
3）von Gunten CF, Ferris FD, Portenoy RK, et al（eds）：CAPC Manual―How to Establish A Palliative Care Program. Center to Advance Palliative Care（New York），2001.
（http://www.cpsonline.info/capcmanual/content/elements/consultationetiquette.html）
4）Yager J：Specific components of bedside manner in the general hospital psychiatric consultation―12 concrete suggestions. Psychosomatics, 1989；30：209-212.
5）明智龍男，他：進行・終末期がん患者の不安，抑うつに対する精神療法の state of art―系統的レビューによる検討．精神科治療学，2003；18：571-577.
6）Higginson IJ, Costantini M：Dying with cancer, living well with advanced cancer. Eur J Cancer, 2008；(44)：1414-1424.
7）National Institute for Clinical Excellence：Psychological support services. Improving Supportive and Palliative Care for Adults with Cancer, pp74-85, National Institute for Clinical Excellence, London, 2004
8）緩和医療研究会：病院環境での緩和ケア．緩和医療研究会誌，2002；10：13-30.
9）Minagawa H, Uchitomi Y, Yamawaki S, et al：Psychiatric morbidity in terminally ill cancer patients. A prospective study. Cancer, 1996；78：1131-1137.
10）Lawlor PG, Gagnon B, Mancini IL, et al：Occurrence, causes, and outcome of delirium in patients with advanced cancer―a prospective study. Arch Intern Med, 2000；160：786-794.
11）Shimizu K, Akechi T, Shimamoto M, et al：Can psychiatric intervention improve major depression in very near end-of-life cancer patients? Palliat Support Care, 2007；5：3-9.
12）厚生労働省：終末期医療に関する調査等検討会報告書 ―今後の終末期医療の在り方について．厚生労働省，2004（http://www.mhlw.go.jp/shingi/2004/07/s0723-8.html#mokuji）
13）Hoey LM, Ieropoli SC, White VM, et al：Systematic review of peer-support programs for people with cancer. Patient Educ Couns, 2008；70：315-337.

〈秋月伸哉〉

C

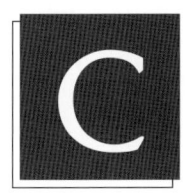

その他さまざまな課題

1 疾患別　266
2 小児がん　296
3 高齢者腫瘍学　309
4 サバイバーシップ　318
5 家族，遺族　323
6 家族性腫瘍　347
7 医療倫理および関連する法律　353
8 意思決定能力　365

1 疾患別

I 呼吸器系腫瘍

　本章では，呼吸器系腫瘍の中でも予後不良である肺がんと悪性胸膜中皮腫について記述する．呼吸困難・疼痛など，心理的負担と関連のある身体症状を呈する頻度が高いことから心身両面からのアプローチが求められる．

1．肺がん

1）概略

　2005年の地域がん登録全国推計値によれば，年齢調整がん罹患率は，肺がん36.7人/10万人である．人口動態統計によると2008年の年間死亡数は66,849人であり，肺がんは2008年の日本人男性，女性ともに悪性腫瘍の死亡原因の第1位である．

　肺がんは小細胞肺がんと非小細胞肺がんに分類される．小細胞肺がんは肺がん全体の13～15%を占め，喫煙との関連が高い．非小細胞肺がんに比べて腫瘍の増殖が速く，遠隔転移の頻度が高い．また，さまざまな腫瘍随伴症状も呈する．LD（限局型：Limited Disease）とED（進展型：Extensive Disease）とに分類される．一方，非小細胞肺癌は肺がんの80～85%を占め，主に腺がん，扁平上皮がん，大細胞がんに分類される．そのうち60～70%は手術や根治的放射線治療の適応とならないⅢB/Ⅳ期の症例である．

2）治療

①小細胞肺がん

　抗がん剤治療にはシスプラチン＋エトポシド併用療法，シスプラチン＋イリノテカン併用療法がある．LDに対しては，Ⅰ期には，手術＋化学療法が行われる．Ⅱ・Ⅲ期に対しては，化学放射線療法が行われ，CRの場合には予防的全脳照射を行う．EDに対しては，化学療法が標準治療として行われる．

②非小細胞肺がん

　Ⅰ期からⅢA期の一部が手術の対象となる．手術不能で根治的放射線治療が可能な局所進行非小細胞肺がんでは化学放射線同時併用療法を行う．化学放射線併用療法の適応にならないⅢB/Ⅳ期には化学療法を行う．1st lineではプラチナ製剤（シスプラチン，カルボプラチン）と新規抗がん剤（パクリタキセル，ドセタキセル，ビノレルビン，ゲムシタビン，イリノテカン，ペメトレキセ

ド)の併用療法が行われる．さらに非扁平上皮がん患者に対してカルボプラチン＋パクリタキセルにVEGF阻害薬であるベバシズマブを追加することの有効性が示されている．また，EGFR遺伝子変異陽性の患者においてはEGFR阻害薬であるゲフィチニブが用いられる．

3）予後

　小細胞がんについてはLDでは生存期間中央値が20〜28か月，EDで9〜13か月である．非小細胞肺がんについては進行期肺がんの生存期間中央値で10〜12か月である．EGFR遺伝子変異を有する症例の初回治療においてゲフィチニブを使用した臨床試験では生存期間中央値約30か月の報告もある．

2．悪性胸膜中皮腫

1）概略

　悪性胸膜中皮腫は胸膜の中皮細胞に由来する腫瘍である．その発生には石綿(アスベスト)吸入が関連しており，曝露を受けてから約40年の長い潜伏期間を経て発症する．人口動態統計調査によると，悪性中皮腫(他の中皮腫を含む)は，2004年の死亡者数が953人であり，今後さらなる死亡者の増加が予想される．胸膜浸潤痛，肋間神経浸潤，開胸後疼痛などの疼痛の治療に難渋することが多い．

2）治療

　限局性を除けば，一般的に治癒は望めない．早期患者の一部で行われる胸膜肺全摘術は，無再発生存を改善する可能性はあるが，生存期間の延長は得られていない．放射線治療も単独では生存期間延長は得られていないが，疼痛に対する軽減効果がある．化学療法としてはシスプラチンとペメトレキセドの併用療法が用いられる．また，海外での試験結果を受けて，本邦でも手術，放射線，化学療法の3者による集学的治療が検討されている．

3）予後

　生存期間中央値は6〜18か月である．

3．精神腫瘍学に関する問題点と対応

1）肺がん

　不安・抑うつの症状が認められる患者は，早期肺がん術後で9％，進行肺がん初回治療前で19％と報告されている．また，脳転移，腫瘍随伴症候群，全脳照射，薬剤によって認知機能障害を来すことがある．

　喫煙は肺がん罹患の危険因子であり，患者は罹患したことに対して自責の念にかられやすく，喫煙継続に罪悪感を感じる一面もある．また，禁煙は抑うつ気分などの精神症状の悪化を伴うことがあり，注意を要する．

2）悪性胸膜中皮腫

　治療に難渋する疼痛を認めるため，疼痛に伴ううつ症状などに対応が必要である．また，原因

が職業曝露であることが多いことから，曝露された雇用者に対して怒りを覚えることもあり，社会的な苦痛にも留意する．

参考文献

1) Robinson BW, Lake RA：Advances in malignant mesothelioma. N Engl J Med, 2005；353(15)：1591-1603.
2) Holland JC：Psycho-Oncology—Gastrointestinal cancer. pp 324-326, Oxford University Press, USA, 1998.

（松田能宣・所　昭宏・吉内一浩）

II 消化器系腫瘍（上部）

　本章では，胃がん，十二指腸・小腸がんについて述べるが，消化器系腫瘍では，がんによる症状はもちろん，栄養の消化・吸収を行うといった機能が障害されるため，栄養上の問題が早期から合併することも多い．栄養障害は，身体機能や免疫能などの身体面のみならず，意欲など心理面にも影響を及ぼしてくる．そのため，満足な社会生活を送ることができなくなり，そのことが，さらに身体面・精神面へ悪影響を及ぼすといった悪循環を呈してくる．患者の QOL を低下させないためにも，心身両面の問題に対して，医師だけでなく看護・介護・栄養スタッフなどと連携をとりながら解決していく必要がある．がん患者における栄養障害の原因を**表1**に示す[1]．

1. 胃がん

1）疫学

　胃がんの人口10万人に対する全国年齢調整死亡率は，1966年に男性68.7人，女性34.6人だったのが，2009年には男性19.6人，女性7.4人と大幅に減少してきている．しかしながら，死亡原因としては男性が肺がんに次ぐ第2位，女性が乳がんに次ぐ2位と，未だ上位を占めている．また，罹患率・死亡率とも男性が女性より高くなっている．

2）組織型

　病理組織としては，胃固有粘膜から発生する未分化癌と腸上皮化生粘膜から発生する分化型癌の2種類に分けられる．

表1　がん患者における栄養障害の原因

1) がん自体の影響 　悪液質 　全身倦怠感や疼痛による食欲の低下 　消化管の閉塞や機能低下による通過障害 2) 治療の影響 　薬物の副作用による食欲低下 　手術による影響 3) 精神的影響 　抑うつや不安による食欲低下

3）診断

以下の検査が行われる．
- 上部消化管内視鏡検査，上部消化管造影検査
- 超音波内視鏡検査で壁深達度の診断
- CT，PET などにより局所の浸潤や遠隔転移などを確認
- 内視鏡下の生検で病理組織診断

4）病期分類

臨床的な進行度は，TMN 分類の他に H（肝転移），P（腹膜転移），CY（腹腔細胞診）の因子を用いて決定される．

5）治療

基本的には日本胃癌学会の『胃癌治療ガイドライン』[2]に則して，Stage ごとに治療方針を決定する．

①内視鏡的治療
内視鏡的粘膜切除術（EMR），内視鏡的粘膜下層剥離術（ESD）がある．

②外科治療
胃の3分の2以上の切除とD2リンパ節郭清を行う定型手術の他に，縮小手術・拡大手術などが行われる．また Stage 1B 以下のものには，腹腔鏡下手術も行われている．

③化学療法
術後補助化学療法と切除不能進行・再発胃がんに対する化学療法がある．

6）予後

全国がんセンター協議会の生存率共同調査では，1997～2000 年に初回入院治療例 14,247 名の5年生存率は，Ⅰ期：99.1％，Ⅱ期：72.6％，Ⅲ期：45.6％，Ⅳ期：7.2％であった．

2．十二指腸がん，小腸がん

1）概略

アメリカの SEER の調査では，小腸の腺癌は十二指腸が54％，空腸が28％，回腸が18％であった．組織型としては，腺癌・カルチノイド・リンパ腫・平滑筋肉腫がある[3]．

治療としては外科的切除となるが，進行した状態で発見されるため，5年生存率は15～30％である．

最近では小腸内視鏡やカプセル内視鏡で診断されることも増えてきているが，発生数が少ないため不明な部分が多い．

3．精神腫瘍学に関する問題点と対応

胃切除後には，胃の器質的・機能的変化に伴い満腹感や食事量の変化が出るとともに，ダンピング症候群などの合併症がみられる．その病態に応じて，栄養サポートチームによる食事回数・内容などの食事指導や栄養剤の追加などが求められる．

また，抗がん剤による副作用としては，嘔吐・下痢などの症状が認められ，社会生活に復帰する上で支障となることがある．そのため症状に対する治療はもちろん，それが患者さんにどのような支障をもたらしているかの評価を行い，解決する必要がある．

さらに，他のがん同様に，病状の進行に伴って体重減少・全身倦怠感・悪液質などの症状や通過障害に伴うイレウスが出現することもあり，心理面における抑うつや不安などの症状にも配慮することが重要である．

参考文献

1) Holland JC：Psycho-Oncology—Gastrointestinal cancer. pp 324-326, Oxford University Press, USA, 1998.
2) 日本胃癌学会（編）：胃癌治療ガイドライン．第2版，金原出版，2004.
3) Neugut AI, Marvin MR, Rella VA, Chabot JA：An Overview of Adenocarcinoma of the Small Intestine. Oncology, 1997；11：529-536.

〈貫名英之・所　昭宏・吉内一浩〉

III 消化器系腫瘍（下部）

1．大腸がん

1）はじめに

大腸がんは戦後急速に増加してきたがんの1つであり，2006年厚生労働省人口動態調査によれば，大腸がんの死亡率は女性では第1位，男性では第4位であり，2015年にはがん種での死因トップになると予測されている．また，罹患率は死亡率の約2倍であり，これは大腸がんの生存率が比較的高いことを示している．すなわち，早期発見できれば，治癒が可能であり，再発しても早期であれば切除により完治も期待できる．

大腸がんに対する化学療法も，この10年間で飛躍的な進歩を遂げている．90年代までは，切除不能進行・再発大腸がんの化学療法奏効率は15％で，生存期間中央値（median survival rate：MST）も8か月であったが，現在は24か月を超えるまでになっている．ただし，手術によりストーマ形成が必要な場合もあり，精神腫瘍学的問題が生じる可能性がある．

2）治療

治療には内視鏡的治療，外科治療，放射線治療，化学療法がある．

①内視鏡的治療

内視鏡的治療とは，内視鏡下に大腸腫瘍を切除し，切断された組織を回収する方法である．粘膜がんでリンパ節転移のない0期と，粘膜下層浸潤がんでリンパ節転移のないI期のうち粘膜下層への軽度浸潤が適応となる．

②外科治療

大腸がんの治療の基本である．また，1990年代前半からわが国でも腹腔鏡手術が行われるようになり，徐々に件数は増加している．

③放射線療法

放射線療法には補助的放射線療法と緩和的放射線療法がある．補助的放射線療法の目的は，術後の再発抑制や術前の腫瘍量減量，肛門温存である．緩和的放射線療法の目的は，切除不能転移・再発がんの症状軽減である．

④化学療法

化学療法は術後補助化学療法と切除不能転移・再発がんに対するものがある．

・術後補助化学療法

5-FU/l-LV療法が確立されているが，現在ではFOLFOX療法（5-FU/l-LV＋L-OHP）も推奨されている．

・切除不能転移・再発がんに対する化学療法

現在最も重要な治療法はFOLFOX（5-FU/l-LV＋L-OHP）[1]とFOLFILI（5-FU/l-LV＋CPT-11）[2]である．またベバシズマブ，セツキシマブなどの分子標的治療薬が承認され，FOLFOX，FOLFILIに併用するという形で臨床応用されている．XELOX療法（経口カペシタビン＋L-OHP）はFOLFOX療法と同等の効果があるといわれており，ポート増設が必須でなく，3週ごとの投与で良いという点で，今後注目される治療法である．

3）予後

結腸がんの5年生存率は，Ⅰ期：98.1％，Ⅱ期：94.0％，Ⅲ期：77.4％，Ⅳ期：20.1％であり，直腸がんは，Ⅰ期：96.9％，Ⅱ期：86.4％，Ⅲ期：71.7％，Ⅳ期：16.3％と報告されている．

4）精神腫瘍学に関する問題点と対応

FOLFOX療法におけるL-OHPの末梢神経障害は必発であり，手足のしびれ，咽頭部，喉頭部の知覚異常を来す．特に咽頭部，喉頭部の知覚異常は，呼吸をしているという感覚がなくなるので，呼吸困難に似た症状からパニック発作様症状に発展するケースもある．このような場合，実際に咽頭や喉頭が収縮，閉塞するわけではなく感覚異常のみであることを，あらかじめ患者に十分説明し，症状のコントロールがつかない場合には抗不安薬の投与を行う．

ストーマは精神的苦痛を伴うので，ストーマ造設を行った患者（オストメイト）において，術前からの精神的ケアが必要である．十分なインフォームド・コンセント，セルフケアへ向けての患者，家族への指導が重要である．臭気や美容的な問題，自信の喪失，抑うつなど精神機能の低下，性機能問題などストーマへの適応が課題である．

切除不能転移・再発がんに対する化学療法の進歩で予後が延長したが，一方で多様な副作用やがん性疼痛などの症状の問題が生じる確率も高くなり，治療の長期化，家族支援などの課題に，医療チームで援助を行うことが不可欠である．

参考文献

1) Goldberg RM, et al：A randomized controlled trial of fluorouracil plus leucovorin, irinotecan, and oxaliplatin combinations in patients with previously untreated metastatic colorectal cancer. J Clin Oncol, 2004；22：23-30.
2) Tournigand C, et al：FOLFIRI followed by FOLFOX6 or the reverse sequence in advanced colorectal

cancer：A randomized GERCOR study. J Clin Oncol, 2004；22：229-237.

(四宮敏章・所　昭宏・吉内一浩)

Ⅳ 肝・胆・膵における腫瘍

　本項では肝がん，胆道(胆嚢，胆管)がん，膵がんについて述べる．これらのがんでは，予後が悪いだけではなく，難治性のがん性疼痛の影響もあり，抑うつ，不安を呈することが多く，心理社会的な影響が大きい．

1．肝がん

1) 概略

　95％が肝細胞がんである．発生要因は肝炎ウイルス(とくに C 型)の持続感染が多い．初期は無症状のことが多く，増大すると右季肋部痛，心窩部痛，食欲不振，全身倦怠感，黄疸などを認めることもある．

2) 治療

　TNM 分類と Child-Pugh 分類に応じて治療選択が行われる．肝障害度が軽く，TNM 分類で stage Ⅰは肝切除，stage Ⅱはエタノール注入療法(PEI)，ラジオ波凝固療法(RFA)など局所療法，stage Ⅲ，Ⅳは肝動脈塞栓療法および局所療法である．放射線療法，肝動注化学療法を施行することもある．化学療法では，分子標的治療薬(ソラフェニブ)は Child-Pugh A の肝がんに有効である．また，肝障害度が重い例では，肝移植も選択肢の１つである．

3) 予後

　いったん発症すると進行性であり，stage Ⅰ～Ⅳの５年生存率がそれぞれ 53.4％，39.4％，57.3％，22.6％(第 17 回全国原発性肝癌追跡調査報告)で予後不良である．

2．胆道がん

1) 概略

　90％以上が腺がんである．症状の特徴は，肝胆道系酵素の上昇，閉塞性黄疸が多い．瘙痒，腹痛，体重減少などを呈することもある．

2) 治療

　手術が唯一の根治的治療法である．化学療法，放射線療法には抵抗性で，非切除療法や切除例に対する補助療法について標準治療は確立されていない．切除不能例にゲムシタビン(GEM)，TS-1 で，比較的良好な奏効率が報告されている．

3) 予後

　肝がんよりも予後不良である．Stage Ⅰ～Ⅳの５年生存率は，それぞれ 63.8％，41.4％，16.5％，

7.2%である.

3. 膵がん

1）概略
90％は浸潤性膵管がんである．有効なスクリーニング法はなく，腹痛，黄疸などが出現して発見されることが多い．

2）治療
切除可能例では手術，GEM を用いた術後補助化学療法，切除不能例では，5-FU と放射線照射の放射線化学療法，転移性膵がんでは GEM または GEM＋エルロチニブが考慮される．

3）予後
GEM の導入により，若干治療成績が改善したとはいえ，全体の 5 年生存率は 5％を下回り，生存期間中央値は 6 か月前後と予後は厳しい．Stage Ⅰ～Ⅳの 5 年生存率は，それぞれ 36.2％，9.5％，8.7％，1.6％である．

4. 精神腫瘍学に関する問題点と対応

肝がん患者では，C 型慢性肝炎から肝硬変，肝がんに移行するリスク，感染症に対する偏見や誤解，インターフェロンによるうつ病の発症，感染による認知機能低下および QOL 低下の可能性があり，特別な配慮が必要である．

膵がん患者は高率に精神症状を有していることが知られており，18～50％の患者が抑うつ，不安を有し，とくに抑うつは他の精神症状と比較して有意に多いことが報告されている[1]．その理由としては，膵がんが難治がんで進行が早く厳しい予後に直面することが多いため，患者の心理的負担が他の悪性腫瘍よりも大きいと考えられている．さらに，難治性疼痛を合併しやすいこと，異所性産生ホルモンによる腫瘍随伴症候群の影響なども考えられる[2]．また，重度の抑うつは，男性に多いことが報告されている[3]．その理由として，男性は，ストレスコーピング方法が少ないことが考えられており，男性患者へのケアは今後の課題である．

精神腫瘍学では，進行が早く予後不良ながん患者への介入法については，十分な EBM が蓄積されていない現状がある．臨床的には，予後不良ながんの場合，診断時から患者の死を見越したケアを，患者と家族に開始することが重要である．疾患が完治しないことや想定できる今後の経過について，他のがんよりも早い時期に伝えることにより，死に備え準備できる時間を多く与えることができる．その場合，患者や家族にストレスを与える可能性があるが，他章で記載されているコミュニケーションスキルを活用し，患者や家族の負担を軽減することが重要である．

参考文献

1) Green AI, Austin CP：Psychopathology of pancreatic cancer. A psychobiologic probe Psychosomatics, 1993；34(3)：208-221.
2) Berhard J, Hurny C：Gastrointestinal cancer. *In*：Holland JC(ed)Psycho-Oncology. pp 324-339, Oxford university press, New York, 2006.

3) Clark KL, Loscalzo M：Psychological distress in patients with pancreatic cancer-an understudied group. Psycho-Oncology, 2010；19(12)：1313-1320.

（松岡弘道・小山敦子・吉内一浩）

V 乳がん

　乳がんの特徴は，①女性性の象徴とも言える乳房の疾患であり，患者に与える身体・精神的なインパクトが大きいこと，②予後が比較的良好な疾患であり，再発後も年単位と長期間の生存が可能なこと，③ホルモン療法が有効な疾患であり，治療の選択肢が多いこと，などが挙げられる．本項では，乳がん特有の精神腫瘍学に関する問題について概説する．

1. 疫学

　国立がん研究センターがん対策情報センターのデータベースによると，乳がんの年齢調整罹患率は2005年時点で人口10万人あたり47.5人である．疾患別では，1990年代後半から女性の悪性新生物の第1位であり，今後も増加傾向を示すことが予想されている．また全国年齢調整死亡率に関しては，2008年では人口10万人あたり9.0人まで増加したが，2009年に関しては8.9人と若干減少した．

2. 精神腫瘍学に関する問題点と対応

1) 不安，抑うつ

　これまで乳がん患者を対象とした精神症状の有病率を調べた研究を概観すると，臨床的に介入が望まれる不安や抑うつ状態は10～30％程度の患者に認められることが示されている．不安や抑うつ状態発現の危険因子を検討した研究報告からは，乳がんに対する術式は精神症状の発現に寄与しない一方で，年齢(若年)や婚姻状態，健康に問題のある子どもの存在，神経症的性格傾向などの患者背景が重要であることや，乳がん診断後の精神症状がその後の精神症状に大きく影響することが示唆されている[1]．精神医学的な評価を行うべき乳がん患者についてまとめたものを表2に示すが，乳がん診断後早期から精神症状についてきちんと評価し必要に応じて迅速に適切なケアが提供することが重要である．

2) 家族性乳がん

　乳がん全体の数％に，遺伝要因が強く関与している家族性乳がんが存在する．家族性乳がんの臨床的な特徴は，①若年での発症，②同時性・異時性の同側・両側の乳がん，③同時性・異時性で乳がんと多臓器がんの重複発症，などがあり，原因遺伝子としてBRCA 1やBRCA 2などが知られている．家族性乳がんのハイリスク者は，将来がん罹患に対する心配や不安などで心理的に負担がかかることや，がんになるリスクを過剰に意識する傾向があることが知られている．またハイリスク者に対するBRCA 1, 2の遺伝子変異を調べる検査に関しては，結果の開示に伴いハイリスク者の不安や抑うつなどが悪化することや，検査結果を聞くことが怖くて検査自体を受けない人が存在することなどの問題がある．他方，他の家族性腫瘍も含めたメタアナリシスによっ

表2 精神医学的な評価を行うべき乳がん患者

1. 以下に記すような現在の症状や既往がある患者
   ①抑うつ，または不安
   ②自殺企図（自殺願望）
   ③物質またはアルコール依存
   ④昏迷状態（せん妄，脳炎）
   ⑤気分の不安定，不眠，ステロイドによる苛立ち
2. 乳がんの家族歴がある人
3. 若年者，高齢者，妊婦，介護を受けている人，独身，身寄りのない人
4. 多くの失ったものに対してなんとか適応している人や，多くの生活上のストレスを抱えている人
5. がん治療の決定ができない人
6. 手術中の死を怖がる，または麻酔下でコントロールを失うことが怖い人
7. 安楽死を希望する人
8. インフォームド・コンセントの提供を拒否する人

〔Rowland JH, Massie M J：Breast Cancer. Holland JC, Breitbart W, Jacobsen PB(eds)：Psycho-Onocology. p180, Oxford University Press, 2010 より引用〕

て，遺伝カウンセリングを行うことよって不安や抑うつが悪化しないことも報告されており[2]，家族性乳がんのハイリスク者に対しては，通常の患者以上の十分なケアが必要である．

3）タモキシフェンに関する問題

　ホルモン療法の中心的な薬剤の1つであるタモキシフェンは，CYP2D6を介して代謝された物質のもつ抗エストロゲン作用により抗腫瘍効果をもたらすことが知られている．そのため，CYP2D6によって代謝される他の薬剤との併用は，薬効が互いに影響を与える可能性があり十分注意する必要がある．とくに乳がん患者において，ホルモン療法の副作用であるホットフラッシュや抑うつに対して使用されていることが多い選択的セロトニン取り込み阻害薬（SSRI）の中で，CYP2D6で代謝されるパロキセチンは注意が必要な薬剤である．実際に，タモキシフェンで治療中の患者でパロキセチンを併用した場合，併用期間が長いほど乳がん死亡リスクが高まるという研究結果も報告されている[3]．タモキシフェンにて治療中に，ホットフラッシュや抑うつの治療でSSRIが必要となった場合，CYP2D6の阻害作用をもたない，または阻害作用が弱い薬剤を選ぶことが重要である．

　さらに，他項で詳述されているchemo-brainやサバイバーの問題などの精神腫瘍学のテーマは，乳がん患者を対象とした調査から研究が進められたものが多い．今後，さらに乳がん患者に対する精神腫瘍学の研究を進めることにより，全がん患者のQOL向上につながることが期待される．

参考文献

1) Reich M, Lesur A, Perdrizet-Chevallier C：Depression, quality of life and breast cancer—a review of the literature. Breast Cancer Res Treat, 2008；110：9-17.
2) Braithwaite D, Emery J, Walter F, et al：Psychological impact of genetic counseling for familial cancer—a systematic review and meta-analysis. J Natl Cancer Inst, 2004；96：122-33.

3）Kelly CM, Juurlink DN, Gomes T, et al：Selective serotonin reuptake inhibitors and breast cancer mortality in women receiving tamoxifen—a population based cohort study. BMJ, 2010；340：c693.

（山田　祐・吉内一浩）

VI 泌尿器系腫瘍

泌尿器系腫瘍である前立腺がん，膀胱がん，腎がんは，予後が比較的良いことが知られているが，ホルモン療法やインターフェロン治療の影響，再発のリスクが高い影響もあり，抑うつ，不安を呈することが多く，患者，家族の苦悩が長期化することもある．

1．前立腺がん

1）概略

食生活の欧米化により罹患率が急増し，近い将来男性がん死亡者の上位となることが予想される．高脂肪食，加齢，家族歴などが危険因子である．TNM 分類，Gleason 分類が用いられる．初期症状はほとんどなく，血液検査の PSA 高値で，存在が疑われるが，最適なカットオフ値は未だ明らかではない．

2）治療

内分泌療法，前立腺全摘，放射線療法，化学療法，経過観察が用いられる．内分泌療法が標準治療として施行されていたが，再燃症例が多いため，病理学的異型度が低く，他の臓器への転移が認められない場合は，手術または放射線療法で根治を目指すことが多い．高齢者や転移のある場合は，内分泌療法が選択され，エストロゲン製剤，抗アンドロゲン製剤，LH-RH agonist 製剤などが投与される．耐性となった場合，化学療法も施行される．

3）予後

低リスク前立腺がんの予後は健常人とほぼ同等で，中〜高リスク前立腺がんでは根治療法後でも内分泌療法により，再度寛解が得られることも多い．一方，転移を有する進行がんの予後は不良である．

2．膀胱がん

1）概略

組織学的に 90％が移行上皮がんである．80％で肉眼的または顕微鏡的血尿を示す．膀胱刺激症状を呈したり，遠隔転移に伴う症状で発見されることもある．危険因子に喫煙がある．再発可能性の高いこと，勃起不全の発症が多いことが術後の問題である．

2）治療

Stage によらず，まずは経尿道的膀胱腫瘍切除術（TUR-Bt）を施行し，組織型・深達度などの診断を行う．Stage 0，Ⅰでは，TUR-Bt，抗がん剤（マイトマイシン C など）や BCG の膀胱内注入療

法，Stage Ⅱ，Ⅲ では，膀胱全摘術＋尿路変向術，放射線療法，M-VAC（メトトレキセート，ビンブラスチン，ドキソルビシン，シスプラチン）やGC（ゲムシタビン，シスプラチン）などの化学療法，Stage Ⅳ では化学療法が適応となる．

3）予後
Stage Ⅰ～Ⅳの5年生存率は，それぞれ95.3％，87.0％，64.7％，20.0％である．

3. 腎がん

1）概略
近位尿細管由来の腎細胞がんが90％を占める．早期では無症状のことが多く古典的3徴（血尿，疼痛，腫瘤触知）が揃うのは10％以下である．

2）治療
手術が唯一の根治的治療法で，Ⅲ，Ⅳ期でも生存期間延長が期待できるため，切除可能であれば手術が推奨される．非手術療法では，サイトカイン療法（IL-2，IFN-α）が施行されてきた．奏効率はともに15％程度である．近年，未治療例やIL-2，IFN-α無効例に対して，ソラフェニブ，スニチニブ，エベロリムスなどの分子標的治療薬が有効な成績をあげ，標準治療が変わりつつある．

3）予後
Stage Ⅰ～Ⅳの5年生存率は，それぞれ91.9％，82.5％，64.7％，20.0％である．

4. 精神腫瘍学に関する問題点と対応

前立腺がん患者において精神腫瘍学的な問題が生じることが多いが，前立腺がん患者のQOLに影響を与える要因は，ホルモン療法，放射線療法，手術時の神経損傷による排尿障害，直腸障害および性機能障害などの合併症であると報告されている．とくにホルモン療法を受けている患者では，女性の更年期のような症状を認め，性欲減退，QOL低下を来しやすい．そして患者のQOLを最も左右するのは，患者と配偶者間の満足度であると結論づけている[1]．前立腺がんの患者にとって配偶者との関係は重要であり，心理的な問題を抱えている人の割合が患者本人より配偶者のほうが高いとの報告[2]もあり，配偶者も含めたケアが必要である．

参考文献
1) Sanda MG, Dunn RL, Michalski J, et al：Quality of life and satisfaction with outcome among prostate-cancer survivors. N Engl J Med, 2008；358(12)：1250-1261.
2) Couper J, Bloch S, Love A, et al：Psychosocial adjustment of female partners of men with prostate cancer—A review of the literature. Psycho-Oncology, 2006；15(11)：937-953.

（松岡弘道・小山敦子・吉内一浩）

VII 頭頸部腫瘍（食道がんを含む）

　頭頸部がんと食道がんは解剖学的に近いだけでなく，発症の危険因子や組織型および治療法といった疾患の特徴や経過，さらには疾患そのものや治療のために経口摂取や発声機能を損なうなどの身体的および心理社会的問題がしばしば生じるためうつ病など精神疾患の合併率が高いという点などにおいても，共通点が多い．したがって，精神腫瘍学的な問題も共通する部分が多く，またその中にはアルコール依存に関わる問題など対応に苦慮するものもある．本項ではこれら頭頸部がんおよび食道がんにおいて問題となる精神腫瘍学的問題点について概説する．

1．頭頸部がん

　頭頸部がんとは頭蓋内・眼窩内を除いた頭部と頸部に発生するがんの総称であり，全がんの2〜3％を占める．一般に死亡率，罹患率ともに男女比は3：1程度で男性が多く，喉頭がんに限れば男性が女性の10倍以上である．40歳代後半以降急激に増加する．また他の部位の頭頸部がんや食道がん，肺がんなどとの重複がんが20％程度を占める．危険因子としては喫煙歴・飲酒歴が主なものである．組織分類上はほとんどが扁平上皮癌（90％以上）であり，手術療法以外にも，（化学）放射線療法が果たす役割が大きい．5年相対生存率は，口腔・咽頭がんでは約50％，喉頭がんでは約80％である．

2．食道がん

　食道がんは全がんの約3％を占める．食道がんの死亡率は近年ほぼ横ばいであるが，罹患率は男性で増加傾向がみられる（女性はほぼ横ばい）．男女比は9：1と圧倒的に男性が多い．40歳代後半以降急激に増加する．危険因子としては，扁平上皮癌では腐食性食道炎・頭頸部がんの既往歴・Plummer-Vinson症候群・喫煙歴・飲酒歴・アカラシア・放射線治療された乳がんの既往歴・貧困・極度に熱い飲み物の頻繁な摂取などであり，腺癌では胃食道逆流症・肥満などである．食道がんの90％以上が扁平上皮癌だが，欧米では腺癌が約半数を占めており，食生活習慣の欧米化から，日本でも腺癌が増えてくることが予想される．治療は手術療法を主体とし（0期で範囲が広くなければ内視鏡的粘膜切除術が標準），病期などに応じて（化学）放射線療法も施行される．5年相対生存率は，粘膜にとどまるがんではほぼ100％であるが，それ以外では平均して約25％である．

3．精神腫瘍学に関する問題点と対応

1）アルコール依存症関連の問題

　頭頸部がんおよび食道がんの患者にはアルコール依存症が多く，早期離脱・後期離脱（振戦せん妄）・幻覚症・Wernicke-Korsakoff症候群・アルコール性認知症などの問題がある．とくに重篤なのが振戦せん妄で，飲酒中断後48〜60時間して激しい振戦・幻覚・錯乱・けいれんが生じることがある．入院患者の約5％に生じ，適切な治療が行われない場合，致死率15％程度である．病歴からアルコール依存症が疑われれば早期に介入し，体液・電解質バランス・栄養状態などを管理すると同時に，早期離脱症状を観察しつつ（表3），ベンゾジアゼピン投与を行いながらアルコールからの離脱を図り，徐々に減量していく[1]．低栄養状態ではWernicke-Korsakoff症候群の予防

表3 アルコール依存症の早期離脱症状

自律神経症状	精神症状
・発汗 ・動悸 ・高血圧 ・微熱 ・悪心，嘔吐，食欲低下	・不安，焦燥感，不眠 ・抑うつ気分 ・一過性幻覚(幻視，幻聴) ・軽度見当識障害 振戦 けいれん発作

表4 Wernicke 脳症の症状

急性期
・意識障害(global confusion state, せん妄, 昏睡)
・眼球運動障害(とくに側方注視時の重視)
・失調性歩行
・眼振
・多発神経炎
・低体温，低血圧
慢性期
・見当識障害
・健忘
・作話

のため，ビタミン B_1 投与を含む栄養管理も重要である．とくに Wernicke 脳症が少しでも疑われたら(表4)，早急に大量ビタミン B_1 投与を行うのがよいとされている[2]．また，アルコール依存症による家族の援助の希望などのソーシャルサポートの問題があり，断酒会やリハビリテーションの果たす役割も大きい．さらに，アルコールとともに問題となるのが喫煙の問題であるが，これについては肺がんの章を参照されたい．

2）頭頸部がんにおける問題

頭頸部がん患者の直面する大きな問題として，がんの増殖や治療によってもたらされる容貌の変化と失声・経口摂取制限・味覚や嗅覚の喪失などの機能障害の問題がある(永久気管孔や栄養チューブの問題も含まれる)．容貌の変化は自尊心や自信に大きな影響を及ぼし，コミュニケーションの問題は対人関係などの社会的機能を維持する上で障害となる．こうしたことから抑うつ気分を呈しやすく，自殺率も他のがんと比べて高い傾向にある[3]．手術以外の治療法の選択，再建術の向上，抗うつ薬・抗不安薬など適切な薬剤投与，容貌や機能障害に適応していくためのリハビリテーション，その他それぞれの患者の問題に応じた長期にわたる支援が大切である．なお，失声に対し，筆談・body language・手話の習得以外に，器械(電気喉頭)や食道を使った発声法があるが，使用感や習得困難などの問題がある．

3）食道がんにおける問題

食道がんでは侵襲の大きな手術による肺炎などの術後合併症や経口摂取ができない状態での長期にわたる拘禁反応により，せん妄状態を呈する患者が少なくないため，抗精神病薬などせん妄への対応や家族を含めたサポートが必要となる．さらに，手術後の体力の衰えを回復するのに時間がかかるため，がんの再発を心配して抑うつ気分を呈しやすい[4]．抗うつ薬・抗不安薬など適切な薬剤投与およびそれぞれの患者の機能回復に準じた支援が大切である．

参考文献

1) Mayo-smith MF, Beecher LH, Fischer TL, et al：Management of alcohol withdrawal delirium. An evidence-based practice guideline. Arch Intern Med, 2004；164(13)：1405-1412.
2) Paparrigopoulos T, Tzavellas E, Karaiskos D, et al：Complete recovery from undertreated Wernicke-

Korsakoff syndrome following aggressive thiamine treatment. In Vivo, 2010 ; 24(2) : 231-233.
3) Murphy BA, Ridner S, Wells N, et al : Quality of life research in head and neck cancer—a review of the current state of the science. Crit Rev Oncol Hematol, 2007 ; 62(3) : 251-267.
4) Bergquist H, Ruth M, Hammerlid E : Psychiatric morbidity among patients with cancer of the esophagus or the gastro-esophageal junction—a prospective, longitudinal evaluation. Dis Esophagus, 2007 ; 20(6) : 523-529.

〈柴山　修・吉内一浩〉

Ⅷ 婦人科系腫瘍

　婦人科系のがんは，女性のがんの中でもよく認められるものの1つである．国立がん研究センターがん対策情報センターによると2009年の婦人科がんの死亡数は，子宮頸がん2,519人(1.8％)，子宮体がん1,615人(1.2％)，卵巣がん4,603人(3.3％)である．年齢別にみると，婦人科がんは20〜54歳で女性のがんによる死亡率の上位を占めており，最近では若年層でも罹患率，死亡率ともに増加していることが特徴である．以下に，3大婦人科がんである，子宮頸がん，子宮体がん(子宮内膜がん)，卵巣がんについて説明する．

1. 子宮頸がん

　子宮頸がんでは，扁平上皮癌が一番多くみられる(扁平上皮癌：約80％，腺癌：15％，腺扁平上皮癌：3〜5％，その他：稀に小細胞癌など)．ヒトパピローマウイルス感染，多産，喫煙などが危険因子である．子宮頸がんは，初期には無症状のことが多いが，進行するに従って不正性器出血，性交後出血，異常帯下などの症状が出現する．子宮頸がんの治療は，手術療法，放射線療法あるいは化学療法である．本邦では，臨床進行期Ⅰ期，Ⅱ期といった比較的早期のがんには手術療法(根治的には広汎子宮全摘術)が行われており，Ⅲ期，Ⅳ期といった進行がんには放射線療法が行われている．予後に関しては，FIGO(The International Federation of Gynecology and Obstetrics)(2001年)によると，StageⅠ〜Ⅳの5年生存率は，それぞれ87％，75％，48％，26％であり，再発までの中央値は約9か月である．

2. 子宮体がん

　子宮体がん(子宮内膜がん)は，生活様式の欧米化によって増加傾向にある．類内膜癌が一番多くみられる(類内膜癌：約80％，乳頭状漿液性腺癌：約10％，明細胞癌：4％，その他：粘液癌，扁平上皮癌，混合癌，未分化癌など)．動物脂肪摂取過多や肥満，エストロゲン単独補充療法などが危険因子である．症状は，初期には無症状が多いが，進行に伴い不正性器出血，過剰な月経出血などが出現する．子宮体がんの治療は，手術療法，放射線療法，化学療法あるいはホルモン療法(プロゲステロンレセプターの陽性症例が適応)である．手術療法が治療の第1選択である．手術不能例では放射線治療が適応となる．術後予後不良因子のある症例に対して，術後放射線療法，術後化学療法が行われている．予後に関しては，FIGO(2001年)によると，StageⅠ〜Ⅳの5年生存率は，それぞれ87％，76％，51％，19％であり，再発までの中央値は約12か月である．

3. 卵巣がん

　卵巣がんは増加傾向にあるが，早期発見が困難である．最も多いのは漿液性腺癌である（漿液性腺癌：70〜80％，他は類内膜腺癌，粘液性腺癌，明細胞癌）．卵巣がんの家族歴などが危険因子である．初期はほとんど無症状であるが，進行に伴って腹部膨満感，腹部不快感，便通異常，頻尿，腰痛などの非特異的な症状が出現する．稀に，卵巣腫瘍茎捻転や破裂によって急性腹症が引き起こされることがある．卵巣がんの治療は，遠隔臓器転移がある場合を除いて，外科手術と化学療法の併用が標準治療である．予後に関しては，FIGO（2001年）によると，Stage Ⅰ〜Ⅳの5年生存率は，それぞれ85％，67％，49％，23％であり，再発までの中央値は約20か月である．

4. 精神腫瘍学に関する問題点と対応

　婦人科がんにおいては，性にまつわることがらへの影響などの心理的な負荷が特徴としてあげられる[1]．がん患者で一般的にみられる抑うつと不安などの情緒面の問題が婦人科がんでも認められ，婦人科がん患者の1〜2割に，抑うつや不安がみられると報告されている[2]．婦人科がんでは，性機能障害，妊孕性に関すること，卵巣摘出による卵巣欠落症状（いわゆる更年期障害様症状），罪悪感などが引き起こされ，心理的な負荷となる可能性がある[3]．性機能障害に関しては，専門のカウンセリング，リハビリテーションも試みられている[4]．しかしながら，婦人科がんは，乳がんと比較して頻度が低いため，精神面の問題やそのサポート方法についての検討が十分にはなされていない．

参考文献

1）Sexuality and Reproductive Issue National Cancer Institute Physician Data Query. http://mext-cancerinfo.tri-kobe.org/database/pdq/summary/english.jsp
2）Massie MJ：Prevalence of depression in patients with cancer. J Natl Cancer Inst Monogr, 2004；32：57-71.
3）Thompson DS, Shear MK：Psychiatric disorders and gynecological oncology—a review of the literature. Gen Hosp Psychiatry, 1998；20(4)：241-247.
4）Stead ML：Sexual function after treatment for gynecological malignancy. Curr Opin Oncol, 2004；16：492-495.

〈瀧本禎之・吉内一浩〉

Ⅸ 造血器系腫瘍

　造血器系腫瘍に関しては，治療の負荷が大きく，それに伴う心理面の反応が生じやすい．とくに，造血幹細胞移植では身体面・心理面ともに大きな負荷がかかり，不安や抑うつなどの心理的問題を生じる可能性がある．

1. 概略

　造血器腫瘍には，白血病，骨髄異形成症候群，悪性リンパ腫（ホジキンリンパ腫／非ホジキンリ

ンパ腫），多発性骨髄腫などがあげられ，近年，新WHO分類[1]に従って分類されている．

　造血器腫瘍では，正常造血の障害による各血球減少の症状や，リンパ節腫脹などの症状が認められるが，慢性骨髄性白血病の慢性期や骨髄異形成症候群では，無症状あるいは全身倦怠感，発熱，体重減少などの非特異的な症状が中心であることも多い．多発性骨髄腫では骨痛・病的骨折，腎機能障害などがみられる．

　治療は急性骨髄性白血病・急性リンパ性白血病では化学療法・造血幹細胞移植などを行う．急性前骨髄球性白血病(M3)では，全トランス型レチノイン酸(all-trans retinoic acid：ATRA)による分化誘導療法が寛解導入療法として用いられる．このほかゲムツズマブ(分子標的薬)，再発・難治性の急性前骨髄球性白血病(M3)に対する三酸化ヒ素，タミバロテンなどの新規薬剤も用いられる．

　慢性骨髄性白血病は，慢性期にはイマチニブ(bcr-abl チロシンキナーゼ阻害薬)内服が第1選択となるが，根治には至らない．移行期や急性転化時はイマチニブ高用量や急性白血病に準じた寛解導入療法を行い，造血幹細胞移植の検討を行う．慢性リンパ性白血病は，臨床病期や症状，疾患活動性により治療開始時期が決定される．

　骨髄異形成症候群は，根治には造血幹細胞移植が必要であるが，化学療法・免疫抑制療法・ビタミン療法・輸血による支持療法を含め，リスクや年齢，ドナーの有無を考慮して治療が選択される．

　悪性リンパ腫はホジキンリンパ腫では病期により放射線療法と化学療法が選択される．非ホジキンリンパ腫では放射線療法・手術療法・化学療法・リツキシマブ(モノクローナル抗体)・経過観察などから選択される．再発・難治例や高リスク群では自家造血幹細胞移植併用大量化学療法も行われる．

　多発性骨髄腫は無症状・無進行性であれば経過観察するが，進行が認められた場合にはMP療法，VAD療法，ボルテゾミブ療法，デキサメタゾン療法，サリドマイド療法などを行う．若年の場合自家末梢血幹細胞移植も行う．

　造血幹細胞移植には，自家移植と同種造血幹細胞移植がある．自家移植は，自己の造血幹細胞を骨髄あるいは末梢血から採取し保存して化学療法後にそれを戻すことにより，従来不可能であった強力な化学療法を可能とするものである．主に悪性リンパ腫や多発性骨髄腫で適応となる．移植時期の調整が容易であり，生着不全がほとんどなく，graft versus host disease(GVHD)がないなどのメリットがあるが，graft versus tumor(GVT)効果はない．また，造血幹細胞液に腫瘍細胞が混入するリスクが存在する．

　同種造血幹細胞移植では，血縁からの骨髄・末梢血幹細胞，骨髄バンクからの非血縁骨髄，臍帯血バンクからの臍帯血などを用いて移植を行う．バンクドナーでは血縁ドナーに比較し免疫能の回復が遅く，GVHDが重症化しやすい．臍帯血バンクドナーでは生着不全が多い．骨髄破壊的同種造血幹細胞移植では，前処置と呼ばれる大量化学療法や全身放射線照射により腫瘍細胞を根絶し，移植により造血能を回復させる．前処置による抗腫瘍効果に加えて移植片の免疫反応によるGVT効果が期待される(前処置を軽減しGVT効果に期待するミニ移植と呼ばれる方法もある)．前処置後，移植細胞が生着し白血球数が十分に回復するまで，無菌室に入室し，面会や行動範囲が制限され孤立する時期が通常3週間前後ある．また，移植後生着までの待機期間が存在する．さらに，前処置に伴う悪心・下痢・口腔粘膜障害，急性GVHD，慢性GVHDと免疫抑制剤の

内服,感染症など,移植に関連する合併症は移植後数年に至るまでさまざまなものがあり著しい苦痛や障害,日常生活の制限を来しうる.

2. 精神腫瘍学に関する問題点と対応

造血器腫瘍でとくに問題となる心理社会的問題として"5つのD",Death(死の恐怖),Dependence(長期の入院や通院を通しての家族や医療者への依存),Disfigurement(脱毛,中心静脈カテーテルの挿入,不妊などに伴い容貌や機能が醜くなったと感じてしまうこと),Disruption(長期・複数回の入院による関係の途絶),Disability(疾患に関連する障害による社会生活の阻害)が挙げられている.これらの点に留意しながら,抑うつや不安などの気分の変化・認知機能の変化の評価と必要であれば薬物療法を用いた対応,症状・副作用による症状への対処のサポート,治療方針の決定にかかわるサポートなどを行っていくことになる.

そのほか注意すべき点としては,悪性リンパ腫などでステロイドを,CMLではインターフェロンαを使用することがあり,それらに伴う精神症状に注意が必要である.また,多発性骨髄腫では高Ca血症を生じることがあり,精神症状を来す可能性がある.さらに,造血幹細胞移植や化学療法の一部では不妊を生じるものがあり(精子保存,放射線全身照射時の卵巣遮蔽などで対応されることもある),精神腫瘍学上の問題となりうる.

経過中に認められる心理的問題の頻度に関しては,欧米での報告では,適応障害に関しては,移植前後でそれぞれ35～43%,25～33%の患者で認められ,大うつ病性障害に関しては,移植前後でそれぞれ7～10%,15～19%の患者で認められたとの報告がある[2].造血幹細胞移植のための入院中の精神疾患発症の予測因子として,性別(女性),精神疾患罹患の既往,入院前の喫煙歴(入院時に禁煙),疼痛などが挙げられている[3].

文献

1) Swerdlow SH, Campo E, Harris NL, Jaffe ES, Pileri SA, Stein H, et al (eds):WHO Classification of Tumours of Haematopoietic and Lymphoid Tissues. Lyon. IARC, 2008.
2) Holland J C:Psycho-Oncology. New York. Oxford University Press, 1998.
3) Prieto JM, Blanch J, Atala J, Carreras E, Rovira M, Cirera E, et al:Stem cell transplantation—risk factors for psychiatric morbidity. Eur J Cancer, 2006;42:514-520.

(菊地裕絵・吉内一浩)

X 皮膚がん,骨軟部腫瘍

1. 皮膚がん

皮膚がんとは,表皮,真皮,皮下組織,および毛包・脂腺・汗腺などの皮膚付属器から発生した悪性腫瘍の総称である.皮膚がん全体の年間罹患率は人口10万人あたり約3.5人であるが,頻度の高い基底細胞癌・有棘細胞癌の遠隔転移は稀で,手術により治癒が期待できる.本項では悪性黒色腫に焦点を絞って述べる.

1) 悪性黒色腫の概要

悪性黒色腫とは，神経堤に由来する細胞であるメラノサイトから発生する悪性腫瘍のことである．好発年齢のピークは50歳で，男性よりも女性に多い．発生部位としては足底，体幹，顔面，爪の順で多い．腫瘍の厚み・浸潤，潰瘍，リンパ節転移，遠隔転移によるTNM分類で病期が分類される．

2) 治療

治療の中心は手術であり，初発病巣の周囲に皮膚転移が数か所発生することが多いという特徴をもっているため，初発病巣辺縁より数cm大きい範囲で広範囲に切除手術を行う．好発転移部位としては肺，肝である．遠隔転移例に対してはダカルバジン(DTIC)単独療法が施行されているが奏効率10〜20%であり，多剤併用療法やIFN-α，IL-2なども試みられている．

3) 予後

予後に影響する因子には，腫瘍の厚み，潰瘍の有無，所属リンパ節転移の個数，遠隔転移などがあり，5年生存率は0期100%，Ⅰ期95〜100%，Ⅱ期70〜80%，Ⅲ期50〜60%，Ⅳ期10%前後である．

4) 精神腫瘍学上の問題点と対応

皮膚がんは，遠隔転移がなければ治癒が期待できる疾患である．しかし，悪性黒色腫に関しては，中等度以上のストレスがあると言われ[1]，強い不安から否認の機制がはたらき，受診や診断，治療開始の遅延につながる可能性がある．また，治療に際しても，手術による外観の変貌への不安，恐怖を抱きやすく，その後の自己評価，自尊心の低下を来す恐れがある．

2. 骨軟部腫瘍

骨，軟骨，筋肉，血管，脂肪などに発生した非上皮性悪性腫瘍を総称して肉腫と呼び，骨組織に発生する悪性骨腫瘍(骨肉腫)，筋肉，神経，血管，脂肪などの軟部組織に発生する悪性軟部腫瘍が含まれる．原発性悪性骨肉腫の発生頻度は人口10万人あたり約0.8人，悪性軟部腫瘍は人口10万人あたり約2.0人である．原発性悪性骨肉腫・軟部腫瘍は小児，中高年に好発し，疾患別では小児期には骨肉腫，Ewing肉腫，横紋筋肉腫，学童期〜青年期には骨肉腫，Ewing肉腫，軟骨肉腫，滑膜肉腫，中高年には軟骨肉腫，悪性線維性組織球腫，脂肪肉腫などが発症する．本項では骨肉腫に焦点を絞って紹介する．

1) 骨肉腫の概要

約50〜60%は10歳代に発症し，やや男性に多い．発生部位としては，膝関節周囲や上腕骨近位部などに多い．骨肉腫診断時に20%の患者に単純X線像で転移を認め，好発部位は肺である．腫瘍の大きさ，リンパ節転移，遠隔転移などに加え，組織学的悪性度によるTNM分類が用いられる．

2）治療

外科的切除のみでは約20%程度の治癒しか期待できないが，術前化学療法を併用することにより，患肢温存・生存率の改善が期待できる．外科的切除された腫瘍の術前化学療法による腫瘍壊死率は予後予測因子となる．ドキソルビシン（ADM）/シスプラチン（CDDP）が標準治療となっている．

3）予後

骨肉腫の5年生存率はⅠA期では98%，ⅠB期では92%，ⅡA期では62%，ⅡB期では35%，Ⅲ期では5%である．

4）精神腫瘍学上の問題点と対応

骨肉腫，Ewing肉腫の生存者で，手術により患肢切断した患者は，温存手術を施行した患者と比較して，QOLには有意差を認めないという報告[2]や，精神疾患罹患率は一般人口と変わりがないという報告があるが，周囲とのコミュニケーションの問題や不安が軟部腫瘍の患者で多く認められるという報告もある．

参考文献

1) Fawzy FI, Cousins N, Fawzy NW, et al：A structured psychiatric intervention for cancer patients. Arch Gen Psychiatry, 1990；47(8)：720-725.
2) Nagarajan R, Clohisy DR, Neglia JP, et al：Function and quality-of-life of survivors of pelvic and lower extremity osteosarcoma and Ewing's sarcoma—the Childhood Cancer, Survivor Study. Br J Cancer, 2004；91(11)：1858-1865.

〔嶋本正弥・吉内一浩〕

XI　HIV

近年，Human immunodeficiency virus（HIV）感染者においては，強力な抗HIV療法（highly active antiretroviral therapy：HAART）の進歩により後天性免疫不全症候群（acquired immunodeficiency syndrome：AIDS）の発症や死亡が大幅に減り，それに伴い悪性腫瘍がHIV感染者の死因として重要性を増している[1,2]．

ここではHIV感染者に多い悪性腫瘍と，悪性腫瘍に罹患したHIV感染者の治療における精神腫瘍学的問題や対応上の留意点などについて概説する．

1．概略

HIV感染者は非HIV感染者に比べ，悪性腫瘍に罹患しやすい．HIV感染者ではカポジ肉腫や非ホジキンリンパ腫，子宮頸がんなどのAIDS指標疾患に限らず，肛門がんやホジキンリンパ腫，肝臓がん，口腔内がん，咽頭がんなどの非AIDS指標悪性腫瘍も多くみられる．後者はヒトパピローマウィルス（HPV）やB型・C型肝炎ウイルス（HBV，HCV），EBウィルスなどの重複感染が一因と考えられている[1,3]．

2. 精神腫瘍学に関する問題点と対応

悪性腫瘍の罹患によらず HIV 感染者の精神科受診率は一般人口に比べて高く(5.9%)，疾患は適応障害，物質関連障害，気分障害，HIV 脳症が多い[4]．このうち適応障害については HIV 感染者に限らず悪性腫瘍罹患者一般に多くみられるため他項に譲り，物質関連障害が多いのは物質依存者自体が HIV 感染のハイリスク群である影響が大きいため割愛し，ここでは他の2疾患につき述べる．

1) 気分障害(うつ病など)

HIV におけるうつ病の罹患率は一般人口の2倍(7.6%)と高く，いわゆる反応性のうつ病が多い．したがってうつ病の一般的治療よりも適応障害に準じた対応が有用なことが多い．また，HIV 治療薬による薬剤性の抑うつ(表5)や，HIV 自体の中枢への影響や中枢神経系の日和見感染など脳の器質的変化が抑うつの原因となることもあり，鑑別を要する[4]．

2) HIV 脳症

HIV 脳症は認知・精神症状と運動障害を特徴とし，主な症状は表6の通りである．HAART 導入前には急速に進行し予後が半年以内だったが，現在は軽症例が大半である．軽症例では注意・集中力低下や気力低下が中心なので，うつ病を疑われて精神科に紹介されることも少なくなく，注意を要する[5]．HAART により症状はかなり改善する．

現在，悪性腫瘍を発症して初めて HIV 感染が判明する例は少なく，HIV 感染症の治療経過中に悪性腫瘍を発症する例が多いため，悪性腫瘍の告知などの際には，その患者がこれまで感染告知をどのように受け止め，どのように治療に取り組んできたか，前述のような精神疾患がなかったかなどを踏まえた対応が必要である．また，精神症状が出現した際には，薬物療法において

表5 抗 HIV 薬による精神神経系の副作用

抗 HIV 薬	一般名(略語)	精神神経系副作用
核酸系逆転写酵素阻害薬	Zidovudine(AZT)	躁病，睡眠障害，筋炎，頭痛
	Didanosine(ddI)	末梢神経障害
	Zalcitabine(ddc)	末梢神経障害，頭痛
	Sanilvudine(d4T)	末梢神経障害，頭痛
	Lamivudine(3TC)	睡眠障害，頭痛
	Abacavir(ABC)	頭痛
非核酸系逆転写酵素阻害薬	Efavirenz(EFV)	抑うつ症状，集中力低下，異夢，多幸症，幻覚，不眠
	Nevirapine(NVP)	頭痛
	Delavirdine(DLV)	頭痛，疲労感
プロテアーゼ阻害薬	Amprenavir(APV)	口・口周囲感覚異常，頭痛
	Indinavir(IDV)	不眠，頭痛，めまい，感覚異常
	Ritonavir(RTV)	口周囲・末梢の異常感覚，頭痛
	Atanavir(AZV)	うつ病，末梢神経障害，不眠，めまい
	Lopinavir + Ritonavir(LPV/RTV)	睡眠障害，めまい，異常感覚，頭痛

〔赤穂理絵：HIV 感染症における精神科リエゾン．精神科治療学，2002；17(11)：1375-1381〕

表6 HIV脳症の神経学的・精神病理学的・神経心理学的所見

神経学的所見	初期：手指巧緻運動の緩徐化，不安定歩行，表情の乏しさ，ときに振戦およびパーキンソン病様歩行 後期：深部反射亢進，錐体路徴候，四肢麻痺，眼球衝動性運動の障害，口とがらし反射，眉間反射，把握反射などの前頭葉症状，尿便失禁，ミオクローヌス，けいれん発作
精神病理学的所見	初期：情緒障害，無気力，注意力の減退 後期：長期記憶の低下，時間，場所，周囲などに対する見当識障害，無言状態
神経心理学的所見	初期：精神運動機能の緩徐化，交互変換運動の緩徐化，記憶障害，視覚的構成障害，適応障害 後期：あらゆる課題に対して無反応

〔岸田修二：ウィルス感染症(4)HIV脳症・進行性多巣性白質脳症．BRAIN MEDICAL, 2007；19(3)：231-237〕

HAARTと併用できない向精神薬が多いことにも注意しつつ治療を選択することが重要である．

参考文献
1) 味澤篤：HIV感染症と悪性腫瘍．日本エイズ学会誌，2007；9(2)：128-135．
2) 岸田修二：ウィルス感染症(4)HIV脳症・進行性多巣性白質脳症．Brain Medical, 2007；19(3)：37-43．
3) Cheung MC, Pantanowitz L, Dezube BJ：AIDS-Related Malignancies-Emerging Challenges in the Era of Highly Active Antiretroviral Therapy. The Oncologist, 2005；10：412-426.
4) 赤穂理絵：HIV感染症における精神科リエゾン．精神科治療学，2002；17(11)：1375-1381．
5) 岸田修二：ウィルス感染症(4)HIV脳症・進行性多巣性白質脳症．Brain Medical, 2007；19(3)：231-237.

（中西幸子・吉内一浩）

XII 内分泌系腫瘍

内分泌系腫瘍(甲状腺がん，副腎皮質がん，褐色細胞腫)にに関しては稀な腫瘍が多く，治療に関するエビデンスが少ないといった特徴があるが，甲状腺未分化癌などのように予後不良なものも含まれており，精神腫瘍学的問題が生じる可能性もある．

1. 甲状腺がん

1) 概略

甲状腺がんの罹患率は女性が男性の3倍以上である．分類としては乳頭癌が最も多く(約90％)，次いで濾胞癌(4～5％)，髄様癌(1～2％となる)．未分化癌は1％程度であり，その他，リンパ腫などがある．髄様癌の20％は多発性内分泌腺腫症(MEN2a/b)として発症する．乳頭癌，濾胞癌に関しては10年生存率は80～90％と緩徐に進行するが，未分化癌は極めて悪性度が高く，急速に進行し予後不良である．

2) 治療

分化癌では，手術療法が第一選択である．甲状腺全摘出および葉切除がある．甲状腺全摘術後

の放射性ヨード療法により乳頭癌，濾胞癌の高リスク患者における再発率が低下することが先行研究により示されている．

未分化癌では，化学療法が主体であり，シスプラチン＋ドキソルビシンによる併用化学療法がドキソルビシン単独療法よりも効果が大きいとされている．

2．副腎皮質がん

1）概略

副腎皮質がんは100万人に1例程度の稀な腫瘍である．Cushing症候群や原発性アルドステロン症などの原因となる．最も転移がみられる部位としては腹膜，肺，肝臓，骨がある．悪性度が高く急速に進行し，予後不良である．

2）治療

手術療法が第一選択であるが，完全切除が不可能な例では放射線療法やミトタン内服治療を行う．副作用として消化器症状（食欲不振や嘔気），神経・精神症状（四肢のしびれや集中力低下），中枢神経系中毒症（小脳失調）などが認められることがある．

3．褐色細胞腫

1）概略

褐色細胞腫は高血圧症の約1％にみられる．副腎髄質に発生するものと交感神経節に発生する副腎外褐色細胞腫がある．

2）治療

手術療法が第一選択である．遠隔転移に対する薬物療法としてCVD療法（シクロフォスファマイド，ビンクリスチン，ダカルバジン）が施行されているが，二次治療以降のエビデンスは確立されていない．^{131}I-MIBGの大量投与なども試みられているが保険適用外である．

4．精神腫瘍学に関する問題点と対応

甲状腺がんにおいては，甲状腺亜全摘あるいは全摘術後に甲状腺ホルモンの補充を必要とする．甲状腺がんにおける放射性ヨード療法は甲状腺全摘術後に施行されるが，甲状腺ホルモンの補充を中止してからの治療となるために，一過性の甲状腺機能低下を起こす．甲状腺機能低下症の症状は，緩慢な動作，思考力の低下，体重増加，皮膚乾燥，便秘などであり，うつ病との鑑別を要することもある．放射性ヨード療法中の甲状腺がん患者においてはQOLが低下しやすく不安も高い頻度で認められていた，とする報告もされている[1,2]．

褐色細胞腫では約50％に持続する高血圧の合併がみられるが，それに加え40～45％の患者に高血圧発作が起こる[3]．頭痛，不安，動悸，顔面紅潮などの症状を伴うため，心身両面からのサポートが必要である．

参考文献

1）Mazzaferri EL, et al：Long-term impact of initial surgical and medical therapy on papillary and follicular

thyroid cancer. Am J Med, 1994；97(5)：418-428.
2) Tagay S, et al：Health-related quality of life, depression and anxiety in thyroid cancer patients. Quality of Life Research, 2006；15：695-703.
3) Vincent T, DeVita, et al：DeVita, Hellman, and Rosenberg's CANCER—Principles and Practice of Oncology. 8th edition, pp 1697-1699, Lippincott Williams and Wilkins, 2008.

XIII 原発不明腫瘍

原発不明がんの特徴としては，原発巣検索に時間を要することが多いこと，治療法がそれぞれのサブグループにより異なることなどが挙げられる．本項においては原発不明がんの疫学，治療などについて触れ，原発不明がんにおける精神腫瘍学的問題について述べる．

1．定義

「臨床的に注意深い全身検索や経過観察を行っても原発巣が同定できない転移性の腫瘍を示し，さまざまな腫瘍が混在した不均一な疾患グループ」と定義される．

2．疫学

- 頻度はおおむね1〜5％とされている
- 診断時に半数以上は複数臓器への転移を有している
- 一般的に予後不良であり，生存期間の中央値は6〜9か月とされる

3．治療 (表7)[1]

多種多様ながん種を含んでおり，そのうち特定の治療に反応し長期生存が認められるサブグループが存在する．

女性，腺癌，腋窩リンパ節転移のみの症例では，腋窩リンパ節転移陽性の乳がんに準じた治療を行う．局所療法としては，腋窩リンパ節郭清，同側の乳房切除あるいは放射線照射を行い，術後薬物療法として，化学療法，ホルモン療法(ER/PgR陽性)，トラスツズマブ療法(HER2陽性)が行われる．

女性，腺癌，がん性腹膜炎のみの症例では，臨床病期Ⅲc期の卵巣がんに準じた治療を行う．外科切除として，子宮全摘＋両側子宮付属器切除＋大網切除が行われ，術後薬物療法として，カルボプラチン＋パクリタキセル(orドセタキセル)の投与が行われる．

男性，腺癌，多発性の増骨性骨転移，血清中PSA上昇または免疫染色にてPSA陽性の症例では，進行性前立腺がんに準じた治療を行う．内分泌療法として，精巣摘除術，LH-RHアゴニスト単独療法が行われ，抗アンドロゲン剤を併用する．

50歳以下の男性，低・未分化癌，縦隔・後腹膜リンパ節転移など体の中心線上に病変が分布する症例では，poor riskの胚細胞腫瘍に準じた治療を行う．化学療法としてBEP療法(ブレオマイシン＋エトポシド＋シスプラチン)が施行される．

表7　原発不明がんの治療

特定の治療を有するサブグループ	治療方針
女性，腺癌，腋窩リンパ節転移のみ	腋窩リンパ節転移陽性の乳がんに対する治療
女性，腺癌，がん性腹膜炎のみ	臨床病期Ⅲc期卵巣がんに対する治療
男性，腺癌，多発性の増骨性骨転移 血清PSA上昇または免疫染色PSA陽性	転移性の前立腺がんに対する治療
50歳未満男性，低・未分化癌， 縦隔・後腹膜リンパ節など中心線上の病変が分布する症例	性腺外原発の胚細胞腫瘍に対する治療
扁平上皮癌，上〜中頸部リンパ節転移のみ	頭頸部がんに対する治療
低悪性度の神経内分泌がん，骨・肝転移	カルチノイドやislet cell tumorに対する治療
高悪性度の神経内分泌がん	小細胞肺がんに準じたシスプラチンを含む化学療法
限局するリンパ節転移のみ(頸部，鼠径など)	局所療法(外科切除，放射線療法)を検討

　扁平上皮癌，上〜中頸部リンパ節転移のみの症例では，頭頸部がんに準じた治療を行う．局所療法として，外科的切除や放射線照射を行い，化学療法/化学放射線療法(シスプラチン＋5-フルオロウラシル(5-FU)など)も行われる．

　低悪性度の神経内分泌がんで骨や肝転移を来した症例では，カルチノイドやislet cell tumorに準じた治療を行う．ソマトスタチンアナログによる治療が行われ，オクトレチドの投与が行われる．治療効果は低いが化学療法(シスプラチン，5-FU，ドキソルビシンなどの併用)も行われている．

　高悪性度(低分化)の神経内分泌がんの症例では，小細胞肺がんに準じた治療を行う．プラチナ製剤を含む化学療法(シスプラチン＋エトポシド)が行われる．

　限局するリンパ節転移のみの症例では，外科切除や放射線療法などの局所療法を行う．

　その他の症例では，標準的な薬物療法レジメンは存在せず，カルボプラチン＋パクリタキセルなどのプラチナ製剤を含む併用化学療法が主に行われている．

4. 精神腫瘍学に関する問題点と対応

　原発検索に時間を要すること，また原発が見つからないことにより全身検索や治療方針に関しての不安が増強しやすい．また原発検索に時間をかけている間に病状が進行してしまう可能性がある．また，検索している間に病院内の診療科，病院間を渡り歩くことを余儀なくされるなどのストレスもある．さらに，原発不明がんの患者においては，その不確定さから，病気に対して適応しにくく，ある程度の抑うつや不安が存在することも予想される[2]．そのような状態が長期にわたり続くことはQOLを低下させることにつながるため，積極的にケアすべきであると考えられる．

参考文献
1) 日本臨床腫瘍学会(編)：原発不明がん診療ガイドライン2010年版．
2) Holland JC：Psycho-Oncology. Oxford University Press, 1998.

（青野奈々・所　昭宏・吉内一浩）

XIV 中枢神経

　脳には他の臓器と大きく異なる特徴が3つある．機能局在が存在すること，密閉空間にあること，組織が再生しないことである．そのため脳腫瘍では腫瘍による器質的な精神症状が生じる．浸潤性の悪性脳腫瘍だけでなく，良性であっても大きな脳腫瘍は，脳の圧迫により脳の器質的な障害を示すことがある．脳腫瘍患者は，認知機能障害だけでなく，発動性の低下により，登校拒否を呈したり，うつ病，時には統合失調症と診断されることがある．

　国立がん研究センターがん対策情報センターによると，2005年の脳腫瘍（悪性新生物）の年齢調整罹患率は3.0人/10万人である．本項では脳腫瘍を原発性と転移性に分けて概説し，心理的な問題に関して述べる．

1．原発性脳腫瘍

1）分類

　日本における良性を含む原発性脳腫瘍の年間発症率は10万対10〜14と推定されている．

　脳腫瘍は転移を来しにくいため，TMN分類は臨床的に用いられず，組織形や細胞分裂速度などに基づいてグレーディングがなされる．Grade Ⅰは良性腫瘍，Ⅱは低悪性群，Ⅲ，Ⅳが高悪性群とされる．原発性脳腫瘍の中ではグリオーマ（神経膠腫），髄膜腫，下垂体腺腫，神経鞘腫の罹患者が多い．

2）症状の特徴

　脳腫瘍の症状は頭蓋内圧の亢進によるものと，腫瘍による局所障害である，巣症状や脳神経症状によるものに大別される．

　脳圧亢進症状としては，とくに早朝に増悪するような頭痛，嘔吐，視力障害などがあげられる．巣症状は運動障害，感覚障害，てんかん発作などがあげられる．脳神経症状としては複視などの眼球運動障害や聴力障害などがある．脳神経症状は良性腫瘍に多い．

3）治療

　治療の基本は手術であるが，浸潤性の悪性脳腫瘍では全摘除は難しく，腫瘍量の減少を目指す．病理診断の確定という意義も重要である．周術期にはせん妄が起こることもあるが，多くは一過性である．また手術操作に伴い，失語や運動麻痺など一過性（時には非可逆性）の機能障害が起こることがあり，不安や抑うつの原因となりうる．

　また，残存腫瘍に対する術後補助療法も必要となり，放射線療法，化学療法が併用される．

4）予後

　日本での脳腫瘍の5年生存率は脳腫瘍全国集計調査報告にて発表されている．膠芽腫では術後の平均余命は2年を下回る．

2. 転移性脳腫瘍[1]

1) 分類

がん患者の20〜40％でみられ，頻度は原発性脳腫瘍の10倍以上である．脳腫瘍全国統計では原発巣は肺，大腸，乳腺，メラノーマの順に多い．

2) 症状の特徴

基本的には原発性脳腫瘍と同様の症状を呈する．加えて原発巣，他の転移巣による症状がみられる．

3) 治療

全脳照射は60％以上の患者で治療効果がみられ，多くの患者で症状改善が期待できる．6か月後の病変の制御率は50％程度である．単発の場合，3cm以上の病変や小脳の病変に対しては手術＋全脳照射が考慮される．3cm以下の数個の病変に対してはガンマナイフなどの定位照射が使われることが多いが，多発脳転移に対しては全脳照射が一般的である．

4) 予後

手術の適応とならない症例では全脳照射を行って平均生存期間は4か月程度である．予後因子にはPS(performance status；一般状態)，原発巣のコントロール，年齢，他臓器への転移の有無などが挙げられる．

3. 精神腫瘍学に関する問題点と対応

脳腫瘍は巣症状として認知機能の障害を起こすことも多く，悪性の原発性脳腫瘍では70％程度に認知機能の障害がみられる．前頭葉の腫瘍では遂行機能障害，脱抑制，発動性障害などの症状がみられる．側頭葉でも神経伝達路の障害で同様のことが起こる．

抑うつや不安も前頭葉，側頭葉の腫瘍で多くみられる．悪性度の高い膠芽腫のうち15〜28％で大うつ病性障害の診断基準を満たす[2]．脳浮腫の治療に用いられるステロイドも抑うつ，不安を増強しうる．身体機能や認知機能を失うことによる反応性の抑うつ状態もしばしばみられる．転移性脳腫瘍は通常の再発に伴う心理的打撃に加え，脳に腫瘍ができたことでの心理的打撃も被る．抑うつ症状を呈する患者のうち60％のみが薬物治療を受けられていたという報告もある[2]．

認知や言語面での機能障害に対しては，客観的な評価に基づいた現実的な目標に基づいてリハビリテーションを行うことは有意義である．

患者の認知機能の悪化が進むことや予後が悪いことでの苦痛は脳腫瘍患者の家族で特徴的である．がん患者の家族での精神疾患の有病率は一般人口より高く，家族へのサポートも含めて対応していく必要がある．

参考文献

1) Patchell RA : The management of brain metastases. Cancer Treat Rev, 2003 ; 29 : 533-540.

2) Catt S, Chalmers A, Fallowfield L：Psychosocial and supportive needs in high-grade glioma. Lancet Oncol, 2008；9：884-891.

（稲田修士・吉内一浩）

XV 臓器移植をめぐる精神医学的問題

　臓器移植は，臓器不全に陥った患者にとって最も効果的な治療法であるが，提供される臓器には限りがあり，候補者の選択は注意深く行われる必要がある．また臓器移植を受ける患者は重篤な病状やわずらわしい検査，日常生活の著しい制限に直面している[1]．ここでは，移植の各段階で生ずる精神医学的問題について述べる．

1．移植前

　移植を待つ患者は，多くのストレス因（病状の進行，移植前評価で不適格と判断される可能性）に直面し，この期間，患者と家族には著しい不安が生ずる．

1）患者の評価

　移植前の重要な精神医学的評価項目は，社会的支援と治療アドヒアランスである．社会的支援が乏しい患者では，移植後の精神障害のリスクが増す．治療アドヒアランスに関しては，移植前に包括的な心理社会的評価を行い，移植後の低治療アドヒアランスのリスク（移植前の治療に対する治療アドヒアランスの低さ，うつ，物質乱用，記憶障害，青年期，社会的または経済的不安定，パーソナリティ障害）を同定することによって，防ぎうる合併症や死亡を減ずることが重要である[1]．

　精神疾患に罹患していることは移植の有害なアウトカムの危険因子となりうるが，長年にわたり安定している場合は，必ずしもそうとは言えず，重篤で慢性の精神疾患患者においても，治療を強化することによりしばしば治療アドヒアランスを改善することが可能である．うつ病に関しては，既往によらず，身体疾患を有する状態ではうつを増悪させうるため，注意深い観察が必要である．

2）ドナーの評価

　ドナーとレシピエントは利益相反を防ぐため，別々に評価される必要がある．生体肝・腎移植後の調査では，家族の支援がドナーの精神的バランスに大きな影響を与えている，と報告されており，ドナーに関しても，臓器提供前の心理社会的評価が重要である．

3）インフォームド・コンセント

　患者が移植に同意する能力について，事前に評価する必要がある．また，肝性脳症や低心拍出，低酸素による認知障害が認められることがあり，同意への影響を考慮すべきである．

2. 移植後のレシピエントの精神腫瘍学に関する問題点と対応

　レシピエントの経験するストレスは移植後にも減ずることはない．術後も，厳格でストレスの多い服薬・定期健診・食事の遵守が要求され，拒絶反応の危険性や薬の副作用発現の可能性に直面する．これらのストレス因はレシピエントのみならず，その家族にも大きな影響を与える．

1）免疫抑制剤による精神症状
　グルココルチコイドの長期使用により，副作用として抑うつ・躁・精神病性障害・せん妄を生じうる．
　シクロスポリンやタクロリムスなどのカルシニューリン阻害免疫抑制剤は神経毒のリスクと関連し，せん妄・精神病性障害・けいれんを生じうる．

2）精神病性障害
　移植後の精神病性障害のほとんどが，もともとの精神疾患がストレスに関連して増悪したものか，気分安定薬や抗精神病薬の突然の中止によるものである[2]．

3）せん妄
　術後のせん妄は，意識変化と認知障害を来す急性の脳機能不全である．近親者や友人の存在は見当識や不安軽減に役立つことがある．

4）うつ病
　移植後のうつ病の発生率は5～25％であり，感染・拒絶反応・薬剤の副作用・衰弱などによって惹起される．うつ病患者ではコンプライアンスが低下し，死亡率の増加と関連すると報告されており，ドナーにおいても合併症として認められうる．また，腎移植患者では一般人口に比して自殺率が高いとの報告もある．したがって，治療者はこれらの負のアウトカムを減ずるために，うつ状態を的確に同定し，効果的な治療を開始することが必要である．

5）不安
　移植後も拒絶反応，疾患の再燃・臓器不全のリスクに直面しており，不安は17～28％で認められる．シクロスポリンやタクロリムスなどによる不安の出現にも注意が必要である．また，移植後退院が近づくにつれ，スタッフのケアから外れることで，不安が生ずることがある．

3. 移植後のドナーの精神腫瘍学に関する問題点と対応

　生体肝・腎移植後の調査ではほとんどのドナーがポジティブな体験としてとらえているが，術後に身体的変化を来した，健康への不安がある，などの報告がある．また，ドナーの術後合併症としてうつ病が認められ，特に移植後拒絶反応で移植臓器が機能しなくなったりレシピエントが亡くなった場合は，ドナーが希死念慮をもつこともあるため，ドナーの心理社会的評価を術前に適切に行い，術後もメンタルヘルス専門家による心理的サポートが必要時に利用できるように準備しておくべきである．

臓器移植の各段階においてさまざまな精神医学的問題が生ずるが，それを適切に管理することで患者の QOL を改善し，移植チーム全体の成功に貢献しうる．したがって，メンタルヘルス専門家による継続的な精神的ケアが必要である．

参考文献

1) Heinrich TW, Marcangelo M：Psychiatric issues in solid organ transplantation. Harv Rev Psychiatry, 2009；17(6)：398-406.
2) Surman OS, Cosimi AB, DiMartini A：Psychiatric care of patients undergoing organ transplantation. Transplantation, 2009；87(12)：1753-1761.

〈八塚麻紀・吉内一浩〉

2 小児がん

1. 小児がん総論

わが国における20歳未満の小児・思春期で発生する悪性腫瘍は推計で年間2,000～2,500人ほどである．全年齢における悪性腫瘍の発生数が60万人を超える現状において，その割合は1％未満であり稀な疾患といえる．ただし，年齢階級別での死亡数の順位では10～14歳の死因の第1位は悪性新生物であり，5～9歳では2位，1～4歳および15～19歳では3位(1～9歳までの死因の第1位は不慮の事故)と死因の上位を占める点では成人の悪性腫瘍と類似している[1]．

小児がんはその性質において成人と大きく異なっている．成人では粘膜や皮膚の表層から発生し，進行が緩徐な上皮性の腫瘍(がん腫)がほとんどであるのに対し，小児期では血液，神経，骨，筋肉などから発生し，進行も速い肉腫がほとんどを占める．このため，診断時には肺や骨髄に転移している症例も多く認められる．一方で治療に対する反応は小児がんにおいて良好な場合が多く，たとえ診断時に進行していても手術・化学療法・放射線療法などを組み合わせた集学的治療を行うことで全体の7～8割において治癒が望める現状となっている．

発生原因は成人のがんと同様に多くの場合不明であるが，成長，発育といった生理的な現象に伴う盛んな細胞増殖・分化に関連すると考えられている．その背景に遺伝的因子が関わっていることはよく知られており，染色体異常，代謝異常症，母斑症，先天性免疫不全症などにおいては小児期にがんを発症する率が相対的に高い．また一部のがんにおいては，異常な遺伝子を出生時に既に親から受け継いでいて，家系内に低年齢でさまざまながんを発症する遺伝性腫瘍症候群という疾患も存在する．成人のがんでは環境因子や生活習慣(たばこなど)との関連の重要性が指摘される一方で，小児期では，放射線被曝，感染症，化学物質などの要因が挙げられる．低線量放射線被曝と甲状腺がんはよく知られており，原子力発電所の事故が起こった地域の子どもたちに甲状腺がんが多発したことが報告されている[2]．感染症ではヘルペスウイルス属のEBウイルスがバーキットリンパ腫や鼻咽頭がんと関連していることが知られている．また，小児期に石綿に曝露される環境にいて成人した後たばこを吸うと肺がんの発症率が高くなることが報告されている．

小児がんにおいて最も発症頻度が高いのは急性リンパ性白血病で，全体の35～40％と推定され，中枢神経系(主に脳腫瘍)，交感神経系(主に神経芽腫)，悪性リンパ腫などと続いている[3]．(図1)また，類縁疾患としてランゲルハンス組織球症，血球貪食リンパ組織球症，血管腫，嚢胞状リンパ管腫など組織学的には厳密に悪性腫瘍として分類されないものの，症例によっては化学療法・放射線療法などを行わなければ生命に関わる疾患も存在する．

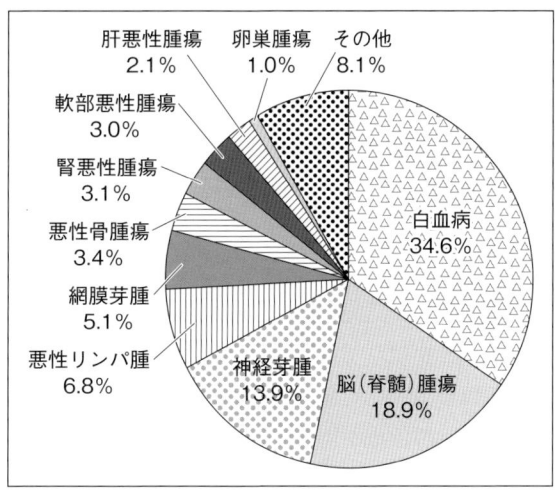

図1 小児期の年齢階級別死亡数順位

肝悪性腫瘍 2.1%
卵巣腫瘍 1.0%
その他 8.1%
軟部悪性腫瘍 3.0%
腎悪性腫瘍 3.1%
悪性骨腫瘍 3.4%
網膜芽腫 5.1%
悪性リンパ腫 6.8%
神経芽腫 13.9%
脳(脊髄)腫瘍 18.9%
白血病 34.6%

表1 日常でよく認められる主訴で小児がんを疑わせるもの

主訴	疑われる小児がん
骨痛を伴って繰り返す発熱	白血病,神経芽腫 ユーイング肉腫,骨肉腫
朝の頭痛と嘔吐	脳腫瘍
抗生剤投与でも改善しない頸のしこり	悪性リンパ腫 鼻咽頭がん
長引く耳漏	横紋筋肉腫 ランゲルハンス細胞組織球症
白色瞳孔	網膜芽腫
眼球突出	神経芽腫,組織球症 横紋筋肉腫,白血病
顔面および頸の腫脹	悪性リンパ腫,白血病
腹部腫瘤	ウィルムス腫瘍,神経芽腫 肝芽腫
全身の貧血色,倦怠感	悪性リンパ腫,白血病
跛行	骨肉腫,その他の骨腫瘍
睾丸の腫大	胚細胞腫瘍,悪性リンパ腫,白血病
性器からの出血	横紋筋肉腫,胚細胞腫瘍

　小児がんの臨床症状は多くの場合典型的でなく，発熱，易疲労感，あざが増えるなどの症状が発見のきっかけとなる．固形がんの場合には発生した腫瘍の周辺組織の圧迫などによる非特異的な症状が発見の契機になることも多い(表1)．時に足や頭の痛みで，小児科以外の診療科で経過を見られた後に診断に至る症例もある．その結果，症状の発現から診断確定までに時間がかかり病状を進行させることもあり，その後の治療経過に影響することや，両親の自責の念を助長する一因となることもある．

　診断確定には白血病をはじめとした血液腫瘍の際には骨髄穿刺を行い，固形がんの際には生検

による組織診断を行うことが極めて重要である．初回治療の際に個々の症例に最適な治療法を選択することが治癒に向けての第一歩であり，あいまいな判断の下に治療を優先することは避けるべきである．近年は組織診断に加えて分子生物学的な診断技術が進歩し，腫瘍細胞の染色体検査，遺伝子変異解析，表面マーカーや腫瘍マーカーの測定など多種類の検索を行ってその性質を詳細に性格づけることが一般的である．これらの診断技術は治療に対する反応や，長期的な予後を推測する上で重要な意義をもっている．

2．小児がん治療

小児がんの特徴として，成人と比較して薬物治療や放射線療法が有効な点が挙げられる．1970年代から欧米で開始された多数の患者を対象とした治療研究により，数種類の薬物を組み合わせた「多剤併用化学療法」および放射線治療が開発され治療成績が飛躍的に改善した．固形がんの症例においては，これらの治療に加え手術療法を組み合わせる「集学的治療」が治療成績の向上に貢献した．さらに1980年代より実用化された造血幹細胞移植を前提とした大量化学療法により，従来難治性とされていた小児がんにおいても治癒が望める時代となった．これらの治療法に加え，治療に伴う副作用に対する支持療法の進歩も集学的治療を推進する上で重要な役割を果たしている．とくに治療後の易感染状態における日和見感染症の予防・治療は小児がん診療において占める重要性は高い．

1）化学療法（抗がん剤治療）

血液腫瘍・固形腫瘍両者において，治療の中心的役割を果たしている．化学療法剤はアルキル化剤，代謝拮抗剤，抗腫瘍性抗生物質，植物アルカロイド，白金錯体，その他に分類される．作用機序や副作用が異なる薬剤を数種類組み合わせて投与する．小児がんの種類に応じて最も効果的な薬剤の組み合わせや投与スケジュールの基礎的・臨床的な知見が歴史的に積み重ねられ，今後もさらなる治療成績の向上のために改良が加えられる．

2）放射線治療

多くの固形がんおよび血液がんにおいても一部用いられている．放射線治療装置として，主にリニアックによる超高圧X線，電子線が使用され，近年では重粒子線治療などより病変部に集中した抗腫瘍効果が望める装置が登場している．放射線治療は主に抗腫瘍作用を目的として化学療法，手術療法と併用して施行されるが，進行期に疼痛緩和を目的として施行する場合もある．

3）外科療法（手術療法）

多くの固形がんでは，手術により腫瘍を全摘出することが治癒の第一条件である．たとえ初発時の手術で全摘出できない場合（腫瘍の大きさ，血管や周囲組織への浸潤，リンパ節転移，遠隔転移の状態に左右される）でも，生検で診断を確定し化学療法で腫瘍縮小を行った後，二次的に全摘出し根治を目指す戦略も広く行われている．

4）造血幹細胞移植

再発の恐れが高い白血病や悪性リンパ腫，一部のリスクの高い固形腫瘍において，超大量化学

療法(放射線治療を含むこともある)の後，骨髄抑制の救済療法として造血幹細胞を患者に投与する治療法である．造血幹細胞の提供者により「自家移植」と「同種移植」に分類される．自家移植は患者本人の造血幹細胞を移植前に採取・保存して移植の際に患者に戻す治療法である．同種移植は他人から提供された幹細胞を患者に投与する．このため，同種移植は移植片対宿主病(GVHD)をはじめとした免疫反応を発症する危険性などがあり，移植後の支持療法が複雑である．

5）その他の治療法

従来の抗がん剤と作用機序の異なる「分子標的治療」が注目されており，チロシンキナーゼ阻害剤のイマチニブ，ダサチニブなどが実用化されている[4]．また，WT1ペプチドによるがんワクチンも一部の施設では実用化されている[5]．

白血病・リンパ腫においては小児血液腫瘍専門医が中心となった疾患別の臨床研究が全国規模で展開中(日本小児白血病リンパ腫研究グループ；Japan Pediatric Leukemia/Lymphoma Study Group：JPLSG)[6]であり，質の高い治療の均てん化が図られている．固形腫瘍においては疾患により外科，整形外科，放射線科，脳外科などとの連携を図りながら臨床研究が進行中である．固形腫瘍の治療は施設による個別差が認められるため，今後臨床試験のさらなる展開が望まれる．

3．児童精神医学総論

1）児童・青年期精神障害の概説

児童期及び青年期に人間は成人に向けての心身の目覚しい発達の段階を経る．精神発達の段階は表2のように区分され，それぞれに重要な課題があることが知られている．その過程におけるつまずきで精神障害が表面化することがよく見られる．この回復のためには，周囲が児童・青年期の精神発達の段階を理解する必要がある．

児童・青年期にがんをはじめとする病気により生命の脅威に直面することは，身体面に与える影響のみならず，環境の変化，活動の制限などによる心理的苦痛が本人に及ぶことを意味している．このため，行動面，感情面，心理面において変調を来しやすい．また両親をはじめとした家族に対して，ときに本人よりも大きな心理的打撃が及ぶことが知られている．

2）子どもの心身症

日本心身医学会による指針(1991年)では，心身症を「身体的障害で発症や経過に心理社会的因子の関与が認められる病態」と定義している．しかし子どもの場合，前述の定義のほかに，身体疾患に伴う心理・精神的問題，心理社会的ケアなども含めた医学心理学的な小児疾患へのアプローチも心身医学の基本的な見方であるとし，子どもの心身症を「広義の心身症」として取り扱うこととした(日本小児科学会)．つまり身体的障害が認められない場合や，他の慢性疾患が併存する場合でも，その解決に心身医学的アプローチが必要な場合子どもの心身症として取り扱うこととした．

小児がん診療において，原疾患が寛解状態で治療が終了した後にもさまざまな身体症状が認められ，心身医学的アプローチが時に症状軽減に有用な症例が多く認められる．このため，心身医学的アプローチは身体症状を扱う医療者にとって基本的に身につけるべき技能である．

表2 小児期の精神発達の段階と各時期における課題とよく見られる精神症状

発達段階	年(月)齢	課題	よく見られる精神症状（異常行動）
乳児期	0〜18か月	基本的信頼関係の形成	分離不安障害，身体化障害，睡眠障害，偏食，遺尿，言語障害，チック
幼児期	18か月〜5歳	自律性，自我の分化〜積極性	
学童期	6〜12歳	社会性，生産性の習得（勤勉の段階）	不登校，広汎性発達障害，注意欠陥多動障害，学習障害，行為障害
青年期	12〜22歳	自我同一性の確立	神経症性障害，非行，自殺，摂食障害，思春期危機，思春期妄想症

3）診断への手順

はじめに診断のための既往歴，家族歴，生活史（生育歴，学歴，居住地の変遷など），家庭環境，集団生活の環境，性格と受診のきっかけとなった病歴の聴取がある．また現在症としての面接所見，診察所見，神経学的検査，画像所見，各種の検査室特殊検査所見，心理テスト所見などをあわせて総合的に診断を行う．

4）児童における精神症状の評価のためのポイント

児童との面接においては，とくに母親が同伴して行われるのが一般的である．本人は自分の感覚や体験を言葉で表現することが困難であることが多いため，同伴者からの情報が評価の軸となる．さらに，面接時の本人の言語的情報に加え，非言語的情報（視線の定まり具合，養育者への態度，周囲への関心，遊びなどの日常行動の観察）の収集や面接者との相互コミュニケーションの比重も大きい．

この他，①正常な成長，発達との比較，②子どもと養育者の関係，③子どもが呈している状態を養育者がどの程度問題にしているか？　などの点も重要である．

5）各発達段階における精神症状の特徴

①幼児期

幼児期には精神機能や人格が未発達であるため，とくに心理的ストレスをうまく言語化することができない．したがって心理的不安が身体症状として現れることや，行動異常として現れることが多い．例えば幼児期に外傷的体験を経験すると，夜驚や怒りっぽくなる，攻撃的な遊びが増える，集中力が持続しないなど成人に特有な侵入症状や覚醒亢進症状として表われないことが特徴である．また，防衛機制としての退行も容易に生じやすい．

幼児期に精神障害が起こると，その精神障害に加え，その後の健常な発達が阻害されることでさらに症状が複雑化することがある．これは器質性脳疾患の場合だけでなく，広汎性発達障害においてもコミュニケーションの障害に加えて学習が障害されるため精神遅滞との鑑別が困難になる．

②青年期

この時期の特徴として子どもたちは，①両親との情緒的社会的分離，②個人としての社会的心理的アイデンティティの成立，③身体的変化や性的衝動の突出を心理的に統合，などの重要な発達課題に直面する．これらの課題をうまく処理して社会に適応することは必ずしも容易ではなく，

適応に失敗して精神症状を呈することも少なくない．ただ諸要因が加わり非定型的な臨床像となるため，精神疾患に基づくものか，発達段階の過程で生じた一過性の混乱状態(いわゆる思春期危機)であるのか鑑別しにくい症例が認められる．

4. 小児がん治療に伴う心理社会的問題

小児がんの治療はおおむね化学療法，放射線療法，手術，造血幹細胞移植を組合わせて行われ，手術のみで終了する症例はごく一部である．治療は入院で行われる比率が高く，急性リンパ性白血病においては入院治療後に年単位の外来化学療法も一般的に行われる．このため学童期以上では治療のため原籍校に通えない時期が長期に及び(近年は小・中学校においては院内に病弱児学級が整備されている)社会とのつながりが希薄になったり，学業に支障が及ぶ例も認められる．小児がん患者にはこのように重大な病気にかかった衝撃に加え，治療の過程で生じるさまざまな身体的・精神的な負担が長期間にかかっている．

現在まで特定の薬物(ステロイドなど)や中枢神経系に直接行われる治療(頭部放射線照射，髄腔内注射，手術など)に起因する神経認知学的影響や，慢性的な痛みによる心理的影響が報告されてきた．さらに1990年代より病気と治療が及ぼす心理的影響が「外傷後ストレス(Post-traumatic Stress)」として理解されるようになった．一方でつらい闘病体験を乗り越えたことで，心理的に成長「外傷後成長(Post-traumatic Growth)」している症例も多くみられることも報告されてきた．

1) 副腎皮質ステロイド

白血病をはじめ，小児がん領域において広く用いられる薬剤である．一方で抑うつ，易疲労性，気分変調，易刺激性，易怒性，睡眠障害や多弁など精神的な副作用を合併することも知られている．大規模研究ではプレドニゾロン換算で1日40 mg投与すると1.3%，1日41〜80 mg投与の時4〜6%，1日80 mg以上の時18.4%の患者が精神症状を合併し，用量依存的である．睡眠障害はとくによくみられる症状で，急性リンパ性白血病の患児にオープンラベルでデキサメタゾンの治療を行っている最中，疲労感，睡眠時間の短縮，睡眠の中断などが有意に増加したことが報告されている[7]．

2) 神経認知学的影響

成長期の大脳皮質や皮質下白質に対する種々の治療の影響が晩発性の神経認知学的合併症に関連していると考えられる．小児がんを克服する患者が増加した現在では，約半数に神経認知学的合併症が認められるという報告もある．合併症のリスク要因としては，①原発が脳腫瘍あるいは中枢神経に重点的な治療を行った白血病である，②より低い年齢で治療を受けたこと，③女児であること，④遺伝子多型，などが挙げられている．

3) 感情面での困難

小児がんの診断により，多くの患者は感情をコントロールするのが困難な時期を経験することはよく知られている．一方で，同世代の病気を経験していない群に比べ，抑うつや不安にほとんど差はないと多くの研究で報告されてきた．ただし少数ではあるが，明らかに適応困難を抱え続

けている患者たちが存在することも指摘されており，感情や行動面のリスク要因を抽出する必要性が示唆されている．脳腫瘍の患者においては，上記の神経認知学的要因とも関連して，感情・行動面での困難を呈する割合が有意に高いことが報告されている[8]．

4) 外傷後ストレス（Post-traumatic Stress：PTS）

たとえ患者自身が小児がんであることを告げられなくても，本人は発病を境に親の様子が変わり，普段と違う感情表現を目にし，治療と共に現れる自分自身の身体的変化や家族全体の日常性が突然変わることで，命に関わる事態が生じたことを容易に察知する．また，治療の過程で吐き気や苦痛を伴う時間を誰もが必ず通らなければならない．さらに病院で知り合う他の子どもたちが，自分と同じ病気で世を去ってゆくのを見送ることも時として経験する．こうしたさまざまの困難な出来事に対するPTS反応は，診断時の衝撃的な出来事の直後から，その後何年もの間継続する．PTS症状は主に「再体験症状」，「覚醒亢進症状」，「回避症状」の3つから構成される．

PTS症状により日常の生活が大きく影響を受けるような状態であれば，外傷後ストレス障害（PTSD）と診断されるが，思春期の小児がん経験者においての有病率は5～10％と低く，闘病経験のない同世代と比較してもおおよそ差はない．むしろ若年成人期以降では15～20％がPTSDの診断基準を満たし，年齢の上昇と共に顕在化する傾向が認められる[9]．近年わが国における若年成人対象の調査でも20.65％が重度のPTSを抱えていることが明らかにされ，海外と同様の傾向が認められた[10]．また，患者の両親においては，高い割合で臨床的に有意なPTS症状を有しているという報告が多い．

5．小児がんの家族ケア

闘病する本人にとって，家族の存在は最大の精神的な支えであり，支援の中心的な役割を担う．一方で家族もかけがえのない子どもが病気にかかったことで，長期間にわたり大きな精神的負担を抱える．多くの研究で小児がん患者の家族はおおむねこれらのストレスに対処できていることが明らかにされているが，時に不適応に陥ることもあり適切な支援が必要である．

適切な支援への第一歩は患者家族の理解である．ソーシャルワーカーのAdams-Greenlyは患者家族のアセスメントにあたり，理解しておくべき事項を，①病気の時期，②社会経済的基盤，③精神的健康度とコーピング能力，④家族の凝集性とコミュニケーション，⑤個人・家族の既往歴の5項目を挙げて多角的に検証する重要性を説いた[11]．①に関しては病気の時期に合わせたコーピングタスクを抽出し，タスクに即した支援の必要性を提唱した（**表3**）．また，支援の構成要素は①患者・家族教育，②地域との連携と日常生活に役立つ資源の提供，③同様の病気を経験した仲間たちの支援グループ，④さまざまな心理療法的介入（危機介入，行動療法的アプローチ，支持的心理療法，内観療法など）から成っている．

支援の提供者として，院内の臨床心理士やソーシャルワーカーがとくに身近な存在であるが，支持団体の財団法人がんの子供を守る会においてもソーシャルワーカーが在籍し相談事業にあたっている[12]．

表3 小児がんの病気の時期に合わせたコーピングタスクとそれに即した支援

病気の時期	コーピングタスク	望まれる支援
小児がんの診断直後	医学的情報の整理 患者ときょうだいそれぞれの年齢に応じた病気の説明	医学的情報を患者家族に提供
	適度な感情の表出 治療内容に添った生活様式の再構築	感情表出を促す危機介入
	患者に回復後の復学を準備させる.	院内学級の紹介と原籍校との連携
治療終了後,フォローアップ期	病気と治療による合併症を理解する. 合併症による困難の克服に挑戦し続ける.	長期フォローの説明 同様の病気を経験した者のピアサポート
	人生において病気にかかった意味を見出す 将来の不確実性に対処する.	支持的,内観的心理療法
	雇用,保険,偏見など小児がん患者に向けられる負のイメージに対処する.	メディアなどを通じた啓発活動
ターミナル期	病気の破壊的な力に直面する.	支持的精神療法
	きょうだいの支援	きょうだいの世話をする者の手配
	現実に起きることを予見し対処する.	在宅療法など選択肢の提示

6. 小児がん患者・家族への心理療法的介入および薬物療法

1) 評価から介入へ

　心理的支援を必要とする患者・家族は一部に過ぎないが,ある患者において本当に支援が必要かを判断するのは,時に専門家であっても困難な場合がある.評価は心理学的・精神学的診断法に基づき問診と神経学的所見を中心に行われる.また,補助的に投影法や質問紙による評価も有用である.投影法では文章完成テスト(SCT),絵画欲求不満研究(P-Fスタディ),樹木画テスト(バウムテスト),HTP(家・木・人)テストなどが使われている.表4では質問紙による心理学的評価法を提示した.患者の年齢に応じた評価法を採用すべきであるが,心理学的介入を目的とした評価であれば,はじめは患者の負担に配慮して簡便な(質問数が少なく,約15分前後でできる)方法から用いることが望ましい.

2) 心理社会的な問題を呈する患者のリスク要因

　小児がん診療の最中に心理社会的問題が表面化するきっかけとして,治療へのコンプライアンス(従順,遵守)が低下することが挙げられる.時に,原疾患の治癒を左右することもあり,適切に対処することが求められる.コンプライアンス低下の徴候が認められた場合には,早期にリスク要因を同定して心理社会的支援につなげたり,薬物療法を導入することが重要である.

3) 限りある医療資源の中で提供可能な心理療法

　小児がん医療はチーム医療(図2)が基本であり,すべての病院に心理的サポートを提供する能力のあるスタッフが配置されることが理想であるが,現状はとても厳しい.このため,小児血液腫瘍専門医にはチーム医療の中心的役割として,患者に心理療法的なサービスが必要かを見立て

表4 質問紙による心理学的評価法

評価内容	質問紙名称	質問数	対象年齢	本人	代理	保護者
不安	状態-特性不安尺度(STAI)	40	18歳以上	○		○
	小児版状態-特性不安尺度(STAIC)	40	8～17歳	○		
	児童用顕在性不安尺度(CMAS)	53	10～15歳	○		
抑うつ	小児抑うつ尺度(CDI)	27	8～17歳	○		
	Birlesonの尺度	18	8～17歳	○		
家族機能	家族評価尺度(FAD)	60	12歳以上	○		○
	Family APGAR	5	12歳以上	○		○
ソーシャルサポート	Social Support Questionnaire(SSQ)	6	12歳以上	○		○
PTSD症状	改訂版出来事評価尺度(IES-R)	22	12歳以上	○		○
	PTSD Reaction Index	20	6～17歳	○	○	○
外傷後成長	日本版外傷後成長尺度(PTGI-J)	21	12歳以上	○		
行動面	子ども行動チェックリスト(CBCL)	118	2～18歳	○(4歳～)	○	
	Youth Self Report	112	11～18歳	○		
QOL	SF-36	36	12歳以上	○		○
	POMS(Profile of Mood Status)	150	12歳以上	○		○
健康関連QOL	Peds QL generic core module	23	2～18歳	○	○	
	Peds QL cancer module	27	2～18歳	○	○	
	Peds QL brain tumor module	24	2～18歳	○	○	
	Peds QL fatigue module	18	2～18歳	○	○	

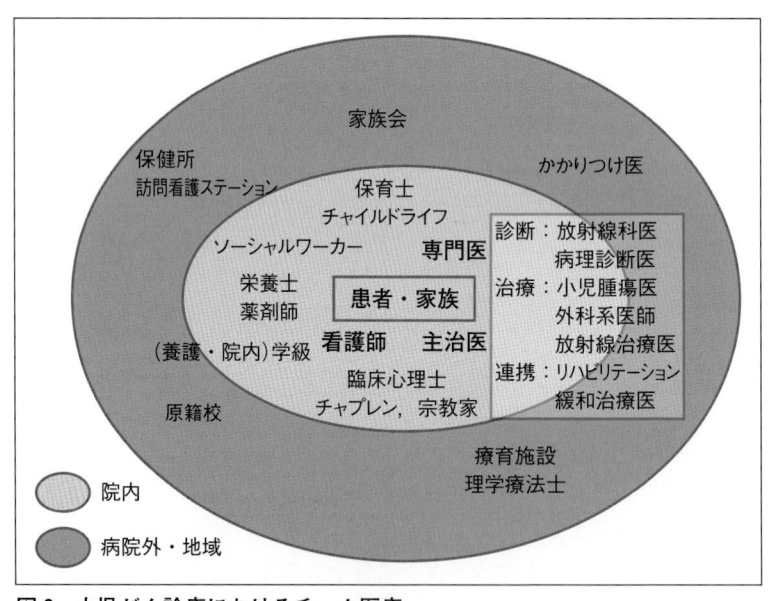

図2 小児がん診療におけるチーム医療

る役割が求められる．小児がん治療そのものが侵襲的であるため，とくに急性期において患者が呈する症状(とくに倦怠感，食欲不振，睡眠障害)に関して，病気や治療が原因であるのか，心理的な背景が関連しているのかを注意深く見極める必要がある．同時に看護師や臨床心理士，保育士，ソーシャルワーカー，チャイルドライフなどコメディカルからの情報も共有して患者家族を

多面的に評価・支援してゆく体制が望まれる．近年は ICPC（Individualized care planning and coordination）モデルが提唱されている[13]．

4）代表的な心理社会的介入法

心理療法的介入は，"Who"「誰が誰に対して」，"What"「どの症状に焦点を当てて」，"When"「いつ」，"Where"「どこで」を意識しつつ行われるべきで，以下に紹介する介入法においてもそれぞれの特徴がある．

最も一般的に行われているのは，傾聴，受容を中心とした「支持的心理療法」である．患者に対しても，家族に対しても，会話でのコミュニケーションによりさまざまな心理的負担の軽減を図る．この心理療法は小児がん診療のいつの時期でも施行可能であり，心理的支援の基礎として医療スタッフが身につけるべき手法である．この他専門的な治療として遊戯療法，箱庭療法，芸術療法（絵画療法，音楽療法，粘土療法，コラージュ療法），交流分析，内観療法，行動療法などが用いられる．

①海外で行われている心理社会的介入のプログラム

ⅰ）Surviving Cancer Competently Intervention Program（SCCIP）[14]

小児がん経験者（治療終了後一定期間を経過した）と家族を対象とし，外傷後ストレス症状軽減を目的としたプログラムである．1日の日程で，心理教育プログラム，認知行動療法，家族療法を行う．約8グループの家族に2人以上のトレーニングを受けた心理士が介入にあたる．介入前と介入後6か月の比較で，外傷後ストレス症状が有意に軽減したと報告されている．小児がん治療急性期の患者家族に対する SCCIP-ND（Newly Diagnosed）も開発されている．

ⅱ）Pediatric Psychosocial Preventative Health Model（PPPHM）[15]

フィラデルフィア小児病院血液腫瘍科における心理社会的支援プログラム．診断後間もない小児がん患者とその家族を対象として，心理社会的リスクの高い家族をスクリーニングして抽出し，臨床的に問題があるものを重点的に治療していく介入法．Psychosocial Assessment Tool（PAT）2.0 という評価尺度を用いて，リスクの低い順から "Universal"，"Targeted"，"Clinical" とカテゴリー分類して，よりリスクの高い家族に重点的に支援を行うプログラム．Universal の家族には，主に医原性の PTS に関する情報提供がなされ，Targeted あるいは Clinical には状況に応じて SCCIP プロトコール（前述）による介入もなされる．

ⅲ）Problem-Solving Skills Training（PSST；問題解決能力トレーニング）[16]

診断後間もない患者の母親を対象としたプログラム．問題解決療法を基本とした認知行動療法的アプローチを行う．このプログラムを受けた母親は問題解決能力が有意に上がり，抑うつ，不安が従来の心理療法を受けたグループより有意に低いと報告された．心理士と母親に個人面接の形式での各1時間のセッションを計8回行う．

ⅳ）認知行動療法[17]

脳腫瘍の患者や中枢神経に対する治療を受けた患者の中には，神経認知的な合併症を抱えるものも認められる．これらに対して，認知行動的なアプローチと薬物療法を併用した介入が試みられている．主に注意能力，情報処理速度の向上に焦点を当てて介入を行う．メチルフェニデート（MPH）を併用することで，注意力のさらなる向上を図っており，有意な効果が得られている．

5) 主な薬物療法[18]

①抗うつ薬

気分障害圏(うつ病，適応障害)を合併した小児がん経験者に対しての薬物療法において，大規模な研究は認められないものの，第一選択薬としてはセロトニン再取り込み阻害剤(SSRI)が一般的に用いられる．思春期患者においては，SSRIによる希死念慮の増悪も認められるため注意が必要である．三環系抗うつ薬も広く用いられ，アモキサピンやトリプタノールなどが選択される．うつに伴う睡眠障害に対してはトラゾドンをベンゾジアゼピン系の睡眠導入剤と併用することで相乗効果を図る．また，慢性疼痛に対する鎮痛補助薬として三環系抗うつ薬が選択されることがある．

②抗不安薬

検査や痛みを伴う手技の前にとくに不安が昂じやすい患者において，遊戯療法やリラクゼーションなど認知行動的アプローチに加え，薬物療法が有効なことがある．患者の恐怖が心拍数増加や嘔吐などの自律神経症状が認められる際には，オンダンセトロン，ステロイド，ベンゾジアゼピン系抗不安薬(アルプラゾラム，エチゾラムなど)を手技の前に投与して症状の軽減を図る．

③抗精神病薬

ステロイド投与による精神症状(抑うつ，睡眠障害など)に対して，少量の非定型抗精神病薬(オランザピン，リスペリドン)や少量のベンゾジアゼピンが有効なケースが認められる．ステロイドは原疾患に対する必要不可欠な薬物であることが多いため，併用によりステロイドの減量・中止が回避できる可能性がある．

終末期せん妄における症状緩和を目的とした抗精神病薬も広く用いられている．せん妄が夜間に限られ，患者が内服可能であればリスペリドンが第一選択薬であるが，経口摂取が困難な患者においてはハロペリドールを選択するのが妥当である．抗精神病薬投与が長期に及ぶ際にはアカシジアや誤嚥性肺炎に注意が必要である．

④神経刺激薬

小児がん治療に起因する注意力欠如への薬物療法として，メチルフェニデートが広く用いられ有効性が報告されている．ただし，小児がんではない注意欠陥・多動性障害の患者に対する効果(約75％)よりやや劣ることが指摘されている．脳腫瘍患者に対する二重盲検プラセボ対照交叉試験においてMPHの有効性は45.28％と報告された[19]．

⑤その他の薬剤

気分安定薬としての抗てんかん薬，身体症状緩和を目的とした漢方薬の処方などがなされることがあるが，小児がん領域においては大規模集団を対象とした研究はなされていない．

7. 長期フォローアップ

小児がん全体の約7割が治癒する時代に入り，近年成人となった小児がん経験者の多くに長期的な健康上の問題が残っていることが報告されている．成長障害，内分泌機能，心機能，神経・認知機能，腎機能，肝機能，免疫能をはじめとした身体機能の障害のほか，心理的な問題も年齢が上がるにつれ顕在化することが明らかにされてきた．また，初回のがんとは別の二次がんを発症することがあり，小児がん経験者の死因の第2位(1位は再発)という報告もある．この長期的な影響は「晩期合併症」と呼ばれ，小児がん経験者のQOL低下や社会参加へのハードルとなる重

要な問題である[20]．

　海外の総説によると小児がん経験者の心理的適応はおおむね良好であるが，脳腫瘍や骨腫瘍においては感情面，社会適応などに困難を抱えやすいことが報告された．また，前述のように外傷後ストレス（PTS）も成人期以降の経験者のほうが顕在化する傾向にあり，適切な支援につなぐ重要性が示唆されている．アメリカCCSSの調査ではきょうだいを対照とした比較研究がなされ，経験者において希死念慮が有意に高いことが明らかにされた[21]．

　晩期合併症の診療においては血液腫瘍の専門医が対応できる問題はむしろ少なく，急性期と同様に多職種から構成されるチーム診療が望まれる．心理社会的な問題は臨床心理士やソーシャルワーカーの果たす役割が大きい．欧米においては長期フォローアップの専門外来が設置され，心理士・ソーシャルワーカーが配置されているが，わが国ではフォローアップ外来の整備が始まったばかりで心理的な問題は精神科・心療内科に紹介し，コンサルテーションを受けているのが現状である[22]．

　小児がん診療の精神的サポートはその重要性が認識され，徐々にではあるが臨床現場で臨床心理士や精神科医がチーム診療の一員として活動する時代に入っている．しかし，現場のニーズに十分に応えられているとは言えず，その恩恵に浴する患者家族はごく一部である．また，緩和医療における精神的サポートや，支援者の燃えつきなども決して小さい問題ではなく，取り組むべき課題は山積している．それでも，回復した子どもたちの笑顔やその成長する姿は，立場を超えて何物にも代えがたい喜びをもたらす．今後小児精神腫瘍医学の臨床・研究面のさらなる発展を祈念し本稿を閉じる．

参考文献

1) 厚生統計協会：第8表死因順位別にみた年齢階級・性別死亡数・死亡率・構成割合総数．http://www.mhlw.go.jp/toukei/saikin/hw/jinkou/suii06/deth8html.
2) Demidchik YE, Saenko VA and Yamashita S：Childhood thyroid cancer in Belarus, Russia, and Ukraine after Chernobyl and at present. Arq Bras Endocrinol Metabol, 2007；51：748-762.
3) 独立行政法人国立成育医療研究センター研究所成育政策科学研究部：平成16年度「小児慢性特定疾患治療研究事業の全登録人数」悪性新生物の詳細．http://www.nch.go.jp/policy/shoumann16/01-akusei16shinn/h1601htm.
4) Kolb EA, Pan Q, Ladanyi M, et al：Imatinib mesylate in Philadelphia chromosome-positive leukemia of childhood. Cancer, 2003；98：2643-2650.
5) Hashii Y, Sato E, Ohta H, et al：WT1 peptide immunotherapy for cancer in children and young adults. Pediatr Blood Cancer, 2010；55：352-355.
6) 特定非営利活動法人　日本小児白血病リンパ腫研究グループ（NPO法人JPLSG）ホームページ：http://www.jplsg.jp/
7) Hinds PS, Hockenberry MJ, Gattuso JS, et al：Dexamethasone alters sleep and fatigue in pediatric patients with acute lymphoblastic leukemia. Cancer, 2007；110：2321-2330.
8) Eiser C, Hill JJ, and Vance YH：Examining the psychological consequences of surviving childhood cancer：systematic review as a research method in pediatric psychology. J Pediatr Psychol, 2000；25：449-460.
9) Rourke MT, Hobbie WL, Schwartz L, et al：Posttraumatic stress disorder (PTSD) in young adult survivors of childhood cancer. Pediatr Blood Cancer, 2007；49：177-182.
10) Kamibeppu K, Sato I, Honda M, et al.：Mental health among young adult survivors of childhood cancer

and their siblings including posttraumatic growth. J Cancer Surviv, 2010 ; 4 : 303-312.
11) Adams-Greenly M : Psychological staging of pediatric cancer patients and their families. Cancer, 1986 ; (58) : 449-453.
12) 樋口明子 : 小児がんに対する社会的サポート. in よく理解できる子どものがん. pp167-74, 永井書店, 2006.
13) Baker JN, Hinds PS, Spunt SL, et al : Integration of palliative care practices into the ongoing care of children with cancer : individualized care planning and coordination. Pediatr Clin North Am, 2008 ; 55 : 223-250.
14) Kazak AE, Alderfer MA, Streisand R, et al : Treatment of posttraumatic stress symptoms in adolescent survivors of childhood cancer and their families—a randomized clinical trial. J Fam Psychol, 2004 ; 18 : 493-504.
15) Kazak AE, Rourke MT, Alderfer MA, et al : Evidence-based assessment, intervention and psychosocial care in pediatric oncology—a blueprint for comprehensive services across treatment. J Pediatr Psychol, 2007 ; 32 : 1099-1110.
16) Sahler OJ, Fairclough DL, Phipps S, et al : Using problem-solving skills training to reduce negative affectivity in mothers of children with newly diagnosed cancer : report of a multisite randomized trial. J Consul Clin Psychol, 2005 ; 73 : 272-283.
17) Butler RW, Sahler OJ, Askins MA, et al : Interventions to improve neuropsychological functioning in childhood cancer survivors. Dev Disabil Res Rev, 2008 ; (14) : 251-258.
18) Kurtz BP, Abrams AN : Psychiatric aspects of pediatric cancer. Child Adolesc Psychiatr Clin N Am, 2010 ; 19 : 401-421.
19) Conklin HM, Helton S, Ashford J, et al : Predicting methylphenidate response in long-term survivors of childhood cancer : a randomized, double-blind, placebo-controlled, crossover trial. J Pediatr Psychol, 2010 ; 35 : 144-155.
20) Oeffinger KC, Mertens AC, Sklar CA, et al : Chronic health conditions in adult survivors of childhood cancer. N Engl J Med, 2006 ; 355 : 1572-1582.
21) Recklitis CJ, Lockwood RA, Rothwell MA, et al : Suicidal ideation and attempts in adult survivors of childhood cancer. J Clin Oncol, 2006 ; 24 : 3852-3857.
22) 大園秀一, 石田也寸志, 栗山貴久子, 他 : 小児がん長期フォローアップ調査報告. 日児誌, 2007 ; 111 : 1392-1398.

〔大園秀一〕

3 高齢者腫瘍学

　この半世紀にわたり日本人の平均寿命は飛躍的にのびてきた．65歳以上の高齢者人口は総人口の22％を占めるに至っている．超高齢化社会を迎えて，高齢者特有の医学的問題（老化や身体機能の低下）に加えて，医療費の増大や介護福祉制度の整備など社会的問題への対応が急務となっている．

　高齢者人口増加に伴い，全悪性新生物死亡数のうち65歳以上がすでに78％に上る．がんの治療においても，高齢者を治療する機会が今後増えてくる．

　高齢者の医療は，若年者とさまざまな面で異なる．まず挙げられる点は，加齢に伴う生理的変化である．加齢に伴う身体機能の低下は老化と総称されるが，老化の過程は個人差が非常に大きい．高齢がん患者の治療を組むにあたり，老化の進行度を適切に評価し，社会復帰を想定した治療計画の策定が求められるようになる．従来聞かれたような「もう年だから積極的な治療はいらない／できない」と一概には言えなくなる．

　また，高齢者のがんを扱うにあたり，高齢者特有の腫瘍や臨床像，臓器の生理的変化，患者をとりまく心理社会的問題や保健福祉制度を考える必要がある．

　一般に高齢者のがんは，分化度が高く増殖が遅く，比較的予後が良好と認識されている．しかし，非ホジキンリンパ腫は高齢になるほど予後が悪化するように，種類により異なる振る舞い方をし，個別の対応が必要である．また臨床においては，高齢者のがんは症状が不明瞭であるために発見が遅れ，進行して初めて発見されることが多い．生検その他，侵襲的な手技が困難なため病期の決定がしづらく，治療方針を決定することは容易ではない．

　さらに治療を進めるに際して，臓器機能の低下や合併症を避けて通れない．臓器予備能や他の疾患の進行度合い，老化度の評価，薬剤相互作用の影響を考慮に入れた治療計画が求められる．一般に合併症を伴うと，根治を目指した治療よりも侵襲の低い手段が好まれる傾向がある．しかし，あえて根治的な手段を避けて低侵襲の治療手段を選択すること，あえて再発の可能性に目をつぶる判断の正当性を支持する根拠は乏しい．

　加えて心理・社会的にも高齢者特有の問題がある．認知症の合併に伴い患者自身が意思決定できない事態が生じた場合や，記憶障害のために服薬や有害事象管理が困難となり，外来治療を断念する場合がある．家族負担が過大となり，家族が治療を拒否する症例も稀ではなく，虐待を疑って行政機関との連携が必要な症例もある．

　このように高齢者のがん治療を取り巻く諸問題は複雑である．この問題を整理し適切ながん医療を提供するためには，高齢者がんの特徴を理解すると同時に，加齢による身体機能変化を把握し，心理・社会的問題に目を配ることが必須である．そのため，高齢がん患者に対して，適切で

包括的ながん治療を提供するために，新たな領域として Geriatric Oncology, Senior Adult Oncology（老年腫瘍学，高齢者腫瘍学）が生まれつつある．

1. 加齢と老化とそのメカニズム

老化（senescence）とは，身体の成熟期を過ぎて，加齢とともに各臓器の機能やそれらを統合する機能が低下し，個体の恒常性を維持することができなくなり，ついには死に至る過程である．老化には，①普遍性（universality），②内在性（intrinsicality），③進行性（progressiveness），④有害性（deleteriousness）の特徴がある．これは，老化には臓器や組織によらず共通のメカニズムがあることを示唆する．老化のメカニズムにはさまざまな仮説があり，分裂回数が制限されているなどあらかじめプログラムとして組み込まれていることを想定している仮説も提唱されている．一方，がん化と同様に，老化にも遺伝子変異の蓄積が関与している事実も示されてきている．

1）DNA 損傷と活性酸素

細胞ががん化する背景に，がん遺伝子の活性化や腫瘍抑制遺伝子の不活化が関係していることは知られている．同様に，老化においても遺伝子変異の蓄積が絡むこと，特に活性酸素の関与が指摘されている．活性酸素は，ミトコンドリアの電子伝達系，Cytochrome P-450 が関係する代謝系など酸素を必要とする代謝過程で発生する．活性酸素は細胞内の核酸や蛋白，脂質の酸化を引き起こす．とくに核酸の酸化は遺伝情報を担う DNA に損傷を与え，遺伝子変異を生じる原因となる．

2）DNA 修復機構

DNA 損傷に対するチェックポイントの障害が遺伝子変異を蓄積させ，細胞のがん化に関わることが示されている．DNA の修復には，塩基ミスマッチ，塩基変異，2本鎖切断など損傷形式に応じた異なる修復機構がある．DNA 修復機構に関係する遺伝子の変異は，がんの発生率を上昇させるがん発生素因を引き起こす．

2. 高齢者とがん治療

医療者は，高齢者が単に年齢が高いと言うだけで一群としてとらえる傾向がある．概して，医師は高齢者の Quality of Life を低く見積もる傾向があり[1]，一方適切な援助が提供されていない問題もある．ある調査では，高齢者の3分の2は，何らかの問題や懸念をもっているが，その問題に関して何らかの援助を受けたのは50％に留まり，69％の高齢者は援助を受けていないと感じていた[2]．しかし，実際には高齢者は医学的にも社会的にも個体差が大きい．
とくに異なる要因として，
　①健康度・活動度
　②余命
　③心理・社会的問題への対処能力
　④周囲から得られる身体・社会的支援
が大きく異なることが知られている．
　また，高齢者は年齢によって意向が異なる傾向がある．とくに後期高齢者においては，①認知

表1 薬物動態と加齢性変化，その影響

	加齢に伴う変化	薬物動態への影響
吸収	消化管血流低下 消化管運動低下 吸収面積の低下 胃酸分泌の低下，pH変化 体内水分量の低下	経口薬剤の吸収低下
分布	体内脂肪の増加 血中アルブミンの低下 貧血	水溶性薬剤の血中濃度の増加 脂溶性薬剤の分布容積の増加
代謝	肝血流量の低下 チトクローム p450 活性低下 GFR 低下	肝代謝遅延 活性化・不活化の低下
排泄	腎血流量低下 尿細管機能低下	腎排泄遅延

機能障害の合併頻度が高いこと，②身体的健康度が低い，③経済的・社会的支援が薄い傾向があるにも関わらず，④消費者志向が低かった[3]．

3. 高齢者におけるコミュニケーション

　高齢者を診療するにあたり，他の年代の診療と大きく異なる点は，高齢者の診察には家族の付き添いがつくことが多い点である．診察の 20〜57％に家族の付き添いがつき，付き添いがつくことにより，医師-患者関係に影響を与える．

　付き添いがつくことに伴うコミュニケーションの変化には，①医師-付き添いの会話が増え，患者からの話題の提起が減少すること，②患者の話が第3人称で語られる機会が増えること，③患者の意思決定への参加が少なくなることの報告がある[4]．

　付き添いはおおよそ3つの立場(①患者の養護者，②受動的な参加者，③対立者)があると考えられている．付き添いがつく場合には，医療者は付き添いがどのような立ち位置から参加しているのかをはかり，患者からの視点を理解するだけではなく付き添いからの視点も理解すること，意思決定に際して患者のおかれた心理・社会的問題に関してもより詳しく検討すること，とくに加齢に伴う感覚障害や身体機能障害がコミュニケーションの障害を引き起こしていないかどうかを評価する視点が必要である．

4. 高齢者の治療で重要なポイント

1) 薬物動態の変化

　高齢者では，加齢に伴う体内組成の変化や生理機能の低下がある．薬物動態には吸収，分布，代謝，排泄の要素がある．加齢に伴い大きく変化をするのが glomerular filtration rate (GFR) であり，GFR が低下すると排泄遅延に関連し，腎排泄の薬剤の毒性が増強する．肝機能が低下すると，肝代謝型の薬剤の影響が遷延する(表1)．

2）臓器機能・予備能の低下

加齢とともに骨髄幹細胞は減少するため，高齢者では化学療法後の好中球減少や貧血が増加する．好中球減少は感染症のリスクを高め，貧血は水溶性薬物の分布容積を小さくするために薬物の毒性が増加する．

3）多剤併用

高齢者は合併症が多く，それぞれに対して複数の薬剤を投与されていることが多い．多剤併用は Cytochrome P-450 を中心に代謝経路が錯綜し，薬物間相互作用を生じる可能性が高まる．

5. 高齢者に特徴のある悪性腫瘍

加齢に伴い悪性度の変化がある悪性腫瘍がある．大腸がんや肺がん，前立腺がん，膀胱がんは悪性度が上がる傾向があり，一方，卵巣がんや胃がんは変化はない．乳腺は高齢者ではホルモン受容体陽性率が高く，緩徐に増殖する傾向がある[5]．

一方，加齢に伴い発見のされ方も変わる．一般に高齢者では進行期で発見されることが多くなり，予後が相殺される可能性がある．

高齢者の急性骨髄性白血病は他の世代と比べて予後不良な染色体異常を有する症例や薬剤耐性関連遺伝子(MDR1)の発現率が高く，化学療法に抵抗を示す例が多い．

6. 高齢者と臨床試験

高齢化と相まって，高齢者に対して化学療法を実施する機会も増えてきているが，臨床試験が一般に 70 歳や 75 歳を上限にしていることが多いことや，上限を設けてはいないにしても実際に参加する高齢者の比率が少ないことが指摘されている．サブ解析では高齢者でも他の年代と同様の効果があったと報告されているが，一方，臨床試験に参加している高齢者は全身状態の良い高齢者であり，実臨床との乖離がある．現状では，一般の臨床試験の成績をもとに，合併症や全身状態を総合的に判断して治療方針を決定せざるをえない．

一般に医師は高齢者は負荷のかかる治療に耐えられないとみなしがちであることと，延命量は若年者のほうに優先されるとの意識があり，高齢者に臨床試験を勧めるのに抵抗を感じている．

乳がんの臨床試験への参加を提案する割合を調べた報告では，65 歳未満と 65 歳以上の患者で stage の低いときには臨床試験への参加を提案した割合は同じだったが，stage が高くなるにつれて 65 歳以上で提案する率が下がっている．また，腫瘍内科医への質問紙調査では，高齢者は合併症が多いこと，コンプライアンスが低い，治療毒性が表れやすい，適格条件に合致する率が低いために臨床試験を積極的に提案しづらいと感じていた[6]．

7. 総合機能評価(CGA：Comprehensive Geriatric Assessment)

CGA とは，Comprehensive Geriatric Assessment の略で，疾患のある高齢者に対して，機能的，社会的，精神心理的観点からその高齢者の生活機能障害を総合的に評価する手法である[7]（**表 2**）．CGA に関しては誤解がある．CGA は入院患者に対して行うアセスメント項目を指すものではない．CGA は，多角的な視点からアセスメントを行うそれ自体に多職種による解釈と相互評価の過程を含んでいる．

表2 総合機能評価(CGA)の代表的な構成

項目	尺度	項目数	方法	時間	評点	カットオフ値
日常生活を送る能力	Activities of daily living(ADLs)	8	自記式,調査者が記入	5-10	0-16	≦14
	Instrumental activities of daily living	7	自記式,調査者が記入	5-10	0-14	≦12
身体機能(客観的評価)	Short Physical Performance Battery	4	医療者が記入	5-10	0-12	<9
	Timed Up and Go	椅子から立ち上がり2.4m歩いて戻ってくるまでの時間を測定	医療者が測定	5	要した時間>8.5秒	
合併症	Cancer and Leukemia Group B adaptation of Charlson Comorbidity Score	18	自記式,調査者が記入	15	0-54	>10
	Cumulative Illness Rating Scale in Geriatrics	13	自記式,調査者が記入	10	0-52	≧5
栄養	Mini Nutritional Assessment	6	調査者が記入	<5	0-12	≦11
ソーシャル・サポート	RAND medical social support scale	5	自記式	<5	0-5	<4
認知機能	Short Portable Mental Status Questionnaire	10	調査者が記入	<5	0-10	>3
	Blessed Orientation Memory	6	調査者が記入	<5	0-28	>10
	Folstein Mini Mental State Examination	7	調査者が記入	5-10	0-30	<24
抑うつ状態	Geriatric Depression Scale	15	自記式	<5	0-15	≧5
	Beck Depression Scale	21	自記式	10	0-63	≧13

　CGAが必要とされるようになった背景には,生活機能障害をもつ高齢患者数が著しく増加したことにより,疾患や生活機能障害相互の関連を把握し,適切なケアを幅広く提供する必要が高まったことによる.

　がん医療においてCGAを用いる利点は,CGAが意思決定を助けるツールになることである.CGAを行うことで,全身状態の変化を追うことができ,最適な治療が何かを明らかにすることができる.

　とくに精神心理的問題としては,認知機能障害とうつ病への予防的対応が重要である.認知機能障害をもつがん患者は,セルフケア能力が低下するため健康状態が悪化しやすい.また認知機能障害自体が,うつ病の危険因子であり,治療のアドヒアランスの低下や死亡リスクの上昇を招く[8].そのためNCCN(National Comprehensive Cancer Network)の推奨するCGAにおいても,どちらの疾患のスクリーニングも盛り込まれるようになった[9].

CGAを行うことの効果も示されており,生命予後の延長や入院,ナーシングホームへの入所を予防したり[10],認知障害を同定したり,主観的なwell-beingが改善したりする[11,12]. 一方,CGAをすべての患者に実施することは必ずしも有用ではない. どの患者にCGAを実施するのがよいのかは今後検討が必要である. CGAは有用なツールであると認められているが,一方その応用は特別なプログラムや臨床試験に限られるかもしれない.

8. CGAの実際

多角的な評価を行うCGAは,合併症や身体機能,認知機能,心理状態,栄養状態,薬物治療歴,社会的支援の状況などを含む信頼性・妥当性の確認されたツールを用いて評価する(表2). CGAは65歳以上のがん患者において治療を完遂する上で重要な影響を及ぼすような予期しない状態の半数以上を同定することが可能である[13~15].

9. 合併症

複数の疾患が合併しているのは高齢者では一般的である. 合併症の評価は,治療の忍容性,生命予後を評価することができる. また,複数の疾患が合併している高齢者は多剤併用療法になりがちである. 5剤以上を併用すると,抗悪性腫瘍薬との相互作用の危険性が高まる.

合併症は,以下の4項目から評価をする.

①がん治療が合併症と相互作用を及ぼし,合併症の悪化や全身状態の悪化を招くことがある.
②ある種の合併症は,がん治療のリスクを非常に高める(例えば心不全の患者にアドリアマイシンによる薬物療法を行う場合など).
③合併症の進行度によっては,がんの治療では生命予後の改善を期待できない場合がある(例えば感染症を伴うような重度の糖尿病など).
④合併症が治療結果に影響する場合

合併症の評価も,定まった手続きに従うものがよい. 主な評価内容には以下が挙げられる.

- 消化器
- 腎不全
- 心不全,心筋炎,虚血性心疾患
- 糖尿病
- 貧血
- 認知症
- 抑うつ状態
- 骨粗鬆症
- 呼吸器疾患
- 喫煙・飲酒

10. 機能評価

1) 日常生活動作(Activities of Daily Living:ADL)

日常生活の中で食事や排泄など誰もが行っている動作や活動をADLという. ADLには,食事,排泄,歩行,入浴,更衣など身の回りの動作からなる基本的ADL(Basic ADL:BADL)と,買い物や外出,食事の準備など社会において自立した生活を営むために必要な活動からなる手段的

ADL(Instrumental ADL：IADL)がある．

ADL を評価する目的は，疾病による活動の制限が，その患者にとってどれくらい社会参加を制約するのかを評価するためである．緩和ケアの領域では，生活機能を評価する尺度には広く QOL 尺度が用いられるが，介助が必要か否かを具体的に尋ねる ADL，IADL は実行能力を評価する点に特徴がある．がんの臨床において，QOL 評価は非常にしばしば行われる一方，ADL や IADL の障害を患者がどのように経験しているのかはほとんどわかっていない．

代表的な評価方法として，Barthel Index や Katz Index(Index of independence in activities of daily living)，FIM(Functional Independence Measure)などがある[16,17]．代表的な評価スケールである Barthel Index は，主として神経筋疾患患者のリハビリテーション評価目的で作成されたスケールである．その特徴は本人の身体能力だけではなく，環境要因を含めて評価する点である．

11. 栄養

栄養状態の指標が，一定の基準を下回る場合に，低栄養と評価をする．低栄養は，予後や合併症の増加と関連する．

栄養を評価する目的は，
①低栄養状態は予後の悪化や ADL 低下を招きやすい．一方，介入により栄養状態を改善させることで，予後や ADL を有意に改善させることができる．
②高齢者の脆弱性(Frailty)を示す指標として，栄養状態は他の指標よりも優れている．すなわち，低栄養は身体機能や社会的背景，合併症の総合的な結果として現れてくるものだからである．
③栄養的介入により，医療費の軽減や入院期間の短縮が図れる．
がある．

栄養状態の評価の代表的な指標には，Mini Nutritional Assessment®(MNA®)がある[18]．MNA®は，高齢者の栄養評価ツールとして開発され，4つの簡単な質問と体重変化，body mass index(BMI)からなるスクリーニング項目と，低栄養の疑いがある場合に追加する 10 項目，上腕周囲長，下腿周囲長からなる．

12. 抑うつ状態

高齢者においては抑うつ状態が高頻度に認められることから，精神症状評価として認知機能とは別立てに用意をされる．高齢者の抑うつ状態のアセスメント方法としては，高齢者抑うつ尺度(Geriatric Depression Scale：GDS)が代表的である[19]．オリジナル版では 30 項目の質問があるが，最近では 15 項目に短縮した GDS 15 がしばしば用いられる．

13. Frailty(脆弱性)

Frailty(脆弱性)は加齢の極端になった表現型である．加齢は疾患がなくても進行し，予備力の低下として現れる．

Frailty の有用性は，例えば体重減少だけを臨床評価として使用すれば，肥満傾向の患者の予備力の低下を見落とす場合である．Frailty の指標である疲労感や歩行速度の低下，活動レベルの低下を評価することで，身体機能の低下に気づくことができる．臨床的には frailty の概念を使うこ

とが積極的に推奨されており，その概念はNational Comprehensive Cancer Networkのガイドラインにも採用されている[9]．

Frailtyの指標は5つの身体機能を含み，年齢ごとにnonfrail，prefrail，frailに分ける．Frailtyは指標のうち3つまたは4つが該当する場合であり，prefrailは1つあるいは2つに該当する場合である．80歳以上では40%以上がFrailに該当した[20]．地域の一般人口を対象とした研究では，70〜79歳までの人口のうち，33〜45%がnonfrailで，55〜45%がprefrail，11%がfrailに該当した[21]．

がんの臨床では悪液質として認識されることが多くなろうが，疲労とfrailtyとがんの悪液質はその生物学的要因が重なっていると考えられている．

Frailtyは身体機能だけではなく，生物学的指標として，ヘモグロビン値の低下やコレステロール値の低下，低アルブミン値と関連し，身体機能や筋肉量の低下，死亡率の上昇と関連する[22〜26]．Frailtyの指標は，CRP値の上昇や炎症性サイトカインであるIL-6の上昇に代表される前炎症状態を示す．Proinflammatoryマーカーの上昇は，循環器疾患やアルツハイマー病などの神経変性疾患，骨粗鬆症，体重減少，食欲低下，耐糖能異常，蛋白合成能力と関連する．

参考文献

1) Pearlman RA, UR：Quality of life in chronic diseases—perceptions of elderly people. Journal of Gerontology, 1988；43：M25-M30.
2) Houldin AD, WN：Psychosocial needs of older cancer patients—a pilot study abstract. Medsurg Nurs, 1996；5：253-256.
3) Adelman RD, GM：Charon R, Issues in physician-elderly patient interaction. Aging and Society, 1991；11：127-148.
4) Greene MG, AR, Rizzo C：The patient's presentation of self in an initial medical encounter. Interpersonal Communication in Older Adulthood, H. M, Editor. California, Sage, 1994.
5) Holmes F：Clinical evidence for change in tumor aggressiveness with age—A historical perspective. L G Balducci L, Ershler WB,（ed）：Comprehensive Geriatric Oncology. 2nd ed, Taylor & Francis, London, 2004.
6) Kornblith AB, et al：Survey of oncologists'perceptions of barriers to accrual of older patients with breast carcinoma to clinical trials. Cancer, 2002；95(5)：989-996.
7) 西永正典：総合機能評価（CGA）の臨床とその意義．日本老年医学会誌，2000；37：859-865.
8) Wilson G, CH, de Faye BJ：緩和ケアにおけるうつ病の診断とマネジメント．in 緩和医療における精神医学ハンドブック．pp29-53，星和書店，2001.
9) NCCN Clinical Practice Guidelines in Oncology TM：Senior Adult Oncology. 2009；Available from：http://www.nccn.org/professionals/physicians_gls/PDF/senior.pdf.
10) Stuck AE, et al：Comprehensive geriatric assessment—a meta-analysis of controlled trials. Lancet, 1993；342(8878)：1032-1036.
11) Inouye SK, et al：A multicomponent intervention to prevent delirium in hospitalized older patients. N Engl J Med, 1999；340(9)：669-676.
12) Tinetti ME, et al：A multifactorial intervention to reduce the risk of falling among elderly people living in the community. N Engl J Med, 1994；331(13)：821-827.
13) Extermann M, Studies of comprehensive geriatric assessment in patients with cancer. Cancer Control, 2003；10(6)：463-468.
14) Repetto L：Greater risks of chemotherapy toxicity in elderly patients with cancer. J Support Oncol, 2003；1(4 Suppl 2)：18-24.
15) Repetto L, Pietropaolo M, Gianni W：Comprehensive geriatric assessment in oncology：pro. Tumori,

2002 ; 88(1 Suppl 1) : S101-102 ; discussion S105.
16) Katz S, et al : Studies of Illness in the Aged. The Index of ADL—A Standardized Measure of Biological and Psychosocial Function. JAMA, 1963 ; 185 : 914-919.
17) Mahoney FI, Barthel DW : Functional Evaluation—The Barthel Index. Md State Med J, 1965 ; 14 : 61-65.
18) Guigoz Y : Mini Nutritional Assessment—A practical assessment tool for grading the nutritional state of elderly patients. Facts and Research in Gerontology Supplement, 1994 ; 2 : 15-59.
19) Yesavage JA, et al : Development and validation of a geriatric depression screening scale—a preliminary report. J Psychiatr Res, 1982 ; 17(1) : 37-49.
20) Ferrucci L, et al : The frailty syndrome—a critical issue in geriatric oncology. Crit Rev Oncol Hematol, 2003 ; 46(2) : 127-137.
21) Bandeen-Roche K, et al : Phenotype of frailty : characterization in the women's health and aging studies. J Gerontol A Biol Sci Med Sci, 2006 ; 61(3) : 262-266.
22) Cesari M, et al : Frailty syndrome and skeletal muscle—results from the Invecchiare in Chianti study. Am J Clin Nutr, 2006 ; 83(5) : 1142-1148.
23) Chaves PH, et al : Impact of anemia and cardiovascular disease on frailty status of community-dwelling older women—the Women's Health and Aging Studies Ⅰ and Ⅱ. J Gerontol A Biol Sci Med Sci, 2005 ; 60(6) : 729-735.
24) Leng S, et al : Serum interleukin-6 and hemoglobin as physiological correlates in the geriatric syndrome of frailty—a pilot study. J Am Geriatr Soc, 2002 ; 50(7) : 1268-1271.
25) Reuben DB, et al : The prognostic value of serum albumin in healthy older persons with low and high serum interleukin-6(IL-6) levels. J Am Geriatr Soc, 2000 ; 48(11) : 1404-1407.
26) Taaffe DR, et al : Cross-sectional and prospective relationships of interleukin-6 and C-reactive protein with physical performance in elderly persons—MacArthur studies of successful aging. J Gerontol A Biol Sci Med Sci, 2000 ; 55(12) : M709-715.

〔小川朝生〕

4 サバイバーシップ

1. サバイバーとサバイバーシップの概念

　医学の昨今の進歩のもと，がんはすなわち死を意味するというニュアンスは徐々に薄れ，がんに罹患しても病気を克服して長期にわたる生存を得る人が増えてきた．かつてはがんを治癒させることが医療のゴールと考えられていたが，がんを克服した患者がさまざまな後遺症に悩んでいる実態が徐々に明らかになるにつれ，これらの患者のQOLの向上ががん医療の中で大きなテーマとされるようになった．このような機運の中，サバイバーやサバイバーシップという単語を耳にする機会が昨今増えている．

　サバイバーおよびサバイバーシップの概念はさまざまな異なった意味で使用され，日本語の定訳は存在しない．古典的で狭義の概念では，サバイバーとは手術後5年生存者などの積極的抗がん治療が終了してがんが治癒したと思われる患者のことを指し，まだまだこちらのほうが一般的である．がんの治療成績が改善される中で狭義のサバイバーは年々増え続け，積極的抗がん治療が終了した後の問題が，狭義の「サバイバーシップ」として，腫瘍学の領域において認知されるようになってきた．

　一方で，1986年に組織され，アメリカ合衆国の最も古いがんの患者団体である米国がん経験者連合(The National Coalition for Cancer Survivorship：NCCS)[1]によれば，サバイバーとは必ずしもがんを克服した患者を意味するのではなく，がん治療中の患者や，がんと共存している患者も含まれ，さらに最近ではがん患者を支える家族や友人もサバイバーに含めるとしている．本定義によると，サバイバーに該当しない人をさがすほうが難しいのではないかと考えられるほど非常に幅広い．また，NCCSによれば，サバイバーシップとはサバイバーががんと診断されたときから人生の最後まで，がんを乗り越え，あるいは向き合いながら生きていくことと定義されており，身体的な問題だけでなく，心理的な側面や，社会復帰などの経済的事象も対処すべき対象となる．NCCSがこのような定義を行ったのは，新たにがんと診断された患者に希望を与えるだけでなく，患者と医師のコミュニケーションを発展させることを意図しているらしい．治療の早期段階から，治療後に生じうるさまざまな問題を視野に置くことによって，より幅広い視点で選択を行うことができる．

　アメリカではがん治療を終了して生存している人が1,000万人を超えたと推定されるなか，サバイバーシップの向上が，ここ最近さらに注目されるテーマとなりつつある[2]．米国臨床腫瘍学会(American Society of Clinical Oncology：ASCO)は，2006年の学術大会においてサバイバーシップ向上に向けての動きを加速させ，臨床医学の進歩，がん診療の質の向上といった従来のテーマ

に加え,「サバイバーへのケア」が大きく取り上げられ,学術研究発表分野の1つとして新設されるに至った.

また,米国がん研究所(National Cancer Institute:NCI)にはがん生存者室(Office of Cancer Survivorship:OCS)が1996年に設置されている.OCSは,増大するサバイバーのニーズにより注目すべきであるという患者の声を受けて作られた.OCSは,①サバイバーシップに関する研究の推進,②サバイバーシップに関する研究者や医療者の育成,③サバイバーやそのケアギバーに対する教育ツールやプログラムの提供,の3つの領域において積極的な活動を続けている.2002年より,OCSと米国がん協会(American Cancer Society:ACS)が共同で,Cancer Survivorship Research Conferenceを2年に一度開催している.全米から,サバイバーシップに関連する研究者や臨床家,そしてサバイバーが集まり,最先端の研究成果を共有している.

このような米国における機運に対して,わが国においてはサバイバー及びサバイバーシップに関して,まだまだ注目度が低いように思われる.2007年に策定されたがん対策推進基本計画においては,「がんによる死亡者の減少」および「すべてのがん患者およびその家族の苦痛の軽減並びに療養生活の質の維持向上」の2点が,今後10年間に達成することが全体目標として掲げられている.後者の目標に関して,治療早期からの緩和ケアの導入や,進行終末期における療養体制の整備は具体的に方策が盛り込まれているのに対して,サバイバーに関する記載は見当たらない.わが国においても積極的抗がん治療が終了して日常生活を送っている狭義の「サバイバー」が増えている現状を考えれば,「サバイバーシップ」に取り組むことの必要性が大きくなりつつあると考えられ,速やかな対応が望まれる.

2. サバイバーの心理社会的問題

サバイバー(以降はがん長期生存者という意味にて用いる)において,心理社会的問題がどのような状況にあるのか,サバイバーがどのようなサポートに対するニーズをもっているのかなどに関して明らかにし,適切な介入を行うことに対する大きな期待がある.心理社会的な指標に焦点を当てた研究に関して,アメリカにおける大規模データベースを用いた研究において,がんの既往を有するサバイバーは一般人口に比べて,心理的な問題をより多くかかえていることが示されている一方で[3,4],長期経過したサバイバーと一般人口のうつ病有病率を比較した研究では,有意な差は認められないという結果も認めている[5].これらの先行研究からは,サバイバーにおいてうつ病のような重い心理的問題が合併するケースは著しく多いとはいえないものの,広い心理的問題を抱えている可能性があることが示唆される.

わが国においては,2003年に厚生労働省の「がんの社会学」合同研究班が行った全国調査が存在する.全国の53医療機関通院中のがん患者,およびがんに関する患者会・患者支援団体に所属するがん体験者を対象に,「がん患者として悩んだこと」と「悩みを軽減させるために必要だと思うこと」の2点についてアンケート調査を行っている[6].12,345通を配布し,そのうち63.9%にのぼる7,885通の回答を得ている.回答者のうち,60.7%が定期的な検査通院中であり,36.0%が治療継続中であり,狭義のサバイバー(5年生存者)の声を多く反映したものとなっている.複数選択で回答する「がん患者として悩んだこと」に関しては,精神的問題が全体の52.9%に認められ一番多く,以下身体的問題(48.1%),生き方や生きる意味に関して(37.6%),経済的問題(35.1%),家族関係(29.1%),仕事などの社会とのかかわり(20.5%),医師や看護師などの医療者とのかか

わり(8.0％)，と続く．また，がん体験者が必要と考える対応策としては，「相談・心のケア」に対するニーズが一番多く，以下「医療者との良好な関係」，「家族の協力・理解・支え」，「同病者との交流・患者会」と続く．わが国のサバイバーにおいても精神的な問題は大きく，心のケアに対する要請が非常に大きいことが示唆されており，取り組むべき今後の課題である．

ここまで述べてきたように，サバイバーにおける負の心理的側面が徐々に明らかになってくる一方で，危機的な状況に曝露されることによる精神心理面における正の側面が存在することが徐々に知られてきた．苦悩や危機に伴うもがきから時に成長がうまれるというテーマは，過去の文献や哲学の中に見られるし，古典と現代両方の宗教的思考の中心を占めてきたとも言えるだろう．しかし，ポジティブな心理学として，科学的な検証が始まったのは最近のことである．「危機的な出来事や困難な経験との精神的なもがき・闘いの結果生ずるポジティブな心理的変容の体験」と定義される「外傷後成長(Post Traumatic Growth：PTG)」[7]や，「逆境の経験を通して，benefit (得たもの，学んだこと，ポジティブな変化)があったと感じること」と定義される「Benefit Finding」[8]などの概念が生まれている．今後，サバイバーにおける正の心理的変化に関する研究がさらに発展することが期待される．

3. サバイバーのQOLに関する研究の現状

サバイバーのQOLがどのような状況にあるのか，あるいはQOLに影響を与える要因にはどのようなものがあるのか，サバイバーがどのようなサポートに対するニーズを持っているのかなどに関して明らかにし，適切な介入を行うことに対する大きな期待がある．

先行研究においては，早期癌患者の治療後のQOLは，治療後に健常者と同じレベルに回復することが示されている[9]．しかしながら，一定の割合の患者は，身体，心理，社会的な問題を抱え続けることもまた，明らかになっている．問題を抱える期間は短期である場合もあれば，治療終了後数年にわたることもある[10]．治療開始後比較的早期に出現する具体的な問題としては，心機能障害[11]，呼吸機能障害[12]，リンパ浮腫[13]，認知機能障害[14]，疼痛[15]，倦怠感[16]，性機能障害[17]，不妊[18]，早期閉経[19]などがあげられ，慢性的な経過をたどったり，あるいは回復が得られなかったりすることもある．また，治療終了後何年も経て生じる問題としては二次がんへの罹患がある[20]．心理的な問題としては，不安，抑うつ，再発に対する恐怖，子どももがんになるのではないかという懸念，などがある．社会的には，就労や社会復帰の問題も存在する[21]．

海外においては長期生存者に関する知見が上記のように集積しつつあるが，それでも対応の指針を作成するにはまだまだ不十分な状況である．ASCOのCancer Survivorship Expert Panelが，臨床ガイドラインの作成に取り組んでおり，手始めに，実証的研究の結果が比較的蓄積されているとされる，心臓と肺の晩期障害に関する知見のreviewを2007年に発表した[22]．当初はevidence-basedな臨床ガイドラインの作成を目標にしたにも関わらず，最終的にはガイドラインを作成するに十分な知見が存在しないとの結論に至った．サバイバーの研究が難しい理由はいくつか挙げられるが，不均一な集団であること，エンドポイントとなるような事象は不定期に比較的稀な割合で生じること，調査をしようと思ってもプライバシーの問題があり接触が難しいこと，晩期障害への医学的対応もさまざまであるために比較が難しいこと，などが挙げられている[23]．多くの研究が主だった大都市のがんセンターにおいて実施されているため，minorityや，貧困者，地方などの実態がわかっていないことが問題点として存在する．また，多くの研究は，乳がんや

前立腺がん，大腸がんなどの主だった単一のがん種を対象としているため，がん種間の比較が難しいことと，十分研究されていないがん種が存在することが問題点として指摘されている．

このような方法論上の問題を克服するために，米国がん協会（American Cancer Society：ACS）は，The Studies of Cancer Survivors（SCS）と銘打った大規模な疫学研究を2つ実施している．さらに，SCSに参加したがん患者の家族を対象とした調査も実施されている[24]．いずれも全米のサバイバーを代表するように，さらに今まであまり研究されていなかった膀胱がんなども含めて，がん種同士の比較が可能なように大規模なサンプリングを行っていることが特徴である．調査項目は基本的な人口統計学的項目，がん種，治療法，保険，人生に対する満足感，生活上の問題点，苦痛となる身体症状，スピリチュアリティ，社会的サポート，不安および抑うつなどの精神症状，就業状況などの多岐にわたる．

SCS-Ⅰは11年にもわたるフォローアップ期間を置いた縦断研究である．長期生存者の適応状態がどのように変化するかを調査し，適応を予測する要因を合わせて明らかにすることが目的である．SCS-Ⅱは横断調査であり，迅速に長期生存者のQOLに関する問題を明らかにすることが目的である．すでにSCS-Ⅱに関する結果はいくつか報告されている．2008年の報告においては，9105人の長期生存者を対象に一般的に推奨される健康行動（適度な運動，果物と野菜の摂取，禁煙）の実行の有無とQOLの関係を調査し，健康行動の実施と高いQOLが相関することが明らかになっている[25]．今後はこれらの調査結果がさらに集積される中で，長期生存者の実態がより詳細に理解されることが期待されている．

わが国においては，先述の厚生労働省「がんの社会学」合同研究班行った全国調査が存在するが，海外のような包括的な調査は未だ行われておらず，今後の発展が期待されるところである．

引用文献

1) http://www.canceradvocacy.org/
2) Rowland JH, Hewitt M, Ganz PA：Cancer Survivorship—A New Challenge in Delivering Quality Cancer Care. J Clin Oncol, 2006；24：5101-5104.
3) Hewitt M, Rowland JH, Yancik R：Cancer survivors in the United States—age, health, and disability. J Gerontol A Biol Sci Med Sci, 2003；58：82-91.
4) Hoffman KE, McCarthy EP, Recklitis CJ, Ng AK：Psychological distress in long-term survivors of adult-onset cancer—results from a national survey. Arch Intern Med, 2009；169：1274-1281.
5) Pirl WF, Greer J, Temel JS, Yeap BY, Gilman SE：Major depressive disorder in long-term cancer survivors—analysis of the National Comorbidity Survey Replication. J Clin Oncol, 2009；27：4130-4134
6) http://www.scchr.jp/
7) Tedeschi RG, Calhoun LG：The Posttraumatic Growth Inventory—measuring the positive legacy of trauma. J Trauma Stress, 1996；9：455-471.
8) Tomich PL, Helgeson VS：Is finding something good in the bad always good? Benefit finding among women with breast cancer. Health Psychol, 2004；23：16-23.
9) Ganz PA, Desmond KA, Leedham B, Rowland JH, Meyerowitz BE, Belin TR：Quality of life in long-term, disease-free survivors of breast cancer—a follow-up study. J Natl Cancer Inst, 2002；94：39.
10) Yabroff KR, Lawrence WF, Clauser S, Davis WW, Brown ML：Burden of illness in cancer survivors—findings from a population-based national sample. J Natl Cancer Inst, 2004；96：1322-1330.
11) Hequet O, Le QH, Moullet I, et al：Subclinical late cardiomyopathy after doxorubicin therapy for lymphoma in adults. J Clin Oncol, 2004；22：1864-1871.
12) Horning SJ, Adhikari A, Rizk N, et al：Effect of treatment for Hodgkin's disease on pulmonary function—

Results of a prospective study. J Clin Oncol, 1994 ; 12 : 297-305.
13) Erickson VS, Pearson ML, Ganz PA, Adams J, Kahn KL : Arm edema in breast cancer patients. J Natl Cancer Inst, 2001 ; 93 : 96-111.
14) Heflin LH, Meyerowitz BE, Hall P, et al : Cancer as a risk factor for long-term cognitive deficits and dementia. J Natl Cancer Inst, 2005 ; 97 : 854-856.
15) Robb KA, Williams JE, Duvivier V, Newham DJ : A pain management program for chronic cancer-treatment-related pain—a preliminary study. J Pain, 2006 ; 7 : 82-90.
16) Lawrence DP, Kupelnick B, Miller K, Devine D, Lau J : Evidence report on the occurrence, assessment, and treatment of fatigue in cancer patients. J Natl Cancer Inst Monogr, 2004 ; 32 : 40-50.
17) Frumovitz M, Sun CC, Schover LR, et al : Quality of life and sexual functioning in cervical cancer survivors. J Clin Oncol, 2005 ; 23 : 7428-7436.
18) Carter J, Rowland K, Chi D, et al : Gynecologic cancer treatment and the impact of cancer-related infertility. Gynecol Oncol, 2005 ; 97 : 90-95.
19) Molina JR, Barton DL, Loprinzi CL : Chemotherapy-induced ovarian failure : manifestations and management. Drug Safety, 2005 ; 28 : 401-416.
20) Travis LB, Curtis RE, Boice JD, Platz CE, Hankey BF, Fraumeni JF : Second malignant neoplasms among longterm survivors of ovarian cancer. Cancer Res, 1996 ; 56 : 1564-1570.
21) Short PF, Vasey JJ, Tunceli K : Employment pathways in a large cohort of adult cancer survivors. Cancer, 2005 ; 103 : 1292-1301.
22) Carver JR, Shapiro CL, Ng A, et al : American Society of Clinical Oncology clinical evidence review on the ongoing care of adult cancer survivors—Cardiac and pulmonary late effects. J Clin Oncol, 2007 ; 25 : 3991-4008.
23) Earle CC : Cancer survivorship research and guidelines—Maybe the cart should be beside the horse. J Clin Oncol, 2007 ; 25 : 3800-3801
24) Smith T, Stein KD, Mehta CC, et al : The rationale, design, and implementation of the American cancer society's studies of cancer survivors. Cancer, 2007 ; 109 : 1-12.
25) Blanchard CM, Courneya KS, Stein K : Cancer Survivors' Adherence to Lifestyle Behavior Recommendations and Associations With Health-Related Quality of Life—Results From the American Cancer Society's SCS-Ⅱ. J Clin Oncol, 2008 ; 26 : 2198-2204.

〔清水　研〕

5 家族，遺族

I はじめに

1. がん患者の家族に生じる多面的な問題

わが国では年間約64万人ががんと診断され，約34万人ががんで死亡している．その結果，がん患者の数倍の人々が家族としてがん患者をかかえたり，あるいはがんによる死別を体験したりしていることになる．がんに罹患するということは，患者自身に身体的影響のみならず精神的影響を与えるが，それとほぼ同様にがん患者の家族にも大きな影響を与えている．また，がんの診断後から死別後までに患者の家族に生じる問題は多面的であり，主に身体的，精神的，社会的な問題に分けられる（図1）．

わが国では運命共同体としての家族の役割が重視される傾向があり，がん患者が抱える多くの問題の意思決定には，患者本人よりもむしろ家族が中心的な役割を担っている．例えば2004年に行われた全国の一般病院を対象とした調査[1]では，終末期の患者に対する病名告知および治療方針の確認は，本人に対して行われたのは半数以下（45.9％，47.2％）であるのに対して，ほとんどの家族に対して行われていた（95.8％，83.4％）．また，余命告知および延命処置の確認に関してはその差がさらに広がっていた（本人：26.6％，15.2％，家族：90.8％，86.8％）．このことから，

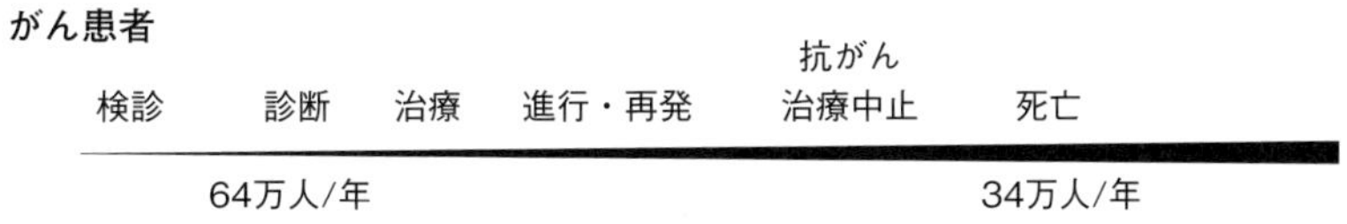

がん患者						
検診	診断	治療	進行・再発	抗がん治療中止		死亡
64万人/年						34万人/年

家族

	家族	遺族
身体的な問題	介護による過重労働	身体疾患（がん，他）死亡
精神的な問題	患者への精神的支援 告知や治療方針の決定	悲嘆
社会的な問題	経済的負担	社会的孤立

図1　がん患者の家族に生じる問題

医療従事者は,臨床現場では患者には伝えられていない多くの情報が家族にだけ伝えられているという事実を心に留め,家族に生じる多面的な問題を理解しようとする真摯な姿勢が必要である.

2. がんが家族に及ぼす影響

　がん患者の家族に生じる問題の全体像を把握することを目的として,いくつかの研究知見を紹介する.がん罹患や死別といったようなストレスフルなライフイベントの影響に関しては,多人数を一定期間にわたって追跡するコホート研究が実施されている.わが国では十分な知見がないが,国外では,アメリカのメディケア(高齢者または障害者向け)やメディケイド(低所得者または障害者向け)といった公的医療保険制度の登録データ,スイスやデンマークの全国的ながん登録データを利用した統計から以下のような結果が報告されている.

　例えば,がんが家族に及ぼす身体的影響に関しては,死亡がその最終指標である.メディケア利用者約52万人を9年間追跡したアメリカでの研究[2]では,配偶者の入院理由と死亡リスクを検討した結果,がんによる入院は精神疾患や認知症による入院よりも死亡リスクへの影響が少なかった.しかしながら,配偶者ががんで入院した場合の死亡リスクは,男性ではがん種によってばらつくものの,女性ではすべてのがん種でわずかに増大が見られた〔オッズ比:OR(Odds Ratio)=1.01〜1.18〕(図2).

　一方,精神的影響に関しては,メディケア利用者約47万人を9年間追跡した結果[3],配偶者の入院によるうつ病のリスクが男女ともに明らかに増大した(オッズ比:OR=1.49,1.41)(図3).この研究では入院理由を特定していないためがんを含めた多様な疾患による入院という条件ではあるものの,配偶者の入院というストレスフルイベントがうつ病を引き起こす危険性を示唆している.以上より,配偶者ががんで入院するというライフイベントの影響は,死亡に関してはわずかに,うつ病といった精神的影響は明らかに認められた.

3. 死別が遺族に及ぼす影響

　死別が家族に及ぼす身体的影響に関しては,がんに関連した知見が報告されている.スイスでは配偶者と死別した約5万人を30年間追跡した結果[4],がん罹患のオッズ比は男性では0.72(悪性黒色腫)〜1.70(食道がん)で平均1.04であり,女性では0.77(悪性黒色腫)〜1.67(子宮頚がん)で平均0.98であった(図3).またデンマークでは子供を亡くした約2万人を18年間追跡した結果[5],父親のがん罹患のオッズ比は1.06であったのに対して母親は1.18であり,これには喫煙行動が関与することが示唆された.また,アルコールに関連したがんの罹患が父親は1.99,母親は1.59と高いことが特徴であった.さらに,同じ対象者でがんによる死亡のオッズ比が報告され,父親は1.26,母親は1.19であった.

　一方,精神的影響に関しては,死別全般に関連した知見が得られている(図3).デンマークでは子供を亡くした約100万人を30年間追跡した結果[6],うつ病による入院のオッズ比が父親は1.61,母親は1.91であり,特に母親の場合は死別1年未満で6.83,5年以上でも1.33とうつ病による入院リスクが高い期間が長期間持続していた.さらに米国では配偶者を亡くした約1万人を12年間追跡した結果[7],女性では自殺のリスクが不変なのに対して男性では3.3倍に増大した.以上より,死別というライフイベントの影響は,がん罹患やがん死亡といった身体的影響はわずかに,うつ病や自殺といった精神的影響は明らかに認められた.

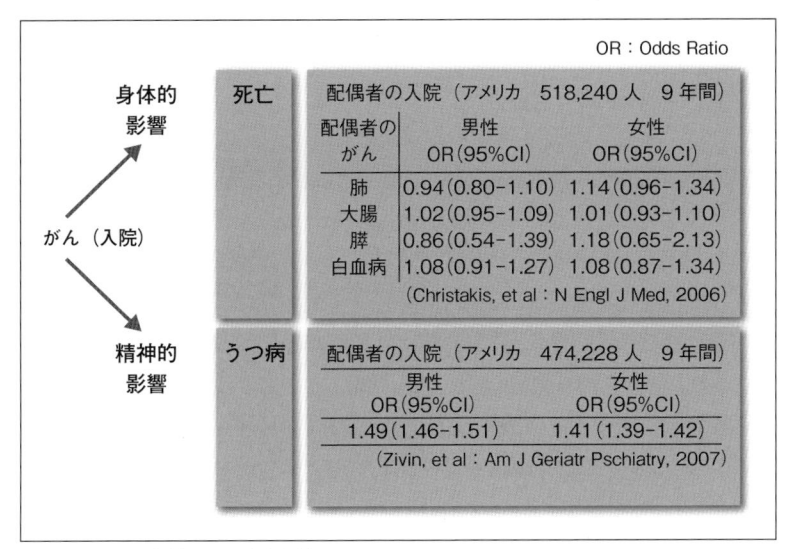

図2　がんが家族に及ぼす影響

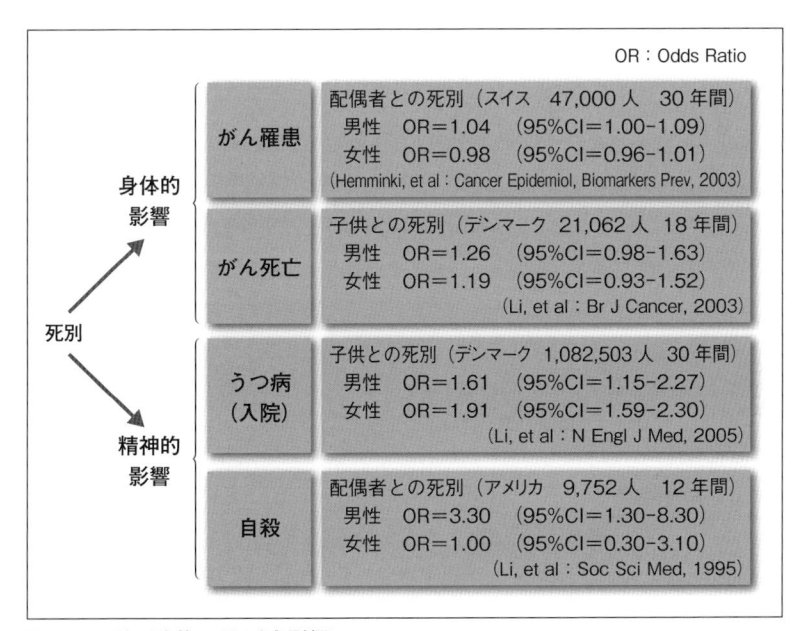

図3　死別が遺族に及ぼす影響

Ⅱ 家族のメンタルヘルス

1. がん患者の家族が抱える問題

がん患者の家族が抱える問題を具体的に把握することを目的として，症例を示す．

> **症　例** 40歳　女性
> **主　訴**：物忘れが激しくなり，疲れているのに寝付けない．
> **既往歴**：なし
> **家　族**：夫が半年前に胃がん切除，通院で経過観察中．中1と中3の子ども2人．週2でパート勤務．実父は1年前に死亡し，母は独居．一人っ子．
> **受診理由**：夫の主治医からの紹介．
> **初診時所見**：昨年8月，45歳の夫がめずらしく食欲減退を訴えたが，夏バテだろうと気にかけなかった．その後，秋になっても食欲回復せず徐々に体重が減少してきたため，今年2月にようやく近医受診．初期の胃がんと診断され4月に切除．会社に復職したものの営業から事務へ配置転換．体力的には仕方がないが，夫は人と関わるのが好きなので事務の仕事は性に合わないらしい．そのうえ術後の定期的な通院や食事制限もあり，家ではいらいらし，私への文句が増えた．夫と子どもで別々の食事を準備するので買い物や食事の用意に時間がかかる．子どもは2人とも男の子なので部活や受験で忙しくて，手伝ってもくれない．1年前に父が死亡し母が一人暮らしなので，様子を見に行きたいが時間がない．最近子どもや母から頼まれた買い物を忘れることが多い．つい先日はパート先で伝票を間違えて多額の損失を出すところだった．いままで慎重な性格だったのにいつもの自分と違う感じがする．夜布団に入っても，働きざかりの夫の胃がんが再発したらとか，母が突然亡くなったらとか，頭のなかで起きてもいないことばかり心配して，疲れているのに寝付けない．今日は通院中の夫の付き添いで来たが，再発が心配で食事の工夫などほとんど私が質問していた．主治医が最後に「奥様ご自身のことで何かご心配はありますか？」と聞いてくれたので物忘れが激しいことや心配で寝付けない日が多いことを話したところ，精神腫瘍科でのカウンセリングを紹介された．
> **診　断**：適応障害(不安)
> **経　過**：夜間に夫や母に万が一のことがあったらと思うと睡眠剤は飲みたくないと．まずは生活スケジュールに関して心理士と相談し，半量の抗不安薬を日中に服用して様子をみることになった．今後も夫の通院の付き添いに合わせて受診予定．

2. 家族に生じる心理的反応

1) 正常反応

　がん患者の家族に生じる反応はさまざまであるが，それらを(図4)に示すように認知，情動，行動，身体の4側面で分類すると理解しやすい．家族には将来への不安や過去への落胆に関連したさまざまな反応が生じるが，特徴的な反応としては，自分が何から手をつけていいのかわからない(優先順位の混乱による葛藤)，患者に何をしてあげたらいいのかわからない(役割を期待されることへの圧倒)，自分のせいで患者ががんになったのではないか(患者の罹患に対する自責感)，といった認知的・情動的反応や緊張が持続し熟眠できないといった行動的・身体的反応である．これらは，家族にがん患者を抱えたことによるストレス反応であるが，日常生活が大きく支障を受けていない場合は正常反応としてとらえる．

2) 異常反応(精神症状，精神疾患)

　家族に生じる心理的反応が強まり正常反応の範囲を超えて日常生活への支障を来すようになると，異常反応(治療を要する症状がある場合)としての精神症状が出現する．表1に示すように約半数もの家族が，不安[8]，抑うつ[9]，熟眠困難感[10]，心的外傷後ストレス症状[11]といった精神症状を呈している．これらは，いずれも直接的な精神医学的診断ではないものの，診断に相当するレベ

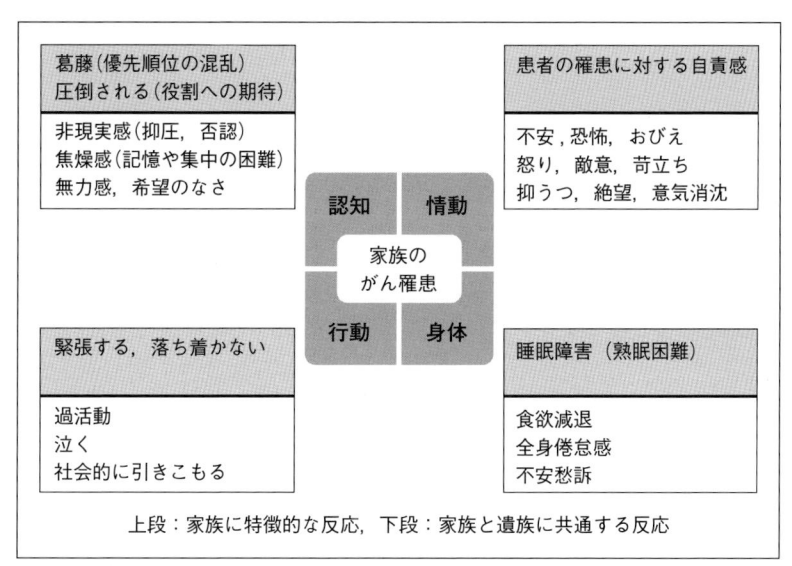

```
┌─────────────────────────────────────────────────────────────────┐
│  葛藤(優先順位の混乱)              患者の罹患に対する自責感      │
│  圧倒される(役割への期待)                                         │
│  ─────────────────────        ─────────────────────             │
│  非現実感(抑圧,否認)              不安,恐怖,おびえ               │
│  焦燥感(記憶や集中の困難)          怒り,敵意,苛立ち              │
│  無力感,希望のなさ                抑うつ,絶望,意気消沈           │
│                        認知  情動                                │
│                       家族の                                      │
│                      がん罹患                                     │
│                        行動  身体                                │
│  緊張する,落ち着かない            睡眠障害(熟眠困難)             │
│  ─────────────────────        ─────────────────────             │
│  過活動                          食欲減退                         │
│  泣く                            全身倦怠感                       │
│  社会的に引きこもる               不安愁訴                         │
│                                                                   │
│      上段:家族に特徴的な反応,下段:家族と遺族に共通する反応       │
└─────────────────────────────────────────────────────────────────┘
```

図4 家族に生じる反応

表1 家族に生じる精神症状

1．有症率
  不安:45～47%(在宅療養患者の介護者)　　　　　　　(Grov, et al:Ann Oncol, 2005)
  抑うつ:35%(介護者)　　　　　　　　　　　　　　　(Rhee, et al:J Clin Oncol, 2008)
  熟眠困難感:42%(進行がん患者の介護者)　　　　　　(Gibbins, et al:J Pain Symptom Manage, 2009)
  心的外傷後ストレス症状:57～68%(小児がん患者の両親)　(Kazak, et al:J Clin Oncol, 2005)

2．リスクファクター(危険因子)

	大分類	小分類	得られた知見	
1	患者要因	個人属性	がんの病期(進行期/終末期)	日常活動(PS)
		身体症状	痛み	嘔吐
		精神症状	不安	抑うつ
		経済状況	収入減	
2	家族要因	個人属性	女性	うつ病の既往
		性格	神経症傾向	
		認知	悲観的思考	患者との関係への満足感
		対処行動	回避	
		社会資源	医療情報	サポート/コミュニケーション
		日常生活	ライフスタイルの変化	家族役割の変化
		労働	介護	

(Rabow, et al:JAMA, 2004, Pitceathly & Maguire, Eur Journal Cancer, 2003)

ルであることが実証されたカットオフ値を用いて有症率が報告されたものである．また，これらの精神症状を引き起こすリスクファクター(危険因子)も患者要因と家族要因に分けて報告されている[12,13]．例えば患者のがんの進行に伴う痛みや嘔吐といった身体症状の増悪，患者の精神症状である不安や抑うつなどは家族の精神症状のリスクファクターとなる．

とくに家族の中でも介護者の精神疾患に関しては，精神医学的診断による有症率および関連要

表2 介護者の精神疾患(有症率と関連要因)

著者名	Journal	年	患者状況	N	有症率(%)	結果		
						関連要因	OR	(95% CI)
うつ病								
Prigerson	Am J Geriatr Psychiatry	2003	ホスピス入院患者	76	30.3	配偶者	34.05	(5.49〜211.34)
						患者の苦痛(嘔吐,意識障害)	3.08	(1.26〜7.00)
						女性	2.52	(0.53〜11.94)
						慢性的な身体症状	1.30	(0.74〜2.29)
						介護負担	1.14	(0.98〜1.33)
Vanderwerker	J Clin Oncol	2005	進行がん患者	393	4.5	―	―	―
Buss	J Palliat Med	2007	余命6か月以内の患者	200	7.0	―	―	―
PTSD								
Buss	J Palliat Med	2007	余命6か月以内の患者	200	6.0	―	―	―
全般性不安障害								
Buss	J Palliat Med	2007	余命6か月以内の患者	200	3.5	患者の苦痛(意識障害)	12.12	(2.26〜65.18)
パニック障害								
Buss	J Palliat Med	2007	余命6か月以内の患者	200	7.5	―	―	―

OR:Odds Ratio, CI:Confidence Interval

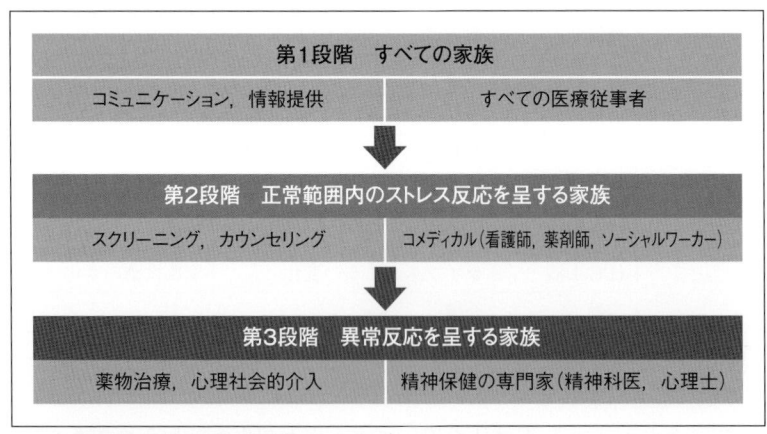

図5 家族介入のストラテジー

第1段階 すべての家族
コミュニケーション,情報提供 / すべての医療従事者

第2段階 正常範囲内のストレス反応を呈する家族
スクリーニング,カウンセリング / コメディカル(看護師,薬剤師,ソーシャルワーカー)

第3段階 異常反応を呈する家族
薬物治療,心理社会的介入 / 精神保健の専門家(精神科医,心理士)

因とそのオッズ比がアメリカで報告されている(表2).その結果,うつ病[14〜16],心的外傷後ストレス障害(PTSD)[16],全般性不安障害[16],パニック障害[16]の有症率は5〜30%であった.また,患者の苦痛である身体症状(嘔吐)や精神症状(意識障害)が,介護者のうつ病や全般性不安障害と関連し,

表3 家族へのコミュニケーション・情報提供

家族への態度	介護者としての家族への言葉かけ
介護の苦労をねぎらう	がんばっていらっしゃいますね．
	患者さんは感謝していらっしゃいますよ．
患者との接し方をアドバイスする	できるだけ普段どおりに接しましょう．
	患者の言葉を繰り返して，理解していることを伝えましょう（心配だよね，つらいよね）．
	「がんばってね」ではなく「がんばってるね」と声かけしましょう．
	病気の話ができるきっかけをつくりましょう（さっきの先生の説明はどう思ったの？）．
	今困っていることはないか，時々尋ねてみましょう．
ストレスへの対処を促す	ストレスに気づいたら，休息をとりましょう．
	趣味，入浴，適度な運動などでリラックスできる時間をもつよう心がけましょう．
	身近な人で話を聞いてくれる人をさがしましょう．
情報を提供する	在宅サービスなどのご相談は・・・でお受けしています．

〔浅井：家族への対応．藤森・内富（編）：がん医療におけるコミュニケーションスキル．医学書院，2007 より引用〕

1．介護者としての患者理解
　・国立がん研究センターがん対策情報センター：「各種がんシリーズ」，「患者必携」

2．家族自身のメンタルヘルス
　・国立がん研究センターがん対策情報センター：「家族ががんになったとき　患者さんを支える6か条」
　・国立がん研究センターがん対策情報センター：「相談支援センターにご相談ください」

3．相談窓口，対応者
　・国立がん研究センター中央病院精神腫瘍科（東京都中央区）：精神科医，精神科専門看護師，心理士
　・国立がん研究センター中央病院相談支援センター（東京都中央区）：看護師，ソーシャルワーカー
　・国立がん研究センター東病院精神腫瘍科（千葉県柏市）：精神科医，心理士
　・国立がん研究センター東病院患者家族支援相談室（千葉県柏市）：看護師，ソーシャルワーカー，薬剤師，栄養士
　・がん患者・家族総合支援センター（千葉県柏市）：看護師，心理士
　・がん診療連携拠点病院に設置されている相談支援センター（全国）

患者と家族の苦痛が相互に作用することを示唆している．

3. 家族への対応

1）コミュニケーション，情報提供

　家族介入のストラテジーを図5に示す．第1段階は，すべての医療従事者による正常反応を示す家族を対象とした，適切なコミュニケーションと情報提供の実施である．コミュニケーションでは，表3に示したような患者の介護者として接する対応が必要である[17]．具体的には，介護の苦労をねぎらう，患者との接し方をアドバイスする，自分自身のストレスへの対処を促すといったことを心がける．情報提供では，家族にどんなサービスが不足しているのかできるだけ具体

家族の状況	家族の感情	第2患者としての家族への言葉かけ
患者と家族との意見が一致しない	不満・孤立感	他の家族ともよく相談してみよう
親戚や友人に家族ががんであることを告げられない		
これまでの日常生活に支障が出ている	負担感	身近な人で話を聞いてくれる人をさがしましょう
意志決定の責任が家族に委ねられる		
患者の身体症状（痛み，倦怠感）に対して十分な援助ができない	無力感	患者さんのそばにいるだけでも十分ですよ
		看護師さんに家族が手伝える援助がないか聞いてみましょう
せん妄（身体症状による意識障害）による家族間のコミュニケーションの支障	不安・気分の落ち込み	患者さんのことで理解できないことや心配なことはありますか？
		他のご家族ともよく相談してみましょう
悪い知らせを家族だけが伝えられている		身近な人で話を聞いてくれる人をさがしましょう
患者の不安や気分の落ち込みが激しい		精神専門家にも相談にのってもらいませんか？

〔浅井：家族への対応．藤森・内富（編）：がん医療におけるコミュニケーションスキル．医学書院，2007より引用〕

気持ちのつらさと支障の寒暖計

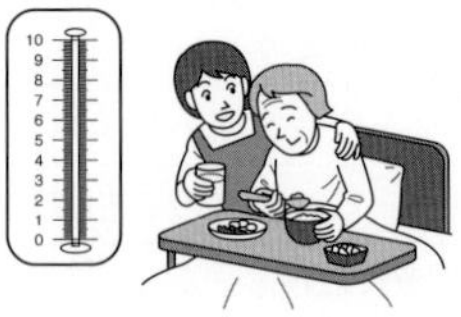

患者と家族の精神的苦痛には中程度の相関あり
r＝0.35, n＝21 studies　Hodges, Soc Sci Med, 2005
r＝0.29, n＝46 studies　Hagedoom, Psychol Bull, 2008

図6　家族へのカウンセリングとスクリーニング

な状況を把握した上で，家族が利用可能な情報やサービスを紹介することが必要である．

2）カウンセリングとスクリーニング

　第2段階は，家族に接する機会が多いコメディカル（看護師，薬剤師，ソーシャルワーカー）による正常範囲内のストレス反応を示す家族を対象とした，カウンセリングと簡易スクリーニングの実施である．カウンセリングでは，傾聴や開かれた質問やはげましによって，できるだけ具体的な状況や感情を探索する．その上で図6に示したような第2の患者として接する対応が必要である[17]．さらにこれまでに家族が患者のために行ってきた対応を支持する（言語化や称賛）ことによって，家族がもつ本来の対処能力を強化することが有効である．一方，簡易スクリーニングに関しては，すべての家族に実施することは現実的には困難なため，例えば患者が精神腫瘍科を受診している場合は家族にも簡易スクリーニングを実施するというシステムが考えられる．理由としては，これまでのいくつかの研究結果をまとめたメタアナリシス[18,19]では，患者と家族の精神的苦痛の強度には中程度の正相関が報告されており（r＝0.3前後），精神的苦痛が強い家族を効果的に検出できる可能性があるからである．さらに患者が精神腫瘍科を受診している場合は医療者がアクセスしやすいというメリットもある．簡易スクリーニングとしては，「気持ちのつらさと支障の寒暖計」も有用である．簡易スクリーニングの実施は，精神保健の専門家による治療の必要性を判断するためだけでなく，カウンセリングのきっかけとしても機能する．

表4 家族を対象とした心理社会的介入（無作為化比較試験）

著者名	Journal	年	対象			介入				介入効果		
			実施国	選択基準	N	形式	実施者	実施時期	内容	有効性	介護者	遺族
Toseland	Soc Sci Med	1995	米	配偶者	80	個	面	SW	終末期	問題解決 対処行動	(−)	CES-D STAI	
McCorkle	Nurs Res	1998	米	肺がん患者と配偶者	92	C	訪	Ns	診断2か月～死別後	患者の症状管理 サービスの紹介	(+)		BSI
Kozachik	Oncol Nurs Forum	2001	米	診断直後の患者と介護者	125	C	面・電	Ns	診断直後	患者の症状管理 サービスの紹介	(−)	CES-D	
Northouse	Psycho-oncology	2005	米	再発乳がん患者と介護者	134	C	面・電	Ns	再発1か月以内	患者の症状管理 対処行動 など	(−)	FACT-G SF-36	
Keefe	J Pain Symptom Manage	2005	米	余命1か月以内の患者と介護者	78	C	訪	Ns	緩和ケア登録後	患者の症状管理（痛み）	(±)	FACT-G	
Kurtz	J Pain Symptom Manage	2005	米	初回治療中の患者と介護者	237	C	訪・電	Ns	初回治療中	患者の症状管理 介護者の負担	(−)	CES-D	
Kazak	J Pediatr Psychol	2005	米	小児がん患者の両親	38	C	面	CP	診断直後	認知行動的家族療法	(+)	STAI IES-R	
Hudson	J Pain Symptom Manage	2005	豪	在宅緩和ケア患者の家族	106	個	訪・電	Ns	緩和ケア登録後	介護者の役割サービスの紹介など	(−)	HADS	
McMillan	Cancer	2006	米	緩和病棟入院患者の家族	329	個	訪	Ns	緩和ケア登録後	対処行動	(+)	CQOL-C	
Kissane	Am J Psychiatry	2006	豪	機能が悪い家族	257	家	面・訪	SW	死別前～死別後	問題解決 感情共有	(+)		BSI BDI
Walsh	Br J Psychiatry	2007	英	精神的健康障害のある介護者	271	個	訪・電	SW・Ns	緩和ケアチーム紹介時～死別後	患者ケア専門家とも連携	(−)	GHQ-28 CQOL-C	CBI
Northouse	Cancer	2007	米	前立腺がん患者と配偶者	263	C	訪・電	Ns	初発/再発/進行後	患者の症状管理 対処行動 コミュニケーション	(+)	FACT-G SF-12	

個：個人，C：Couple，家：家族，面：面接，訪：訪問，電：電話，SW：ソーシャルワーカー，Ns：看護師，CP：心理士
CES-D：Center for Epidemiologic Studies Depression scale, STAI：State-Trait Anxiety Inventory, FACT-G：Functional Assessment of Cancer Therapy-General, SF：MOS Short-Form, IES：Impact of Event Scale, HADS：Hospital Anxiety and Depression Scale, CQOL-C：Caregiver Quality of Life Index-Cancer, BSI：Brief Symptom Inventory, BDI：Beck Depression Inventory, GHQ：General Health Questionnaire, CBI：Core Bereavement Items

3）薬物治療，心理社会的介入

第3段階は，精神保健の専門家（精神科医，心理士）による異常反応としての不安障害やうつ病を示す家族を対象とした，薬物治療（抗不安薬や睡眠導入剤）と心理社会的介入の実施である．この場合は，治療の目的（緩和すべき症状），担当者（精神科医と心理士の役割分担），時間，場所などをあらかじめ具体的に設定することが必要である．さらに，精神保健の専門家は家族を対象とした無作為化比較試験の知見を習得し，実施方法を熟知した上で，実施可能な範囲で有効な方法を選択する．薬物療法に関しては，前出の別章をご参照いただき，本章ではがん患者の家族を対象とした心理社会的介入の無作為化比較試験を示す（表4）[20〜31]．これをみると，介入対象は配偶者が多く，形式は家族が個人であるいは患者とのカップルで行うものがあり，訪問や電話など手段も多様である．また，介入の実施時期は診断直後から死別後まで幅広いが，診断初期には患者の症状管理に関する情報提供が多く，終末期には問題解決や感情共有といった家族自身への心理的介入も取り入れられている．

III 遺族のメンタルヘルス

1．がん患者の遺族が抱える問題

がん患者の遺族が抱える問題を具体的に把握することを目的として，症例を示す．

症　例　75歳　男性
主　訴：ちょっとでも楽しんだりしたら死なせてしまった妻に申し訳ない
既往歴：なし
家　族：乳がんの妻と5年前に死別，独居，無職
受診理由：顔色が悪いことを心配した看護師の娘が精神科受診をすすめた．
初診時所見：60歳の妻に6年前に乳がんが再発．主治医は抗がん剤による延命治療をすすめたが妻は漢方薬しか使いたくないと言って治療を拒否．自分は妻が望むようにしてあげたいと思ってとくに反対しなかった．1年間在宅で十分に看病できて「お父さんと結婚して幸せだった」と手をにぎって妻は旅立った．しばらくは寂しかったが，自分のために妻が残してくれた遺言ノートを見ながら一人でもちゃんとできることを妻に見てほしくてがんばった．銀行口座，市役所の窓口，保険，宅配の食事サービス，事細かに指示が書いてあって，毎日の失敗や成功を位牌に報告しては励まされてきた．ちょうど1年前に同窓会があったので勇気を出して行ってみたら「奥さん亡くしたら元気そうじゃない？」と友人が冷やかし半分で言ってきた．冗談とわかってはいたものの，自分は人からは元気そうに見えているんだと知った．別の友人からは「奥さん，漢方に走ったんだって？　何で止めなかったの？　今は良い薬があってそれを使えば5年以上は生きられたんだよ」と言われた．あの時無理にでも抗がん剤をすすめていたら今頃まだ生きていたかもしれなかった．妻を思いやったんじゃなくて無責任だっただけなんじゃないか，と自分を責め始めると思い当たることばかりだった．しかも娘は看護師なのにちゃんと相談もしなかった．妻は自分が殺したようなものだ．きっと娘も自分を恨んでいるにちがいない．その日から急に自分が今のままでいいのか不安になった．テレビを見て笑ったり，おいしいものには食欲を感じたり，そんな自分に嫌気がさした．最近は食事の買い物も面倒だし，食欲も全くない．ちょっとでも楽しんだりしたら死なせてしまった妻に申し訳ない．
診　断：うつ病

経　過：1か月間抗うつ剤を服用したところ，食欲が戻った．最近は娘と相談しながら七回忌の準備を始めた．

2. 遺族に生じる心理的反応

1) 正常反応

　がん患者の遺族に生じる反応を図7に示す．遺族には家族と同様の不安や抑うつが生じるが，死別した故人に関連したいくつかの特徴的な反応がみられる．いつも故人のことが頭から離れない（故人への思慕），ふっと声が聞こえたような気がする（錯覚），自分がしたことが死につながったのではないか（自責感），回復したら申し訳ない（自責感），といった認知的・情動的反応，故人を探し求めるといった行動的反応，故人と同じ場所に痛みを感じるといった身体的反応である．またこれらの反応は，命日，周忌といった特定の記念日や故人との思い出の時間，時期などの条件で強まる．

　死別という危機的状況による混乱は，時間をかけて回復へと向かうが，そのような悲嘆過程に関する仮説は1980年代から報告されてきた．例えばBowlbyは愛着理論をもとに無感覚，抗議（思慕と怒り），絶望，離脱の4段階を示している[32]．近年の実証研究によると，心理状態として代表的な5つの指標の最大値は否認，思慕，怒り，抑うつ，受容の順にみられ，悲嘆過程の仮説を支持した結果であった[33]．しかしながら，遺族はこのような段階を行ったり来たりすること，さらに回復までに要する時間に個人差が大きいことも理解しておく必要がある．

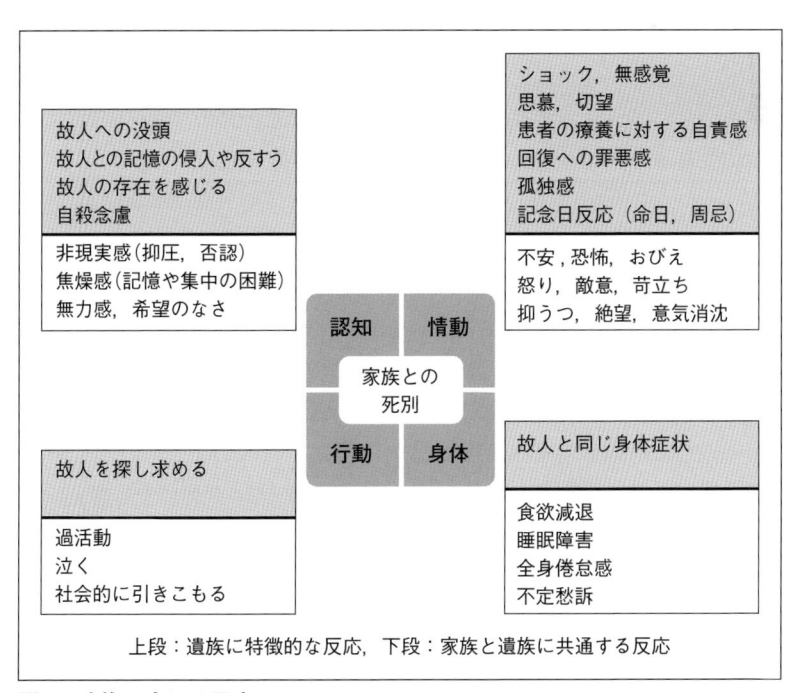

図7　遺族に生じる反応

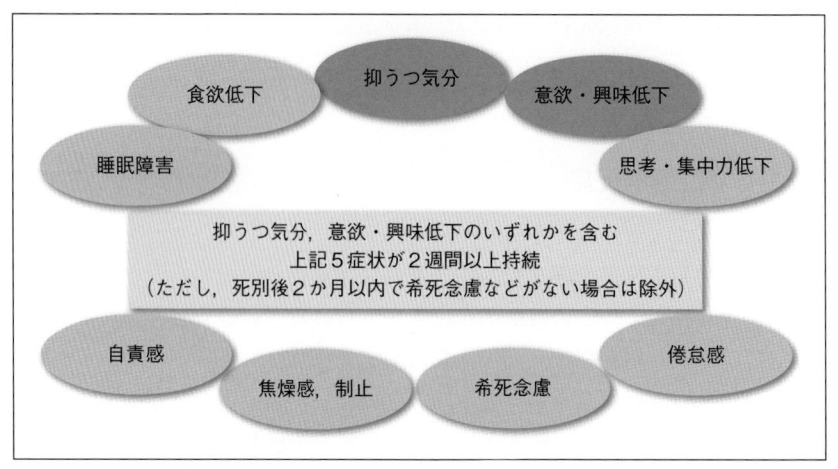

図8 うつ病の診断基準(DSM-Ⅳ-TR 精神疾患の分類と診断の手引, 1995)

症状：食欲低下，抑うつ気分，意欲・興味低下，思考・集中力低下，睡眠障害，自責感，焦燥感・制止，希死念慮，倦怠感

抑うつ気分，意欲・興味低下のいずれかを含む上記5症状が2週間以上持続（ただし，死別後2か月以内で希死念慮などがない場合は除外）

表5 遷延性悲嘆障害の診断基準(案)

A	出来事：死別(重要他者の喪失)
B	分離苦痛：故人への思慕が毎日続くかあるいは機能障害をきたしている．
C	認知，情動，行動における症状：以下9つのうち5つ以上が毎日続くかあるいは機能障害をきたしている． 1．人生における役割の混乱/自己意識の減退を感じる． 2．死別を受け止めることが困難である． 3．死別という現実を思い出すものを避ける． 4．他人を信じられない． 5．死別に関する敵意や怒りを感じる． 6．新たな人生が始められない． 7．感情面が麻痺している． 8．人生は退屈で空しく意味がないと感じる． 9．ぼう然として放心している．
D	診断時期：死別後6か月が経過している．
E	機能障害：苦痛が社会的/職業的/重要な領域の機能を著しく障害
F	他の精神疾患の除外：うつ病/全般性不安障害/PTSDでは説明できない．

(Prigerson, et al：PLos Med, 2009)

2) 異常反応(精神症状，精神疾患)

一部の遺族は，強度の悲嘆が持続する遷延性悲嘆障害や気分の落ち込みが持続するうつ病といった異常反応を示す(**図8，表5**)[34,35]．遷延性悲嘆障害は故人との分離苦痛を中核とし，近年アメリカを中心に心身への影響や有効な治療法に関して報告されているが，現時点では精神医学的診断ではない．そのため研究者によってうつ病やPTSDの異同がまとめられている(**表6**)[36]．さらにこれらの異常反応を示す遺族の有症率[35,37]およびリスクファクター[38]を**表7**にまとめて示す．とくに，死別後1年以内の遺族の約2割がうつ病を呈するという事実はがん医療に携わるすべての医療従事者が心に留めておく必要がある．

遺族の中で，がん患者の介護者の精神疾患に関しては，精神医学的診断による有症率および関連要因とそのオッズ比がアメリカで報告されている(**表8**)[39~41]．その結果，有症率は死別1年以内の遺族でうつ病が6~24%，PTSDが3~6%であった．また，死別前のうつ病の既往や配偶者

表6 遷延性悲嘆障害・うつ病・PTSD の異同

うつ病	遷延性悲嘆障害	PTSD
悲しみ，興味・関心の喪失		
自尊感情の喪失		
罪悪感		
悲しい気分は広範	故人を亡くした悲しみ	
興味・関心の喪失	故人の思い出にのみ関心が持続（思慕，切望，空想）	
罪悪感の持続	故人との関係に関する罪悪感	
過去の失敗の反すう	故人との良い面へのとらわれ	
	外傷的な出来事が引き金	
	ショック，無力感	
	イメージの侵入	
	回避的な行動	
	喪失が引き金	身体的な恐怖が引き金
	悲しみが主な感情	恐れが主な感情
	悪夢は少ない	悪夢が頻繁
	つらいことは広範で予測できない	つらいことは外傷体験と関連

(Shear, et al：JAMA, 2005)

表7 遺族に生じる精神症状

1．有症率
   遷延性悲嘆障害：3％（死別後6〜12か月） (Prigerson, et al：PLos Med, 2009)
   うつ病：24％（死別後2か月），23％（7か月），16％（13か月）(Zisook & Shuchter：Am J Psychiatry, 1991)

2．リスクファクター（危険因子）

	大分類	小分類	得られた知見	
1	死別の状況	死因	突然死/予期しない死	外傷的な死（自殺/事故）
		死亡場所	ホスピス以外での死	ホスピス入院3日以内の死
		介護負担	緊張感	身体症状
		故人との関係性	依存した関係	葛藤を抱えた関係
2	遺族の個人特性	個人属性	妻を亡くした男性/子どもを亡くした母親	若年
		性格/愛着	悲観的	不安定な愛着
		死別前の出来事	うつ病	幼少時の死別
		宗教的信念	信仰心がない	—
3	遺族と他者との関係	ソーシャルサポート/文化背景	社会的孤立	埋葬の儀式
		経済的資源	財産	利用できるサービス
		専門家による介入	—	—
4	遺族の対処行動	グリーフワーク	感情共有/自己開示	反すう
		感情制御	肯定的/否定的	直面化/回避

(Stroebe M, et al：Lancet, 2007)

表8 介護者の死別後の精神疾患（有症率と関連要因）

精神疾患 著者名	Journal	年	介護者状況	N	有症率(%)	関連要因	OR	(95% CI)
うつ病								
Barry	Am J Geriatr Psychiatry	2002	死別4か月後	122	9.0	死別4か月後の「強烈な死であった」という認識	1.5	(1.08〜2.10)
			死別9か月後	122	5.7	死別4か月後の「死の心構えが欠如していた」という認識	1.93	(1.06〜3.53)
Bradley	Am J Psychiatry	2004	死別6か月後	174	24.1	女性	22.25	(1.81〜273.62)
						65歳以下	20.00	(2.27〜200.00)
						死別前の大うつ病	11.95	(3.14〜45.53)
						教育歴（13年以上）	8.99	(1.57〜51.64)
						配偶者	5.33	(1.11〜25.46)
						短期間のホスピス入院（3日以内）	4.35	(1.13〜16.75)
						死別前の慢性的な身体症状	2.08	(1.33〜3.23)
Kris	Am J Geriatr Psychiatry	2006	死別13か月後	175	6.9	死別前の大うつ病	64.76	(4.59〜914.17)
						配偶者	11.41	(1.73〜75.28)
						短期間のホスピス入院（3日以内）	8.76	(1.09〜70.19)
						介護負担	1.21	(1.01〜1.46)
PTSD								
Barry	Am J Geriatr Psychiatry	2002	死別4か月後	122	5.7	—	—	—
			死別9か月後		2.5	—	—	—

OR：Odds Ratio, CI：Confidence Interval

であることが，死別1年後のうつ病と関連するリスクファクターであった．

3. 遺族への対応

1）コミュニケーション，情報提供

　遺族介入のストラテジーは図5（328頁）に示した家族の場合に準じる．第1段階は，すべての医療従事者による正常反応を示す家族を対象とした，適切なコミュニケーションと情報提供の実施である（表9）[42]．コミュニケーションでは，とくに患者の主治医や入院病棟での看護師は，療養中のお礼として遺族から電話や訪問を受けることがある．その際には遺族が語る故人への思い（思慕）や悲しみを傾聴するだけでなく，家族をがんで奪われたことへの怒りや自責感を喚起させな

表9 遺族へのコミュニケーション・情報提供

悪い対応	悪い理由
おつらい気持ちわかりますよ.	死別を体験していない人からの共感は，怒りを喚起させる.
あなたらしくないですよ.	死別前のように対応できない自分を責められている印象を与える.
時間が解決してくれますよ./あなたならすぐに立ち直れますよ.	励ましは遺族を突き放した印象を与える.
気晴らしに旅行でもされたらいかがですか？	アドバイスは不必要なおせっかいという印象を与える.
もっと大変だった患者さんは沢山いますよ.	他の患者の話は故人の個別性がないがしろにされた印象を与える.
良い対応	良い理由
ご遺族からご連絡いただくことはあるんですよ.	死別後に医師に連絡したのは自分だけではないことを知って，遺族は安心できる.
ご家族がどうされているのか心配していました.	医師が迷惑に感じていないことが伝わり，遺族は安心して話ができる.
亡くなった○○さんとの思い出を聞かせてください.	故人との思い出を誰かに聞いてほしいと遺族は思っている.
亡くなった○○さんはご家族のことをこんなふうにお話されていました.	故人が生前に自分をどう思っていたのかを遺族は知りたいと思っている.
療養中のことで今でも気にかかっていることはありますか？	死別前に自分がやったことやらなかったことへの自責感を遺族は感じている.
もしよろしければ，精神保健の専門家にもご相談してみませんか？	遺族が継続して相談できる場所が確保できる.

(浅井：家族のケア・遺族のケア．清水研(編)：がん診療に携わるすべての医師のための心のケアガイド．真興交易，2011 より引用)

1. 悲嘆の理解
    - 国立がん研究センター東病院臨床開発センター精神腫瘍学開発部：「大切な人を亡くされた方へ」
    - 松井豊(編)：悲嘆の心理，サイエンス社，1997
    - 坂口幸弘：悲嘆学入門—死別の悲しみを学ぶ．昭和堂，2010
    - 信濃毎日新聞社文化部：大切な人をどう看取るのか．終末期医療とグリーフケア，岩波書店，2010
2. 遺族の体験
    - 垣添忠生：妻を看取る日．新潮社，2009
    - 戈木クレイグヒル滋子：闘いの軌跡—小児がんによる子どもの喪失と母親の成長．川島書店，1999
3. 相談窓口
    - 国立がん研究センター中央病院精神腫瘍科(東京都中央区)：精神科医，精神科専門看護師，心理士
    - 国立がん研究センター東病院精神腫瘍科(千葉県柏市)：精神科医，心理士
    - がん患者・家族総合支援センター(千葉県柏市)：看護師，心理士
    - 埼玉医科大学国際医療センター精神腫瘍科(埼玉県日高市)　：精神科医，心理士

表10 遺族を対象とした心理社会的介入(無作為化比較試験)

著者名	Journal	発表年	実施国	対象		N	介入		介入効果	
				死因	選択基準		形式	内容	有効性	評価
Marmar	Am J Psychiatry	1988	米	―	未亡人	61	G	専門家による短期療法 遺族同士によるセルフヘルプ	(+)	SCL-90, BDI, IES 介入効果は両群で同等
Goodkin	Arch Gen Psychiatry	1999	米	AIDS		166	G	グリーフワーク	(+)	POMS, 悲嘆
Stroebe	J Consult Clin Psychol	2002	蘭	―	配偶者と死別	119	個	感情表出, 筆記	(−)	GHQ, 医師訪問回数
Shear	JAMA	2005	米	―	病的悲嘆	102	個	心理教育, 曝露	(+)	悲嘆(反応%, 反応までの時間)
Kissane	Am J Psychiatry	2006	豪	がん	機能が悪い家族	257	G	問題解決, 感情共有	(+)	BSI
Sikkema	Health Psychol	2006	米	AIDS		267	G	対処教育	(+)	SCL-90 (高得点者ほど減少)
Wagner	Death Stud	2006	瑞	―	病的悲嘆	55	個	インターネットでの筆記による曝露, 認知再構成, 統合・回復	(+)	IES, BSI
de Groot	BMJ	2007	蘭	自殺		122	個	グリーフカウンセリング	(−)	悲嘆, 抑うつ, 自殺念慮, 自責感
Lautrette	N Engl J Med	2007	仏	―	ICUで死別	126	個	家族カンファレンス 悲嘆パンフレット	(+)	IES, HADS
van der Houwen	Behav Res Ther	2010	蘭		一親等と死別	757	個	インターネットでの筆記による曝露, 認知再構成, 統合・回復	(+)	孤独, 悲嘆, 抑うつ

G:Group, 個:個人, SCL:Symptom Check List, BDI:Beck Depression Inventory, IES:Impact of Event Scale, POMS:Profile of Mood States, GHQ:General Health Questionnaire, BSI:Brief Symptom Inventory, HADS:Hospital Anxiety and Depression Scale, 瑞=スイス

い対応が必要である.

2) カウンセリング, スクリーニング

第2段階は,遺族に接する機会を持てるコメディカル(看護師,ソーシャルワーカー)による正常範囲内のストレス反応を示す家族を対象とした,カウンセリングと簡易スクリーニングの実施である.遺族の場合は,患者が死亡した病院を訪問することを回避している場合もあり,接触機

会が少ないことが最大の問題である．そのために死別前から連絡を取っておくことや病院外の施設を利用するなど，医療従事者側から体制を整える必要がある．カウンセリングでは，故人への思いを遺族が自由に言語化できるような環境を提供し，同じ話が何回も繰り返されたとしても共感的な態度を示す．そして励ましや助言をしたい気持ちになった場合は，それは治療者側が一定の距離を取ろうとする逆転移であることを自覚し，遺族本人が感情を統合しようとする姿勢をできる限り支持することが必要である．

3）薬物治療，心理社会的介入

第3段階は，精神保健の専門家（精神科医，心理士）による異常反応としての遷延性悲嘆やPTSDやうつ病を示す家族を対象とした，薬物治療（抗不安薬や抗うつ薬）と心理社会的介入の実施である．薬物治療に関しては，ノルトリプチリンの抑うつ改善効果が無作為化比較試験によって実証され[43]，ブプロピオン[44]，エスシタロプラム[45]の有効性も報告されている．また，心理社会的介入に関しては，遺族（がんによる死亡以外も含めた）を対象とした無作為化比較試験の報告がある（表10）[29,36,46~53]．これらの心理社会的介入は概ね有効ではあるものの，最近報告された61研究のメタアナリシス[54]では，介入効果は直後にわずかであり（効果量 ES＝0.16），約半年後にはほとんど見られなかった（効果量 ES＝0.05）．

本章では，がん医療における医療従事者が，科学的根拠（エビデンス）に基づいて，患者や家族への臨床活動が提供できることを目的とし，家族のメンタルヘルスの実態と対応に関するいくつかの研究知見を紹介した．しかしながら，国外においても介護者や配偶者を対象とした知見がほとんどであり，例えば親や兄弟のがん罹患の影響，死別が子どもの心理状態に与える影響，配偶者のがん罹患と生殖医療の問題といったような家族が抱えるさまざまな問題に関しては知見が十分とはいえず，今後の課題といえる．最後に，家族のメンタルヘルスへの対応は，医師が担う医療行為のアフターケアとして，国外ではコメディカル（看護師，薬剤師，心理士，ソーシャルワーカーなど）が中心的役割を担っている．今後はわが国においても家族や遺族のメンタルヘルスへの対応におけるコメディカルの活躍が期待される．

引用文献

1) 野口海，松島英介，松下年子，他：日本における「尊厳死」の現状について．保健医療科学, 2006；55：208-212．
2) Christakis NA, Allison PD：Mortality after the hospitalization of a spouse. N Engl J Med, 2006；354：719-730.
3) Zivin K, Christakis NA：The emotional toll of spousal morbidity and mortality. Am J Geriatr Psychiatry, 2007；15：772-779.
4) Hemminki K, Li X：Lifestyle and cancer—effect of widowhood and divorce. Cancer Epidemiol Biomarkers Prev, 2003；12：899-904.
5) Li J, Johansen C, Olsen J, et al：Cancer survival in parents who lost a child—a nationwide study in DenmarkMortality in parents after death of a child in Denmark：a nationwide follow-up study. Br J Cancer, 2003；88：1698-1701.
6) Li J, Laursen TM, Precht DH, et al：Hospitalization for mental illness among parents after the death of a child. N Engl J Med, 2005；352：1190-1196.

7) Li G：The interaction effect of bereavement and sex on the risk of suicide in the elderly—an historical cohort study. Soc Sci Med, 1995；40：825-828.
8) Grov EK, Dahl AA, Moum T, et al：Anxiety, depression, and quality of life in caregivers of patients with cancer in late palliative phase. Ann Oncol, 2005；16：1185-1191.
9) Rhee YS, Yun YH, Park S, et al：Depression in family caregivers of cancer patients—the feeling of burden as a predictor of depression. J Clin Oncol, 2008；26：5890-5895.
10) Gibbins J, McCoubrie R, Kendrick AH, et al：Sleep-wake disturbances in patients with advanced cancer and their family carers. J Pain Symptom Manage, 2009；38：860-870.
11) Kazak AE, Boeving CA, Alderfer MA, et al：Posttraumatic stress symptoms during treatment in parents of children with cancer. J Clin Oncol, 2005；23：7405-7410.
12) Rabow MW, Hauser JM, Adams J：Supporting family caregivers at the end of life—"they don't know what they don't know". JAMA, 2004；291：483-491.
13) Pitceathly C, Maguire P：The psychological impact of cancer, on patients' partners and other key relatives：a review. Eur J Cancer, 2003；39：1517-1524.
14) Prigerson HG, Cherlin E, Chen JH, et al：The Stressful Caregiving Adult Reactions to Experiences of Dying(SCARED)Scale—a measure for assessing caregiver exposure to distress in terminal care. Am J Geriatr Psychiatry, 2003；11：309-319.
15) Vanderwerker LC, Laff RE, Kadan-Lottick NS, et al：Psychiatric disorders and mental health service use among caregivers of advanced cancer patients. J Clin Oncol, 2005；23：6899-6907.
16) Buss MK, Vanderwerker LC, Inouye SK, et al：Associations between caregiver-perceived delirium in patients with cancer and generalized anxiety in their caregivers. J Palliat Med, 2007；10：1083-1092.
17) 浅井真理子：家族への対応．藤森麻衣子・内富庸介(編)：がん医療におけるコミュニケーション・スキル　悪い知らせをどう伝えるか．pp 108-114, 医学書院，2007.
18) Hodges LJ, Humphris GM, Macfarlane G：A meta-analytic investigation of the relationship between the psychological distress of cancer patients and their carers. Soc Sci Med, 2005；60：1-12.
19) Hagedoorn M, Sanderman R, Bolks HN, et al：Distress in couples coping with cancer—a meta-analysis and critical review of role and gender effects. Psychol Bull, 2008；134：1-30.
20) Toseland RW, Blanchard CG, McCallion P：A problem solving intervention for caregivers of cancer patients. Soc Sci Med, 1995；40：517-528.
21) McCorkle R, Robinson L, Nuamah I, et al：The effects of home nursing care for patients during terminal illness on the bereaved's psychological distress. Nurs Res, 1998；47：2-10.
22) Kozachik SL, Given CW, Given BA, et al：Improving depressive symptoms among caregivers of patients with cancer—results of a randomized clinical trial. Oncol Nurs Forum, 2001；28：1149-1157.
23) Northouse L, Kershaw T, Mood D, et al：Effects of a family intervention on the quality of life of women with recurrent breast cancer and their family caregivers. Psychooncology, 2005；14：478-491.
24) Keefe FJ, Ahles TA, Sutton L, et al：Partner-guided cancer pain management at the end of life—a preliminary study. J Pain Symptom Manage, 2005；29：263-272.
25) Kurtz ME, Kurtz JC, Given CW, et al：A randomized, controlled trial of a patient/caregiver symptom control intervention—effects on depressive symptomatology of caregivers of cancer patients. J Pain Symptom Manage, 2005；30：112-122.
26) Kazak AE, Simms S, Alderfer MA, et al：Feasibility and preliminary outcomes from a pilot study of a brief psychological intervention for families of children newly diagnosed with cancer. J Pediatr Psychol, 2005；30：644-655.
27) Hudson PL, Aranda S, Hayman-White K：A psycho-educational intervention for family caregivers of patients receiving palliative care—a randomized controlled trial. J Pain Symptom Manage, 2005；30：329-341.
28) McMillan SC, Small BJ, Weitzner M, et al：Impact of coping skills intervention with family caregivers of hospice patients with cancer—a randomized clinical trial. Cancer, 2006；106：214-222.
29) Kissane DW, McKenzie M, Bloch S, et al：Family focused grief therapy—a randomized, controlled trial in palliative care and bereavement. Am J Psychiatry, 2006；163：1208-1218.

30) Walsh K, Jones L, Tookman A, et al : Reducing emotional distress in people caring for patients receiving specialist palliative care. Randomised trial. Br J Psychiatry, 2007 ; 190 : 142-147.
31) Northouse LL, Mood DW, Schafenacker A, et al : Randomized clinical trial of a family intervention for prostate cancer patients and their spouses. Cancer, 2007 ; 110 : 2809-2818.
32) Bowlby J : Loss—Sadness & Depression. Attachment and Loss.(vol. 3), Hogarth Press, London, 1980.
33) Maciejewski PK, Zhang B, Block SD, et al : An empirical examination of the stage theory of grief. JAMA, 2007 ; 297 : 716-723.
34) 高橋三郎，大野裕，染矢俊幸(訳)：DSM-Ⅳ-TR 精神疾患の分類と診断の手引．医学書院，1995.
35) Prigerson HG, Horowitz MJ, Jacobs SC, et al : Prolonged grief disorder—Psychometric validation of criteria proposed for DSM-Ⅴ and ICD-11. PLoS Med, 2009 ; 6 : e1000121.
36) Shear K, Frank E, Houck PR, et al : Treatment of complicated grief—a randomized controlled trial. JAMA, 2005 ; 293 : 2601-2608.
37) Zisook S, Shuchter SR : Depression through the first year after the death of a spouse. Am J Psychiatry, 1991 ; 148 : 1346-1352.
38) Stroebe M, Schut H, Stroebe W : Health outcomes of bereavement. Lancet, 2007 ; 370 : 1960-1973.
39) Barry LC, Kasl SV, Prigerson HG : Psychiatric disorders among bereaved persons—the role of perceived circumstances of death and preparedness for death. Am J Geriatr Psychiatry, 2002 ; 10 : 447-457.
40) Bradley EH, Prigerson HG, Carlson MD, et al : Depression among surviving caregivers—does length of hospice enrollment matter? Am J Psychiatry, 2004 ; 161 : 2257-2262.
41) Kris AE, Cherlin EJ, Prigerson HG, et al : Length of hospice enrollment and subsequent depression in family caregivers—13-month follow-up study. Am J Geriatr Psychiatry, 2006 ; 14 : 264-269.
42) 浅井真理子：家族のケア・遺族のケア．清水研(編)：がん診療に携わるすべての医師のための心のケアガイド．真興交易医書出版部，2011.
43) Reynolds CF, 3rd, Miller MD, Pasternak RE, et al : Treatment of bereavement-related major depressive episodes in later life—a controlled study of acute and continuation treatment with nortriptyline and interpersonal psychotherapy. Am J Psychiatry, 1999 ; 156 : 202-208.
44) Zisook S, Shuchter SR, Pedrelli P, et al : Bupropion sustained release for bereavement—results of an open trial. J Clin Psychiatry, 2001 ; 62 : 227-230.
45) Hensley PL, Slonimski CK, Uhlenhuth EH, et al : Escitalopram : an open-label study of bereavement-related depression and grief. J Affect Disord, 2009 ; 113 : 142-149.
46) Marmar CR, Horowitz MJ, Weiss DS, et al : A controlled trial of brief psychotherapy and mutual-help group treatment of conjugal bereavement. Am J Psychiatry, 1988 ; 145 : 203-209.
47) Goodkin K, Blaney NT, Feaster DJ, et al : A randomized controlled clinical trial of a bereavement support group intervention in human immunodeficiency virus type 1-seropositive and-seronegative homosexual men. Arch Gen Psychiatry, 1999 ; 56 : 52-59.
48) Stroebe M, Stroebe W, Schut H, et al : Does disclosure of emotions facilitate recovery from bereavement? Evidence from two prospective studies. J Consult Clin Psychol, 2002 ; 70 : 169-178.
49) Sikkema KJ, Hansen NB, Ghebremichael M, et al : A randomized controlled trial of a coping group intervention for adults with HIV who are AIDS bereaved—longitudinal effects on grief. Health Psychol, 2006 ; 25 : 563-570.
50) Wagner B, Knaevelsrud C, Maercker A : Internet-based cognitive-behavioral therapy for complicated grief : a randomized controlled trial. Death Stud, 2006 ; 30 : 429-453.
51) de Groot M, de Keijser J, Neeleman J, et al : Cognitive behaviour therapy to prevent complicated grief among relatives and spouses bereaved by suicide—cluster randomised controlled trial. BMJ, 2007 ; 334 : 994.
52) Lautrette A, Darmon M, Megarbane B, et al : A communication strategy and brochure for relatives of patients dying in the ICU. N Engl J Med, 2007 ; 356 : 469-478.
53) van der Houwen K, Schut H, van den Bout J, et al : The efficacy of a brief internet-based self-help intervention for the bereaved. Behav Res Ther, 2010 ; 48 : 359-367.
54) Currier JM, Neimeyer RA, Berman JS : The effectiveness of psychotherapeutic interventions for

bereaved persons—a comprehensive quantitative review. Psychol Bull, 2008；134：648-661.

（浅井真理子）

IV　家族・遺族のコンサルテーション

　本項では，臨床現場で家族・遺族のコンサルテーションを受ける際の問題点とその対応について述べたいと思う．

1．家族のコンサルテーション

1）コンサルテーションを受ける前に知っておきたいこと．

①家族は「第2の患者」である．

　前項で述べられているように家族も精神，身体，社会そして実存面での負担がある．また，精神面に関する苦悩は患者と同程度かそれ以上であると言われている．したがって，家族は"第2の患者"，治療およびケアの対象であると認識することが必要である[1]．

②家族は自分たちをどう考えているのか

　家族はさまざまなストレスを感じていたとしても，がんではない自分たちが自身の苦悩を訴えることにためらいを感じて口に出さないことが多い．

③家族のサポート利用状況

　がん患者家族の調査によると，家族の精神科受診は受診全体の2～3％に過ぎないことが知られている[2]．診断名としては，適応障害，うつ病が多い．

2）家族に対する介入とその有用性

①介入の方法：bio-psycho-social モデルとチーム医療

　まず，医療者が，家族は「第2の患者」であるとの認識をもつことが，家族ケアで最も大切な点である．

　また，家族が受けるストレスは身体面，精神面，社会面，実存面など広い範囲に及んでいることから，これらに対応ができる様な多面的なアプローチを考えることが必要となる．1977年，Engel[3]が bio-psycho-social モデル—医療は患者の身体状況のみならず，社会・心理的な側面にも目を向けるべきであるというモデル—を提唱したが，介入はこのモデルに沿って行うべきである．苦悩は多方面に及ぶため，多職種の専門家とチームを組んで共同ですすめることが必要である．

②介入は有用なのか

　がん患者家族に対するメタアナリシスによれば，患者家族のストレスには早期介入が有効であるとの報告があり[4]，その必要性を支持している．また，家族のケアを行うことは，家族のみではなく，患者の苦悩を和らげることにも役立つ．

3) 介入の実際
①介入の基本
家族から話を聴き，問題点を把握し，問題点を解決するための最も有効な手段を検討することが基本である．

家族は患者の前で自らの苦悩を話すことにためらいを感じていることも多い[1]，自分たちの苦悩を話すことは恥ではない，いつでも話してよいと家族に知ってもらうなど，話しやすい環境を作り出すことが大切である．時には家族のみが医療関係者と話せる環境を設定することも必要である．話すだけで家族の気持ちが楽になる場合もある．

家族の中には「自分たちは何もできない」と無力感や，看病の方法で悩んでいることもある．その場合には，患者の話を穏やかに受け止めること，そばにいることは患者が有用と感じるケアであると伝え，家族にしかできないケアもあると知ってもらうことが大切である．また，病状の進行に関して不安に感じている家族も多いので，今後に起こり得る可能性を順序立てて解説することも家族が安心を得ることに役立つ．

②身体的な問題の検討
家族に身体的な問題がないか，既往症の悪化はないか常に注意することが大切である．身体的な問題がある場合，専門医の受診を勧めることが必要である．本人が身体疾患にかかっている場合もあるので，検診を勧めることも必要である．

③社会的な問題の検討
看病中に生じてくるさまざまな社会的問題に対して，各専門機関と連携を図り，問題の解決を探ることが必要である．

④精神的な問題の検討
精神医学的な治療が必要な場合，家族の意向を踏まえながら，必要に応じて支持的精神療法，薬物療法を中心とした介入を行うことが望ましい．精神科医，心療内科医が院内にいない場合には院外の医師に依頼することになるが，チームの一員としての協力が可能な医師をあらかじめ確保し，必要時に紹介可能な状態にすることが必要である．

精神医学的な介入の目的は，家族がよりよい看病を継続してできるように援助することである．精神症状のために看病を中断せざるを得ないこともあるが，看病をしないことで，後にそのことが苦悩の原因となる可能性もある．したがって，患者の全身状態および生命予後なども考慮して治療的援助を行うことが必要である．

2. 遺族のコンサルテーション

1) コンサルテーションを受ける前に知っておきたいこと
①死別という大きな苦悩
死別はほとんどの人が何らかの形で経験する現象であるが，我々の人生の中で大きなストレスであり，とくに配偶者との死別は最大のストレスであるといわれている[5]．WHOの緩和ケアの定義でも「患者が病にあるとき，死別後にも家族がうまく適応できるような支援システムを構築する」とあり，遺族ケアの重要性が強調されている．しかしながら，遺族の抱える苦悩はあまり知られていない．また，死別はそのストレスの大きさから心身へ影響を及ぼすが，これらは医療従事者の間でも良く知られた事実ではない．死別の悲しみは，"人が亡くなったのだから当然"と考え

られてしまうことも多く，死別後にうつ病や病的な悲嘆を呈しても看過されることもある[6]．

②遺族ケアを求める人々

遺族援助を求める人は，配偶者を失う，若年，うつ病の罹患，死を前にして苦痛のある症状を目にしたなどの場合が多い[7,8]．病院で専門的なケアを求めてきた遺族の調査では，誰かと話がしたいという希望が多く，初診時診断でうつ病が40％であった[11]．

③遺族サポート利用状況

遺族サポート（専門家のみでなく，コミュニティのケアも含む）の利用率は10〜30％程度である[7,8]．ケアを求める人には有効であることが多い[9]．

2）遺族の有する問題の検討

①評価の基本

上記に述べたように，遺族は精神・身体面といった医学的な面での問題の他，社会・経済面などの問題も有しているので，評価は遺族を取り巻くすべての領域について行うことが必要である[3]．

②精神的な問題の検討

精神面に関しては，悲嘆のプロセスの理解が必要である．そうでないと，正常な悲嘆を病気としたり，病的悲嘆，うつ病などを見落す可能性がある[10]．うつ病が死別による悲しみと判断されてしまうと，患者はうつ病と死別という二重の苦しみを受けることになる．とくに，抑うつ気分，悲しみ，社会的な引きこもりはうつ病と死別に共通した症状のため，注意が必要である[6,11]．逆に，通常の悲嘆を，うつ病，病的悲嘆と捉えると，不必要な薬物療法を受けることとなる．

③身体的な問題の検討

身体面では，既存の病気の悪化，通院治療の継続，新しい病気の罹患，アルコール摂取量などの確認が必要である．

④社会・経済的な問題の検討

社会・経済面では，家族成員間関係，社会との関係，生活環境の変化，ソーシャルサポートの有無，失業，就業上の困難，金銭面での問題などの確認も必要である．

3）介入の実際

①介入の概念と意義

介入の概念はPostvention（後治療）と呼ばれている．後治療は「辛い出来事の後になされる適切な援助」を意味し，Shneidman[12]により初めて導入された概念で，遺族の後遺症をできるだけ少なくすることで，援助のない状態よりも生産的で，苦悩を少なくし，長く生きられることを目的としている．

②実際の介入

援助を求めてきた遺族がいたら，その人の話に耳を傾けることが大切である．支持的精神療法のアプローチがこの場面では有用である．話を聞き，批判的にならずに共感・支持・肯定し，現実的な範囲で保証を行う．

正常の悲嘆の場合には医学的な治療が必要であるとのエビデンスはなく，多くは自然に回復へ向かい，故人のいない生活へ再適応してゆく[13]．したがって，正常悲嘆の人が来た場合，心を痛め

ていることは，遺族にとって自然な感情であると伝える．

遺族の苦悩は多方面にわたるため，必要に応じて専門家と協働して対応することが必要である．

③介入での注意点
ⅰ）男性遺族の問題

男性は死別によって自身が傷つき，そのことを自覚していても援助を求めない傾向がある[14]．また，男性は心理社会的な問題や困難感などで医療機関を受診する割合が女性よりも少なく，グリーフに関することで精神科を受診したり，カウンセリングを受けたりすることも少ない[15,16]．高齢男性では死別の悲しみが強く，長引く傾向がある[17]．

ⅱ）"有害援助"の問題

遺族から話を聞いていると，周囲の人から「見た目より元気」，「新しい人生に進まないとだめ」などと言われて嫌な思いをしていることがあるが，このことは，介入が時に逆効果になることを示している．このように，逆効果な介入は，専門職，非専門職のどちらも行っていることが知られている[18]．アドバイスした側にはとくに悪意のないことが多い．「こうするべきだ」などとの指示，「あなたががんばらないとだめ」などと鼓舞することは逆効果になることが多い．

家族，遺族のコンサルテーションを受ける際に知っておくこと，介入の方法，注意点などについて述べた．皆様のお役に立てば幸いである．

参考文献

1) Lederberg M：The family of the cancer patient. Holland J(ed), Psycho-Oncology. pp237-282, Oxford University Press. 1998.
2) Akechi T, Akizuki N, Okamura M, et al：Psychological distress experienced by families of cancer patients—preliminary findings from psychiatric consultation of a Cancer Center Hospital. Jpn J Clin Oncol, 2006；36(5)：329-332.
3) Engel GL：The need for a new medical model—a challenge for biomedicine. Science, 1977；196(4286)：129-136.
4) Hodges LJ, Humphris GM & Macfarlane G：A meta-analytic investigation of the relationship between the psychological distress of cancer patients and their carers. Soc Sci Med, 2005；60(1)：1-12.
5) Holmes TH & Rahe RH：The Social Readjustment Rating Scale. J Psychosom Res, 1967；11(2)：213-218.
6) Zisook S & Shear K：Grief and bereavement—what psychiatrists need to know. World Psychiatry, 2009；8(2)：67-74.
7) Caserta MS & Lund DA：Bereaved older adults who seek early professional help. Death Stud, 1992；16(1)：17-30.
8) Cherlin EJ, Barry CL, Prigerson HG, et al：Bereavement services for family caregivers—how often used, why, and why not. J Palliat Med, 2007；10(1)：148-158.
9) Parkes CM：Editorial comments. Bereavement Care, 1998；17, 18.
10) Zisook S, Shuchter S & Schuckit M：Factors in the persistence of unresolved grief among psychiatric outpatients. Psychosomatics, 1985；26(6)：497-499, 503.
11) Ishida M, Onishi H, Wada M, et al：Psychiatric Disorders in Patients Who Lost Family Members to Cancer and Asked for Medical Help—Descriptive Analysis of Outpatient Services for Bereaved Families at Japanese Cancer Center Hospital. Jpn J Clin Oncol, 2011；41(3)：380-385.
11) Ishida M, Onishi H, Wada M, et al：Bereavement dream? Successful antidepressant treatment for bereavement-related distressing dreams in patients with major depression. Palliat Support Care, 2010；8(1)：95-98.

12) Schneidman E：Postvention and survivor-victim. Jason Aronson, New York, 1983
13) Bonanno GA, Wortman CB, Lehman DR, et al：Resilience to loss and chronic grief—a prospective study from preloss to 18-months postloss. J Pers Soc Psychol, 2002；83(5)：1150-1164.
14) Brabant S, Forsyth CJ & Melancon C：Grieving men—thoughts, feelings, and behaviors following deaths of wives. Hosp J, 1992；8(4)：33-47.
15) Stern K, Williams GM & Prados M：Grief reactions in later life. Am J Psychiatry, 1951；108(4)：289-294.
16) Corney RH：Sex differences in general practice attendance and help seeking for minor illness. J Psychosom Res, 1990；34(5)：525-534.
17) Erlangsen A, Jeune B, Bille-Brahe U et al：Loss of partner and suicide risks among oldest old—a population-based register study. Age Ageing, 2004；33(4)：378-383.
18) Lehman DR, Elland JH & Wortman CB：Social Support for the Bereaved：Recipients' and Providers' Perspectives on What is Helpful. Journal of Consulting and Clinical Psychology, 1986；54(4)：438-446.

〔大西秀樹〕

6　家族性腫瘍

　近年の分子遺伝学の発展は，臨床における遺伝性疾患のリスクの評価にも重要な変化をもたらし，発症していない者に対しても，遺伝性疾患の可能性についての情報を提供できるようになってきた．がん医療においても同様で，がんが遺伝子の病気であることがわかってくると同時に，明らかに遺伝性の特徴を有し家族集積する「家族性腫瘍」の存在が知られるようになり[1〜3]，それに対する遺伝子診断が試みられるようになった．しかしこうした技術の進歩の反面，遺伝子診断がもたらす心理・社会的影響については，その重要性は述べられるものの，わが国ではこれまであまり注目されてこなかった．このため，遺伝子診断が及ぼす心理・社会的影響は未知数であり，したがって遺伝に関する情報をどのように提供し，その後の支援をどのように行っていくかということについての指針も現在のところない[4]．

　サイコオンコロジーの領域においては，1990年代に入った頃より家族性腫瘍に罹患した患者，およびそのリスクを有する家族の心理・社会的問題の評価と，それへの対応に関する報告が欧米を中心にみられるようになった．それと同時に，遺伝情報を伝えるがん遺伝カウンセリングが注目されるようになり，それまでのがん告知に伴う患者の心理的負担だけではなく，遺伝子検査後の心理的負担にも関心がもたれるようになってきた．

1. 家族性腫瘍とは

　これまでの研究によって，がんは遺伝子の変異によって起こってくる病気であることがわかってきた．つまりがんは"遺伝子病"であるといえる．ただし，大部分のがんは親から子に遺伝しない．それは大部分のがんが年齢を重ねるにつれて遺伝子が傷つくという，後天的な遺伝子の変化によるためである．すなわち，「遺伝子」と「遺伝」を区別して考える必要があるといえる．

　しかし，ある家系の中には，がん（腫瘍）の患者がたくさん発生している家系がある．同じ種類のがん（腫瘍）である場合，ある特定のいくつかのがん（腫瘍）である場合，あるいはいろいろながん（腫瘍）である場合もある．このように，ある家系にがん（腫瘍）の集積がみられる場合，原因にかかわらず，がん（腫瘍）の家族集積，家系内集積，あるいは家族性腫瘍と呼んでいる．大部分の家族性腫瘍の臨床的特徴は，若年発症であること，多重がん（1つの臓器にいくつもがんができたり，いくつかの臓器に別々にがんができたりすること），あるいは両側がん（両側に1つずつある臓器では両方ががんになってしまう）であることがわかってきた．このような家族集積性を示すがんは頻度は高くないものの（日本では約5％前後），ほとんどすべてのがんでみられる．

　現在までに，家族性腫瘍の原因として判明している原因遺伝子は，①がん抑制遺伝子，②がん遺伝子，③DNA修復関連遺伝子がある．しかし，これらは研究段階のものから実用的なものまで

表1　3つのカテゴリーによる家族性腫瘍の分類

> Group 1：責任遺伝子が明確に同定されており，検査の結果によって医療方針を決めることができる．
> ・家族性大腸腺腫症；APC
> ・多発性内分泌腫瘍症 MEN2；RET
> ・網膜芽細胞腫；RB1
> ・von Hippel-Lindou 病；VHL
>
> Group 2：責任遺伝子と特定のがんへの易罹患性との関連がかなりの程度明らかになっているが，研究的側面を残す．
> ・遺伝性非ポリポージス性大腸がん；MSH2, MLH1, PMS1, PMS2 など
> ・家族性乳がん；BRCA1, BRCA2
> ・Li-Fraumeni 症候群；p53
>
> Group 3：疾患と突然変異との関係が明らかでない場合，あるいは責任遺伝子との関係がごくわずかな家族でしかわかっていない．
> ・末梢血管拡張性運動失調症；ATM
> ・家族性黒色腫；p16

あり，米国臨床癌学会(ASCO)は表1に示すようなカテゴリーに分類している[5]．

2. 家族性腫瘍のハイリスク者にみられる心理社会的側面

1) がんになることへの心配・不安 (cancer worry)

　ハイリスク者が最初に抱き，その後も最も悩まされ続ける心理的負担は，がんになることへの心配・不安である[6,7]．それは，家族ががんになった年齢に自分が達したときに，1つのピークに達するといわれている．家族性乳がんのハイリスク者を対象とした研究では，高いレベルの不安は定期的な受診や臨床検査を受けたり，乳房の自己検診を行うなどの予防的行動を妨げることも示されている[8~10]．

2) リスクの過剰認識

　これまでの研究により，ハイリスク者は自分ががんになるリスクを過剰に認識している傾向があること[11~13]，またそれには50歳以下という若年齢が関連していること[14]などが示されてきた．逆に，実際にリスクが高いにもかかわらず，遺伝カウンセリングを受けたことがないような対象者は，自分のリスクを過小評価している場合が多いといわれている．このような，リスクの正確な認識を助けるための介入研究もいくつか行われている．

3) 罪悪感 (guilt)

　ハイリスク者にみられる特徴的な心理的負担の1つに，「罪悪感(guilt)」がある．遺伝性腫瘍に罹患した場合には，変異遺伝子を子どもたちに伝えることになるかもしれないという罪悪感を，もし家族性腫瘍に罹患しない場合でも，他の家族の人たちが悩んでいるのに自分だけが苦痛から免れた，ということに対する"survivor's guilt"を経験する．ハイリスク者の25%は，もし自分が遺伝子変異を保有していないことがわかった後でも罪悪感を感じるであろう，と答えたという興味深い報告がある[14]．

4）孤立感

ハイリスク者の多くは，遺伝やがんのことを家族に話すことにためらいを感じ，親しい友人に対しても，自分ががんのことに常に気持ちが奪われていることを理解してもらえないと感じている．したがって，感情について話し合ったり，情報を分かち合うことで孤立感を軽減する，といった機会をほとんどもつことができないでいる．

3. 遺伝カウンセリングや遺伝子検査の心理社会的側面

1）遺伝カウンセリングの心理社会的側面

遺伝カウンセリングが及ぼす心理的負担についてはいくつかの報告があり，Cullら[15]，Watsonら[16]はともに乳がんの家族歴を有する者を対象に，カウンセリング前後の心理的負担をGeneral Health Questionnaireという質問紙法を用いて評価し，カウンセリングの前後で心理的負担の変動はみられなかったことを報告した．また，Lermanら[17]は，239名の乳がんの家族歴を有する女性を対象とした無作為比較試験において，遺伝カウンセリングを受けた群のほうが一般的な健康教育を受けた群に比べ，3か月の追跡調査において，がんに関連した心理的負担の有意な低下が認められたこと，またそうしたカウンセリングの効果は，より低い教育歴の女性で強かったことを示した．

2）遺伝子検査の結果開示後の心理社会的側面

遺伝子検査を受け，その結果を伝えられた後の心理社会的側面について，Lermanら[18]はBRCA1変異に基づく乳がん/卵巣がん家系を対象とした前向きコホート研究の中で，46名のBRCA1変異保有者，50名の非保有者，および46名の検査拒否者の3群について，検査前後（ベースライン・検査結果呈示後1か月）での抑うつ症状の変化を評価した．その結果，ベースライン，1か月後ともに，3群すべてで抑うつ症状の程度は正常範囲内であったが，変異非保有者は保有者，拒否者と比較して，1か月後の抑うつ症状は有意な軽減を示していた．また，変異保有者，検査拒否者については，抑うつ症状は増悪せず，変化を示してはいなかった．

また，Wagnerら[19]は，Zung self-rating depression scaleを用いて，BRCA1またはBRCA2の遺伝子結果開示6～8週後の抑うつを調査し，有意差は認められなかったものの，変異非保有者でむしろ抑うつの得点が増加しており，これには罪悪感が関係している可能性があることを示した．

このように，これまでの多くの報告はいずれも遺伝子検査の結果に関わらず，検査結果開示後に明らかな心理的負担は生じないことを示している．この傾向はわが国でも同様であり，遺伝性非ポリポーシス大腸がん（HNPCC）または家族性大腸腺腫症（FAP）に関する遺伝子検査を受けた者の，検査結果開示後の心理的負担を精神科診断面接法によって評価した検討では，うつ病あるいは外傷後ストレス障害（PTSD）と診断されるほど強い心理的負担を経験する者はいないという結果であった[20]．これには，前述したような検査前の遺伝カウンセリングによる詳細な説明が影響しているのではないかと考えられている．

以上述べてきたようながん遺伝カウンセリング，遺伝子検査，およびそれらの心理社会的側面を評価するためのモデルプロトコールが1996年にBotkinら[21]によって提唱され，現在でもこのプロトコールが基準となっている（図1）．

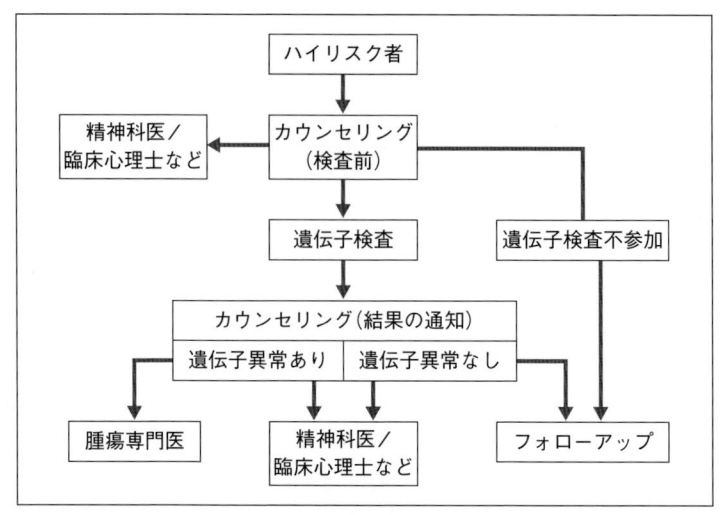

図1 遺伝カウンセリングと遺伝子検査におけるモデルプロトコール
(Botkin JR, et al[21])

4. 家族性腫瘍にかかわる心理社会的側面に対する介入

1）受診行動向上のための介入

　がんの領域においてはこれまで，サポートグループ，個人精神療法，患者教育，行動療法といった心理・社会的介入が，がん患者のQOL向上や，適切なスクリーニング検査への受診行動の向上を目的に行われてきた．例えばMeyersら[22]は，大腸がんのスクリーニングプログラムへの参加率を向上させることを目的に教育的介入を行い，その成果を報告するなどした．また，Kashらは家族性乳がん/卵巣がんの家族歴をもつハイリスク者に対して，心理教育的グループ介入を行っており，予備的な検討結果で，介入群で不安が軽減し，スクリーニング検査への受診率が向上したと述べている[4]．

2）リスクの認識向上のための介入

　Lermanら[23]は，リスクの認識を向上させることを目的に，乳がんの家族歴を有する女性を対象に，無作為比較試験を行った．すなわち，遺伝カウンセリングを受ける群と一般的な健康についてのカウンセリングを受ける群とに無作為割り付けし，比較検討を行ったところ，遺伝カウンセリングを受けたほうの群で，リスクの理解において有意な改善が認められた．しかし，どちらのグループについてもその約3分の2は，カウンセリング後においてもなお，がんになるリスクを過剰評価しているという結果であった．さらにがんになることに対する不安の高い群では，リスクの理解についての改善はみられなかったことから，遺伝カウンセリングプログラムを築いていくにあたっては，心理的側面にも十分な注意を払っていくことが重要であることが示されている．

3）コーピング技術向上のための介入

　患者のコーピング技術を向上させることを目的とした心理・社会的介入が行われ，がん患者に対する有効性も報告されてきているが，こうした介入は遺伝カウンセリングや遺伝子検査の場面

でも応用できる．例えば，遺伝カウンセラーが対象者に，結果が陽性と出た場合，陰性と出た場合に，それぞれ気持ちの面や行動の面でどのように反応するか，といったことを尋ねることは，前もってコーピング技術を向上させるための介入的な要素を取り入れていることになる．また遺伝子検査の場面では，検査の結果を聞いた後にフォローアップ面接を行えば，対象者がどのように自分の検査結果と取り組んでいけばよいのかということを考え，有効と思われる対処の方法を見つけていくのに役立つことになる．

5．現状での問題点と今後の展望

最後に，家族性腫瘍をめぐっての現状での問題点，およびこれから解決していかなければならない点について少し触れてみたい．

それは，①がん遺伝カウンセリングモデルの構築，②がん遺伝カウンセラーの養成，③がん遺伝学に関する適切な情報の提供，④保険加入などの倫理的問題，などである．とくに倫理的な問題については，遺伝という繊細な問題を取り扱うことから，多くの配慮すべき点を含んでいる．倫理的な問題に関しては，日本家族性腫瘍学会が2000年に「家族性腫瘍における遺伝子診断の研究とこれを応用した診療の実施にあたり配慮すべき基本原則」をガイドラインとして発表した．表2にその概要を示すが，詳細については日本家族性腫瘍学会のホームページ(http://jsft.umin.

表2 家族性腫瘍における遺伝子診断の研究とこれを応用した診療に関するガイドライン

Ⅰ：ガイドラインの基本理念
  1．家族性腫瘍における遺伝子診断の実施にあたっての最優先事項：被検者・家族の人権の尊重が最も重要

Ⅱ：実施の目的・条件
  2．遺伝子検査の目的：医療もしくは医学に関連する研究に限定
  3．遺伝子検査の実施：期待される利益が予想される不利益を上回ること．
  4．対象者の選択：原則として家族性腫瘍であることが疑われる場合
  5．遺伝子診断を行う者：十分な知識を有する医師
  6．研究にあたっての倫理原則：ヘルシンキ宣言に基づく倫理原則を遵守
  7．倫理・審査委員会による審査：所属機関の倫理・審査委員会などによって適切に審査され，承認された実施計画書を遵守

Ⅲ：インフォームド・コンセント
  8．インフォームド・コンセント：文書と口頭による事前の十分な説明と同意
  9．前提条件としての病名・病態の開示
 10．被検者の拒否権の明示
 11．遺伝子検査，診断結果が家系全体に影響を及ぼすことの明示
 12．被検者の不利益の明示
 13．研究的側面の明示
 14．遺伝子検査の被検者本人以外による同意：判断・同意能力が困難な場合の代理人からの同意
 15．検査，診断結果の被検者に対する開示：結果を知らされないことの選択

Ⅳ：個人情報の管理と保護
 16．個人情報へのアクセス権：原則として被検者である本人と，本人から承諾を得た医療関係者および研究者のみ
 17．個人情報の管理と守秘義務：遺伝情報の厳重な保管・管理と守秘義務の徹底
 18．情報の管理と家系の登録：得られた情報の継続的な記録，集積，管理

Ⅴ：被検者の支援体制
 19．遺伝カウンセリング：被検者・家族への適切な遺伝カウンセリングの提供
 20．支援体制の整備：医学的，心理的，社会的な支援を継続的に行える体制の整備

jp/)を参照されたい.

ここにあげたような問題を解決していくことは決して容易ではないが,腫瘍専門医,サイコオンコロジスト,臨床遺伝学者,看護師,さらにその他のがん医療に関わるすべてのスタッフがお互いに協力しながら,この新しい領域に積極的に取り組んでいくことが重要と考えられる.

文献

1) Sherbet GV, Lakshmi MS : The genetic of cancer. Academic Press, San Diego, 1997.
2) Offit K : Clinical cancer genetics—Risk counseling & management. Wiley-Liss, New York, 1998.
3) Vogelstein B, Kinzler KW : The genetic basis of human cancer. McGraw-Hill, New York, 1998.
4) Okamura H : Cancer genetic counseling and psycho-oncology. Jpn J Clin Oncol, 1998 ; 28 : 461-462.
5) Statement of the American Society of Clinical Oncology—genetic testing for cancer susceptibility, Adopted on February 20, 1996. J Clin Oncol, 1996 ; 14 : 1730-1734.
6) Lerman C, Trock B, Rimer K, et al : Psychological and behavioral implications of abnormal mammograms. Ann Int Med, 1991 ; 114 : 657-661.
7) Thirlaway K, Fallowfield L, Nunnerley H, et al : Anxiety in women 'at risk' of developing breast cancer. Br J Cancer, 1996 ; 73 : 1422-1424.
8) Kash KM, Holland JC, Halper MS, et al : Psychological distress and surveillance behaviors of women with a family history of breast cancer. J Natl Cancer Inst, 1992 ; 84 : 24-30.
9) Lerman C, Daly M, Sands C : Mammography adherence and psychological distress among women at risk for breast cancer. J Natl Cancer Inst, 1993 ; 85 : 1074-1080.
10) Lerman C, Kash K, Stefanek M : Younger women at increased risk for breast cancer—perceived risk, psychological well-being, and surveillance behavior. Monogr Natl Cancer Inst, 1994 ; 16 : 171-176.
11) Evans DGR, Burnell LD, Hopwood P, et al : Perception of risk in women with a family history of breast cancer. Br J Cancer, 1993 ; 67 : 612-614.
12) Black WC, Nease RF, Tosteson ANA : Perceptions of breast cancer risk and screening effectiveness in women younger than 50 years of age. J Natl Cancer Inst, 1995 ; 87 : 720-731.
13) Hopwood P : Genetic risk counselling for breast cancer families. Eur J Cancer, 1998 ; 34 : 1477-1479.
14) Lerman C, Daly M, Masny A, et al : Attitudes about genetic testing for breast-ovarian cancer susceptibility. J Clin Oncol, 1994 ; 12 : 843-850.
15) Cull A, Anderson EDC, Campbell S, et al : The impact of genetic counselling about breast cancer risk on women's risk perceptions and levels of distress. Br J Cancer, 1999 ; 79 : 501-508.
16) Watson M, Lloyd S, Davidson J, et al : The impact of genetic counselling on risk perception and mental health in women with a family history of breast cancer. Br J Cancer, 1999 ; 79 : 868-874.
17) Lerman C, Schwartz MD, Miller SM, et al : A randomized trial of breast cancer risk counseling—interacting effects of counseling, educational level, and coping style. Health Psychol, 1996 ; 15 : 75-83.
18) Lerman C, Narod S, Schulman K, et al : BRCA1 testing in families with hereditary breast-ovarian cancer. JAMA, 1996 ; 275 : 1885-1892.
19) Wagner TMU, Moslinger R, Langbauer G, et al : Attitudes towards prophylactic surgery and effects of genetic counselling in families with BRCA mutations. Br J Cancer, 2000 ; 82 : 1249-1253.
20) Murakami Y, Okamura H, Sugano K, et al : Psychologic distress after disclosure of genetic test results regarding hereditary nonpolyposis colorectal carcinoma. Cancer, 2004 ; 101 : 395-403.
21) Botkin JR, Croyle RT, Smith KR, et al : A model protocol for evaluating the behavioral and psychosocial effects of BRCA1 testing. J Natl Cancer Inst, 1996 ; 88 : 872-882.
22) Myers RE, Ross EA, Wolf TA : Behavioral interventions to increase adherence in colorectal cancer screening. Med Care, 1991 ; 29 : 1039-1050.
23) Lerman C, Lustbader E, Rimer B : Effects of individualized breast cancer risk counseling—a randomized trial. J Natl Cancer Inst, 1995 ; 87 : 286-292.

〔岡村 仁〕

7 医療倫理および関連する法律

　医療の現場において，医療従事者は，多くの倫理面での問題に直面しながら，患者やその家族と向き合い，臨床の業務を行っている．時代や場面に応じてその倫理的な問題の内容は変わるものであるが，いずれの状況においても医療の現場では普遍的に倫理的な問題が存在する．

　現在，医療の現場において医療従事者が直面している倫理面での問題としてしばしば指摘されるものは，患者の人権の擁護に関する問題，患者の自律性や自己決定権に関する問題などがあげられる．

　本章では，精神腫瘍学の臨床での実践や研究の実施にあたり，医療従事者や研究者が理解しておくべき倫理的な問題の基本的な知識やそれに関する法律について述べる．また，がん医療の現場に大きな変化をもたらしたがん対策基本法についても概説する．

1．医療倫理の基盤

　医療現場における倫理的問題は，さまざまな状況の中で起こりうるものである．その中で，医療従事者は，単なる科学的な判断だけではなく，医療行為の倫理性を考慮し，医療を実践していかなければならない．このとき，意思決定や行動指針としての思考の道具となるのが倫理原則である．医療における倫理を考えるにあたり，考え方の基本となる倫理原則は次の4つが重要である．①自律の原則，②恩恵・無害の原則，③公正の原則，④誠実・忠実の原則である[10]．

1）自律の原則

　自分のことに関する意思の自由とそれに基づいて行動する自由を尊重しようとする原則であり，現代倫理の核ともいえる．患者の自律性を尊重するこの考え方は，近年では患者の自己決定権として医療における大原則になっている．患者が自分のことについて自ら判断するためには，適切な情報を知ることが不可欠であり，それがインフォームド・コンセントの考え方の基盤となっている．

2）恩恵・無害の原則

　医療によって起こりうる患者への害を最小にし，最善の利益をもたらそうとする原則である．医療従事者は，患者のためになること，患者の利益をまず考えて医療を行うべきであること，患者にはいかなる危害も加えないことは，古来より強調されてきたことであり，とくに医師と患者の信頼関係はこの原則に基づくものである．

3）公正の原則

　医療従事者は，患者の貧富，地位，民族などの差に関わりなく公平な立場で医療を提供しようとする原則である．しかし，限られた人的，物的，経済的資源の中で，すべての人に同等の医療を提供することは不可能である．資源の配分をどのように行うのかという重要な問題が含まれるものである．

4）誠実・忠実の原則

　医療従事者が患者に対して，誠実であること，真実を述べること，約束を守ること，秘密を守ることなどを求める原則である．この原則の基盤としては，患者の人間性を尊重することを求める考えがある．

　臨床の現場で，事例に応じた検討を行う場合，この4つの倫理原則に沿って問題を整理していくことが1つの方法である．また，Jonsen の臨床倫理の4分割法を用いる方法もある．4分割法は，医療現場の倫理的問題を，「医学的適応」，「患者の意向」，「QOL」，「周囲の状況」という4つの分割表を用いて，情報を整理し，問題を分析した上で対応を検討する方法である．

2．医療倫理に関する法律

　医師などの医療に従事する専門職においては，人間の生命にかかわるその職業上の特性から，専門の知識や技術を習得していることだけではなく，高い倫理性が求められる．これまでに，「ヒポクラテスの誓い」をはじめとし，世界医師会の「ジュネーブ宣言」(1948 年)，「ヘルシンキ宣言」(1964 年)，「患者の権利に関するリスボン宣言」(1981 年)，日本医師会の「医の倫理綱領」(2000 年) など，職業倫理規範が自主的に唱えられてきた．

　その一方で，医療も，近代的な国家形成に伴う法制度の整備の中で，法律によって規律されるようになってきた．病院などの医療機関の規制，資格制度，公衆衛生などの社会政策の実施に関する法律に加え，臓器移植に関する法律など医療業務にかかわる法律やがん医療を含むがん対策の基本的な事項を定めた法律が制定されている．また，医療過誤に関する訴訟の増加にみられるように，通常の医療業務も法的な観点から捉えられる機会が多くなりつつある．

　このように社会的な状況が変化しつつあっても，医療において不変的に重要なのは，依然として医療従事者の倫理性に基づく人間的な信頼関係である．法律は，それを維持し促進していくための制度である．今日の医療に関する法的規律の多くは，医療従事者の倫理的義務を法的なものとして制度化するという側面を有している．医療従事者の倫理的義務についての基本的な考え方は，倫理綱領に現われている．

　医師の倫理的義務を内容から大きく分けると，次の4つに分けることができる．①医師の専門職としての基本的義務，②医師の患者に対する義務，③医師の社会に対する義務，④医師の医療従事者相互に対する義務である[10]．

1）医師の専門職としての基本的義務

　基本的な義務としては，人命を尊重すること，人間の人格を尊重すること，医療において人々を差別的に取り扱わないことなど，医師の使命に基づく普遍的な一般的な義務があげられる．

2）医師の患者に対する義務

　患者に対する義務については，医療倫理の中核といってもよいものである．まず，患者の生命，健康，利益を保護することを責務とし，自己のもつ最大限の知識と技術をもって最善の医療にあたることが挙げられる．次に，患者の人格を尊重し，十分な説明を行うとともに，患者の自己決定を尊重することが，今日とくに求められている．現在はインフォームド・コンセントとして広く医療の現場で普及している．そして，患者の秘密を守ることは古くから医師の倫理項目に挙げられているが，今日では患者の個人情報を保護することが強く求められている．

3）医師の社会に対する義務

　社会に対する義務については，まず，新たな医療の開発に資する医学研究へ協力することなど研究に関する義務の他，社会保障制度への協力，社会に対する医療情報の提供などが挙げられる．

4）医師の医療従事者相互に対する義務

　医療従事者として相互としての義務については，後進の教育を行うだけではなく，医療従事者同士が協力して患者の診療を行っていくことなどが挙げられる．

　先にも述べたように，医師の倫理的義務の中は，法的な義務として規定されているものもある．しかし，倫理的義務が法的義務になったからといって倫理的であることには変わりない．例えば，インフォームド・コンセントは，法的には「説明義務」としてとらえられ，この義務を尽くさなければ義務違反として訴訟の対象となりうるものである．医療側からは，訴訟対策としてインフォームド・コンセントを実施しているという側面がある一方で，医療従事者と患者の信頼関係に基づいた医療を実現するという側面もあり，倫理的な原理としてとらえるべきことである．

　医療に関連する法は，広く「医事法」と呼ばれており，医療法や医師法をはじめ，一部の民事法や刑事法が含まれる．

　例えば，医療法は，医療に関する基本法ともいえるものであり，医療法に規定されている倫理的原理として重要なものは，1997年の改正で加えられた説明に関する規定である．医療の担い手は，医療を提供するに当たり，適切な説明を行い，医療を受ける者の理解を得るように努めなければならないとされている．インフォームド・コンセントの原理を法的に規定したものである．また，医療従事者は業務上知り得た人の秘密を守る義務を負う．この守秘義務は医師，薬剤師，助産師については刑法で規定されており，その他の医療従事者についてはそれぞれの医療専門職法に規定がある．これは，患者の医療情報は保護すべき個人情報であり，専門職が守るべき患者に対する倫理的な義務が法的に規定されているものである．

3. インフォームド・コンセント

　ヒポクラテスは，古代ギリシアにおいて，医師の倫理や心得について多くのことを述べている．とくに「ヒポクラテスの誓い」は有名であり，2000年以上の長きにわたって西洋諸国で医の倫理綱領として尊重されてきた．その内容は，「患者の利益を優先し，患者にいかなる危害も加えない」，「患者の秘密は守る」といった今日においても尊重されるものも含まれているが，現代には馴染まないものも多い．例えば，ヒポクラテスは医師の心得について「患者にこれから起こる事態や現在の状況について，何一つ明かしてはならない」，「素人には，いついかなるときにも決して決定権

を与えてはならない」といったことも述べている．このような権威ある者が対象者の益を図るためには，対象者の願望を無視しうるという考え方は，20世紀半ばになるとパターナリズムとして批判されるようになった．

　近年になると，人々の医学や医療への関心，知識が高まり，パターナリズムによる医療の密室性が批判され，医師への不信感が高まっていった．1964年，世界医師会によるヘルシンキ宣言において，医学研究の倫理として，個人の人権擁護の視点から被験者の自由な立場からの同意の必要性が掲げられ，被験者本人の意思の尊重がうたわれた．さらに1960年代後半になると，アメリカを中心に医療における患者の人権の擁護が叫ばれるようになり，一般医療においても自由な意思に基づく同意が必要であることが強く求められるようになった．これらの動きにより，インフォームド・コンセントが，医療の原則として尊重されることとなった．アメリカにおいては，医師は患者にインフォームド・コンセントを得ておかないと訴訟の場で敗訴するという状況となり，速やかに医師の間に広まり，医師はパターナリズムに基づいていた倫理観を大きく変えることとなった．

　わが国においては，1980年代になって医療におけるインフォームド・コンセントの重要性が認識されるようになった．1997年に改正された医療法において，医師は患者に対し適切な説明を行い，理解を得るように努めなければならないことが明記されたことはすでに述べた．インフォームド・コンセントの普及の背景が，医療訴訟に対するリスクの回避であったとしても，「医師の患者に対する倫理的義務」として，インフォームド・コンセントが倫理的に重要であることは言うまでもない．

　診療におけるインフォームド・コンセントは，検査や治療を進めていくにあたって，「医師の説明-患者の納得-同意」というプロセスを重視するということである．医師が患者に説明すべきこととしては，以下のようなことが挙げられる[9]．

- 患者の病名や症状
- 予想される検査や治療についての目的や内容
- それによる予想される結果や危険性
- 予想される検査や治療以外の方法
- 検査や治療を受けないことにより起こりうる結果

　また，インフォームド・コンセントは，単なる倫理的な義務ではなく，医師の義務と患者の権利を求めた法理でもあることは，これまでにも述べたとおりである．患者には選択権があり，医師の勧める検査や治療を拒否する権利を有するものである．それに伴い，患者が医師の進める治療を拒否し，放置することにより患者に不利益が及ぶ可能性がある場合，医師はどのような対応をすべきか悩むこともある．このことは，例えばエホバの証人の輸血拒否で問題となることがある．

　エホバの証人のように信仰上の理由で輸血を拒否する患者がおり，このような患者で救命のために輸血が必要とされる場合には，医師は患者の信仰と救命のいずれを優先すべきか判断をしなければならない．わが国の最高裁の判決（平成12年2月29日）では，「患者の承諾が得られない限り輸血をすべきではない」としている．この判決は，患者の自己決定権の行使を尊重すべきであるとしたものであるが，一般論として緊急救命が必要な時に輸血をしないでよいのか，患者の意思を尊重して無輸血手術をしなければならないのかということについては触れておらず，問題を残している[9]．

4. 医療事故

国民の医療に対する関心や権利意識は以前にも増して高まりつつあり，医療に関連する事故や裁判事例などに関する報道の増加から読み取れる．

「医療事故」といった場合，医療行為に関連して予想に反した悪しき結果が発生する事故全般を指す．それに対して，「医療過誤」といった場合は，医療事故のうち，医療機関あるいは医療従事者に何らかの責任（落ち度）がある場合とされる．医療機関や医療従事者が責任を問われる可能性としては，次の3つが考えられる．①刑事責任，②民事責任，③行政責任である．

1）刑事責任

医療従事者が行った医療行為が正当な業務行為とみなされない場合には，違法であり，犯罪となりうる．犯罪として処罰するには，故意または過失によるものでなければならない．医療行為に対して，業務上過失致死傷罪などに基づき，警察・検察官が事件の捜査を行ったうえ，検察官が起訴を行った場合に問われうる．裁判所が刑事責任の有無や量刑を決定するものである．

2）民事責任

悪しき結果が生じたことについて，損害賠償責任の有無および程度を決めるものである．患者側が被った損害を金銭に換算して医療機関などに賠償金などの支払いを求め，民事訴訟を提起した場合に問われうるものであり，「医療訴訟」と呼ばれる．詳細については後述する．

3）行政責任

医師については医師法に基づいて追及されうるものであり，監督官庁が行政処分を下すものである．例えば，医療資格の剥奪を命じることなどである．

医療過誤として民事責任が問われる場合は，次の2種類がある．診療契約に基づく諸義務（説明義務，善管注意義務など）違反によって損害を被ったとされる場合（債務不履行）と，一般の行為義務違反により財産上のあるいは身体的，精神的な損害を被ったとして責任を問われる場合（不法行為）である．

医療機関側は，次の場合に民事責任として，賠償責任を負う．①医療従事者に医療上の過失があること（過失），②患者などの権利（生命，身体，健康，生存可能性など）を侵害し損害が発生したこと（権利侵害），③上記①を原因として②の結果を生じたという因果関係がある（因果関係）場合に，医療機関側は賠償責任を負う．

「過失」とは，診療行為や医療過程において，医療水準に基づく医療上の注意義務を怠ることである．「医療水準」とは，その時点における平均的医師の平均的な専門的技量とされる．医療訴訟においては，医療機関側が，①医療上の悪しき結果を予見すること（結果予見義務），および，②予見した悪しき結果の発生を回避するために適切な防止措置を尽くすこと（結果回避義務）を尽くしていたか否かが判断される．

医療機関側が各義務を果していたかどうかを判断するときに，診療録などの記録類が重要な証拠となる．診療録などの記載に対する信用性は高く，裁判上は診療録の記載はとても重要である．

5. がんの告知をめぐる問題

かつて，がんは不治の病であり，患者にがんであることを伝えることは死を告げることと等しい意味であった．このような時代には，医師は患者にがんであることを告げるべきではないという倫理感があり，医師は患者にがんではないと嘘をついてきた．しかし，医学の進歩に伴いがんは必ずしも不治の病ではなくなり，患者に正しい病状を伝えないことによる不利益も指摘されるようになった．そして，インフォームド・コンセントの普及により，真実の病名や病状を伝えるべきであるという考えが強まっている．現在は，患者に悪い知らせを伝えるべきかどうかということではなく，いかにこのような患者の精神心理的な苦痛を理解し支援を行っていくのかということに課題は移りつつある．

わが国のがんの告知をめぐる訴訟の判決について，かつてはがんの告知は医師が判断し決めることであり，医師の裁量権に属するものとされていた．しかし，最近の判例（2002年9月，最高裁判決）では，正しい病状の告知が原則であり，告知が患者に悪影響を及ぼしその後の治療に差しさわりが起こる可能性が高いときには真実の告知を控えることも許されるが，主治医はその判断を下すにあたり十分な検討を行うことが強調された．また，患者本人に告知をしない場合には，家族に知らせる必要があるとしている．患者の自律性，自己決定権を尊重する立場からすれば，患者本人に伝えずに家族に伝えるということは適切ではないが，家族の関与を重視するわが国の医療の現状に則した判断であると考えられる[9]．

また，「個人情報の保護に関する法律」が2003年に成立し，2005年から全面施行された．厚生労働省から「医療・介護関係事業者における個人情報の適切な取扱いのためのガイドライン」が示されている．このガイドラインにおいて，「本人以外の者に病状説明を行う場合は，本人に対し，あらかじめ病状説明を行う家族などの対象者を確認し，同意を得ることが望ましい」とされている．このガイドラインのQ&Aでは，「傷病の種類によっては，本人に病名などを告知する前に家族に相談する場合が考えられますが，どのような配慮が必要ですか．」という問いに対して，原則として本人の同意が必要だとしつつも，「医師が必要と認めるときには，本人に説明する前に（本人の同意なく）家族へ説明することが可能」としている．しかし，これは患者の自律性，自己決定権を認めないことであると同時に，法の基本的な考え方でもある自己情報コントロール権の例外となるため，慎重な判断を行うよう求めている[17]．

6. 終末期における倫理的問題

かつて，医師は患者の生命を少しでも延伸させることが責務とされ，そのために医師はあらゆる努力をしてきた時代があった．しかし，医学や医療の進歩に伴い，生命の延長が図られ，苦痛を抱えながら療養する患者や，人間としての尊厳を十分に尊重されていない環境ですごす患者も目立つようになった．そのような中で，患者の生活の質（QOL）に着目した医療が求められるようになった．当初は主に終末期の患者を対象にしていたため「終末期医療（ターミナルケア）」という言葉にて，QOLの向上を目指した医療が発展していった．現在は，患者やその家族のQOLを改善するためのケアの対象は拡大していき，終末期だけではなく疾患の早期からQOLの改善を図るためのケアが提供されることが求められている．今日では緩和ケアとして広く普及されつつある[7]．

その一方で，耐え難い苦痛を抱えている患者については，苦痛から解放することも目的に安楽死を考慮すべきではないかという主張もみられるようになった．20世紀になると，安楽死を法律で認めさせようとする社会運動が，アメリカやイギリスで起こってきた．さらに，医学の進歩により人工呼吸器が発達し，人工呼吸器などの助けにより生命を維持しているような患者が目立つようになってきた．意識もなく人工呼吸器に依存している患者について，人間としての尊厳が既に失われているため延命のための治療は中止すべきではないかとする尊厳死を主張する考えがみられるようになった．このような考え方に加え，医療における患者の自己決定権の尊重という考えが社会で強調されることにより，患者の意思に基づきこのような延命治療の中止や尊厳死を認めるよう求める社会運動がアメリカを中心に起こった．現在，患者の事前の意思や希望があれば，末期の患者の延命治療の差し控えや中止をしても医師は罰せられないという法律がアメリカの各州で成立している．

わが国においても，回復の見込みがなく死期が迫っている患者について，単なる延命治療は中止してもよいという考えが強まってきている．

患者の死期を早める行為によって医師が殺人罪で起訴されたものは，医師が塩化カリウムを投与して患者を死なせたとして1995年に医師の殺人罪が確定した「東海大学安楽死事件」と，医師がぜんそく患者の気管内チューブを抜いた上で筋弛緩剤を投与したとして2009年に医師の殺人罪が確定した「川崎協同病院患者窒息死事件」がある．いずれも薬物を投与するなどの「積極的安楽死」であった．

「東海大学安楽死事件」の判決において，次の要件を満たせば積極的安楽死も容認できるとされている．①患者が耐え難い肉体的苦痛に苦しんでいること，②患者は死が避けられず，その死期が迫っていること，③患者の肉体的苦痛を除去，緩和するために方法を尽くし，代替手段がないこと，④生命の短縮を承諾する患者の明示の意思表示があることが示されている．しかし，これまでのところ，これらの要件を満たす安楽死を行ったと公言した医師はいない．

それに対して，北海道立羽幌病院，和歌山県立医科大学附属病院紀北分院，射水市民病院の人工呼吸器の取り外しによる延命中止が問題となった件については，いずれも不起訴であった[2]．とくに，射水病院の件について，2009年12月，富山地検は「人工呼吸器の装着と取り外しは一連の行為．患者の死期を短縮させて，生命を断絶させるための行為ではない」とし，呼吸器外しが直接的に殺人行為ではないと判断している[18]．これらの人工呼吸器の取り外しによる延命措置の中止という行為が不起訴となっていることを受け，今後，同様の例が全国的に増えていくことが予想される．しかし，わが国において医師の免責の基準がないことには変わりなく，法律的に医師の行為に違法性がなくなるような対策が求められている．

終末期医療の問題について，法的な整備は進んではいないが，一連の延命治療中止に関する問題を契機として終末期医療に関する議論が活発化し，終末期医療に関する4つの主要なガイドラインが発表された．①厚生労働省「終末期医療の決定プロセスに関するガイドライン」(2007年5月)[12]，②日本救急医学会「救急医療における終末期医療に関する提言（ガイドライン）」(2007年10月)[14]，③日本医師会「終末期医療に関するガイドライン」(2008年2月)[13]，④日本学術会議「終末期医療のあり方について—亜急性型の終末期について—」(2008年2月)[15]である．

同じ終末期医療のガイドラインではあるが，終末期の定義，治療の中止や差し控えなどに相違点を認める．これは，想定される終末期医療の対象が異なるためである[1]．がん医療の終末期にお

ける治療の中止と差し控えについては，その判断のプロセスを担当医一人で行うのではなく，チームの意見を十分に聞いた上で行うこととし，回復の見込みのない終末期の状態であることや患者の意思表示が存在することを要件としている．そして，積極的安楽死や自殺幇助などの行為は行わないこととされており，積極的安楽死の要件の1つとして挙げられる耐え難い肉体的苦痛については，緩和ケアを充実することで解消を図ることを求められている．また，終末期医療において精神的な医療やケアを実施していくことの必要性も明記されている．

7. 臓器移植

1960年代になると，人工呼吸器が普及し，新たに「脳死」という概念が出現するようになり，海外では，脳死体からの臓器摘出による臓器移植が盛んに行われるようになった．

わが国においては，「脳死」について基準が定まらず，移植医療は停滞しており，移植を求めて海外へ行く患者も多くみられた．このような状況が続く中で，1997年に「臓器の移植に関する法律」が成立し，わが国においても脳死体からの臓器移植が行われるようになった．

しかし，他国に比べて脳死体からの臓器移植のための臓器提供に関する制約が厳しく移植数が増加しないという指摘があり，2009年の法改正が行われた．脳死を一律に人の死として認めることとなり，本人の拒否がない限り家族の同意で臓器が提供できるようになった．これにより，15歳未満の者からの脳死下での臓器提供も可能となった．また，本人の臓器を提供する意思表示に併せて，親族に対し臓器を優先的に提供する意思を書面にて表示することができるようにもなった[9]．

臓器移植では，臓器提供者の人権について最大の配慮をすべきである．とくに提供者の自由な意思に意思表示が大切であり，世界各国ともその点については最大の配慮を行っている．臓器提供を拒んでいる者について，いずれの国においてもその意思に従うようになっている．また，臓器提供の公正性については，わが国においては財団法人 日本臓器移植ネットワークに登録されているレシピエントの中から，医学的判断に基づいて選ばれたレシピエントに優先的に提供されるようになっている．

8. 研究と倫理

医学の発展，新しい技術の開発には，ヒトを対象とした実験である臨床試験が不可欠である．臨床試験においては，被験者の安全に最大の配慮をすべきであり，最低限守らなければならないものが研究倫理である．

研究倫理のはじまりは，第二次世界大戦中にドイツにて多数の非人道的人体実験がなされたことが，戦後ニュールンベルグ裁判で明らかになり，それをもとに1947年にニュールンベルグ倫理綱領が定められた．本綱領を発展させ，1964年にヒトを対象とする医学研究に対する倫理原則として作成されたのがヘルシンキ宣言である．ヘルシンキ宣言は，被験者の人権への配慮を重視したものであり，被験者の同意にあたっての十分な説明と自由な意思による同意を強調していることが特徴である．この考えは，その後インフォームド・コンセントへの概念へと発展し，広く世界に広まっている．また，ヘルシンキ宣言は，時代に沿って内容が修正，加筆されており，2008年にも改正されており，世界各国とも，その遵守に努めている．

わが国において，臨床研究を行う際に遵守すべき規範には，法令として治験に適応となる「医薬

品の臨床試験の実施の基準に関する省令(GCP)」があり，被験者の人権と安全性の確保(倫理性の確保)と臨床試験のデータの信頼性の確保(科学性の確保)を図り，適正な臨床試験が実施されることを目的に定められている．

一方，研究者主導の臨床研究には，それを主たる対象とする「臨床研究に関する倫理指針(倫理指針)」がある．GCPと同様にヘルシンキ宣言に基づいた倫理規範である．この他に，取り扱う検体の種類や介入の有無や種類に応じて「疫学研究に関する倫理指針(疫学指針)」，「ヒトゲノム・遺伝子解析研究に関する倫理指針」などが定められているが，これらは根拠法をもたないガイドラインである．どのような研究であっても，ヒトを対象とした研究を行う以上，研究者は被験者の保護に留意し，適応となる倫理ガイドラインを遵守することが求められる[3,4]．

また，研究を実施していくにあたり，研究者や研究機関と企業との間の利益相反により，被験者に不利益が生じる事例が指摘されるようになってきた．利益相反とは「研究者や研究機関の経済的利益が，研究の遂行並びに結果の報告における職務上の判断に影響を与えるかもしれない，もしくはそのように見られる状況」をいうものである．利益相反は，白黒とはっきりとした事実ではなく，社会にどう映るかが問題となる状況であるため，判断基準として絶対的なものはない．したがって，利益相反に伴って生じる弊害を解消するために，利益相反を全く生じないように努めるのではなく，利益相反を適切にマネジメントしていくことが重要である．利益相反をマネジメントしていくためには，透明性のあるルール作り，国民に対する説明責任の遂行，適切な情報開示などが重要である．とくに被験者に対してはインフォームド・コンセントを得る際に利益相反についても説明をしていくことが求められる．研究者は，被験者の利益追求のために危害が加わるのではないかという危惧を払拭させるよう利益相反をマネジメントし，情報開示を行っていく必要がある．

9. がん対策基本法

がんは，わが国において1981年より死因の第1位であり，2009年のがんによる死亡者数は約34万4千人現在である．また，生涯のうちにがんに罹る可能性は2人に1人と推計されている．さらに，加齢によりがんの発症リスクが高まるが，今後ますます高齢化が進行していくことを踏まえると，その死亡者数は今後も増加していくと推測される．さらに，がんは，その疾患の性質上，罹患した患者やその家族はさまざまな負担や苦痛を抱えていくことになり，生活に対する影響は大きなものがある．これらを背景に，がん患者を含めた国民から，がん対策を推進することに対する要望が高まり，2006年6月に「がん対策基本法」が成立した．疾患に特異的な法律が成立するということは大変画期的なことであった．本法律をきっかけにして，政府はさまざまな施策を講じ，関係者もそれぞれの立場でがん対策に積極的に関わるようになり，がん対策は大きな社会的な動きにまで発展してきている[5]．

このような中で，がん患者の療養生活の質が注目されるようになった．身体的な苦痛だけではなく，精神心理的な負担に対する対応が注目されるようになり，がん医療の中で精神腫瘍学に対する期待が高まってきている．

「がん対策基本法」に基づき，2007年6月に策定された「がん対策推進基本計画」は，わが国が取り組むべきがん対策の基本的な方向性を示すものである．「がんによる死亡者の減少」および「すべてのがん患者及びその家族の苦痛の軽減並びに療養生活の質の維持向上」という全体目標を掲

げ，がん患者を含めた国民の視点に立ったがん対策を実施していくことを求めている．この基本計画で特筆すべき重要なことは，全体目標として，「がんによる死亡者の減少」という目標に加えて，「すべてのがん患者及びその家族の苦痛の軽減並びに療養生活の質の維持向上」というQOLの向上に着目した新たな目標が定められたことである．がん患者の多くは疼痛などの身体的な苦痛だけでなく，がんと診断された時から不安や抑うつなどの精神心理的な苦痛を抱えていること，また，その家族もがん患者と同様にさまざまな苦痛を抱えていることなど，QOLに関して多くの課題があることを背景に定められた．この全体目標は，がん患者やその家族の苦痛を軽減し，療養生活の質を高めていくという新たな方向性を明確にし，がん対策は大きな転換期を迎えることになった．さらに，緩和ケアについては，「がん対策推進基本計画」において，重点的に取り組むべき課題の1つに位置付けられている．がん患者が可能な限り質の高い療養生活を送れるようにするため，身体症状の緩和や精神心理的な問題への援助などが，終末期だけでなく，治療の初期段階から積極的な治療と並行して行われることが求められている[6]．

このようにがん対策が新たな方向性をもって動き始め，がん患者やその家族が抱える精神心理的な問題に注目が集まる中で，精神腫瘍学に対する期待も大きくなっている．がん対策を推進していく上で，精神科医に対して期待されている主な役割に次のものがある[7]．

1）精神医学の専門家としての精神医療の実践

がん医療の現場では，さまざまな場面で精神科医の参加が期待されている．がん患者の精神心理的問題の解決を図るために，精神医学の専門家として精神医療を実践していくことが求められている．

2）緩和ケアチームをはじめとしたチーム医療への参加

緩和ケアを推進していくために，がん診療を行う医療機関において緩和ケアチームの整備が進んでおり，精神心理的な苦痛の軽減を含めた全人的な緩和ケアを実現するために精神科医の参加が強く求められている．とくに，各地域のがん医療の中心的な役割を担う「がん診療連携拠点病院」では，緩和ケアチームの設置が義務付けられ，精神科医の配置が必須要件として定められている．また，緩和ケアチームのみならず，がん医療のチーム医療の中で，精神科医の参加が求められる機会が多くなっている．

3）医療従事者に対する教育，診療支援

緩和ケアが，さまざまな場面において切れ目なく適切に提供される体制を整備していくためには，がん診療に携わるすべての医療従事者が緩和ケアの重要性を認識し，その基本的な知識を習得する必要がある．そのために，厚生労働省は，2008年4月に，がん診療に携わる医師に対する緩和ケア研修会の標準的なプログラムを定めた．現在，全国において緩和ケア研修会が開催されている．本研修会の精神症状やコミュニケーションについてのプログラムは，精神科医が担当することが求められている．また，医療の現場においても，医師，看護師をはじめとするがん診療に携わる医療従事者に対する精神腫瘍学に関する教育，診療支援，ときには心理的なサポートを行っていくことが期待されている．

10. 患者を支えるがん医療の実現に向けて

　医療の現場では，多くの者が悩んでいる．それは，患者が疾患をわずらうことにより生じる医学的な問題のためだけではない．医療の現場では常に倫理的な問題がつきまとい，患者だけではなく，その家族，そして医療従事者もまた悩んでいる．とくに，がん医療においては，生命，尊厳，人生に大きな影響を及ぼす選択が多く，医療倫理は非常に重要な問題となっている．

　なぜ多くの者が倫理的な問題で悩むのかといえば，患者にとって最善の医療が提供されるようにしたいという考えによるものであろう．最善の医療の提供が実現しないとき，患者にとって最善の医療が何かわからないとき，関係者は立ち止まりその解決を図るために思い悩む．また，患者の自己決定による選択と，医療従事者が最善と考える患者の利益とが対立することもあるだろう．

　これらの問題を解決していくための方策は「話し合う」ということである．第一に，医療従事者と患者は十分に話し合いを行い，信頼関係を構築し，患者の価値観を尊重しながら，患者にとって最善と考えられる選択を選んでいくことである．第二に，患者を複数の専門的な医療従事者が多面的に支える体制を整備することであり，「チーム医療」として，患者にとって最善の方法を話し合い，患者に提案を行いながら患者を支えていくことである．

　患者の自己決定権を尊重するあまり，医療従事者が専門職としての責任を放棄し，患者自身に決定を迫り，治療が良好な結果をもたらさなかったときはそれを患者の自己責任として放置してしまうようなことがあってはならない．医療従事者は，患者の自己決定権と医療従事者との責任との間で常に悩み続けることであろう．それは，患者を支えるための最善の方法は何かと考えれば，必ずつきまとうことであり，不可欠なものである．医療従事者は，医療の現場で起こる倫理的な問題の重要性を認識し，積極的に話し合いをしていくことにより，患者の個別性に合わせた最も適切な医療を実現できるであろう．

文献

1) 瀧本禎之：終末期医療領域のわが国のガイドラインのレビュー．緩和医療学，2009；11：3-11.
2) 千葉華月：終末期医療におけるわが国の法律問題．緩和医療学，2009；11：28-32.
3) 山下紀子，福田治彦：新しい「臨床研究に関する倫理指針」．腫瘍内科，2009；3：585-590.
4) 山下紀子，藤原康弘：改正された臨床研究に関する倫理指針の基本理念．日本病院薬剤師会雑誌，2010；46：343-346.
5) 加藤雅志：がん患者の意向を尊重したがん医療を実現していくためのがん対策の方向性について．がん患者と対症療法，2009；20：35-41.
6) 加藤雅志：がんと緩和ケア．腫瘍内科，2009；3：570-577.
7) 加藤雅志：緩和ケアのあるべき姿．臨床精神医学，2010；39：855-860.
8) 松岡浩，浅田眞弓：医療事故・医療訴訟．山内俊雄(編)：精神科専門医のためのプラクティカル精神医学．pp 553-559, 中山書店，2009.
9) 森岡恭彦：医の倫理と法―その基礎知識．改訂第2版，南江堂，2010.
10) 丸山マサ美：医療倫理学．第2版，中央法規出版，2009.
11) Jonsen A R, Siegler M, Winslade W J/大井玄，赤林朗(監訳)：臨床倫理学．新興医学出版社，1997
12) 厚生労働省：終末期医療の決定プロセスに関するガイドライン
　　http://www.mhlw.go.jp/shingi/2007/05/dl/s0521-11a.pdf
13) 日本医師会：終末期医療に関するガイドラインについて
　　http://dl.med.or.jp/dl-med/teireikaiken/20080227_1.pdf
14) 日本救急医学会：救急医療における終末期医療に関する提言(ガイドライン)

http://www.jaam.jp/html/info/info-20071116.pdf
15) 日本学術会議：終末期医療のあり方について―亜急性型の終末期について―
http://www.scj.go.jp/ja/info/kohyo/pdf/kohyo-20-t51-2.pdf
16) ヘルシンキ宣言　http://dl.med.or.jp/dl-med/wma/helsinki2008j.pdf
17) 厚生労働省：厚生労働分野における個人情報の適切な取扱いのためのガイドライン等
http://www.mhlw.go.jp/topics/bukyoku/seisaku/kojin/index.html
18) 読売新聞(2009年12月22日)
http://www.yomiuri.co.jp/e-japan/toyama/feature/toyama1261407666047_02/news/20091222-OYT8T00014.htm

〔加藤雅志〕

8 意思決定能力

医療において,患者の意向に沿った治療を提供するためには,患者が自分の疾患の性質や治療の内容を理解した上で,患者自らが治療を選択し,その意思を示す過程が求められる.この過程を一般にインフォームド・コンセントと呼ぶ.

インフォームド・コンセントは,「患者の選択しうる言葉によって適切な情報を正しく説明したうえで,自由な意思によって得られる承諾」で,一般的には,
　①十分な説明・情報開示(disclosure of information)
　②患者が説明を理解し納得する能力(治療同意能力)(competency)
　③自由な意思による同意(自発性)(voluntariness)
の3項目が必要と考えられている[1].

そのなかでも治療同意能力は,治療に関する意思決定へ患者が意味のある参加をするために重要である.治療同意能力とは,「医療同意の問題に関して,自らの行為の性質を判断することができる精神的能力」である.説明を担当する医師は,自らが説明した内容を患者がどれだけ理解をしているかを確認しながら説明をすることが求められる.しかし,医師が患者の理解度を確認していることは少なく,患者の同意が不十分なことに気づかないことが多い[2].

がん医療においては,完治が困難な中での治療方針の決定に加えて,治療後の介護の必要性や難治性疼痛など難しい対応がせまられる場面が多い.とくに高齢者では若年・壮年に比較して難しい選択の場面が増えてくる.そのため,治療方針を決めるに際して,症状の緩和,生活の質(Quality of Life),本人の尊厳を考慮したり,患者の価値観に基づく治療法を探さなければならないが,治療法を選択することは容易な作業ではない.その調整役を医療者が期待されることが多い.本章では,意思決定能力に関する概要を解説したい.

1. がん医療においてインフォームド・コンセントが重要視される理由

がん医療において,インフォームド・コンセントの重要性は指摘するまでもないが,患者の意思決定を重視する背景には,いくつかの要因が挙げられる.

1) がん医療が集学的治療であること

悪性腫瘍の治療は,治療の段階に応じてさまざまな治療方法が混在している.それぞれの治療に対して,治療のベネフィットと有害事象のリスクを踏まえて治療が提供される.そのため,治療の段階や介入内容に応じて,意思決定が求められる.

例えば,通常ベネフィットのほうがリスクを上回ることが予想される場面で,その治療をかた

くなに拒否する場合などが考えられる．

2）臨床試験の実施

より効果的な治療を開発するために，がん医療においては数多くの臨床試験が進行している．臨床試験の多くは，標準的治療が終了した段階で提案されることが多い．そのため，有害事象の危険性を踏まえて実施されることがあり，より高度な（臨床試験の有益性を踏まえた）意思決定が求められることがある．

具体的に，標準的で効果が確実に見込める治療法がありながらも，リスクの高い臨床試験（phase I study など）への参加を強く希望している場合がある．

3）高齢者の増加

高齢化社会の進行に伴い，がん患者も増加している．認知症，認知症に至らなくとも日常生活は営めるもののより高度の判断には対応が困難な軽度認知障害（MCI：mild cognitive impairment）の患者も増加しており，患者が本当に本人の意向を表明できているのかどうかを判断する必要がある．

2．意思決定能力

適切なインフォームド・コンセントが成立するためには，患者が医療者から受けた説明内容を適切に判断する能力を有することが前提となる．この前提となる能力を「意思決定能力」という．

意思能力とは，自己の行為の性質を判断できる能力を指す．人は認知症や重度のうつ病であっても，権利能力（権利の主体となる能力）を奪われることはなく，権利の主体となりうる．しかし，何らかの理由により意思能力を欠いた場合には，法律行為が無効となる．

意思能力が問題となる場合には，①子どもの場合，②病気（認知症など）により判断能力を失った場合，③泥酔など一時的に意思無能力の状態に陥った場合がある．

意思決定能力の有無は，最終的には本来は法的に決定されるものであり，重要な財産の処分や生命の問題と絡む場面で検討が行われる．重要な財産の処分に関しては，日本では法的に代理人制度である成年後見制度が用意されている．しかし，成年後見制度の後見人には，生命を左右する医療行為については同意権が与えられていない．現時点で，意思決定能力がないと判断された治療拒否のケースにどのように対応したらよいのか，法的な解答はない．そのため，生命に関連する事態において，医師は自らが行う説明を患者が判断できるかどうかを個々の事態にあわせて判断していかなければならない．

意思決定能力の判断には一定の原則はあっても，確立した法的判断基準があるわけではない．例えば，アルツハイマー病の患者が，病気についての説明や薬物療法の必要性を理解することができたとしても，Phase Iの臨床試験の意味を理解できないことはありうることである．受ける医療の内容によって変わるため，原則は，患者の利益を第一に，慎重に個別に対応する．

注
事前指示（advanced planning）
　終末期ケアにおいて，大半の人は自分の終末が近い時期にさしかかっても，特別なことを用意しなければならないとは感じずに過ごしている．そのときに，患者が自分の意思を表明できなくなった場合でも，患者の意向に沿った質の高い緩和ケアが提供できるように，治療やケアに関する希望やその選択，決定にあたり

配慮を希望する価値観を表明する取り組みが欧州を中心に取り組まれている．その中には将来において意思決定能力を失ったときに治療を拒否できるようにしておくための一連の手続きがあり，「治療を拒否する事前意思決定（Advance Decision to Refuse Treatment：ADRT）」と呼ばれ，イギリスでは Mental Capacity Act（2005）として制度化されている．この法では，基本的なケアは拒否できないが，他のすべての治療法に関して定められて手続きに従い，拒否を指示することができる．

　医療者は，患者が事前意思決定をしているか否かを確認する．患者が意思決定能力を失っていることを確認した上で，事前意思決定があるとわかったら，その事前意思決定が有効かどうかを検討する．有効であれば指示に従う．事前意思決定に疑問があり有効性が疑われる場合には，刑法あるいは民法上定められた手続きに従い，法廷での裁定を求める．

3. 意思決定能力の判定

　意思決定能力を考える上で，その能力を3つのレベル〔①機能的能力（functional ability），②キャパシティ（capacity），③コンピテンス（competence）〕に分けて考えることが多い．

　機能的能力とは，ある事態を解決するために必要な認知能力であり，認知機能検査で測定可能な能力である．それに対して，キャパシティは，臨床的な状態像で，ある人がある意思決定に際して，その人の置かれている状況で意思決定ができるかどうかを判断することである．キャパシティは能力の有無で判定する（ありかなしかを判定する）．この判断には，機能的能力だけではなく，精神症状評価や思考，社会的状態などを考慮して個別に判断をされる．コンピテンスは法的な判定で，裁判所において判断されるものである．

　意思決定能力がないのではないかと疑われる場合には，以下の4項目を中心に評価をする．患者による決定の有無とは，患者が何らかの意思を表現できるかどうか，を判断する．たとえば，植物状態など自分の意思を表現できない場合には，この条件の段階で能力なし，となる．説明の理解の有無，とは，意思決定の際にもたらされた治療の情報の理解ができているかどうか，を判断する．意思決定過程の合理性とは，意思決定に至る患者の思考の過程が論理的かどうかを判断する．意思決定過程の結果・内容の合理性とは，意思決定したことが将来にわたり自分にどのような影響を及ぼすのかをふまえた上での判断ができているかを判断する．．意思決定能力の審査は臨床医の判断にゆだねられているが，具体的な手法は開発されていなかった．

意思決定能力の判定
1．患者による決定の有無
2．説明の理解の有無
3．意思決定過程の合理性
4．意思決定過程の結果・内容の合理性

---

4. 意思決定能力の判定方法

　臨床場面において，意思決定能力が適切に判断されていないとの指摘が以前よりなされてきた[3]．大きくは，認知症と診断された患者に対しては，能力低下が過度に評価され，適切な医療が提供されていない問題がある一方[4]，軽度認知障害のある患者では，見落とされている．臨床において，がん治療を専門とする医師が認知症を診断する必要はないが，意思決定能力の評価は治療方針の決定のための話し合いや，治験の同意を得るに際して必須であるため重要である．

　意思決定能力の評価について，Appelbaum らの提唱する4つの機能に分けて検討することを勧めている[5]．

①理解力（Understanding）：提供された情報を理解・保持し自分の言葉で説明できる．意思決定に

表1 治療同意能力の評価

項目	小項目	具体的な内容
疾患についての理解		診断,疾患の特徴,経過について,患者の理解の度合を確認する.
疾患についての認識		説明した疾患の内容が,自分自身に関連していることと認識しているか否かを確認する.
治療とその危険性・苦痛についての理解	治療についての認識	治療の名前,治療の特徴を理解しているか確認する.
	利点・危険性の理解	利点・危険性を理解しているか確認する.
治療についての認識		治療について患者がどのように考えているか確認する.
代替治療		名称,特徴,利点,危険性
論理的思考	選択と理由づけ	患者の希望を確認する.
	結果の推測	影響についての理解を確認する.
	最終的な選択	
	論理的な一貫性	

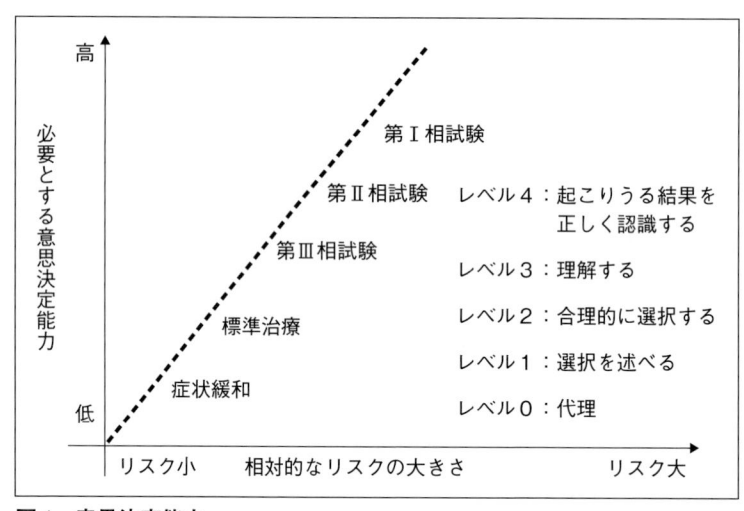

図1 意思決定能力

関する情報の性質と目的を<u>一般的な意味で理解していること</u>.
②認識する能力(Appreciation):自分自身の診断や治療,治療の選択により将来起こりうる結果を<u>自分のこととして認識し考える能力</u>.意思決定に関する情報をただ理解しているだけではなく,関連する症状を理解し,自分が社会生活を営む上でどのような支障を来すのかを自分の問題として理解できること.
③論理的な思考能力(Reasoning):診断や治療に関する情報を参考に,<u>論理的に比較考察する能力</u>.意思決定に関するさまざまな利益とリスクを比較できること.

④選択を表明する能力(States a choice)：意思決定の内容を明瞭に表明する能力．意思決定の結果を明瞭に示すことができる，一度決めたことを理由もなく変えるようなことがないこと．

4つの要素はそれぞれにその障害の程度を評価する(表1)．選択に必要な意思決定能力は，その状況に応じて必要となるレベルも異なる(図1)．一概に「あり」，「なし」と二択の状態を指すものではない．治療方針の決定や治験の同意を得る際に，インフォームド・コンセントに支障があると疑った場合には，保護者に情報を伝え対応を相談することが望ましい．

5. 実際の意思決定能力の判定

1) 通常の診察や面談

診察や面談での受け答えの様子から，患者が認知機能障害をもっている，あるいは精神症状が重篤である(例えば希死念慮を伴ったうつ病で，治療を拒否している，など)ために，自分自身の治療について自己決定ができないのではないかと疑う．

2) 以下の項目について検討する

①選択を表明する能力
　自分が決めた意思を伝える能力が欠けていないかどうか．
②治療に関連する情報を理解する能力
　治療を選択した場合としない場合とで起こりうる結果の違いを理解できるかどうか．
　治療に関連する情報を覚えていられるかどうか．
③情報の重要性を認識する能力
　治療を選択する問題を，今の自分のこととしてとらえることができているかどうか．
④論理的に考えられる能力
　提供された情報を正しく活用できているかどうか．

3) 認知機能検査と意思決定能力

臨床で意思決定能力を評価する場合，参考所見を得るために認知機能検査を行うことが多い．高齢者を対象に多く用いられる方法に，Mini-Mental State Examination(MMSE)があり，同じく日本独自の検査となるが長谷川式簡易痴呆検査(HDS-R)も使用される．簡易認知機能検査の結果は，意思決定能力とある程度相関があることは認められている．認知機能検査がカット・オフ値以上であることは，その人が少なくともそれほど複雑ではない場面において意思決定できる能力を有している可能性が高いことを示しはするが，意思決定能力の有無を判定することはできない．意思決定能力は，判断される臨床場面の患者の状態だけではなく，提示される治療のベネフィットとリスクを踏まえて個々に判断されなければならない[4,6]．

4) 意思決定能力の評価スケール

患者が治療を選択する上で重要となる問題を見落とさないようにするために，意思決定能力の評価に際して，標準化されたスケールを用いることが試みられている．とくにGrissoらにより意思決定能力の構成要素が整理されてからは，アメリカを中心に評価スケールが開発されている[7]．

標準化されたスケールを用いる利点には，
- 従来の知能検査を用いた判定方法と比較して，治療に関する同意に必要な「機械的な能力」を

表2 代表的な判定面接

名称		理解	認知	選択の合理性	選択の表明		所要時間	調査状況	様式	コメント
Hopkins Competency Assessment Test	HCAT	+	複合	複合	複合	自記式	10分	精神科および一般入院患者,精神科外来患者アルツハイマー病,老人ホーム,退職者,対象群	半構造化面接	評価者間信頼性が高い.
Original MacArthur instruments (Understanding of Treatment Disclosures, Perception of Disorder, Thinking Rationally About Treatment, Expressing a Choice)	MacCAT-CR	+	+	+	+		15-20分	統合失調症,うつ病,躁うつ病,身体疾患,対照群,長期療養施設入居者	治療場面:半構造化面接	あらゆる治療場面に適用できる. BPRS, MMSEとの比較調査がある.
MacArthur Competence Assecement Tool for Treatment	MacCAT-T	+	+	+	+		15-20分	統合失調症,うつ病,認知病,対照群,入院患者	半構造化面接	BPRS, HCATとの比較調査がある.
Capacity to Consent to Treatment Instrument	CCTI	+	+	+	+		20-25分	アルツハイマー病(軽度,中等度,重度)パーキンソン病	治療場面	高い妥当性
Aid to Capacity Evaluation	ACE	+	+	−	−		15分	一般入院患者	半構造化面接	エキスパート・オピニオンで構成 高い評価者間信頼性
Competency Interview Schedule	CIS	+	+	+	+		情報なし	精神疾患患者	構造化面接	attending physicianによる評価

直接評価できる
- プロセスの均一性が確保できる

点がある.
一方,
- 標準化された評価スケールがないこと
- 治療場面により必要とされる同意能力のレベルは異なるが,そのレベルはスケールでは明らかにされず,そのまま判定に用いることができない

といった問題点がある.

　評価尺度には仮想治療場面を設定し,仮想場面での意思決定の過程をインタビューしながら評価をするVignette法と,実際に患者が直面している意思決定の過程を検討する方法に分かれる. Vignette法は,環境を揃えることができるため認知機能との比較検討を行うのに適している.

5）代表的な判定面接（表2）

①MacArthur Competence Assessment Tool—Treatment（MacCAT-T）[8]

　Grisso, Appelbaum, Hill-Fotouhi らが臨床の場面での使用を想定して作成したもので，MacArthur Treatment Competence Research Instruments をもとに構成している．個々人の治療状況に応じて用いることができる．個々の能力ごとの評価ができるが，意思決定能力の総合的評価をカット・オフ値や総合得点で評価をすることは想定されていない．主眼は総合的な意思決定能力を評価することではなく，能力を項目ごとに個別に比較することにある．

②Structured Interview for Competency/Incompetency Assessment Testing and Ranking Inventory（SICIATRI）[9]

　SICIATRI は日本で開発された意思決定能力を評価する構造化面接である．SICIATRI は12項目からなり，3件法で評価をする．

6）総合病院における意思決定能力の評価

　実際の身体治療において，どれくらいの割合で意思決定能力に問題が生じているのか検討した研究はまだ少ない．

　大学病院における入院時点での意思決定能力を系統的に評価した研究では，入院患者302名を対象に MacCAT-T に基づく意思決定能力判定面接を行った．そのうち72名（24%）は，意識障害を認めた．意識障害のない患者のうち，50名（31%）に意思決定能力の障害を認めたが，担当医が障害のあることを認識できたのは12名（24%）であった[6]．また，急性期一般病院において，Fassassi らは入院患者195名に対して判定面接を実施したところ，38名（19.5%）は意識障害で，14名（7.2%）は意思決定能力に障害を認めた[10]．

文献

1) Appelbaum P S : Resurrecting the right to treatment. Hosp Community Psychiatry, 1987 ; 38(7) : 703-704, 721.
2) Braddock C H, 3rd, et al : How doctors and patients discuss routine clinical decisions. Informed decision making in the outpatient setting. J Gen Intern Med, 1997 ; 12(6) : 339-345.
3) Markson L J, et al : Physician assessment of patient competence. J Am Geriatr Soc, 1994 ; 42(10) : 1074-1080.
4) Karlawish J : Measuring decision-making capacity in cognitively impaired individuals. Neurosignals, 2008 ; 16(1) : 91-98.
5) Appelbaum P S : Clinical practice. Assessment of patients' competence to consent to treatment. N Engl J Med, 2007 ; 357(18) : 1834-1840.
6) Raymont V, et al : Prevalence of mental incapacity in medical inpatients and associated risk factors—cross-sectional study. Lancet, 2004 ; 364(9443) : 1421-1427.
7) Grisso T, et al : The MacArthur Treatment Competence Study. Ⅱ : Measures of abilities related to competence to consent to treatment. Law Hum Behav, 1995 ; 19(2) : 127-148.
8) Grisso T, Appelbaum, P S, Hill-Fotouhi C : The MacCAT-T—a clinical tool to assess patients' capacities to make treatment decisions. Psychiatr Serv, 1997 ; 48(11) : 1415-1419.
9) Tomoda A, et al : Validity and reliability of Structured Interview for Competency Incompetency Assessment Testing and Ranking Inventory. J Clin Psychol, 1997 ; 53(5) : 443-450.

10) Fassassi S, et al：Assessment of the capacity to consent to treatment in patients admitted to acute medical wards. BMC Med Ethics, 2009；10：15.

（小川朝生）

D

教育，研修，研究

- **1** 教育研修　374
- **2** 海外各国の精神腫瘍学の取り組み　381
- **3** 精神腫瘍学の研究　388

1 教育研修

がん患者への心のケアの充実のために，がん患者にかかわるさまざまな職種に対して精神腫瘍学の教育・研修が必要である．イギリスの緩和ケアに関するガイドライン[1]では，がん患者に対する心のケアを，職種に応じて4つのレベルに分け，それぞれに対して必要な要件を提示している（表1）．

表1　がん患者の心のケアレベル

第4レベル：精神保健専門家（精神科医）
　　評価：精神疾患の診断（重症のうつ病，薬物乱用などを含む，複雑な問題）
　　介入：薬物療法と心理療法（認知行動療法）

第3レベル：訓練と認定を受けた専門家
　　評価：心理的苦痛の評価と精神疾患の診断（重症度を評価し精神科医に紹介）
　　介入：カウンセリングと心理療法（不安マネジメント，解決志向的アプローチ）

第2レベル：心理的知識を有する医療者（緩和ケアチーム）
　　評価：心理的苦痛のスクリーニング（診断，再発，治療中止時などストレス時）
　　介入：簡便な心理技法（問題解決療法など）

第1レベル：すべての医療者
　　評価：心理的ニードの認識（必要に応じた精神保健の専門家への相談・紹介）
　　介入：基本的なコミュニケーション技術（適切な情報提供，理解の確認，共感）

この概念化に準じて，本邦においても，ケアレベル・職種ごとにそれぞれ教育・研修の整備が進められている．表2に概要を示し，さらに個別の内容を解説する．

1. レベル1

このレベルは，がん患者の心に配慮した，医療者としての基本的な素養である．がん患者にかかわるあらゆる職種の医療者は，最低でもこのレベルの内容を習得していることが望まれる．このレベルの参考図書には「文献2）」が挙げられる．

1）医師
　①医学部教育，初期臨床研修
　医学部教育においては，2010年現在，医師国家試験の対象範囲として，リエゾン・コンサルテー

表2 本邦における精神腫瘍学の教育・研修体制

NICEガイドラインのレベル	対象	研修機会(主催)
4	精神腫瘍専門医	がん医療を専門とする医師の学習プログラムeラーニング(精神腫瘍学専門科目)(財団法人がん集学的治療研究財団)
3〜4	がん診療連携拠点病院などで精神症状緩和を担当する精神科/心療内科医	日本サイコオンコロジー学会研修会(日本サイコオンコロジー学会)
3〜4	がん診療連携拠点病院などで精神症状緩和を担当する心理士	日本サイコオンコロジー学会研修会(日本サイコオンコロジー学会)
3〜4	総合病院で勤務する精神科医	精神腫瘍学に関する研修セミナー(日本精神神経学会,日本総合病院精神医学会など) 日本サイコオンコロジー学会のホームページ e-learning
2	緩和ケアチームの看護師,がん関連領域の専門看護師,薬剤師	緩和ケアチーム研修会(国立がん研究センター)
1.5〜2	がん専門医	コミュニケーション技術研修会(日本サイコオンコロジー学会:厚生労働省委託事業)
1	がん診療にかかわる医師・看護師	緩和ケア研修会(厚生労働省)
1	がん診療にかかわる医師・研修医・医学生	がん医療を専門とする医師の学習プログラムeラーニング(共通科目)(財団法人がん集学的治療研究財団) 若手医師・医学生のためのがん医療における心の医学セミナー(日本サイコオンコロジー学会)
1	がん患者・家族相談支援センター相談員	相談支援センター相談員基礎研修会(国立がん研究センター)

ション精神医学の一分野として精神腫瘍学が収載されている.しかしながら,精神腫瘍学に特化した教育は実際は希少であり,コンサルテーション・リエゾン精神医学,または,緩和医療学の一部として扱われることが多い(臨床腫瘍学や家庭医療学の一部で行われているところもある).筆者が把握している範囲において,2010年度現在,精神腫瘍学に特化した講義を有する大学には,埼玉医科大学,東京大学,東京医科歯科大学,名古屋市立大学,大阪大学,関西医科大学,兵庫医科大学,近畿大学,岡山大学,広島大学,高知大学がある.

初期臨床研修においては,2010年現在,精神腫瘍学教育の義務付けや指針はない.

②若手医師・医学生のためのがん医療における心の医学セミナー

日本サイコオンコロジー学会では,毎年,精神科医・心療内科医を対象とした研修会(若手医師・医学生のためのがん医療における心の医学セミナー)を実施している.ここでは,精神腫瘍学について紹介するとともに,心のケアの実際,がん告知に関するグループディスカッションなどを行っている.「若手医師・医学生のための」と銘打ってはいるが,経験年数の高い医師も多数参加している(www.jpos-society.org/).

また,東京大学心療内科が主催する夏期心身医学学生セミナーのように,精神腫瘍学について取り扱っている医学生向けのセミナーも個別に開催されている.

③**緩和ケア研修会**

がん対策基本法とがん対策推進基本計画に示されたように，国民が「いつでも，どこでも質の高い」緩和ケアを受けられるために，がん診療に携わるすべての医師に対する緩和ケアの基本的な教育が義務付けられている．平成20(2008)年4月に厚生労働省は「がん診療に携わる医師に対する緩和ケア研修会の開催指針」(平成20年4月1日付け健発第0401016号厚生労働省健康局長通知)を発布し，医師に対する緩和ケア教育プログラムPEACE(Palliative care Emphasis program on symptom management and Assessment for Continuous medical Education)が開発された．

PEACEは，講義形式とワークショップ形式(ロールプレイと相互討議)からなる研修であり，緩和ケア概論，症状アセスメント，身体症状の緩和，精神症状の緩和，地域連携に関する研修が含まれている．精神腫瘍学に関連する内容は，日本サイコオンコロジー学会の協力で作成され，「不安，抑うつ及びせん妄等の精神症状に対する緩和ケア」，「がん医療におけるコミュニケーション技術(講義とロールプレイ)」が含まれる．

この研修会は医師だけでなく，看護師・薬剤師などのコメディカルも受講することが可能である．平成23(2011)年3月末までに全国で1,156回開催され，23,013名が受講した．

この研修における精神腫瘍学領域の講師になるためには，後述の「精神腫瘍学の基本教育のための都道府県指導者研修会」を修了することが必要である．

平成20年度厚生労働科学研究費補助金がん臨床研究事業「がん医療の均てん化に資する緩和医療に携わる医療従事者の育成に関する研究班」のホームページから，「がん診療に携わる医師に対する緩和ケア研修会開催の手引き」がダウンロードできる．http://kanwaedu.umin.jp/handbk/index.html

④**がん医療を専門とする医師の学習プログラム**

がん医療を専門とする医師の学習プログラムeラーニングCANCER e-LEARNINGは，医学生・研修医から，がん医療を専門とする医師にいたるまでを対象とした，学習プログラムである(http://www.cael.jp/)．日本緩和医療学会，日本サイコオンコロジー学会，日本放射線腫瘍学会，日本臨床腫瘍学会，日本がん治療認定医機構の協力の下，財団法人がん集学的治療研究財団によって運営されている．共通科目と専門科目のコースが用意されているが，レベル1の医師・医学生には，共通科目の中の精神腫瘍学5講義の受講が推奨される．2011年4月から日本癌治療学会に移管された．

2)**看護師**

看護師に対しては，学部教育において緩和ケア関連の講義・演習・実習が必修化されており，精神腫瘍学はその中で扱われることが多い．日本サイコオンコロジー学会(JPOS)では，毎年，看護師を対象とした研修会を開催し，がん患者の心のケアに関する知識とスキルの向上に努めている．

3)**相談員**

全国のがん診療連携拠点病院において，がん患者・家族相談支援室の設置が義務付けられており，相談業務にあたる相談員が配置されている．相談員に対しては，相談支援センター相談員基礎研修会(国立がん研究センター)が実施されている．しかしながら，現時点では，相談員の教育・研修に関する明確な指針は定まっておらず，今後の課題である．

2. レベル2

このレベルには，がん治療を専門とする医師や，がんに関連する領域の専門看護師，専門薬剤師，緩和ケアチームなどが含まれる．このレベルの参考図書には「文献3)」が挙げられる．

1）医師

①コミュニケーション技術研修会事業

がん患者との良質なコミュニケーションは医療の基本であり，本来はレベル1に分類される技能であるが，難治がんの告知などの，いわゆる"悪い知らせ"を伝える際のコミュニケーションは，コミュニケーションの中でも一段難易度の高いものと考えられており，ここではレベル2に分類した．

コミュニケーション技術研修会は，悪い知らせを伝える際のわが国の患者の意向調査に基づいたコミュニケーション・スキル（SHAREプロトコール）に関する研修であり，厚生労働省の委託事業として，2009年度までは財団法人医療研修推進財団が，2010年度からは日本サイコオンコロジー学会が主催して実施している．

受講対象者はがん臨床従事経験3年以上のオンコロジストであり，模擬患者を用いた10時間のロールプレイの研修が行われる．

この研修会事業においては，同研修会のファシリテーター（講師）と，模擬患者に対する教育研修も同時に実施されており，テキストも整備されている．ファシリテーターはオンコロジストとサイコオンコロジストから構成され，オンコロジスト・ファシリテーターは過去にコミュニケーション技術研修会を受講したがん専門医，サイコオンコロジストファシリテーターは過去にコミュニケーション技術研修会を見学研修し，臨床経験5年以上，かつがん臨床経験3年以上のサイコオンコロジスト（精神科医，心療内科医，リエゾン精神看護専門看護師，心理職などメンタルヘルス専門職）で構成される．いずれも，コミュニケーション概論，グループ・ワークのファシリテーション，運営などを学ぶ8日間の講習を通じて認定される．

本研修は，日本サイコオンコロジー学会のホームページから申し込みができる（http://www.jpos-society.org/）．2011年3月現在，受講修了者は全国で合計397名，認定ファシリテーターは79名となっている．認定ファシリテーターが所属する施設での個別開催も行われている．

②がんプロフェッショナル養成プラン

がんプロフェッショナル養成プランは，文部科学省が，新たな「がん治療」体制の構築に向け，医療現場で直接役立つ人材の養成へ視点を置いた教育研究拠点を整備し，体系的な教育課程の編成と適切な教育・指導の実現を目指して計画したプランである．国公私立大学から申請されたプログラムの中から，質の高いがん専門医等を養成し得る内容を有する優れたプログラムに対し財政支援を行うことにより，大学の教育の活性化を促進し，今後のがん医療を担う医療人の養成推進を図ることを目的としている．

精神腫瘍学を専攻科目とするがんプロフェッショナル養成プランは，2010年度の時点では存在しないが，緩和ケア医養成コースの一部として，精神腫瘍学の講義が系統的ないし散発的に実施されている．

③がん診療連携拠点病院緩和ケアチーム基礎研修会

国立がん研究センターが主催する研修会であり，立ち上がったばかりの緩和ケアチームや，コ

ンサルテーションの件数がまだ少ないチームを対象としている．がん対策基本法およびがん対策推進基本計画の理念に基づき，全国のがん診療連携拠点病院の緩和ケアチームの質の向上と均てん化を通じて，がん治療の初期段階から終末期にいたるまで，がん患者とその家族が苦痛なく質の高い療養生活がすごせるような緩和ケアの提供体制を整備することを目的としたものである．

緩和ケアチームの各職種の連携と協働，困難なコンサルテーション，地域連携などについて，グループワークや講義が行われる(http://ganjoho.jp/hospital/training_seminar/p_care_team/2010/index.html)．

④がん診療連携拠点病院緩和ケアチーム研修会

国立がん研究センターが主催する研修会であり，がん対策基本法およびがん対策推進基本計画の理念に基づき，全国のがん診療連携拠点病院の緩和ケアチームの質の向上と均てん化を通じて，がん治療の初期段階から終末期にいたるまで，がん患者とその家族が苦痛なく質の高い療養生活がすごせるような緩和ケアの提供体制を整備することを目的とする．

研修会の対象者は，がん診療連携拠点病院で緩和ケアチームとして活動しているチームであり，①身体症状を担当する医師，②精神症状を担当する医師，③看護師，④薬剤師の4人全員が同時に参加できること，今後緩和ケアチームのメンバーとして継続的に活動が見込まれるチームであること，年間のコンサルテーション数が100件程度以上（のべではなく実件数）あること，が原則である(http://ganjoho.ncc.go.jp/hospital/training_seminar/p_care_team/2010/index.html)．

3．レベル3

このレベルには，総合病院に勤務する一般精神科医や心理士，精神科リエゾン看護師が含まれる．このレベルの参考図書には「文献4,5)」が挙げられる．

1）医師

日本精神神経学会，日本総合病院精神医学会などにおいて，精神腫瘍学に関する入門セミナーが開催されている．日本サイコオンコロジー学会のホームページのe-learningも参考にできる．

2）心理士

心理士は，現時点の本邦においては，さまざまな教育・研修背景を有しており，画一化した研修の実施が困難であるのが実情である．日本サイコオンコロジー学会において，心理職対象研修会を実施し，その質の均一化を目指している．

4．レベル4

このレベルの職種は，精神腫瘍学を専門とするサイコオンコロジストが中核となるが，現在の日本では，がん診療連携拠点病院などの非常勤の精神科医師がその一角を担っていることも事実である．このレベルの医師の最低限の研修として，「精神腫瘍学の基本教育のための都道府県指導者研修会」があげられる．さらに，精神腫瘍学を専門とするサイコオンコロジストが身につけるべき素養については，日本サイコオンコロジー学会の精神科医向け講習会や，集学的治療研究財団のe-learningが1つの基準として挙げられる．

①精神腫瘍学の基本教育のための都道府県指導者研修会

本研修は，がん対策基本法に基づいて策定されたがん対策推進基本計画における緩和ケアに関する個別目標「すべてのがん診療に携わる医師が研修などにより，緩和ケアについての基本的な知識を習得することとする」を達成するため，各都道府県における緩和ケア教育の中心となる指導者育成のための研修会である．この研修会は，厚生労働省，国立がんセンターがん対策情報センターが主催し，日本緩和医療学会と日本サイコオンコロジー学会が共催して2日間にわたって行われる．この研修会を修了することで，レベル1で紹介した「緩和ケア研修会」の精神腫瘍学領域の講師の資格が得られる．

受講対象者は，①がん患者の精神症状緩和に従事する医師で，②医師としての臨床経験が5年以上，かつ，一般病院あるいはがん専門施設において，精神科医または心療内科医としてがん患者の精神症状緩和に携わった経験が3年以上あること，③研修修了後，各都道府県において，がん医療に携わる腫瘍内科医，外科医，放射線治療医，およびがん医療に携わる精神科医などの精神腫瘍学教育に中心的に関与できること，が条件となる．緩和ケアの基本教育のための都道府県指導者研修会と並列して行われている．平成23(2011)年5月末日現在，全国で合計10回開催され，合計517名が指導者研修を修了している．

②日本サイコオンコロジー学会研修会

日本サイコオンコロジー学会において，精神科医・心療内科医を対象とした研修会が実施されている(www.jpos-society.org/)．

③日本サイコオンコロジー学会登録精神腫瘍医

日本サイコオンコロジー学会は，精神腫瘍医の育成を目指して，2010年に登録精神腫瘍医制度を設けた．この制度は，がん患者及びその家族の精神心理的な苦痛の軽減および療養生活の質の向上のために，薬物療法のみならず，がんに関連する苦悩などに耳を傾けるなど，専門的知識，技能，態度を用いて，誠意ある精神腫瘍医の育成を目的としている．

登録医認定の要件は，がん医療に従事した経験を計3年以上有する精神科医・心療内科医であること，同学会会員歴を3年以上有していること，同学会主催の講習会参加歴を有すること，である．担当症例リストと症例レポートの提出，審査への合格が義務付けられている(www.jpos-society.org/)．

④がん医療を専門とする医師の学習プログラム

がん医療を専門とする医師の学習プログラムeラーニングCANCER e-LEARNING(http://www.cael.jp/)では，精神腫瘍学分野の専門科目として，以下の講義が用意されている．

```
精神腫瘍学概論
精神症状の評価とマネージメントⅠ(がんの経過における正常反応と精神症状)
精神症状の評価とマネージメントⅡ(不安，不眠，抑うつ)
精神症状の評価とマネージメントⅢ(自殺，希死念慮)
精神症状の評価とマネージメントⅣ(せん妄)
精神症状の評価とマネージメントⅤ(終末期)
精神症状の評価とマネージメントⅥ(薬物療法)
精神症状の評価とマネージメントⅦ(精神療法)
家族・遺族ケア
精神腫瘍学における研究
```

精神腫瘍学における教育
がん医療におけるコミュニケーションスキル
心理社会学的要因とがんの罹患/生存
高齢者/認知症

⑤その他の専門コース

2010年現在,精神腫瘍学を専門とする医学部講座・大学院には,埼玉医科大学国際医療センターの精神腫瘍科と,名古屋市立大学大学院の連携大学院としての国立がん研究センター東病院臨床開発センター精神腫瘍学開発部,岡山大学大学院医歯薬学総合研究科,東京医科歯科大学などがある.

文献
1) National Institute of Clinical Excellence：Improving Supportive and Palliative Care for Adults with Cancer—the Manual. National Institute of Clinical Excellence, 2004. London[www.nice.org.uk]
2) 小川朝生・内富庸介(編)：これだけは知っておきたいがん医療における心のケア．創造出版，2010.
3) 小川朝生・内富庸介(編)：緩和ケアチームのための精神腫瘍学入門．医薬ジャーナル社，2010.
4) 小川朝生・内富庸介(編)：精神腫瘍学クイックリファレンス．創造出版，2009.
5) 大西秀樹(編)：専門医のための精神科臨床リュミエール—サイコオンコロジー．中山書店，2010.

〈藤澤大介〉

2 海外各国の精神腫瘍学の取り組み

I 国際サイコオンコロジー学会（IPOS）

　本項では，国際的な精神腫瘍学における研究・臨床・教育などの学術活動の中心となっている国際サイコオンコロジー学会（International Psycho-Oncology Society，以下 IPOS）の紹介を行う．

1. IPOS とは

　IPOS は，1984 年に設立された学術団体であり，その活動の目的は，①患者，家族，スタッフのがんとその治療に対するすべての段階での反応と，②腫瘍の進行や生存に影響を与える心理的，社会的，行動的要因，という，がんの 2 つの主たる心理社会的次元に関する臨床，教育，研究の国際的，学際的な交流を促進することとされる．

2. IPOS の組織

　メンバーとしては，臨床や研究を行っているさまざまな個人に門戸が開かれており，医師，看護師，心理士，ソーシャルワーカー，リハビリテーションの専門家，疫学者，社会学者，教育者などさまざまな職種や領域の専門家が参加している．2010 年現在，40 か国以上の 5,000 人以上のメンバーから構成されている．

　IPOS は，前述の目的を実現するために，Awards, Editorial/Publications, Education, Federation, Finance, Fundraising and Marketing, Governance, Membership, Research, World Congress の 10 の委員会を下部組織として持っている．役員もさまざまな地域と国から構成され，2010 年現在，アメリカから 5 名，カナダから 2 名，イギリス，ポルトガル，イスラエル，オーストラリア，インド，スペイン，ハンガリー，フランス，中国，日本，イタリアの各国から 1 名ずつというメンバーで構成されている．

3. IPOS の学術活動

　オフィシャルな出版物として，専門学術誌である「Psycho-Oncology」を発行している．学術大会として，年 1 回 3 日間 World Congress を各国で開催しており，50 か国以上からさまざまな職種の専門家が参加し，交流を行っている．また，IPOS では，Arthur M. Sutherland Award and Memorial Lecture, Bernard Fox Memorial Award, Noemi Fisman Award for Lifetime Clinical

表1 Psychosocial Academy におけるワークショップの例（2010 年）

Research Methods in Psychosocial Oncology（two-day）
Demonstrations of Hypnotic Approaches and Mind-Body Regulation for Symptom Management and Alleviation of Suffering in Advanced Cancer
Think Cancer Genetics is Simple? Hang On for the Ride
Evidence-Based Screening for Distress in Cancer：Hands-On Demonstration of Methods
Helping Children Thrive When a Parent Has Cancer：The Parenting at a Challenging Time（PACT）Model
Model of Spiritual Assessment and Integration into Care Provision
Pediatric Oncology：Going from Clinician to Clinical Researcher（and Back）
Biobehavioral Intervention for Cancer Stress
Couples Therapy in Advanced Cancer：Using Relational Intimacy and Meaning to Reduce Existential Distress
Meaning-Centered Psychotherapy Interventions in Advanced Cancer
Supportive Psychotherapy and Mindfulness Meditation Techniques
Teaching Communication about Palliative Care and End-of-Life Issues
Introductory Dignity Therapy Workshop
Employment and Work-Related Aspects in Cancer Survivorship

Excellence, Hiroomi Kawano New Investigator Award, Society Distinguished Life Fellowship Award などの学会賞をもち，さまざまなキャリアを対象として表彰を行い，メンバーのモチベーションを上げている．

さらに，IPOS のホームページには，コアカリキュラムが公開されるとともに，英語圏以外の専門家向けに各国語の翻訳のバージョンも公開されている．

4. Psychosocial Academy

IPOS の教育活動の一環として，Psychosocial Academy というワークショップ形式の教育プログラムを，World Congress の開催前々日と前日の2日間にわたり開催している．プログラムは IPOS が中心となって作成し，この分野における第一人者による指導を受けることが可能となっている．2010 年にカナダのケベックシティで開催されたプログラムの一部を表1に示すが，研究法から介入法まで幅広いテーマが供給されている．

5. IPOS Federation

IPOS の下部組織として，2008 年 6 月に正式に発足した団体で，「世界中のすべての患者と家族が，すべての病気の段階において最適な心理社会的ケアを受けるべきである」というメッセージを，各国が 1 つになって，サイコオンコロジーを代表して，世界に発信するということを目的として設立された．個人会員から構成される団体ではなく，各国のサイコオンコロジー関連の学会が構成メンバーとなっている点が通常の学術団体との違いである．2010 年 9 月末現在で，24 か国がフルメンバーとして参加しているが，日本サイコオンコロジー学会に関しては，一部の書類が準備状態で，オブザーバーとして参加している．各国のサイコオンコロジー関連の学会の代表者によるミーティングが年 1 回 IPOS の World Congress の期間中に開催され，各国のサイコオンコロジー関連の学会の活動の報告や，サイコオンコロジーをどのように広めていくかということに関する議論が行われる．

IPOS の役員会議や，IPOS Federation においても，日本に対する期待が高いことが実感され，日本におけるさまざまな職種の専門家の積極的な寄与が望まれる．IPOS からの「Distress（気持ちのつらさ）を第6のバイタルサインに加えよう」というメッセージが，2010年には，国際対がん連合（Union of International Cancer Control：UICC）においても正式に認められたという状況もあり，今後，サイコオンコロジーの重要性が世界に認識されていくことが予測され，わが国のがん診療においてもさらにこの分野が浸透していくことと，日本から世界へ向けて重要な知見が発信されていくことが期待される．

参考ウェブサイト
　1）国際サイコオンコロジー学会のホームページ（http://www.ipos-society.org/）

（吉内一浩）

Ⅱ　ガイドラインの作成と各地域での取り組み

　1990年代後半から精神心理的ケアを標準化する動きがあり，いくつかの国でガイドラインが作成されている．精神心理的なケアとその支援体制は，各国の医療保険制度や提供体制の担い手の職種によって異なる．ほかにも文化的な背景も影響を与えているため，海外の支援体制をそのままわが国のモデルに採用することは難しい点がある．しかし，背景となる考え方は共通であり，わが国で今後，精神心理的ケアの支援体制を構築する上で得られる示唆は非常に大きい．

1．ガイドライン

1）オーストラリア

　精神心理的ケアに関する最初のまとまったガイドラインは2000年にオーストラリアで作成された．当初は乳がん患者へのケアを目的に作成され，その後に他のがんにも対応する形で"Clinical Practice Guidelines for the Psychosocial Care of Adults with Cancer"としてもまとめて公開されている[1]．オーストラリアにおいては，ソーシャルワーカーを中心にがん患者の心理社会的な支援体制作りが行われており，情報提供および社会経済的支援を中心とした手厚いオーストラリアのケアの現状を示す内容である．

　オーストラリアのガイドラインは，各国のガイドラインにも影響し，カナダの Canadian Association of Psychosocial Oncology においてもガイドラインとして採用されている[2]．

　ヨーロッパにおいては，フランスやドイツ，イタリア，イギリスを中心に，公的な支援を受けて，がん医療における心理的サポートの重要性は身体治療と同等に受け入れられている．ヨーロッパにおいては，"Councils conclusions on reducing the burden of cancer"に治療中の患者からリハビリ，治療後の患者までを含めて，患者中心のケアを提供することの必要性を指摘している[3]．とくにヨーロッパの特徴は，包括的なケアと多職種チームによる支援体制を前面に出している点である．

2) イギリス，ヨーロッパ

　経済的な視点でやや独自性のあるイギリスでは，公的機関とは独立してガイドラインの策定を行う機関である National Institute for Clinical Excellence が，"Improving supportive and palliative care for adults with cancer" を策定した[4]．このガイドラインにはいくつかの特徴があり，①多職種によるケアの提供を重視していること，②医療経済的な観点を重視していることがあげられる．精神心理的ケアに関しては，すべての患者が精神心理的問題のアセスメントを受けて適切な支援を受けられるように保障する必要性，そのために精神保健の専門家へのアクセスを取ることの重要性を指摘している．

　ヨーロッパにおいては，ガイドラインに基づき，イギリス，フランス，ドイツ，ハンガリー，イタリア，スペインを中心に，精神心理的ケアの教育について共通カリキュラムを整備し，一部はネット上で公開されている．

3) アメリカ

　アメリカにおいては，National Comprehensive Cancer Network が 1997 年に設立され，多職種による精神心理的ケアを提供するための枠組みの構築を目指している[5]．NCCN の取り組みで特徴的な点は，精神的苦痛，社会経済的問題，スピリチュアルな問題を "distress" という言葉で統一している点である．そのため，"distress" は，うつ病や不安障害等の臨床診断に加えて，通常反応や経済的問題，実存的苦痛までを含んでいる．経済的問題を中心に，情報提供から心理的ケアまでの広く提供するアメリカのソーシャルワーカーの活動に合致した概念と言える．NCCN は practice guidelines for the management of psychosocial distress としてガイドラインを発表しており，スクリーニングシステムを中心とした合理的なモデルを提唱している[5]．

　アメリカにおいては，精神心理的ケアに関する報告書がまとめられた．Institute of Medicine (IOM) は，アメリカの医療の質の評価に関する一連の報告書を作成している[6]．2007 年に IOM は，身体疾患に罹患した患者の精神心理的，社会的問題に対して行われているケアについて一連の報告書を発表した．その中に，がんに罹患した患者に対する精神心理的ケアに関してまとめた報告書も作成されている (Cancer care for the whole patient—Meeting psychosocial needs)[6]．この報告書の中で，IOM の委員会は，がんの医療において，精神心理的ケアはがんの治療の一部であるとは認識されていないことを挙げている．報告書では，がんの診断の時から患者は著しい不安と抑うつを抱えていることに加えて，患者は高額の医療保険と，医療費に悩まされていることを指摘している．アメリカは国民皆保険制度をめぐって大きく揺れているが，2007 年の時点で，1,200 万人 (平均して 5 つの家族につき，1 家族) が，医療費の支払いに支障を抱えていた．医療費がかかることを懸念して，治療の決定が遅れることも多く，150 万人のアメリカ人ががんの治療費に関連して破産せざるをえなかったと報告している．

　このような厳しい医療負担が患者家族に強いられていることから，経済的問題を中心とした unmet needs に関する研究が重視されている．

　アメリカでは，がん医療はオンコロジークリニックを中心とした外来治療が中心となっている．外来においては，入院と異なり非常に忙しい場所でケアがなされなければならないこと，外来においては，心理療法士やソーシャルワーカーを常駐させるだけの経済的な余裕がないクリニックが多いこと，多忙な日常診療の中で精神心理的問題を抱えた患者を認識することが困難なこと，

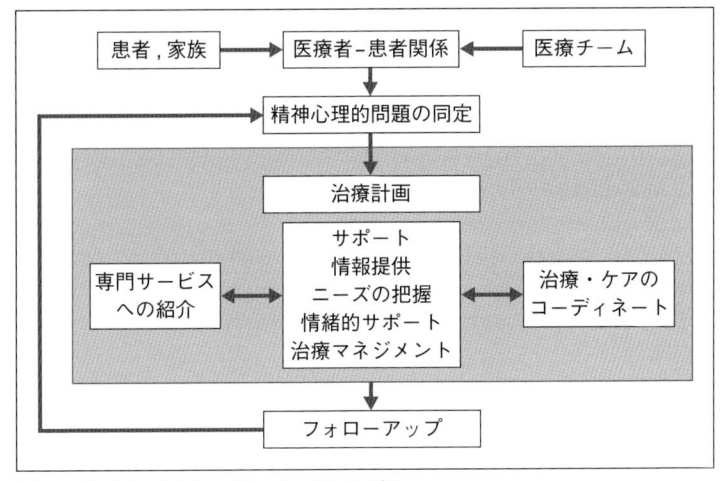

図1 精神心理的サービスの提供モデル

在宅療養に移行した結果,療養生活を支える家族の身体的精神的負担が増したこと,が問題としてあげられている.NCCNを中心にdistressに対するスクリーニングシステムも提案されているが,NCCN加盟施設でも実施率は30%程度と高くはない.

2. ケアの標準化

2005年にアメリカ連邦議会は,National Institute of Health(NIH)に1億の予算を計上し,外来がん診療において心理社会的サービスにアクセスするバリアの調査を始めた.

IOMでは精神心理的支援の定義から再構築を行い,精神心理的ケアの提供モデルを提示している(図1).このモデルはいくつかのコンポーネントからなる.

①基本的な医療者-患者間の良好なコミュニケーション

良好なコミュニケーションとは,治療関係を促進する,情報交換,情緒的に応答する,不確実な内容をマネジメントする,意思決定を行い,セルフマネジメントを促進する関係である.

②精神心理的ケアのニーズを把握する

忙しい外来の場面においては,簡易なスクリーニング(ultra-short)を行い,スクリーニングが陽性の場合に2段階目として医師やソーシャルワーカーからより詳細な評価を行う.

③ケアプランを作成する

治療・ケアとの連携をとった治療プランを作成する,情報提供と情緒的サポート,患者が疾患や治療をマネジメントをすることを支援する.

また,上記を踏まえて,IOM委員会は,がん医療において精神心理的問題に対するバリアを克服するために10項目の提言を出している.提言の内容は,提供モデルの標準化や医療者の精神心理的ケアに対する配慮を要請に加えて,患者家族の教育,公的機関の役割,保険者の役割,研究助成や研究者の育成への提言,研究の進展が望まれる分野などが盛り込まれている.IOMの報告書は,アメリカのがん医療において精神心理的ケアへの認識を高める転換点として大きな意味がある.

文献

1) Initiative TNBCCatNCC : Clinical Practice Guidelines for the Psychosocial Care of Adults with Cancer. 2003〔cited 2010 November 11〕; Available from : http://www.nhmrc.gov.au/publications/synopses/cp90syn.htm.
2) Oncology CAoP : A Pan-Canadian Clinical Practice Guideline—Assessment of Psychosocial Health Care Needs of the Adult Cancer Patient. 2009.
3) Union CotE : Council conclusions on reducing the burden of cancer. 2008 ; Available from : www.eu2008.si/en/News_and_Documents/Council_Conclusions/June/0609_EPSCO_cancer.
4) Excellence NIfC : Improving Supportive and Palliative Care for Adults with Cancer. 2004.
5) Network NCC : Distress Management〔NCCN Clinical Practice Guidelines in Oncology(NCCN Guidelines TM)〕. 2011.
6) Medicine Io : Cancer care for the whole patient—Meeting psychosocial health needs. Washington DC, National Academies Press, 2008.

（小川朝生）

III 東アジアにおける精神腫瘍学の取り組み

　2006年，第7回国際サイコオンコロジー学会(IPOS，ベニス)あたりから東アジア諸国からの参加者が著明に増え，2007年，第8回(ロンドン)，2008年，第9回(マドリッド)では東アジア発のシンポジウムが開催された．とくに，文化背景が似通い，表情でわかり合える東アジアの方々との討論は有意義で刺激的でもあった．そうした交流が実を結び，2008年10月8日，東アジアサイコオンコロジー学会第1回総会(東京)が開催された．香港，北京，台北，ソウル，マレーシアから数十名が参加し，各国の事情が窺える演題の報告であった．

> S1　Psychological morbidity in Chinese women following breast cancer surgery : a longitudinal study, Hong Kong
> S2　Development of the East Asia Network on Distress Screening among Cancer Patients : The Current Development in Taiwan, Taiwan
> S3　Psychological Screening in Japanese oncology setting, Japan
> S4　Psychological Screening in pediatric cancer survivors and their mothers, South Korea
> S5　Development of recommendations for distress management toward improvement of quality of life in cancer patients in South Korea, South Korea
> S6　The Influence of Cultural on the practice of Psychosocial Oncology in China : Current Status and Future Directions, China
> S7　Japanese cancer patients' preferences for physicians' communication style when receiving bad news, Japan
> S8　EAPOS : Growing evidence-based psycho-oncology for Asia, Hong Kong

　今後，IPOS傘下のEast Asia Psycho-Oncology Network(EAPON)として組織化され，2年ごとの総会が巡回してもたれること(香港，北京，台北，ソウル)が決まっている．

1) 香港

　香港大学の臨床心理士であるFielding R博士は，精神腫瘍学研究と教育を中心に活動を行って

いる．乳がん患者の心理的適応，治療決定の援助方法，進行乳がんの受診遅延などに取り組んでいる[1]．

2）台湾

1990年，台湾初のホスピスがMackay記念病院に創設され，ホスピスが一通り定着し，心の側面が強調されはじめた．Mackay記念病院精神科の方俊凱部長は，台湾ホスピス機構の三代目会長に就任し，終末期がん患者に生じるせん妄対策，抗うつ薬の効用，demoralization syndromeに関する研究を行った[2]．2009年，台湾精神腫瘍学会を創設し，第1回大会が開催された．がん告知はまだ本格的ではないが，台湾初のがんセンター病院が開院するなど，わが国と同じ道程を早晩辿ることになるかも知れない．精神腫瘍学の啓発の時期から学術発展期に移行しはじめた時期と言える．

3）韓国

がん対策を国策として，2000年創設の韓国がんセンター（Kim Jong-Heun精神腫瘍科部長）の開設を皮切りにソウル市内の各大学に包括的がんセンターが開設され，急速な発展を遂げている．研究活動も精力的で，うつ病とその予後因子（介護負担感）に関する研究や，がん患者の復職の問題など，大規模研究を行っていて非常に質が高い[3,4]．2010年，第1回韓国サイコオンコロジー会議が開催された．

4）中国

臨床腫瘍学の発展著しい中国では，少しずつがん患者の心の側面の重要性が認識されはじめ，つらさの寒暖計を使用したスクリーニング研究が始まったところである．精神腫瘍学の啓発が必要な時期と言える．

東アジアでは，西洋に比較すると近似した文化をもつとはいえ，詳細に比較すると数多くの違いも存在し，交流を重ねて初めて見えてくることもあるだろう．今後ますます，多国籍共同の研究が期待される．

文献

1) Lam WW, Shing YT, Bonanno GA, Mancini AD, Fielding R：Distress trajectories at the first year diagnosis of breast cancer in relation to 6 years survivorship. Psychooncology, 2010 Dec 2.[Epub ahead of print]
2) Fang CK, Chen HW, Liu SI, et al：Prevalence, detection and treatment of delirium in terminal cancer inpatients：a prospective survey. Jpn J Clin Oncol, 2008；38：56-63.
3) Park JH, Park EC, Park JH：Job Loss and Re-Employment of Cancer Patients in Korean Employees—A Nationwide Retrospective Cohort Study J Clin Oncol, 2008；26：1302-1309.
4) Rhee YS, Yun YH, Park S：Depression in Family Caregivers of Cancer Patients—The Feeling of Burden As a Predictor of Depression. J Clin Oncol, 2008；26：5890-5895.

〔内富庸介〕

3 精神腫瘍学の研究

1. 研究目標と歴史

　がん患者・家族の心理学的側面を理解すること，そして心のケア法を開発すること，これらの目標を達成するために，多くの先人達の研究が行われ全世界に影響を与えてきた．本章では，まず精神腫瘍学の研究目標，歴史を簡潔に紹介する．次にがん患者・家族に関する臨床研究を実際に計画しはじめる際の基本を，自験例を用いて概説する．最後に今後の課題について紹介する．

1）精神腫瘍学の研究目標

　精神腫瘍学の定義は，がんと心の関係を精神医学，心理学だけでなく，腫瘍学，神経学，免疫学，内分泌学，社会学，倫理学，哲学など自然科学および社会科学的手法を駆使して学際的に探究する学問である．とくに，以下の2つの研究目標が強調される．

　①がんが患者，家族，スタッフの心に与える影響：Quality of Life の向上（QOL，生命の質，人生の質，生活の質）

　②心や行動ががんに与える影響：罹患を減らすこと，生存を延ばすこと．

　これら2つの目標，すなわち QOL と罹患・生存を目標にしたときのサイコオンコロジーの研究モデルを図1に示す．がん種と治療法を独立変数として，その間に介在する変数の1つとして心理・社会・行動学的変数がある．歴史的に関心の高い，コーピング（対処），うつ病が，がんの罹患や生存（従属変数）に影響があるかどうかについて，よく調べられてきた．横断研究や縦断研究により，関連因子や予測因子を同定し，最終的には臨床介入研究を行って実証して，臨床の現場に還元するのが一般的な大まかな流れである．

2）精神腫瘍学研究の歴史

　現在の精神腫瘍学研究は，アメリカの国策 National Cancer Plan（1972）にリハビリテーション部門ができた1970年代以降に盛んになったが，70年代におけるがん医療でのインフォームド・コンセントの導入とその定着が大きな原動力となった（表1）．1970年前後のがん医療を取り巻く社会環境の変化，つまり，がん診断・治療の進歩，知る権利，がん告知，Quality of Life，リビングウィル，bio-psycho-social model，ホスピス運動は，精神腫瘍学の誕生，診療，そして研究に大きな影響を与えている．

　1970年代，爆発的に研究成果が産出されたが，当初の特筆すべき研究知見は，がんの生存期間に与える前向きな態度 fighting spirit 研究[1]や，サポートグループの参加による生存期間の延長[2]

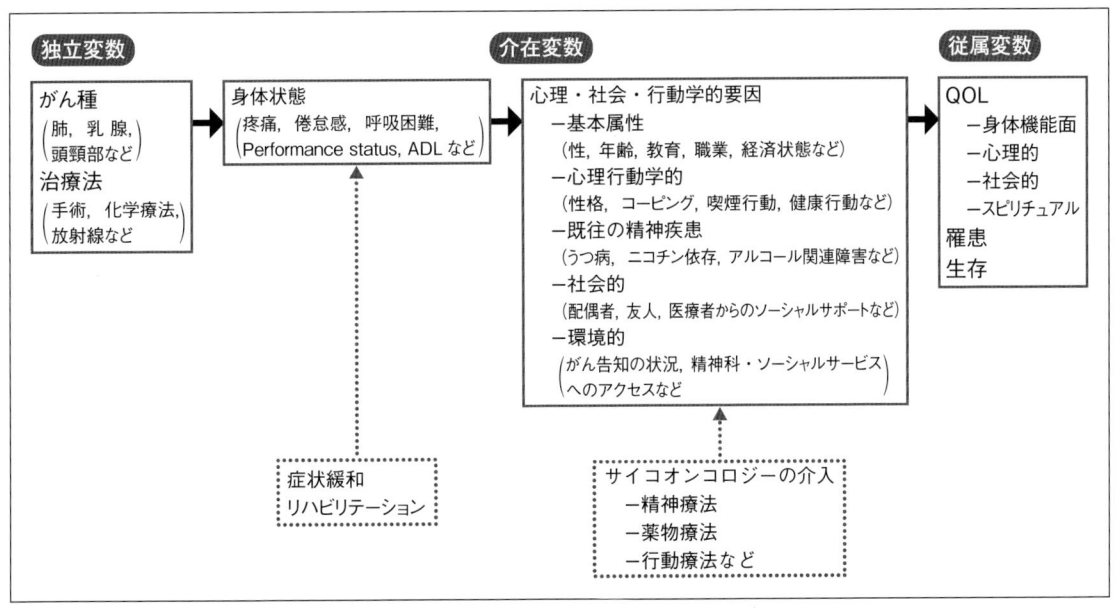

図1 QOLと罹患・生存に関する精神腫瘍学の研究モデル

独立変数
- がん種（肺，乳腺，頭頸部など）
- 治療法（手術，化学療法，放射線など）

↓

身体状態（疼痛，倦怠感，呼吸困難，Performance status, ADLなど）

↑ 症状緩和 リハビリテーション

↓

介在変数
心理・社会・行動学的要因
- 基本属性（性，年齢，教育，職業，経済状態など）
- 心理行動学的（性格，コーピング，喫煙行動，健康行動など）
- 既往の精神疾患（うつ病，ニコチン依存，アルコール関連障害など）
- 社会的（配偶者，友人，医療者からのソーシャルサポートなど）
- 環境的（がん告知の状況，精神科・ソーシャルサービスへのアクセスなど）

↑ サイコオンコロジーの介入
- 精神療法
- 薬物療法
- 行動療法など

→

従属変数
- QOL
  - 身体機能面
  - 心理的
  - 社会的
  - スピリチュアル
- 罹患
- 生存

表1 研究の歴史（欧米）

1950s-1970s.	サイコオンコロジー研究の胎動；乳房切除後の心理適応〔がん診断・治療の進歩，知る権利，がん告知，Quality of Life，リビングウィル，bio-psycho-social model，ホスピス運動〕
1970s.	サイコオンコロジー研究の展開；がん種，がん治療による心への多様な影響，適応方法，家族やスタッフの心への影響，診断や治療の遅れ，がん治療（乳房温存療法，抗がん剤）とQOL，心理療法，薬物療法の応用，意思決定，がん罹患や生存に関わる心理行動学的要因
1980s.	グループ療法，遺伝カウンセリング，禁煙プログラム，がん患者におけるうつ病の診断
1990s.	コミュニケーション技術訓練，医師による自殺幇助，悲嘆ケア，緩和ケアチーム，包括的ケアコーディネーション，望ましい死，経済性，代替療法，スピリチュアリティ
2000s	進行がん患者への精神療法（尊厳，意味，士気），Chemo-brain，精神腫瘍学カリキュラム・診療ガイドライン

が注目を集めた．その後，徐々に大規模追試研究により否定されている（表2）．もう1つの大きな目標であるQOL研究は，欧米でそれぞれQOL尺度の開発が行われ，EORTC-QOL尺度[3]，とFACT-QOL[4]は多くのがん治療の臨床介入試験で使用されている．Quality of Lifeの核心に迫ってきたのは，緩和ケアのみならずサイコオンコロジーの貢献も大きい．

日本の精神腫瘍学研究は，1994年に始まる厚生省第二次がん克服戦略事業のQOL分野として初めて設定され，それ以降研究が加速し，2007年のがん対策基本法の制定により大きな発展期を迎えている．がん対策基本法の3つの基本理念の第一番目にがん研究の推進が挙げられているからである．

がん対策基本法により策定されたがん対策推進基本計画では，緩和ケアについては，治療初期

表2 心理社会行動学的介入の生存期間に及ぼす影響

著者名(発表年)	n	がんの種類	結果
●Spiegel(1989)	86	metastatic breast ca	positive
Richardson(1990)	94	blood cancer	positive
Grossarth-Maticek(1989)	50	terminal breast ca	positive
McCorkle(2000)	375	old mixed ca	positive
▲Fawzy(1993),(2003)	68	early malignat melanoma	positive
Kuchler(1999),(2007)	271	GI ca	positive
Linn(1982)	120	end-stage mixed ca	negative
Ilnyckj(1994)	199	mixed ca	negative
Cunningham(1998)	66	metastatic breast ca	negative
Edelman(1999)	121	metastatic breast ca	negative
●Goodwin(2001)	235	metastatic breast ca	negative
Kissane(2004)	303	early breast ca	negative
●Kissane(2007)	485	advanced breast ca	negative
●Spiegel(2007)	125	metastatic breast ca	negative
▲Boesen(2007)	262	early malignat melanoma	negative
Ross(2009)	249	colorectal ca	negative

●:Spiegel研究とその追試研究　▲:Fawzy研究とその追試研究

から身体症状の緩和や精神心理的な問題への援助を行うことと同時にがん患者，その家族に対して心のケアを行う医療従事者の育成を行うこととなった．国においては，「緩和ケアチームの設置」を拠点病院の指定要件とする．より質の高い緩和ケアを実施していくため，緩和ケアに関する専門的な知識や技能を有する医師，精神腫瘍医，緩和ケアチームを育成していくための研修を行う．そして，がん医療における告知などの際には，がん患者に対する特段の配慮が必要であることから，医師のコミュニケーション技術向上に努めたり，告知を受けた患者の精神心理的サポートを行う人材の育成など，体制の整備に向けた研究を進めていくこととなった．まさに，精神腫瘍学研究の環境は整いつつある．

2. 精神腫瘍学研究の研究手法

本章では，がん患者・家族に関する臨床研究を実際に計画しはじめる際の基本を，自験例を用いて概説する．

1) 研究課題の設定(図2)

①研究課題の発案は，身近ながんに関連した個人的体験やがんの臨床現場から発した問題からはじまる．しかし，その課題が，数多くのがん患者にとって優先度の高い精神疾患や心理的問題なのかどうかは，実際にそのがん種，がん治療に習熟した，身近ながん専門医に妥当なものなのかどうかまず当たってみることをお勧めする．

②そして，MEDLINE，PsychINFOなどを利用して文献検索を行って多領域の雑誌に当たる．基礎研究，臨床疫学研究に関する文献的考察を深め，その研究課題がどれだけ調べられているのか，どこからが調べられていないのかを見極める．

③研究課題を絞り込み，未解決の問題かどうか，臨床的意義はあるのか，もしくは理論の展開に意味があるのか，課題を磨いていく．極めて，稀ながんやがん治療でかつ，将来大きな問題に

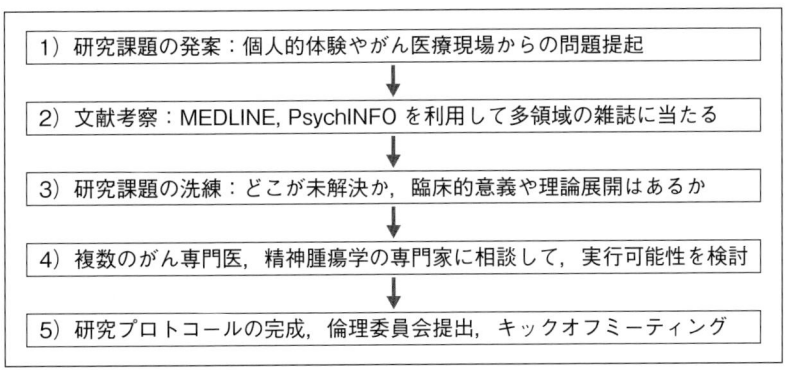

```
1) 研究課題の発案：個人的体験やがん医療現場からの問題提起
         ↓
2) 文献考察：MEDLINE, PsychINFO を利用して多領域の雑誌に当たる
         ↓
3) 研究課題の洗練：どこが未解決か，臨床的意義や理論展開はあるか
         ↓
4) 複数のがん専門医，精神腫瘍学の専門家に相談して，実行可能性を検討
         ↓
5) 研究プロトコールの完成，倫理委員会提出，キックオフミーティング
```

図2　研究の進め方：課題と対象の設定

も，また展開もしない課題である場合，研究の価値は薄れ，研究完遂には稀にしか到達しないだろう．

④それだけに，その道のがん専門医や，がん専門医が集まるカンファレンスで課題について相談するのは必須のプロセスである．ある程度，研究プロトコールのドラフトができた段階で，がん専門医が集まるカンファレンスで率直な反応をレジデントからスタッフにわたってまんべんなく尋ねてみる．カンファレンスで討論していく過程で，実際の患者を紹介してくれる際の医療者の診療場面での負担であるとか，患者の心理テストの負担の具合，看護師や事務系の協力の見込みなど研究課題の実施可能性が見えてくる．

⑤こうしてできた研究プロトコールを施設の倫理委員会に提出し，承認後，キックオフミーティングでいよいよ，がん専門医を交えた実施手順の最終確認をして研究をスタートする．

2) 研究課題の対象の設定

対象は均一な集団を心がけ，得られた結果の一般化を常に意識する．
①がん種：同一のがん種を選ぶ(例：非小細胞肺がん，進行乳がん)
②がん治療：同じ治療内容を選ぶ(例：手術療法のみ，術後補助化学療法あり)
③定点測定：同じ時期の対象を選ぶ(例：がんの診断後8週間以内，初回治療1年後，抗がん治療終了後4週以内)
④同じ身体状態(例：performance status 0-1，徒歩で外来通院できる)
⑤意識障害を除外する(例：Mini-Mental Status Exam. を使用し，認知症を除外する)

3) 研究評価項目の設定

評価項目は，以下のカテゴリーから研究目的によって選定する．
①患者背景：性，年齢，婚姻，雇用，教育経験，世帯人数，喫煙歴，がんの家族歴，経済状態，文化的/宗教的信念
②身体症状(痛み，倦怠感，呼吸困難など)
③医学的要因：病期，遠隔転移の有無，治療内容，身体機能(performance status など)
④精神症状(うつ病，不安障害，せん妄，認知症)
⑤心理的側面やスピリチュアルな側面(対処行動，認知機能など)

⑥Quality of Life（EORTC，FACT，SF-36 など）

評価法や評価尺度の選定にあたっては，

⑦評価法の信頼性と妥当性は確立しているか？

⑧簡単で，見やすく，短時間で終了し，患者の負担が少ないか？

⑨偏った傾向がなく，変化に鋭敏であるか？

⑩的外れな質問が混入していないか？　欲張っていないか？

について，詳細に検討する．適切な評価方法がない場合は，年余にわたる場合もあるが一から作成することも重要である．

4）研究デザイン

研究は，最初から臨床介入研究はしない．観察研究からはじめる．観察研究の中でも，まずは①症例報告，②複数例の症例シリーズ報告，③横断研究と続く．

①症例報告[5]

> **53 歳，男性**，営業マン，肺扁平上皮がん，Stage Ⅲb，化学療法後，放射線療法 2 回，痛みは少し，日常活動に軽度支障あり．
> **家族歴**：妻，長女，次女，長男（知的障害）の 5 人家族
> **主　訴**：頻繁に起こる呼吸苦発作で救急受診
> **現病歴**：肺がん治療後いったん復職したが，左鎖骨上窩リンパ節転移，左上肢しびれにて再休職中，救急受診を繰り返したため，救急外来から紹介された．
> **初診時**：「治療をはじめて 4 年にもなるが，もはやこれまで．何とか絶縁している娘と話がしたい．」と話した．
> **経　過**：パニック障害とうつ病に対し，安定薬と抗うつ薬を使用し，症状がまず軽減した．その上で，希望により父娘の関係修復を目標に診療を継続した．
> 　患者は，待望の長男が野球のできない障害をもって誕生したことに失望したこと，その後，仕事と地域の少年野球の監督業に没頭してきたことを振り返った．そして，肺がんの診断後，治療を始めた最中に，意に添わない娘の結婚を前に絶望感，無力感，無価値感，意味の喪失を経験した．
> 　患者と主治医の許可を得て，妻と長女に面談をして橋渡し役となり，10 か月後娘の結婚式が整い，その直後，永眠された．

本症例の症状緩和と問題解決という側面からまとめると，次のとおりである．
- 身体症状：痛み，しびれの緩和は有効だった．
- 精神症状：パニック発作，うつ状態の緩和も有効だった．
- 経済・介護の問題：養育費の問題は残った．
- 心理社会的問題　親子の和解はできた．
- スピリチュアルな問題：人生の振り返りはできた．

1980 年代のわが国のがん患者の精神症状と言えばせん妄ばかり報告されていたが，この症例報告により，がん告知を受けた患者にパニック発作や抑うつの問題も存在することが明らかにできた．しかし，この一例の体験だけではどの程度多いのかわからない．そこで，次にはある一定の観察期間を設けて，症例シリーズ研究となる．

②症例シリーズ報告（表 3）[6]

各病棟をリエゾン回診と称して我々は毎週病棟を回っていたが，1989 年の導入前後 1 年間で並

表3 症例シリーズ報告：がん患者の精神科依頼

		症例	性	年齢	疾患	PS*	依頼動機	告知	精神科診断	精神科受診から死亡までの期間
導入前(1988)	症例	1	F	78	肺がん	3	異常言動	うすうす	不安状態	6日
		2	F	68	胃がん	4	異常言動	うすうす	錯乱状態	17日
		4	M	59	肝がん	2	不穏	なし	術後せん妄	生存中
リエゾン回診		5	F	78	AML	4	異常言動	うすうす	錯乱状態	5か月
	症例	6	F	74	子宮がん	4	異常言動	あり	不安状態	4週
		7	F	36	骨髄腫	4	不安, 抑うつ	うすうす	不安状態	6週
導入後(1989)		8	M	61	胃がん	4	異常行動	うすうす	錯乱状態	3か月
		9	M	72	子宮がん	0	抑うつ	うすうす	抑うつ状態	生存中
		13	M	69	骨髄腫	4	拒絶	あり	不安状態	9日
		14	M	69	膀胱がん	4	異常言動	なし	脳梗塞	生存中
		15	M	22	CML	1	不穏	うすうす	錯乱状態	生存中
		16	M	53	肺がん	1	不安	あり	不安状態	生存中
		17	M	66	膵臓がん	2	不安	うすうす	不安状態	4週
		18	M	64	肺がん	1	不安	うすうす	錯乱状態	2か月

精神科既往歴を有する患者を除く.
＊PS：performance status

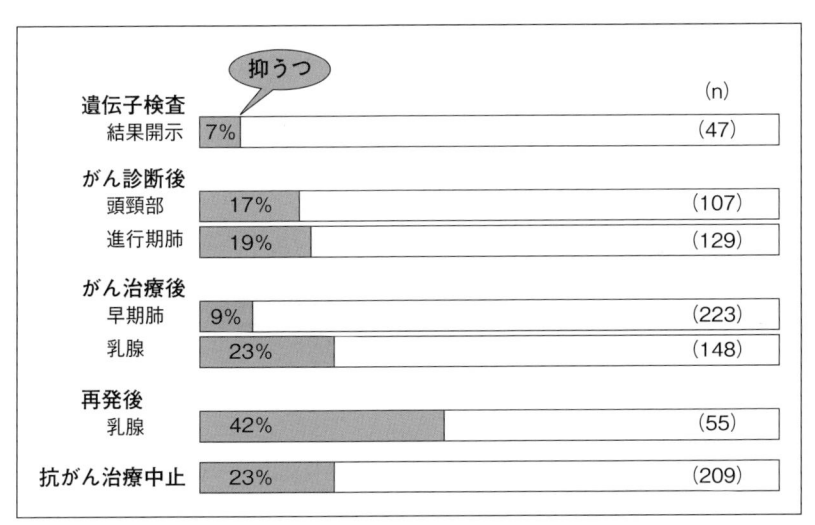

図3 横断研究報告：がんの臨床時期と抑うつの1か月有病率
（Murakami 2004；Kugaya 2000；Akechi 2001；Uchitomi 2000；Akechi 2001；Okamura 2000；Uchitomi 2003；Akechi 2004）

べたものがこれである．精神科医が積極的に連携を図った期間に告知を受けた不安・抑うつ状態の症例が観察されるようになったことがわずかに見てとれる．しかし，この少数例での後方視的検討では，単なる印象の域を出ない．そこで，規模を少し大きくしてあらかじめプロトコールを作成して計画された横断研究へと繋がっていく．

③横断研究(図3)

例えば，対象数が100症例前後の横断研究を行うと，その時点における疾患の有無や重症度，QOLなどと，性や年齢などの基本属性，既往・家族歴などの特徴との関連を検討できる（因果関

表 4a　がん患者の抑うつの有病率とその関連因子の解析

目的：がんの臨床経過における抑うつの有病率とその関連因子を明らかにすること．
研究デザイン：横断研究
方法：■抑うつの評価：構造化精神医学的診断面接
　　　■関連要因
　　　　患者背景　：性，年齢，婚姻状況，雇用状況，教育経験，世帯数，喫煙歴，がん・がん死の家族歴
　　　　医学的要因：病期，痛み，呼吸困難，転移の部位，Performance Status
　　　　心理社会的要因：対処法（Mental Adjustment to Cancer scale），サポート（種類，満足感），抑うつの既往
　　　■統計学的検討
　　　　ロジスティック回帰分析

表 4b　抑うつの関連因子・予測因子

横断研究	がんの部位	症例数	関連因子
	HNPCC 遺伝子検査　検査後 1 か月	47	抑うつの既往
	全病期頭頸部がん　初回治療前	107	進行病期，独居
	進行肺がん　初回治療前	129	若年（65 歳未満），痛み
	早期肺がん　術後	223	サポートに対する満足感
	術後乳がん　外来通院中	148	絶望的対処法，病気の子どもの存在
	再発乳がん　診断後 3 か月	55	早期再発（24 か月未満）
	終末期がん　死亡前約 3 か月	209	PS，抑うつの既往，サポートに対する満足感
縦断研究			予測因子
	早期肺がん	212	術前後の抑うつ・教育年数
	進行肺がん	89	ベースライン抑うつ（閾値下）
	終末期がん	66	ベースライン抑うつ（閾値下）

係ではない）．この際の対象選択は恣意的にならないよう，ランダム抽出するか全例を対象にするなどして一般化を図る．症例数の算定は，検定力により決まるが，100 症例以上集めるのが一般的である[7]．

　表 4a, b で具体例を示す．これら一連の研究は，がんのさまざまな臨床経過における抑うつの有病率とその関連因子を明らかにすることを目標に計画された．対象数が 100 症例前後の横断研究を行って，その時点における疾患の有無，つまり過去 1 か月のうつ病の有病率調査を行った．そしてもう 1 つの目標が，抑うつの有無との関連因子を明らかにすることであった．

　7 つの横断研究の結果を示す（**表 4b**）．精神科医ががんの臨床経過に沿って診断面接調査を行った結果，告知後の抑うつ（大うつ病，適応障害）は，再発後の 42％をピークに遺伝子検査から終末期まであらゆる時期に存在することがまず明らかになった．

　解析は，抑うつの有無と性，年齢などの基本属性や身体的，心理的，社会的特徴との関連をロ

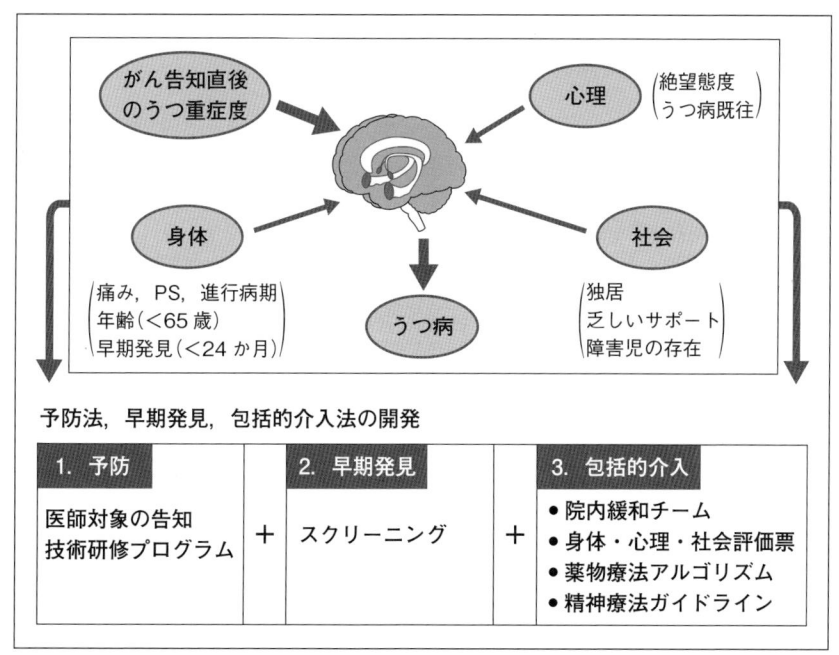

図4 がん告知と身体・心理・社会要因に着目したうつ病介入法

ジスティック回帰分析を用いて検討した(**表 4a**). 横断研究による関連因子は, 身体, 心理, 社会の各側面から抽出され, それぞれが弱く抑うつに関連していた(**表 4b, 図 4**).

④**コホート(縦断)研究もしくはケース—コントロール研究**

この種の研究は因果関係を検討する. 縦断研究により予測因子であるがん告知後の抑うつが最も強い予測因子であることが明らかになった(**表 4b**).

⑤**臨床介入試験**

以上の観察研究の結果を受けて, 下記の臨床介入試験が計画された(**図 4**).
①がん告知後の抑うつが最も強い予測因子であることから, がん告知に関する意向調査の結果を踏まえて医師対象の告知研修プログラムを作成し(**図 5**), 最終的にがん患者の抑うつの一次予防を目指している.
②抑うつの頻度はどの時点でも高く介入可能な疾患であることから, 早期発見を目指してスクリーニング法を開発し(**図 6**), 早期発見を目指す.
③抑うつの関連因子を評価して対応するための身体・心理・社会評価票(MD アンダーソンがんセンター)の日本語版作成[8]や各種介入法(進行がん患者の大うつ病性障害に対する治療アルゴリズム)の作成[9], の開発により, 抑うつに対する多様なアプローチを目指す.

3. 精神腫瘍学研究の課題

がんの情報(検査結果, 診断, 再発, 抗がん治療の中止など)開示により, 患者・家族は Life(生命, 生活, 人生)の危機に直面化させられる. 悪い知らせの後に生じる落胆, 孤立感, 疎外感, 絶望などの通常の心理学的反応への対応から, 急性ストレス反応, 適応障害, PTSD やうつ病などへの精神医学的対応まで, 幅広く積極的に対応することが必要とされている. 各種評価法および

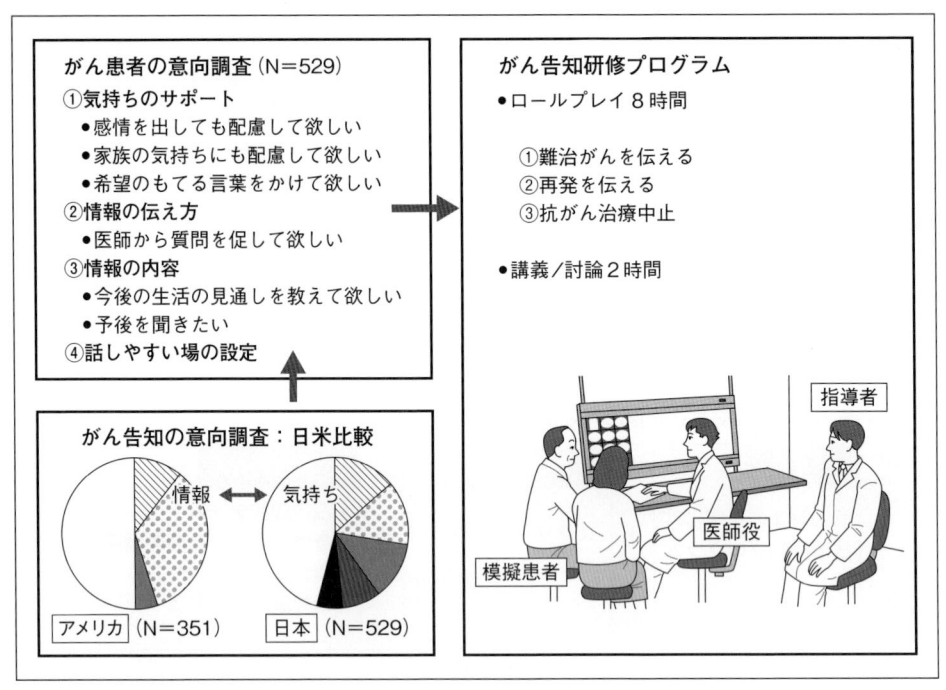

図5 がん患者の意向を踏まえた，がん告知技術研修プログラムの開発
(Fujimori, et al：2005, 2007, 2009)

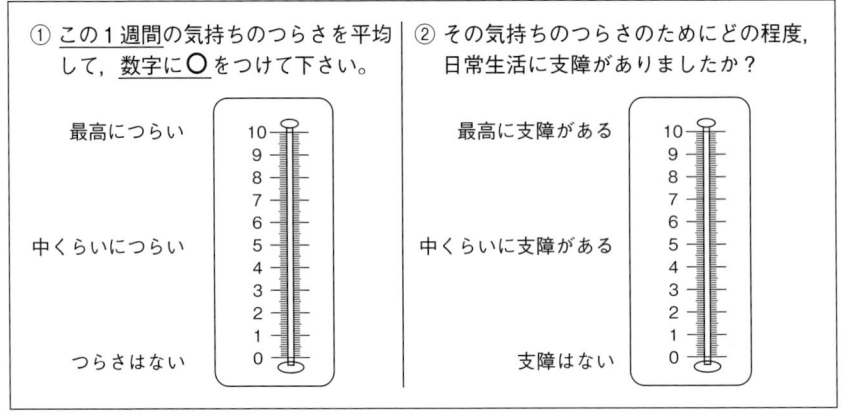

図6 つらさと支障の寒暖計
(Akizuki, et al：2005)

対応法の確立が望まれる．

1) がん患者の抑うつ対策

　抗うつ薬治療は最も基本であるが，がん患者を対象としたプラセボを用いた無作為比較臨床試験は極めて少ない(表5)．軽症例を対象に組み込むと効果がないように見える．軽症抑うつへの標準的介入法の確立は今後の課題の1つといえる．がんを含んだ，身体疾患を有する大うつ病患者への臨床試験では，有効性を示す結果が得られている[10]．また，生命予後が4～12週以内のが

表5 がん患者への抗うつ薬療法：プラセボ対照無作為比較試験

著者名(発表年)	診断基準	抗うつ剤	結果
Costa (1985)	大うつ病	ミアンセリン vs プラセボ	+
Heeringen (1996)	大うつ病	ミアンセリン vs プラセボ	+
Musselman (2006)	大うつ病＋適応障害	パロキセチン vs Desipramine vs プラセボ	−
Razavi (1996)	大うつ病＋適応障害	Fluoxetine vs プラセボ	−
Fish (2003)	軽症うつ状態	Fluoxetine vs プラセボ	+
Stockler (2007)	軽症うつ状態（大うつ病は除く）	セルトラリン vs プラセボ	−

表6 がん患者の抑うつに対する精神療法の有用性

著者名(発表年)	検討方法	対象研究	抑うつ Effect size
Devine (1995)	メタアナリシス	すべての介入研究	0.54
Meyer (1995)	メタアナリシス	無作為化比較試験	0.24
Sheard (1999)	メタアナリシス	比較試験	0.19
Luebbert (2001)	メタアナリシス	無作為化比較試験	0.54
Newell (2002)	系統的レビュー	無作為化比較試験（内的妥当性の高い）	推奨される治療はない
Ross (2002)	系統的レビュー	無作為化比較試験	一貫した結果が得られない
Barsevick (2002)	系統的レビュー	すべての介入研究	有用
Akechi (2008)	メタアナリシス	無作為化比較試験	0.44

ん患者への抗うつ薬投与に関しては，実際，逡巡する．せん妄を誘発せず，即効性，副作用を考慮した薬剤や経頭蓋磁気刺激装置などの医療機器開発が期待される．

抑うつ(適応障害と大うつ病)はあらゆる臨床経過において存在し，治療可能であるにも関わらず見過ごされる．この克服に，簡便なスクリーニング法と連結したコメディカルとの協働チーム介入の報告が漸く緒に着いた[11,12]．早期発見を組み合わせた標準的治療法の教育・訓練法の開発が待たれる．

2) 精神療法

がん患者への心のケアの基本は，やはり支持的精神療法である．がん治療後の社会復帰を促す目的で認知行動モデルに基づく精神療法が行われたり，治癒が望めない患者には感情表出を促し，死にゆく過程に焦点をあて実存モデルに基づく精神療法も行われている[13]．他者に依存する苦痛や自律性の喪失といった苦しみの中にあっても意味を見出す援助ができないか模索されている．今後，一般化するためには，多施設共同臨床試験が必要である．

がん患者の抑うつに対する精神療法の有用性を検討したものが**表6**である．全体を概観すると，有益だろうという結果であるが，詳細な介入法の確立が必要である．

遺族に悲嘆が強い場合，通常の支持療法が行われてきたが，対人関係療法，さらには故人とのエピソードの回想に取り組む曝露療法の有効性が報告されている[14]．また，遺族となる家族間の結びつきがあらかじめ弱いと評価された場合には生前から家族療法を行う試みも報告されている．

表7 がん医療におけるコミュニケーションスキルトレーニングの有効性

著者名	発表年	国	研究デザイン	内容	アウトカム				
					自己効力感	心理問題への態度	行動	患者満足度	患者ストレス
Aspergan	1996	スウェーデン	Open	Bad news	○	○	○	―	―
Baile, et al.	1997	アメリカ	Open	Bad news	○	―	―	―	―
Fallowfield, et al.	1998	イギリス	Open	Bad news	○	○	―	―	―
Baile, et al.	1999	アメリカ	Open	Bad news	○	―	―	―	―
Abel, et al.	2001	イギリス	Open	Bad news	○	―	―	―	―
Fallowfield, et al.	2002 2003a 2003b	イギリス	RCT	Bad news Pts' distress	○	○	○	n.s.	―
Jenkins & Fallowfield	2002	イギリス	RCT	Bad news Pts' distress	○	○	○	―	―
Farber, et al.	2003	アメリカ	Open	Bad news	○	○	―	―	―
Fujimori, et al.	2003	日本	Open	Bad news	○	―	―	―	―
Razavi, et al.	2004 2005 2006 2007	ベルギー	RCT	Bad news Pts' distress	○	○	○	―	n.s.
Lenzi, et al.	2005	アメリカ	Open	Bad news	○	―	―	―	―
Back, et al.	2007	アメリカ	Open	Bad news	―	―	○	―	―

3）コミュニケーション技術研修

がん医療におけるコミュニケーションスキルトレーニングの有効性に関する報告である（表7）．オープンスタディが中心であるが，アウトカムのうち医師の行動評価を見ると，有意な行動改善が観察されている．コミュニケーション技術は学習可能だという解釈であるが，患者のアウトカムのうち，満足度やストレスの軽減効果が表れることが課題である．

4）生存期間の延長

がんの罹患に影響を与える心理社会行動因子（図1，389頁）の中で，喫煙は最も強い因子で，唯一単独で4倍のリスクをもつ．その他の因子は単独では強くないが，生存期間に関しては生活行動様式や社会的因子は比較的強い関連を示す．抑うつなどは弱いもしくは不明であると考えられている．

①がんの罹患

これまでいわゆるcancer-prone personality（TypeC性格）と言われてきた，内面の苦悩を抑圧し表出しない性格傾向とがんの関連性は従来から指摘されてきた．追試されたが，極めて弱い関連であった（オッズ比＝1.19）．最近大規模コホートの報告で，アイゼンクの外向性，神経症性の性格は，発がんにも生存にも関与しないことから，臨床的にはがんになりやすい，がんを進めやすい性格があるとはいえないというのが現在の解釈である[15]．

②生存期間

ソーシャルサポートは一部否定的な結果も存在するが，多くの報告で弱いながらも（相対リスク＝1.5以下程度）がんの進展に関連しており，今後，どのような要因を介するのか検討が必要で

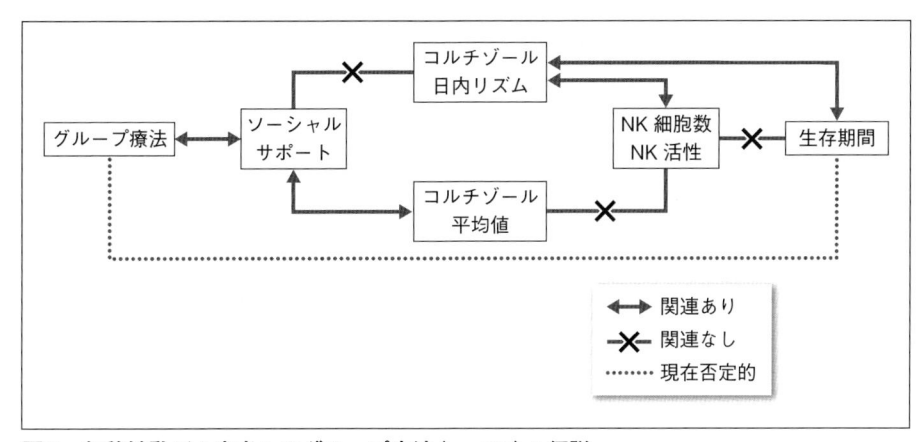

図7　転移性乳がん患者へのグループ療法(n＝125)：仮説
(Sephton, et al：JNCI, 2000；Tunner-Cobb, et al：Psychosom Med, 2000)

ある(免疫系を介するのか生活習慣行動を介するのか).

　Greerらのグループは，早期乳がん患者の前向きな態度(fighting spirit)と生存との関連を1970年代から検討してきたが[1]，同じグループにより中規模の追試研究(n＝578)が行われ，Fighting spiritは生存期間と無関係，絶望的な態度Hopelessness/helplessnessは弱い傾向を示すにとどまったが，抑うつ(HADS-D尺度12点以上)は有意な関連を示した[16]．うつ病と生存に関しては今後も検討の余地がある．

　Spiegelらは，治癒が望めない進行乳がん患者に対し，がん患者のQOLの向上を目的に精神療法を行ったところ，結果的に生存期間が18.9か月から36.6か月に延長したと予備的報告を行ったが，1989年当時は衝撃的であった[2]．その理論的背景は図7のように，グループ療法に参加するとサポートが増すことでストレス軽減が図られ，その結果，ストレスホルモン(コルチゾール)が減少して，NK細胞活性が上昇して生存期間を延長するというものである．しかしながら，その後，自らを含む3つの追試により(表2，390頁)，転移性乳がん患者に対して支持的-自己表出的グループ療法は生存期間に影響を与えないことが結論付けられた[17]．

　最近，心理社会学的要因とがん罹患・生存に関するメタアナリシスの結果が報告された[18]．心理社会学的要因はがん罹患・生存それぞれに統計上有意な関連はあるが，影響は極めて小さく，臨床上意味ある関連ではないこと，さらに，出版バイアスがあるので解釈には注意が必要であるとのことである(発がんHR＝1.06，生存HR＝1.03)．今後，すべてまとめてみるというよりは，がん種やがん治療を絞って，均一な詳細な結果が望まれるのかもしれない．現時点では総じて関連がないといえる．

5) 家族，遺族

　長い闘病生活をともに戦う家族の精神的負担も，患者と同等であることがメタアナリシスにより明らかになり，乳がん患者の配偶者もケアが必要である[19,20]．

　全米のホスピスケアを受けた夫婦を対象とした症例対照研究から，遺族の生存率が上昇するという報告が得られた．遺族の死亡率は従来から一般人口に比較して高いが，生前からの配偶者へのホスピスケアの意義はさらに増すであろう[21,22]．今後，わが国でも必要な研究課題である[23]．

6）地域介入

切れ目のない心のケアを提供しようと，継続性を意識したコミュニティケアを今後意識しないといけないであろう．2001 年発表されたイギリスの NICE マニュアルではその構築方法まで詳しく記載されている[24]．遺族ケアまで含めた地域医療・福祉計画，医療政策が課題となってくるだろう．

精神腫瘍学の発展を願って，基盤となる研究について，その歴史，自験例を用いた実施計画，そして課題について述べた．研究に参画する若い世代の行動に期待する．

引用文献

1）Greer S, Morris T, Pettingale KW：Psychological response to breast cancer—effect on outcome. Lancet, 1979；2：785-787.
2）Spiegel D, Bloom JR, Kraemer HC, et al：Effect of psychosocial treatment on survival of patients with metastatic breast cancer. Lancet, 1989；2：888-891.
3）Aaronson NK, Ahmedzai S, Bergman B, et al：The European Organization for Research and Treatment of Cancer QLQ-C30—a quality-of-life instrument for use in international clinical trials in oncology. J Natl Cancer Inst, 1993 85：365-376.
4）Cella DF, Tulsky DS, Gray G, et al：The Functional Assessment of Cancer Therapy scale—development and validation of the general measure. J Clin Oncol, 1993；11：570-579.
5）内富庸介，他：がん患者のコンサルテーション—リエゾン精神医学とサイコオンコロジー，河野博臣，他（編）：サイコオンコロジー入門，pp87-99，日本評論社，1995．
6）内富庸介，他：終末期がん患者への精神医学的関与に関する研究．臨床精神医学，1992；21：113-118
7）Hulley SB, Cummings SR, Browner WS, et al：Diagnosing Clinical Research〔木原雅子，木原正博（訳）：医学研究のデザイン．第3版，メディカル・サイエンス・インターナショナル，2009〕
8）Okuyama T, Wang XS, Akechi T, et al：Japanese version of the MD Anderson Symptom Inventory—a validation study. J Pain Symptom Manage, 2003；26：1093-1104．（国立がん研究センター精神腫瘍学グループホームページ　http://pod.ncc.go.jp/からダウンロード可能）
9）秋月伸哉，明智龍男，中野智仁，他：進行がん患者のうつ病．精神科薬物療法研究会，本橋伸高（編）：気分障害の薬物療法アルゴリズム．pp83-99，じほう，2003．
10）Gill D, Hatcher S：A systematic review of the treatment of depression with antidepressant drugs in patients who also have a physical illness. J Psychosom Res, 1999；47：131-143.
11）Sharpe M, Strong V, Allen K, et al：Management of major depression in outpatients attending a cancer centre—a preliminary evaluation of a multicomponent cancer nurse-delivered intervention. Br J Cancer, 2004；90：310-313.
12）Carlson LE, Groff SL, Maciejewski O, et al：Screening for distress in lung and breast cancer outpatients—a randomized controlled trial. J Clin Oncol, 2010；28：4884-4891.
13）Kissane DW, et al：Dignity, Meaning, and Demoralization：Emerging Paradigms in End-of-Life Care. Chochinov HM and Breitbart W（eds）：Handbook of Psychiatry in Palliative Medicine. 2nd ed, pp324-340, Oxford, Oxford University Press, 2009
14）Shear K, Frank E, Houck PR, Reynolds CF 3rd：Treatment of complicated grief—a randomized controlled trial. JAMA, 2005；293：2601-2608.
15）Nakaya N, Bidstrup PE, Saito-Nakaya K, et al：Personality traits and cancer risk and survival based on Finnish and Swedish registry data. Am J Epidemiol, 2010；172：377-385.
16）Watson M, Haviland JS, Greer S, et al：Influence of psychological response on survival in breast cancer—a population-based cohort study. Lancet, 1999；354：1331-1336.
17）Goodwin PJ, Leszcz M, Ennis M, et al：The effect of group psychosocial support on survival in metastatic breast cancer. N Engl J Med, 2001；345：1719-1726.

18) Chida Y, Hamer M, Wardle J, Steptoe A : Nature Clinical Practice. Nat Clin Pract Oncol, 2008 ; 8 : 466-475.
19) Hodges LJ, Humphris GM, Macfarlane G : A meta-analytic investigation of the relationship between the psychological distress of cancer patients and their carers. Soc Sci Med, 2005 ; 60 : 1-12.
20) Nakaya N, Saito-Nakaya K, Bidstrup PE, et al : Increased risk of severe depression in male partners of women with breast cancer. Cancer, 2010 ; 116 : 5527-5534.
21) Christakis NA, Iwashyna TJ : The health impact of health care on families—a matched cohort study of hospice use by decedents and mortality outcomes in surviving, widowed spouses. Soc Sci Med, 2003 ; 57 : 465-475.
22) Zisook S, Shear K : Grief and bereavement—what psychiatrists need to know. World Psychiatry, 2009 ; 8 : 67-74.
23) Asai M, Fujimori M, Akizuki N, et al : Psychological states and coping strategies after bereavement among the spouses of cancer patients—a qualitative study. Psychooncology, 2010 ; 19 : 38-45.
24) National Institute for Health and Clinical Excellence : Depression in adults with a chronic physical health problem—treatment and management. 2009.(Clinical guideline 91.) (www. nice. org. uk/CG91)

〈内富庸介〉

索引

| 和文 |

あ

アイコンタクト 242
アカシジア 161,166
アキネジア 161
アスペルガー障害 144
　── の診断基準 145
アセスメントの順序 60
アセトアミノフェン 68
アプリケーター 22
アプレピタント 74
アポトーシス 18
アミトリプチリン 169
アモキサピン 157,161,171,306
アリピプラゾール 165
アルコール依存症 112,147,278
　── の早期離脱症状 279
アルコール性認知症 278
アルコールとがん発症 35,147
アルコホーリクス・アノニマス 148
アルツハイマー病 133
アルデヒド脱水素酵素-2 欠損者 147
アルプラゾラム
　　74,78,100,101,118,180,306
悪液質 70
悪性胸膜中皮腫 267
悪性黒色腫 284
悪性腫瘍 8
　──,高齢者に特徴のある 312
悪性症候群 167
悪性度,腫瘍細胞 11
悪性リンパ腫 281
安楽死 5,359

い

イミプラミン 169
イリノテカン 159,173
イレウス 270
インターフェロン 172
　── によるうつ病の発症 273

インターフェロンα 283
インタビュー,コンサルテーション 57
インフォームド・コンセント
　　1,46,228,239,353,**355**,365
医事法 355
医の倫理綱領 354
医薬品の臨床試験の実施の基準に関する省令 360
医療過誤 357
医療型療養病床 202
医療事故 357
医療者間のコミュニケーション 248
医療水準 357
医療ソーシャルワーカー 202
医療訴訟 356,357
医療費 205,229
医療法 355
医療倫理 353
　── に関する法律 354
胃がん 268
異型度,腫瘍細胞 11
移植医療 360
意思決定能力 366
　──,パーソナリティ障害患者の 155
　── の判定 367
　── の評価スケール 369
意思能力 366
遺族 323
　── に及ぼす影響,死別が 324
　── に生じる心理的反応 333
　── のコンサルテーション 343
　── のメンタルヘルス 332
　── への対応 336
遺族介入のストラテジー 336
遺族ケア 343
遺伝カウンセリング 349
遺伝子検査 15,349
遺伝子診断 347
遺伝性疾患 347
遺伝性腫瘍症候群 296
遺伝性非ポリポーシス大腸がん 349

家・木・人テスト 303
痛み 173
逸脱行為 121
因果関係 357
因子妥当性,QOL 尺度 216
咽頭部の知覚異常 271
陰性感情 154
飲酒 36

う

うつ病 5,52,**96**,112
　──,HIV における 286
　── の診断 98
うつ病エピソードの基準 98
運動照射法 22

え

エスシタロプラム 339
エチゾラム 180,306
エネルギー温存療法 72
エネルギー療法 208
エルロチニブ 80
栄養 81
栄養管理,がん治療中の患者における 82
栄養サポートチーム 81
栄養状態の評価 81,315
腋窩リンパ節転移 289
延命処置 323
延命治療 359
遠隔転移の有無 14
嚥下障害 161

お

オートファジー 18
オープン・クエスチョン 242
オキサリプラチン 79,80
オキシコドン 68
オストメイト 271
オピオイド 56,**68**,77
　── によるせん妄,幻覚 163
オピオイド・ローテーション 56

オランザピン
　　　　128, 129, 161, 162, 165, 169, 306
オンコロジスト・ファシリテーター
　　　　377
オンダンセトロン　306
悪心・嘔吐　72, 174
　――の原因, がん患者の　74
横断研究　393
横断麻痺　57
恩恵・無害の原則　353

か

カタルシス　196
カプセル内視鏡　269
カルバマゼピン　159, 162, 176
カルボプラチン　189
ガイドライン, 精神心理的ケアに関する　383
ガバペンチン　160, 176, 190
ガランタミン　184
がん　8
　――の告知　13, 358
　――の症状自覚　44
　――の診断　44
　――の精査　44
　――の治癒　1
　――の定義　8
　――の転移経路　9
　――の臨床経過　43
　――が家族に及ぼす影響　324
がん遺伝子　9
がん患者
　――の心のケアレベル　374
　――の療養生活の質　361
がん患者・家族相談支援室　376
がん患者の家族　323
　――が抱える問題　325
がん検診　40
がん検診受診率の推移　41
がん告知　1
がん告知技術研修プログラム　396
がん細胞の増殖　9
がん診療連携拠点病院　4, 251
がん診療連携拠点病院緩和ケアチーム基礎研修会　377
がん診療連携拠点病院緩和ケアチーム研修会　378
がん生存者室　319
がん性疼痛　173
　――, 難治性の　272

がん専門看護師　42
がん対策基本法　3, 40, 361, 389
がん対策推進基本計画　3, 361, 389
がん長期生存者　1, 319
がん疼痛の薬物療法に関するガイドライン　66
がん特異的QOL尺度　217
がんプロフェッショナル養成プラン　377
がん薬物療法　18
　――の有効性　19
がん予防法, 日本人のための　41
がん抑制遺伝子　9
がん罹患リスク　28
下垂体腺腫　291
化学療法剤　1
化学療法中のリハビリテーション　193
加齢　310
可逆性後白質脳症症候群　158
家系内集積　347
家族　323
　――が受けるストレス　342
　――に及ぼす影響, がんが　324
　――に生じる心理的反応　326
　――のコンサルテーション　342
　――の精神科受診　342
　――の精神的負担　399
　――のメンタルヘルス　325
　――へのカウンセリング・スクリーニング　330
家族介入のストラテジー　329
家族ケア, 小児がんの　302
家族集積性　347
家族性腫瘍　347
　――の分類　348
家族性大腸腺腫症　349
家族性乳がん　274, 348
過形成　8
過失　357
過鎮静, 薬剤性の　129
画像検査　14
介護　202
介護支援専門員　203, 257
介護職との連携　257
介護福祉士　257
介護保険　206, 257
　――の被保険者　207
介護療養型医療施設　202
介入方法　165
回想法　137, 198, 237

絵画欲求不満研究　303
開胸後疼痛　267
外傷後ストレス　302, 307
外傷後ストレス障害　120, 302
外傷後成長　301, 320
外照射　22
外来連携の工夫　260
拡大リンパ節郭清　16
核医学検査　15
確証的因子分析　216
学習プログラム, がん医療を専門とする医師の　376, 379
活性酸素　310
褐色細胞腫　288
肝炎ウイルス　272
肝がん　272
肝硬変　273
肝細胞がん　272
看護師との連携　254
患者
　――に対する義務, 医師の　355
　――の権利に関するリスボン宣言　354
　――の自律性　353
　――の全身状態　13
患者・家族が望むこと　227
患者会　47, 262
間期死　21
感覚発作　156
感度, QOL尺度　217
緩下剤　79
緩和医療　210
緩和ケア　211, 358
緩和ケア研修会　362, 376
緩和ケア診療加算　3, 212
緩和ケア診療加算制度　258
緩和ケアチーム　3, 49, 258, 362, 378
　――の役割　259
緩和ケア連携診療体制　5
緩和的照射　23
環境刺激　25
癌取扱い規約　14

き

キャパシティ　367
危機介入　195
気管支鏡検査　15
気分障害　151
　――の評価　62
気持ちのつらさと支障の寒暖計　330

希死念慮　**109**,113
既知集団妥当性，QOL 尺度　217
記憶障害　135
基準関連妥当性，QOL 尺度　216
基本的 ADL　314
器質性脳症候群　121
機能温存療法　1
機能的能力　367
聴く技術　242
喫煙　**38**,267
喫煙率，日本人の　148
逆転移　195,339
── ，医療者の　153
逆転移感情　154
急性期嘔吐　73
急性骨髄性白血病　282
── ，高齢者の　312
急性ジストニア　166
急性リンパ性白血病　282,296,301
級内相関係数　217
虚無　235
共感的限界設定　153
共分散構造分析　216
恐怖症　117
胸腔鏡・縦隔鏡検査　15
胸膜浸潤痛　267
強度変調放射線療法　22
強迫性障害　117
教育研修　374
行政責任　357
業務上過失致死傷罪　357
局所療法　16
禁煙外来　148
禁煙治療　148

く

クエチアピン　128,129,161,165,183
クロナゼパム　93
クロミプラミン　101,118
クロルプロマジン　165,184
グリオーマ　291
グループカウンセリング　262
群発自殺　114

け

ケース-コントロール研究　395
ケアギバー　319
ケアノート　215
ケアの標準化　385
ケアプラン　203

ケアマネジャー　203,257
ゲフィチニブ　159
ゲムシタビン　272
けいれん　156
けいれん性発作　156
外科病期　14
刑事責任　357
経尿道的膀胱腫瘍切除術　276
軽度認知障害　366,367
傾眠　61
欠神発作　156
血管腫　296
血管新生　10
血管性認知症　133
血球貪食リンパ組織球症　296
血行性転移　9
結果回避義務　357
結果予見義務　357
結腸がん　271
見当識　128
見当識障害　121,135
研究課題の対象の設定　391
研究デザイン　392
研究と倫理　360
倦怠感　69,95
── の評価　70
倦怠感 NRS　70
検診と心理的問題　40
権利侵害　357
幻覚症　278
幻聴　139
言語幻聴　139
限界設定　153
限度額適用認定証　205
原発性アルドステロン症　288
原発性脳腫瘍　291
原発不明腫瘍　289
現実見当識訓練　137

こ

コーピング　152
コーピング技術　350
コデインリン酸塩　78
コホート研究　395
コミュニケーション　238
── ，効果的な　239
── ，対応に苦慮する　246
コミュニケーション技術
── ，あらゆる医療者に求められる基本的な　240

── の学習方法　248
コミュニケーション技術研修　398
コミュニケーション技術研修会事業　377
コルチゾール　399
コンサルテーション　52
── のマナー　255
コンサルテーション・リエゾン精神医学　252
コンピテンス　367
呼吸器系腫瘍　266
呼吸困難　**76**,180
── の治療ステップ　78
呼吸不全　76
呼吸抑制　57
呼吸リハビリテーション　78
固縮　161
姑息的手術　16
姑息的照射　22
孤独　235
孤立感　49,349
故人への思慕　333
個人情報，患者の　355
個人情報の保護に関する法律　358
誇大妄想　139
公正の原則　354
広汎性発達障害　143
甲状腺がん　**287**,296
甲状腺機能低下症　288
交代性精神病　157
向精神薬の使用，悪性腫瘍治療中の　186
行動療法-漸進的筋弛緩法　197
抗うつ薬　167
── による精神神経症状　163
── の注意すべき相互作用　172
── の比較試験，がん患者を対象とした　100
抗うつ薬治療　169
抗うつ薬投与のタイミング　169
抗がん剤　18
── の催吐性リスク　73
── の分類　20
抗精神病薬　165
── の作用　165
── の有害事象　166
抗てんかん薬　176
── ，相互作用　188
── による精神症状　178
── の使用対象　176

抗認知症薬　136
抗不安薬　78, **178**
　　── による薬物療法　100
　　── の使用対象　179
　　── の投与経路　180
更年期障害様症状　281
肛門温存　271
後期離脱　278
後天性免疫不全症候群　285
高額療養費　205
高額療養費貸付制度　205
高額療養費受領委任払制度　205
高額療養費つなぎ資金　205
高齢者
　　── と臨床試験　312
　　── におけるコミュニケーション　311
　　── の脆弱性　315
高齢者腫瘍学　309
高齢者人口　309
高齢者抑うつ尺度　315
喉頭がん　278
喉頭部の知覚異常　271
構音障害　161
構造モデル　216
告知　358
国際サイコオンコロジー学会　2, 381
心のケア　43
心のケアレベル，がん患者の　374
骨シンチグラフィー　15
骨髄異形成症候群　281, 282
骨軟部腫瘍　284
骨肉腫　284
根治照射　22
根治的手術　16

さ

サイコオンコロジストファシリテーター　377
サバイバー　318
サバイバーシップ　318
　　── における正の心理的変化　320
　　── における負の心理的側面　320
　　── の QOL　320
　　── の心理社会的問題　319
サポートグループ　47
再現性，QOL 尺度　217
再体験症状　120
再発　48
再発高危険群　17

再発時のショック　229
再発不安　4, 47
細胞がん化する背景　310
細胞死　18, 21
細胞周期　19, 21
債務不履行　357
催吐性リスク
　　──，抗がん剤の　73
　　──，放射線部位による　74
在宅医療　5, 203
　　── との連携　260
在宅療養支援診療所　203
罪悪感　348
錯覚　333
三環系抗うつ薬　101, **169**, 306
酸化マグネシウム　79
酸素分圧　21
残遺状態　139

し

シクロスポリン　294
シスプラチン　80, 189
ジアゼパム　180
ジフェンヒドラミン　184
ジュネーブ宣言　354
子宮頸がん　280
子宮体がん　280
子宮内膜がん　280
支持的心理療法　305
支持的精神療法　102, **195**, 397
死別　333, **343**
　　── が遺族に及ぼす影響　324
知る権利　1
思春期危機　301
自己決定　228
自己決定権　353, 356, 359
自殺　110
　　── の予防　112
　　── のリスク　47
自殺企図後の対応　113
自殺後の対応　113
自殺幇助　5
自殺率，がん患者の　110
自助グループ　262
自責感　333
自発性　365
自閉　139
自閉症　142, 143
自閉性障害　144
　　── の診断基準　144

自律の原則　353
児童精神医学　299
児童における精神症状の評価　300
事前意思決定　367
事前指示　366
磁気共鳴画像　14
失見当識　121
失声　279
質問紙による心理学的評価法　303
実存の苦痛　112, 198
　　──，再発，終末期の　198
実存的問題の評価　63
実行機能障害　135
実施可能性，QOL 尺度　217
社会経済的不平等　26
社会経済的問題の評価　63
社会に対する義務，医師の　355
社会福祉士　202
若年発症　347
手技療法　208
手術後 5 年生存者　318
手段的 ADL　314
守秘義務　355
腫瘍　8
　　── の大きさ　13
腫瘍緊急症　23
腫瘍外科学　16
腫瘍血管新生　10
腫瘍細胞　8, 12
腫瘍診断学　12
腫瘍随伴症候群　273
腫瘍生物学　8
腫瘍病理学　10
腫瘍放射線治療学　21
腫瘍崩壊症候群　24, 157, 158
腫瘍マーカー　15
受診遅延　44
樹木画テスト　303
収束的/弁別的妥当性，QOL 尺度　216
宗教　236
終末期　49
終末期医療　358
　　── における倫理的問題　358
　　── の精神医学的問題　234
　　── の鎮静　85
　　── のリハビリテーション　193
終末期がん患者
　　── の QOL 評価　220
　　── の予後予測　83
終末期せん妄　130, 181

終末期特有の問題　260
集学的治療　16, 53, 298, 365
集団精神療法　197
十二指腸がん　269
縦断研究　395
熟眠障害　183
出血　81
術後化学療法　17
術前化学療法　17
初期治療　46
除外的診断　98
小細胞肺がん　266
小線源照射　22
小腸がん　269
小腸内視鏡　269
小児がん　296
　──の家族ケア　302
小児がん診療におけるチーム医療
　　304
小児がん治療に伴う心理社会的問題
　　301
消化器系腫瘍
　──，下部　270
　──，上部　268
症候性てんかん　188
症例シリーズ報告　392
症例報告　392
傷病手当金　205
障害年金　206
上大静脈症候群　23, 57
上皮性　11
上皮性悪性腫瘍　8
上皮内腫瘍　12
情動鈍麻　139
食道がん　278
食欲不振　174
心身医療　208
心身症，子どもの　299
心タンポナーデ　24
心理学的評価法，質問紙による　304
心理学的剖検研究　112
心理教育的介入　196
心理社会的介入　194
　──の有用性のエビデンス　194
心理社会的危機　234
心理社会的苦痛　58
心理社会的問題　25
　──，がん患者とその家族が抱える
　　227
心理職との連携　256

心理的発達の障害　142
心理的反応　43
　──，家族に生じる　326
心理的問題の評価　63
申請主義　202
身体技法　208
身体症状評価　60
身体症状マネジメント　65
身体診察　13
侵害受容性疼痛　65
神経膠腫　291
神経障害性疼痛　65
神経鞘腫　291
神経認知学的合併症，晩発性の　301
振戦せん妄　278
浸潤がん　9
浸潤性膵管がん　273
進行がん　12
進行期　48
進行期がん患者のQOL評価　220
診療録　357
人格障害　150
人権の擁護　353
人工呼吸器　359
腎がん　277
腎細胞がん　277

す

ステロイド　56, 71, 78, 283, 306
　──副作用　301
　──による不眠　94
　──の離脱症状　162
ステロイド精神病　162
ストーマ形成　270
ストレスホルモン　399
ストレッサー　25
スピリチュアリティ　235
スピリチュアルケア　236
スピリチュアルペイン　235
スルピリド　161
衰弱　69
睡眠障害　89, 182
睡眠薬　91, 182
膵がん　273
髄膜腫　291

せ

セカンド・オピニオン　244
セツキシマブ　80
セルトラリン　171

セロトニン再取り込み阻害剤　306
セロトニン症候群　173
セロトニン・ノルアドレナリン再取り
　込み阻害薬　101, 171
センチネルリンパ節郭清　18
セント・ジョーンズワート　187
センノシド　79
せん妄　52, 120
　──，終末期　130
　──の疫学　121
　──の原因　124
　──の症状評価　123
　──の診断基準　122
　──の発症を疑う症状　125
　──の病態　124
　──のマネジメント　125
　──への治療的介入　128
　──への薬物療法　129
世代継承生成性文書　237
生活の質　1, 215
生検　13
生存期間の延長　2, 398
生体内利用率　186
成年後見制度　366
制吐剤　56, 74
　──の副作用　76
制吐剤適正使用ガイドライン　74
誠実・忠実の原則　354
精神科薬物療法　165
精神腫瘍医　3, 250, 252
精神腫瘍学　5
　──と連携　250
　──の基本教育のための都道府県指
　導者研修会　379
　──の研究　388
　──のコンサルテーション　52
　──の誕生　2
　──の定義　388
　──の特徴　252
精神腫瘍学研究
　──の研究手法　390
　──の歴史　388
精神腫瘍学の歴史　1
　──，わが国の　2
精神症状緩和　194
精神症状スクリーニング法，がん患者
　に使用する　103
精神症状評価　61
精神心理的苦痛　58
精神遅滞　142

精神保健　4
精神保健福祉士　202
精神発作　156
静座不能症　161,166
脆弱性　315
脊髄圧迫　23
説明義務　357
積極的安楽死　360
先天性免疫不全症　296
染色体異常　296
染色体検査　15
選択的セロトニン再取り込み阻害薬
　　　101,171
選択を表明する能力　369
遷延性悲嘆障害　334
全身性けいれん　188
全身的筋弛緩法　118
全身療法　16
全般性不安障害　117,119
前頭側頭葉型認知症　133
前立腺がん　276
前立腺がん患者のQOL　277
善管注意義務　357

そ

ソラフェニブ　272
ゾルピデム　94
早期がん　12
早期離脱　278
早朝覚醒　183
相互コンサルテーション　52
相談員　376
相談支援センターとの連携　260
総合機能評価　312
瘙痒　174
瘙痒感　80
造血幹細胞移植　282,298
造血器系腫瘍　281
臓器移植　293,360
臓器合併切除　16
側頭葉てんかん　157
尊厳死　359
損害賠償責任　357

た

ターミナルケア　358
タイプCパーソナリティ　25
タクロリムス　294
タモキシフェン　172,187,275
タンドスピロン　181

ダウンステージング　17
ダンピング症候群　269
たばこ　148
　── とがんの関連性　148
たばこ依存症スクリーナー　149
多剤併用化学療法　298
　── の意義　20
多重がん　347
多職種緩和ケアチーム　258
多発性骨髄腫　282
多発性内分泌腺腫症　287
代謝異常症　296
対応に苦慮するコミュニケーション
　　　246
体腔内転移　10
体性痛　65
胎児性蛋白　11
退院前カンファレンス　257
退職・未就労への影響, 乳がん患者の
　　　35
大腸がん　270
代替的診断　98
第三次対がん戦略事業　3
胆道がん　272
探索的因子分析　216
短期回想法　198
男性遺族の問題　345
断酒会　148,279

ち

チーム医療　2,252,363
　──, 小児がん診療における　304
　──, 多職種による　53
　──, 地域における　254
　──, 病院における　253
地域医療との連携　262
地域がん診療連携拠点病院　251
地域介入　400
地域介入緩和ケアプログラム　213
治療アドヒアランス　293
治療同意能力　365
知的障害　142
遅発性嘔吐　73
力が入らない状態　69
中枢神経　291
中断症候群　164
中途覚醒　89
注意欠陥多動性障害　143
長期フォローアップ, 小児がん　306
超高齢化社会　309

超大量化学療法　298
直腸がん　271
鎮静　85,181
　──, ベンゾジアゼピンによる　181
　── に用いられる薬剤　182
鎮痛補助薬　69
鎮痛薬
　── の選択　68
　── の副作用　68
鎮痛薬使用の5原則　68

つ・て

つらさと支障の寒暖計　103,396
テオフィリン　172
テガフール　189
ディグニティセラピー　198
デキサメタゾン　74
デスカンファレンス　114
デュロキセチン　171
てんかん　156
　── の特徴, 高齢者の　157
低栄養　315
低活動型せん妄　121
低線量放射線被爆　296
定位放射線療法　22
適応障害　52,96
　── の診断　98
転移　9
転移性脳腫瘍　292
転移巣　9
電気喉頭　279

と

トラゾドン　94,172,183,306
トリアゾラム　163
トリプタノール　306
トリヘキシフェニジル　162
トルーソー症候群　158
ドナーの術後合併症　294
ドネペジル塩酸塩　136,184
都道府県がん診療連携拠点病院　251
投影性同一視　152
疼痛　65
　── の原因　65
疼痛マネジメント　66
登録精神腫瘍医制度　379
統合医療　208
統合失調症　138
統合失調症患者の意思決定能力　140

統合失調症診断基準，DSM-Ⅳ-TR 139
頭頸部がん 278
同時的妥当性，QOL尺度 216

な

ナラティヴ・セラピー 199
内視鏡検査 15
内臓痛 65
内的整合性，QOL尺度 216
内分泌系腫瘍 287
内容的妥当性，QOL尺度 216
難治性疼痛 273

に

ニコチン依存症 38,148
ニコチンパッチ 148
ニュールンベルグ倫理綱領 360
日本家族性腫瘍学会 351
日本サイコオンコロジー学会 4
日本サイコオンコロジー学会研修会 379
日本サイコオンコロジー学会登録精神腫瘍医 379
日本臨床精神腫瘍学会（JPOS） 2
肉腫 8,284,296
日常生活活動能力 191
日常生活動作 314
入眠困難 89
入眠障害 183
乳がん 274
── の年齢調整罹患率 274
乳がん治療 187
妊娠性 281
認識する能力 368
認知機能検査 369
認知機能障害 135,313
認知行動療法 196,305
認知刺激療法 137
認知症 133
── の鑑別診断 135
── の行動・心理症状 135
── の定義 133
認知症治療薬 184
認知リハビリテーション 137

の

ノリトリプチリン 339
ノルアドレナリン作動性/特異的セロトニン作動性抗うつ薬 171

脳圧亢進症状 291
脳死 360
嚢胞状リンパ管腫 296

は

ハミルトンうつ病スケール 100
ハロペリドール 128,129,161,165
バーキットリンパ腫 296
バウムテスト 303
バルプロ酸 162,188
バレニクリン 148
パーキンソン症候群 166
パーソナリティ
── とがん検診受診行動 36
── とがん罹患リスク 26
── と生命予後 29
── の再構成 197
パーソナリティ障害 150
── の診断規準 150
パクリタキセル 80
パターナリズム 356
パッチ 184
パニック障害 117
パニック発作 63,118
パロキセチン 171,187,275
長谷川式簡易知能評価スケール改訂版（HDS-R） 136
播種性転移 10
肺がん 266
肺塞栓症 24
配偶者の入院 324
賠償責任 357
白血病 281
発達障害 142
反跳性不眠 92
晩期合併症 306

ひ

ヒポクラテスの誓い 354,355
ビペリデン 162
ビンクリスチン 79
ピアカウンセリング 229
ピコスルファートナトリウム 79
皮膚がん 283
皮膚疾患，がん治療中の 80
否認 45,49
泌尿器系腫瘍 276
非オピオイド鎮痛薬 68
非けいれん性発作 156
非けいれん性発作重積状態 159

非小細胞肺がん 266
非上皮性 11
非上皮性悪性腫瘍 8
疲労感 69
被害関係妄想 139
悲嘆過程 333
微小転移 17
鼻咽頭がん 296
標準的リンパ節郭清 16
病因的診断 98
病期 13
病期分類 14
病的否認 152
病名告知の是非 228
病理組織診断 13
病理病期 14
病歴聴取 13
広場恐怖 118

ふ

フェニトイン 189
フェンタニル 68
フルオロウラシル 189
フルニトラゼパム 86,93,182
フルボキサミン 171,183
ブプロピオン 339
ブレストナース 42
ブロマゼパム 180
プライマリチーム
── ，がん臨床における 252
── との連携 252
プレガバリン 176
プロクロルペラジン 56,161
プロポフォール 86
不安 62
不安症状の評価 117
不安障害 116,151
不法行為 357
不眠 89
── ，ステロイドによる 94
── からせん妄への移行 94
── とうつ病の関連 90
── とせん妄の関連 90
── の治療 92
── の頻度，がん患者における 89
── への対応 91
不眠症 89
婦人科系腫瘍 280
副腎皮質がん 288
福祉 202

物質依存　146
分化型癌　268
分化度，腫瘍細胞　11
分化誘導療法　18
分割照射　22
分子標的治療　15, 299
分裂死　21
文章完成テスト　303

へ

ヘルシンキ宣言　354, 356, 360
ヘルパー　257
ベタメタゾン　71
ベッドサイドマナー　195
ベンゾジアゼピン　118, 163, 178, 306
　──による鎮静　181
ベンゾジアゼピン系離脱症候群　121
ペモリン　172
米国がん経験者連合　318
便秘　79

ほ

ホームヘルパー　257
ホスピス　210
ホスピス運動　1
ホスピス・緩和ケア病棟　259
ホットフラッシュ　174, 275
ホルモン療法　275
　──とSSRI　187
ポストベンション　113
ほてり　174
補完代替医療　208
母斑症　296
包括型生活支援　213
包括的アセスメント　53, 60
包括的介入プログラム，がん患者を対象とした　104
包含的診断　98
放射線感受性　21
放射線薬剤　22
放射線ヨード療法　288
放射線療法　21
訪問介護員　257
訪問看護　203
膀胱がん　276
膀胱刺激症状　276
発作　156
　──の治療，がん治療中に起こった　159
　──を誘発しうる主な薬剤　158

勃起不全　276

ま

マプロチリン　157
末梢神経障害　80
　──, L-OHPの　271
慢性骨髄性白血病　282

み

ミアンセリン　94, 183
ミダゾラム　86, 93, 182
ミルタザピン　93, 171, 183
ミルナシプラン　171
未分化癌　268
民事責任　357

む

無為　139
難しい質問や反応　246

め

メチルフェニデート　71, 172, 306
メディケア　324
メディケイド　324
メトクロプラミド　161
メマンチン　184

も

モジュール　220
モルヒネ　68, 78
もの忘れ　135
問題解決能力トレーニング　305
問題解決療法　198
問題行動　152

や

夜驚　300
薬剤師との連携　254
薬剤性パーキンソン症候群　161
薬剤耐性　20
薬剤による精神神経症状　161
薬物
　──の体内動態　186
　──の排泄　186
薬物間相互作用　185
薬物療法　165

ゆ

輸液　81
輸液療法，終末期がん患者における　82

有害援助　345
遊離型薬物濃度　186

よ

予期的嘔吐　46, 73, 180
予測妥当性　217
予防照射　23
余命告知　323
余命に関する情報提供　245
幼児返り／退行　49
容貌の変化　279
陽電子放射断層撮影　15
抑うつ
　──とがん罹患リスク　26
　──と生命予後　29
　──の重症度評価　168
　──の診断　167
　──のスクリーニング　103
抑うつ対策，がん患者の　396
抑肝散　181

ら

ライフサイクル　230
ライフレビュー　198
ラクツロース　79
ラメルテオン　92, 183
ランゲルハンス組織球症　296
卵巣がん　281
卵巣腫瘍茎捻転　281

り

リエゾン精神医学　250
リエゾン精神医療　3
リスペリドン　129, 162, 165, 306
リハビリテーション　47, **191**, 229, 258
　──, 化学療法中の　193
　──, 外科的治療前後の　193
　──, 再発・進行期の　193
　──, 終末期の　193
リハビリテーション部門との連携　257
リバスチグミン　184
リビングウィル　1
リビング・ニーズ特約　206
リンパ行性転移　10
リンパ節郭清　16
リンパ節転移　16
　──の有無　13
利益相反　361
理解力　367

数字・欧文索引

離婚への影響，がん患者の 35
離脱症状 147
力動的精神療法 197
両側がん 347
療養病床 202
倫理的問題 353
　──，終末期における 358
臨床介入試験 395
臨床研究に関する倫理指針 361
臨床試験 360, 366
臨床認知症評価尺度（CDR） 136

り

臨床病期 14

れ

レスキュー・ドーズ 66
レビー小体病 133
レベチラセタム 160, 190
レボメプロマジン 184
連合弛緩 139

ろ

ロラゼパム 74, 78

ロルメタゼパム 93
老化 310
老年期うつ病 135
老年腫瘍学 310
肋間神経浸潤 267
論理的な思考能力 368

わ

ワンクエスチョンインタビュー 103
悪い知らせ 239, 242, 358
　──，家族の反対 240

数字・欧文

3段階除痛ラダー 67
5-FU 273
5-FU/l-LV 療法 271
5HT₃ 拮抗薬 74
5P's 90
5つのD 283

A

AA 148
acceptance and commitment therapy 199
ACT（assertive community treatment） 213
activation syndrome 154, 163
ADL（Activities of Daily Living） 191, 314
Advance Decision to Refuse Treatment（ADRT） 367
advanced planning 366
Agitation Distress Scale（ADS） 124
AIDS（acquired immunodeficiency syndrome） 285
ALDH2 欠損者 147
American Cancer Society（ACS） 319
appreciation 368
Asperger 症候群 143
asthenia 69

B

BADL 314
Barthel Index 315

Basic ADL 314
Benefit Finding 320
bio-psycho-social model 1, 342
bioavailability 186
BPSD（Behavioral and Psychological Symptoms of Dementia） 129, 135
Brief Fatigue Inventory（BFI） 70

C

CAGE 147
CAM 208
cancer brain 164
Cancer Dyspnea Scale（CDS） 77
CANCER e-LEARNING 376, 379
Cancer Fatigue Scale（CFS） 70
Cancer Needs Questionnaire（CNQ） 104
Cancer Survivorship Expert Panel 320
Cancer Survivorship Research Conference 319
cancer worry 348
cancer-prone personality 398
Cancer-Related Fatigue 69
capacity 367
carcinoma 8
carcinoma in situ 12
Cavanaugh 基準 98
CDR 136
CEA 11
CGA（Coprehensive Geriatric Assessment） 312
chemo brain 164, 275
Clinical Assessment of Confusion （CAC） 123

Collaborative Care Model 104
Communication Capacity Scale（CCS） 124
competence 367
competency 365
comprehensive cancer care 53
concurrent validity, QOL 尺度 216
Confusion Assessment Method （CAM） 123
content validity, QOL 尺度 216
convergent/discriminant validity, QOL 尺度 216
convulsion 156
convulsive seizure 156
criterion validity, QOL 尺度 216
Cronbach の α 係数 216
CT（computed tomography） 14
CT 下生検 14
CT 検査 14
Cushing 症候群 288
Cytochrome P-450 187
C 型慢性肝炎 273

D

Delirium Observation Screening Scale （DOSS） 123
Delirium Rating Scale（DRS） 123
Delirium Rating Scale-Revised-98 （DRS-R-98） 123
demoralization 237
developmental disorder 142
Digit Span Test 123
disclosure of information 365
discontinuation syndrome 164
distress 384

DNA 修復機構　310
DNA 損傷　310
DSM-Ⅳ（Diagnostic and Statistical Manual of Mental Disorders. Fourth Edition）　133
DSM-Ⅳ-TR　98
dysplasia　12

E

East Asia Psycho-Oncology Network（EAPON）　386
EB ウイルス　296
Endicott 基準　98
EORTC-QLQ-C15PAL　219
EORTC-QLQ-C30　217
EORTC-QOL 尺度　2,389
epilepsy　156
etiologic criteria　98
etiological　167
European Organization for Research and Treatment of Cancer Quality of Life Questionnaire Core 30　217
exclusive　167
exclusive criteria　98
expressive writing　199

F

FACT-G　220
FACT-QOL　2,389
factor validity, QOL 尺度　216
FAP　349
fatigue　69
Fatigue Numerical Rating Scale　70
FDG（F-fluorodeoxyglucose）　15
feasibility, QOL 尺度　217
fighting spirit　399
fighting spirit 研究　2,388
FIM（Functional Independence Measure）　315
FOLFOX 療法　271
Frailty　315
functional ability　367

G

GCP　361
GDI（good death inventory）　222
GEM　273
General Health Questionnaire（GHQ）　104,349

Geriatric Depression Scale（GDS）　315
geriatric oncology　310
glemerular filtration rate（GFR）　311
Good Death　220
guilt　348

H

HAART　285
HDRS　100
HDS-R　136,369
HELP（the Hospital elder Life Program）　127
here and now　195
HIV（human immunodeficiency virus）　285
HIV 脳症　286
HNPCC　349
hopelessness/helplessness　399
hospice　210
Hospital Anxiety and Depression Scale（HADS）　103,104,117
HTP テスト　303
hyperplasia　8
hypertrophy　8

I

IADL　315
ICPC モデル　305
IMPACT Study　104
inclusive approach　167
inclusive criteria　98
Index of independence in activities of daily living　315
individualized care planning and coordination（ICPC）モデル　305
Instrumental ADL　315
integrative medicine　208
intellectual disability　142
intensity modulated radiation therapy（IMRT）　22
interdisciplinary team　53
internal consistency, QOL 尺度　216
Intra-class correlation coefficient　217
intraepithelial neoplasia　12
IPOS（International Psycho-Oncology Society）　2,381
IPOS Federation　382

J

Jonsen の臨床倫理の 4 分割法　354
JPOS　2

K

κ 係数　217
Karnofsky Performance Status　84
Karz Index　315
known-groups validity, QOL 尺度　217
Kübler-Ross の心理的過程　45

L

limit setting　153

M

MacARthur Competence Assessment Tool—Treatment（MacCAT-T）　371
manipulative and body-based practices　208
McGill QOL Questionnaire　215
MCI（mild cognitive impairment）　366
MD アンダーソンがんセンター　395
Meaning-Centered Group Psychotherapy　236
Memorial Delirium Assessment Scale（MDAS）　123
MEN2a/b　287
Mental Capacity Act　367
mental retardation　142
metastasis　14
MIB-1 index　11
micro metastasis　17
mind-body medicine　208
Mini Nutritional Assessment®（MNA®）　315
Mini-Mental State Examination（MMSE）　123,369
──日本語版　136
MRI（magnetic resonance imaging）　14
Multitrait scaling 解析　216

N

National Cancer Plan　2
NCCN（National Comprehensive Cancer Network）　313

NCCS　318
NEECHAM Confusion Scale（ICDSC）
　　123
nitrogen mustard　1
node　14
non-convulsive seizure　156
non-convulsive status epilepticus
　（NCSE）　159
Noradrenergic and Specific
　Serotonergic Antidepressant
　（NaSSA）　171
NSAIDs　68
NST　81
Numerical Rating Scale　66
Nursing Delirium Screening Scale
　（Nu-DESC）　124

O

OCDP（organized care of dying
　patients）　211
Office of Cancer Survivorship（OCS）
　　319
oncology emergency　23

P

P-Fスタディ　303
p53　11
Palliative Prognostic Index（PPI）　84
Palliative Prognostic Score（PaP
　Score）　84
palliative sedation　181
pathological denial　152
Patient Health Questionnaire-9
　（PHQ-9）　104
PEACE（Palliative care Emphasis
　program on symptom management
　and Assessment for Continuous
　medical Education）　376
Pediatric Psychosocial Preventative
　Health Model（PPPHM）　305
performance status（PS）　13
personality disorder　150
PET/CT検査　15
PET（positron emission tomography）
　　15

Post Traumatic Growth（PTG）
　　301, 320
Post-traumatic Stress（PTS）　302
postvention　344
Problem-Solving Skills Training
　（PSST）　305
Proinflammatoryマーカー　316
projective identification　152
Psychosocial Academy　382
Psychosocial Assessment Tool（PAT）
　　305
PTS　307
PTSD　302

Q

QOL（Quality of Life）　1, 215
QOL-ACD　215
QOL尺度　215
　──, がん特異的な　215
　──の信頼性と妥当性　216

R

reality orientation　137
reasoning　368
reliability/reproducibility, QOL尺度
　　217
responsiveness/sensitivity, QOL尺度　217
reversible posterior
　leukoencephalopathy syndrome
　（RPLS）　158

S

sarcoma　8
SCCIP-ND（Newly Diagnosed）　305
SCT　303
seizure　156
senescence　310
senior adult oncology　310
SHARE　239
　──プロトコール　377
SNRI　101, 171
spiritual pain　235
spirituality　234
splitting　152
SSRI　102, 171, 306

stage　13
states a choice　369
stereotactic irradiation（STI）　22
Stress-emotion-health processモデル
　　25
Structured Interview for
　Competency/Incompetency
　Assessment Testing and Ranking
　Inventory（SICIATRI）　371
substitutive　167
substitutive criteria　98
Surviving Cancer Competently
　Intervention Program（SCCIP）　305
survivor's guilt　348

T

TDS（The Tobacco Dependence
　Screener）　148
The Functional Assessment of Cancer
　Therapy　220
The National Coalition for Cancer
　Survivorship（NCCS）　318
TMN分類・病期分類　14
treatable dementia　135
TS-1　272
tumor　8
Tumor lysis syndrome（TLS）　157
TUR-Bt　276
Type C性格　398

U・V

understanding　367
validation study　217
VEGF（vascular endothelial growth
　factor）　10
Vignette法　370
Visual Analogue Scale　66
voluntariness　365

W・Z

Warning sign　242
weakness　69
Wernicke-Korsakoff症候群　278
WHO方式がん疼痛治療法　66
Zung self-rating depression scale
　　349

413